轻松坐个健康完美好月子

——一本适合亚洲女性阅读的坐月子全书

刘哲峰　赵美丽　著

全国百佳图书出版单位
中国中医药出版社
·北　京·

图书在版编目（CIP）数据

轻松坐个健康完美好月子 / 刘哲峰，赵美丽著 . —北京：
中国中医药出版社，2021.6
ISBN 978-7-5132-6669-7

Ⅰ . ①轻… Ⅱ . ①刘… ②赵… Ⅲ . ①产褥期－妇幼
保健－基本知识 Ⅳ . ① R714.6

中国版本图书馆 CIP 数据核字（2021）第 007943 号

中国中医药出版社出版
北京经济技术开发区科创十三街 31 号院二区 8 号楼
邮政编码　100176
传真　010-64405721
三河市同力彩印有限公司印刷
各地新华书店经销

开本 889×1194　1/16　印张 15　字数 355 千字
2021 年 6 月第 1 版　2021 年 6 月第 1 次印刷
书号　ISBN 978－7－5132－6669－7

定价　120.00 元
网址　www.cptcm.com

社 长 热 线　010-64405720
购 书 热 线　010-89535836
维 权 打 假　010-64405753

微信服务号　zgzyycbs
微商城网址　https://kdt.im/LIdUGr
官 方 微 博　http://e.weibo.com/cptcm
天猫旗舰店网址　https://zgzyycbs.tmall.com

如有印装质量问题请与本社出版部联系（010-64405510）

自序

—刘哲峰医学博士—

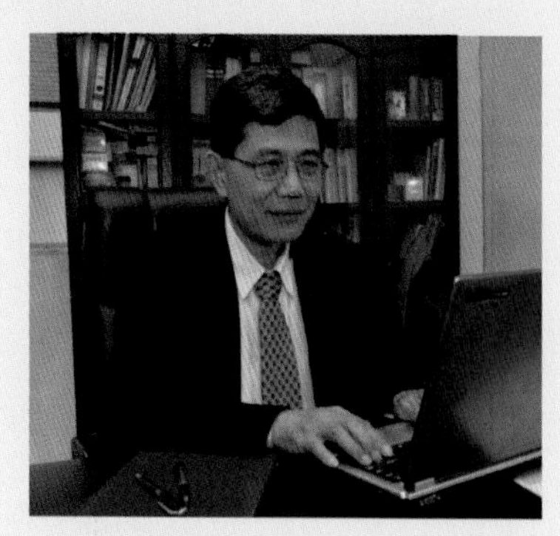

内容丰富完整的坐月子全书

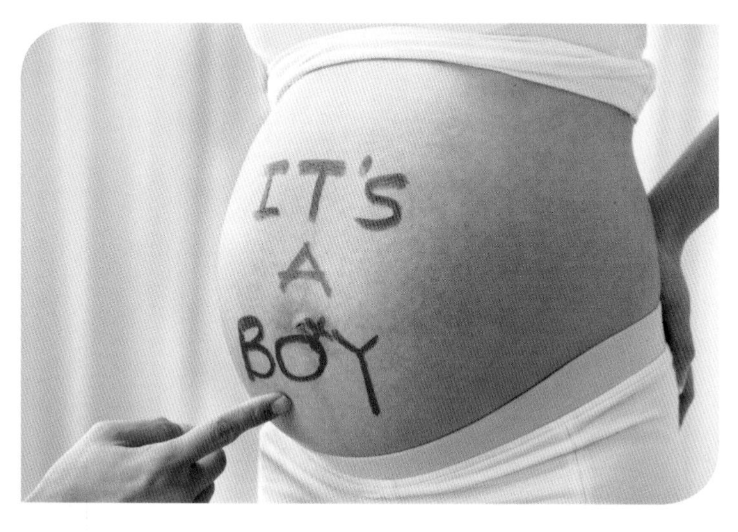

月子期是产妇生理和心理方面调适复原的一段复杂的时间。产妇坐月子期间，需要接受精心的照料和良好的呵护，才能快速复原；失于照料或者照料不当，则难免影响产妇的身体恢复。现代女性大多非常重视产后坐月子，很多家庭还会于女性怀孕期间筹足本钱，不惜重金订购价格不菲的坐月子用品。生产之后，丈夫及其他家人诚惶诚恐、小心翼翼，花了大价钱聘请月嫂来帮忙照顾产妇。钱财没少花，精力没少费，禁忌没少守，可是结果却往往事与愿违，坐出来的月子也不尽人意，产妇的身体不仅没有复原，甚至还患上了某些月子病。因此，很多女性以为坐月子很难，甚至担心、害怕坐月子。其实，坐月子并不是很难，也不需要遵守那么多禁忌。产后月子坐不好的原因不外乎以下几种。

第一，产妇和家人太过自信，忽视了坐月子的重要性，月子期不避禁忌，没有好好照顾身体。

第二，太过在意月子病的发病与危害，禁忌过多，加重了产妇的心理负担和生活负担，结果弄巧成拙。

第三，缺乏经验，没有分辨能力，误听误信“月子期不洗头”“不食蔬菜水果”“天天吃姜酒鸡或麻油饭”等错误资讯，实行后反而伤害产妇健康。

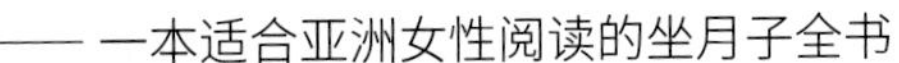

第四，产妇家境不好，缺乏照料，没有经济能力坐好月子。不过，一般家庭中这类情形已着实少见。

有些产妇和家人缺乏在月子期进行调养及照料宝宝的正确认识，将母婴的照料重任交付给月子中心，让月嫂来全权负责。可是一些月子中心既不专业又不规范，为了省去照顾宝宝的麻烦，甚至昧着良心给宝宝喂止咳药水、安眠药……结果宝宝成了受害者，产妇及家人上当受骗，成了“冤大头”。又或者是产妇在坐月子时烦恼过多、时常担忧，加上宝宝夜间吵闹不睡，以致产妇白天疲倦、无精打采，需要借助喝茶、喝咖啡来提神醒脑，结果宝宝喝下含有咖啡因的母乳，变得更吵、更兴奋，晚上更加睡不着觉，产妇也变得更累、更疲劳，无意间进入了恶性循环。呜呼哀哉！这些都是产妇及家人对坐月子认识不到位酿成的苦果。

在生产之后，产妇体能的恢复，生殖系统创伤的修复，以及消化系统、呼吸系统、循环系统、泌尿系统、运动系统、内分泌系统等多个系统所涉及器官的功能恢复，甚至月经周期的重新建立，都需要丰富且均衡的营养作为物质基础。月子期间的饮食营养非常重要，可对产妇的身体恢复产生直接影响，很多人也都非常了解和认同这一点。不过，由于很多产妇及其家人不懂得如何选择、搭配和烹制月子期食物，或者由于工作太忙，没有时间专门烹煮适合产妇的食物，于是就转而寻求外援，市面上也就开始出现了专供产妇坐月子期食用的食物，月子餐便流行了起来。一些头脑转得快，原本从事普通伙食承包生意的商人看到了商机，把自己包装一下，摇身一变就成了提供月子餐的专家，做起时髦的月子餐来。这些既没有受过专门培训，又没有经过专业人士指导的商人做的月子餐，缺乏严格的品质管理，不仅食材不新鲜，搭配不合理，连最起码的卫生标准都不一定符合，更不用说满足产妇的营养需求了。而且这些所谓的月子餐，是三餐一起做，一煮就是一整天的食物，虽然可以让产妇“饱食终日”，大大降低了包餐者的营运成本，却严重危害了产妇的健康。这些节省成本的月子餐，是一餐吃不完，下一餐加热继续送去给产妇吃的食物。放置时间过久的饭菜，就如同隔夜饭菜一样很不新鲜，营养物质流失严重，有些食物二次加热产生的有害物质还可能让月子餐变成“月子残”。家里人重视产妇的健康是好事，可原本想花钱买方便却让产妇反受其害，变成“破财遭灾”，实在是不值得。尽管可能这些外卖月子餐对产妇健康产生的不利影响并非经营者的当初所愿，却确实值得大家深思，产妇和家人也确有必要了解月子餐的相关知识，掌握一些月子餐的烹制方法，以免舍近求远，后悔莫及。

产妇缺乏经验或者没有鉴别能力，面对老一辈的教诲、朋友的建议、月嫂的指导、书报杂志的介绍、无厘头的网络资讯等杂乱无章的海量资讯时，常常摸不着头脑，不知如何是好。母亲与婆婆的意见相左，婆婆与月嫂的意见不合，大家各持己见，更让产妇陷于两难的窘境，不知如何做出选择。

人们常说要提防月子风，顾名思义，月子风就是指产妇在生产后的月子期内感受风寒之邪而出现的一系列症状，如关节痛、浑身沉重等。除了月子风的问题，产妇还可能会出现产后抑郁症，这让不明所以的家人感觉似乎在产妇生产完之后，家里多了一个陌生、性情怪异、蛮不讲理，不知该如何打交道的熟悉的陌生人。而且此时家庭组成有了变动，从简单的夫妻俩变成了一家三口，产妇在家庭中所扮演的角色也发生了重大改变，由原本的妻子、媳妇变成了妻子、母亲，家庭关系变得更为复杂，新的矛盾也随之出现。生产之后产妇的心态需要重新调整，以应对新的变化，如果心态不能及时调整过来，无法适应新的压力和环境，就有可能患上严重的心理疾病。

可能在生产之前，关于如何处理宝宝降生后的家庭生计，产妇就已经想了很多了，但当这个小天使正式成为家庭中的一员以后，所有的挑战才正式开始。家庭开销如何重新规划，能否负担额外的开销，很多时候都是产妇的担忧，是对产妇的精力、体力、适应能力的一个重大考验。如果产妇处理不好这些烦心事，无法承受或化解压力，就会引发更多的麻烦和疾患。

产妇坐月子期间，也许能得到丈夫和家人的呵护，以及月嫂的照顾，可是出了月子以后，仿佛所有的事情又都压到了产妇头上。所以在产妇坐月子期间，除了要给予产妇良好的呵护和照顾之外，也不能忽视心理辅导，并且应该在此阶段帮助产妇学习和掌握正确的育儿保健知识，以应对日后更长远的未来。

临证过程中，笔者常常看到很多产妇及家人由于缺乏医药和坐月子方面的知识而未能坐好月子，甚至成为某些产品或者某些坐月子中心的牺牲品，感到非常痛心，觉得有必要撰写一本适合广大产妇和家人阅读的坐月子专著，详细介绍产后坐月子的知识和方法，也希望能够帮到一些从事产后陪月子工作的相关从业人士，使他们能够了解产妇坐月子的正确资讯，之后能真正帮助产妇和婴儿，而不会出现好心办坏事的情况。原本笔者只是想写一本简单的坐月子手册，可是由于本身内容就很多而难以取舍，最后改为撰写一部包含产妇坐月子及为宝宝哺乳相关知识的书籍。本书于2009年开始构思，2010年开始动笔，几易其稿，耗时三年最终完成。在本书的写作过程中，笔者参阅了大量的古代医籍和现代坐月子文献，并结合自己多年的临床经验，去粗存精，去伪存真，最终写成了这本超过30万字的坐月子专著。在写作期间，笔者曾得到很多朋友和患者的鼓励和支持，对于本书的出版，他们都非常的期待，一些产妇第一胎没有盼到，第二胎也没等到，眼看第三胎已经怀上了，便紧张地不时前来询问出版情况。不光是慢工出细活的缘故，在忙碌的临床工作中抽出时间来写作实属不易。由于本人水平有限，尽管再三修改，仍可能有疏漏之处，希望广大读者和同仁提出宝贵的意见和建议，以便进一步完善。

本书为一部内容丰富的女性坐月子全书，通俗易懂，论述详细，介绍了女性妊娠与分娩后的身体变化，月子病的发病与表现，以及坐月子的重要性等。如何坐个健康完美好月子？产后的饮食调养，月子餐食谱及烹饪方法，常见月子病的预防、护理、食疗及中医药疗法，母乳哺养等多项内容，都收录于本书当中，非常适合即将生产或者已经生产的产妇和家人阅读参考。正在孕期的孕妇，打算生育的夫妇，提供陪月子服务的月嫂，月子餐的制作经营者，以及从事孕产妇保健产品研发、销售的相关行业人员都可阅读参考。

本书在编写过程中得到《风采》主编林惠霞女士的鼎力支持，生活报集团总编刘明志先生的慧眼赏识，并于2013年通过生活报出版社出版发行，此乃本人和广大读者的荣幸，在此致以由衷的谢意！现对原版内容进行修订，并由中国中医药出版社出版发行，希望本书能够为更多读者排疑解惑，成为广大孕妇、产妇及家人的良朋益友，能够让更多的产妇从中受益，坐个健康完美好月子。

刘哲峰

2021年3月于吉隆坡

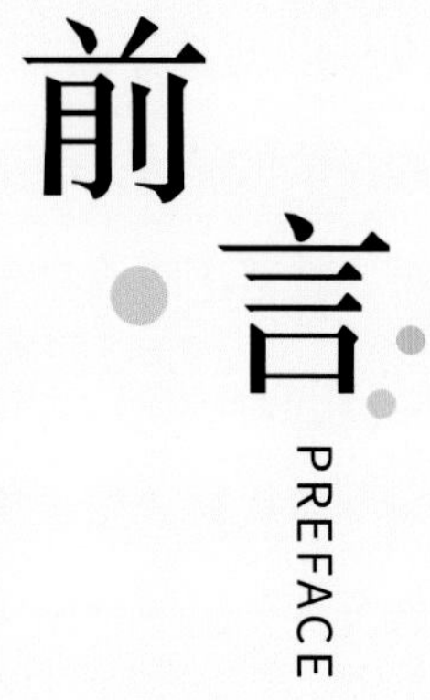

前言

PREFACE

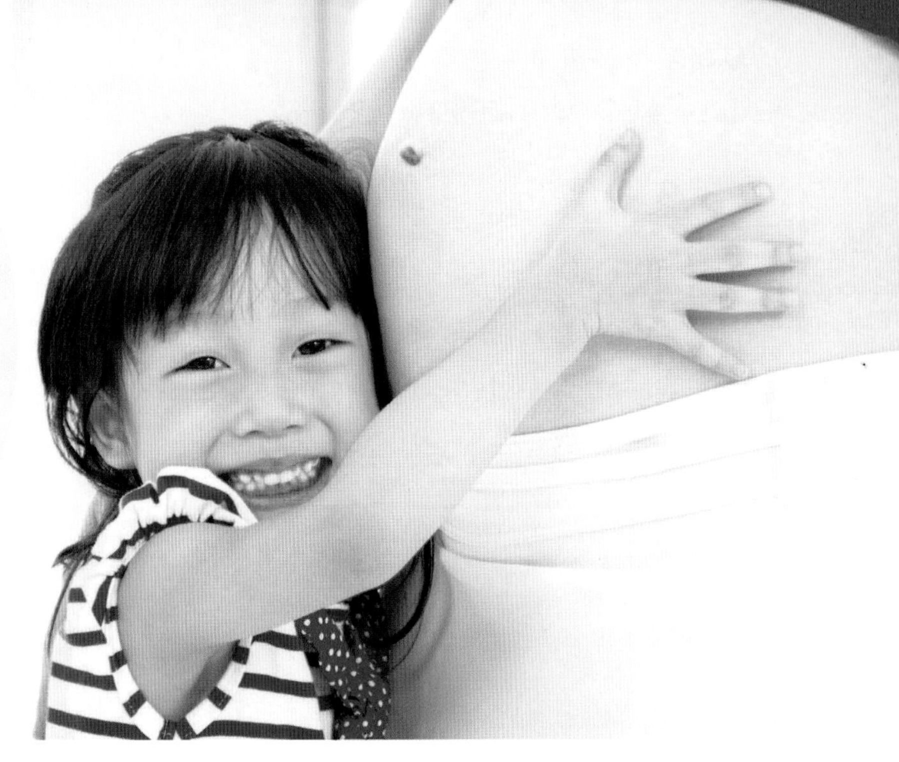

坐个健康完美好月子

女性怀孕之后，为了满足胎儿生长发育的需要，子宫、卵巢、阴道、乳房、心脏、肺脏、肾脏、肠胃等重要的组织器官，甚至包括脑垂体、甲状腺、肾上腺等内分泌器官在内，全身各系统会发生一系列适应性变化，以适应这一非常生理时期的特殊需求。如子宫肌细胞肥大、增殖、变长，心脏负荷加重，搏出量增加等。而在胎儿娩出以后，这些组织和器官又要经过一系列复杂的变化，逐步恢复到怀孕前的原始状态，重新适应非孕时期的正常生理需求。产妇生产之后，子宫缩小，会阴、阴道的创口愈合，膈肌下降，松弛、弹性张力降低的皮肤、关节、韧带等组织器官逐渐复原，女性内分泌系统重新建立新的平衡，月经开始复潮。所有这些组织与器官的功能、形态及其位置的复原，都与产妇月子期的调养保健有关。调养得当，则会快速复原，反之则复原较慢，甚至遥遥无期，恢复无望。可见，对产妇来说，月子期调理的重要性非同小可。

月子期是女性生产以后，身体由怀孕时的短暂平衡状态向未孕时的长期稳定状态逐渐过渡的一个重要生理时期，是一种复杂而缓慢的恢复过程。坐月子是指于产妇坐月子期间，通过饮食调养、适当运动、中医中药、导引按摩等多种方式，对产妇的身体进行全方位的综合调养，促使产妇于妊娠及分娩时所发生的各种生理、病理及心理改变，尽可能全面恢复到怀孕前的原始状态。产妇坐月子期间，由于体力的消耗，免疫功能的下降，骨缝及筋脉的开张，风寒湿邪以及多种细菌病毒很容易侵袭、伤害产妇身体，导致关节痛、腰腿痛、子宫脱垂、贫血、产褥感染、乳腺炎、盆腔炎等各种月子病的发生，严重影响产妇的身体健康。可见，想要健康平稳地度过月子期，确实不是一件简单容易的事情。但是，无论如何生产之后追求健康都不算是奢望，而是每个产妇都应有的基本权利和必需保障。因此，产妇坐月子期间，除了应设法促使身体尽早复原外，还应采取各种有效措施，防止各种月子病的发生。

坐月子是每个产妇必须面对的一件大事，无论是难产、顺产，还是剖宫产，也不管是早产、流产，还是足月生产，都必须通过坐月子，才能让妊娠期间功能、结构发生适应性变化的各种组织器官恢复到怀孕前的状态。也就是说，女性生产之后，生殖器官及其他重要组织器官能否恢复到怀孕前的理想状态，与其坐月子的好坏与否有关。然而令人烦恼的是，传统坐月子的讲究很多，而且还“三里不同风，十里不同俗”，“百里而异习，千里而殊俗”，不同的地方还有着不同的讲究。有些坐月子的习俗大致相同，这倒还容易处理，有些却相差甚远，甚至截然相反，这就让人莫衷一是，不知如何是好了。各地坐月子风俗的不同，还常常导致家人与月嫂之间争执不休，搞得大家都不开心，而且每个人还都出于好心。其实很多做法根本就没有标准答案，甚至可能不管听谁的结果都是错的，可大家还都在坚持认为自己的做法才是对的。更可怕的是，有时街坊邻居还会出来插上一嘴，提出不知是对是错的另外一种方法。报纸、杂志、网络自媒体、电子书常常也在推波助澜，提出更多不同的说法。所有的这些情况不仅不能帮助产妇坐好月子，反而给产妇带来了一种无形的压力，生怕一失足成千古恨，结果还是误陷泥沼。辛辛苦苦，忙忙碌碌，一个月子出来，不仅身体没有复原，甚至还跟没有坐月子的产妇一样，得了“传说”中的各种月子病。

很多产妇，由于月子期间不懂规矩，犯了禁忌而患上了各种难缠的月子病，并且因此付出了惨重的代价，身体饱受煎熬，为此常常后悔莫及，悔不该当初。这种算是咎由自取，怨不得他人。但也有些产妇，非常重视自己的身体健康，坐月子期间不惜成本，花费了大量的时间、金钱，还愿意“委曲求全”，守足了规矩，吃尽了苦头，却因为道听途说，误守了坊间流传的陈规旧俗而患上了多种更为麻烦的月子病，那才真是让人欲哭无泪，不知该怨谁才好。笔者在多年的临证过程中，时常遇到很多月子病患者，颈项痛、肩膀痛、腰骨痛、手脚麻木、子宫下垂、阴道松弛等，各种情况都有。这些患者有些是因为不懂得坐月子，或者没有真正坐月子；有些就是按照传统坐月子方法，守足了规矩，花足了本钱，坐足了月子，却还是不幸患上了多种难缠的月子病。月子病的治疗非常棘手，虽然不一定是无药可医，但也确实要耗费很多时间和金钱，饱受煎熬，折腾好长一段时间才能治好。

产妇于坐月子期间，除了必须忍受身体的痛苦、心里的压力外，还要面对来自家庭、社会等多个层面上的束缚，甚至还可能因此付出惨重的代价，这实在是莫大的悲哀！为了能使每个产妇都可以轻松坐个健康完美好月子，笔者特撰此书，详细介绍女性于妊娠期及产褥期的身体变化，说明月子期的禁忌和饮食调养方法，论述月子期时常出现的各种症状及常见月子病的防治方法，并阐述初生宝宝的喂养照顾方法等，供怀孕和将要坐月子的女性及其丈夫，以及关心产妇的家人阅读参考，希望能帮助到所有有需要的读者。

夫妻是彼此终生最亲爱的伴侣和得力的助手，孩子则是夫妻相爱的结晶。妻子生产之后，丈夫有责任也有义务照顾好自己的妻子和孩子。丈夫不仅应该在妻子怀孕的时候时常疼爱、呵护妻子，更应该抽出时间，学习掌握一些有关坐好月子及防治月子病的知识，以便在妻子生产之后协助妻子坐个健康完美的好月子，以免心爱的人因被月子病“相中”而饱受摧残，遭受终生的痛苦和遗憾。

刘哲峰

2021 年 3 月于吉隆坡

目录

CONTENTS

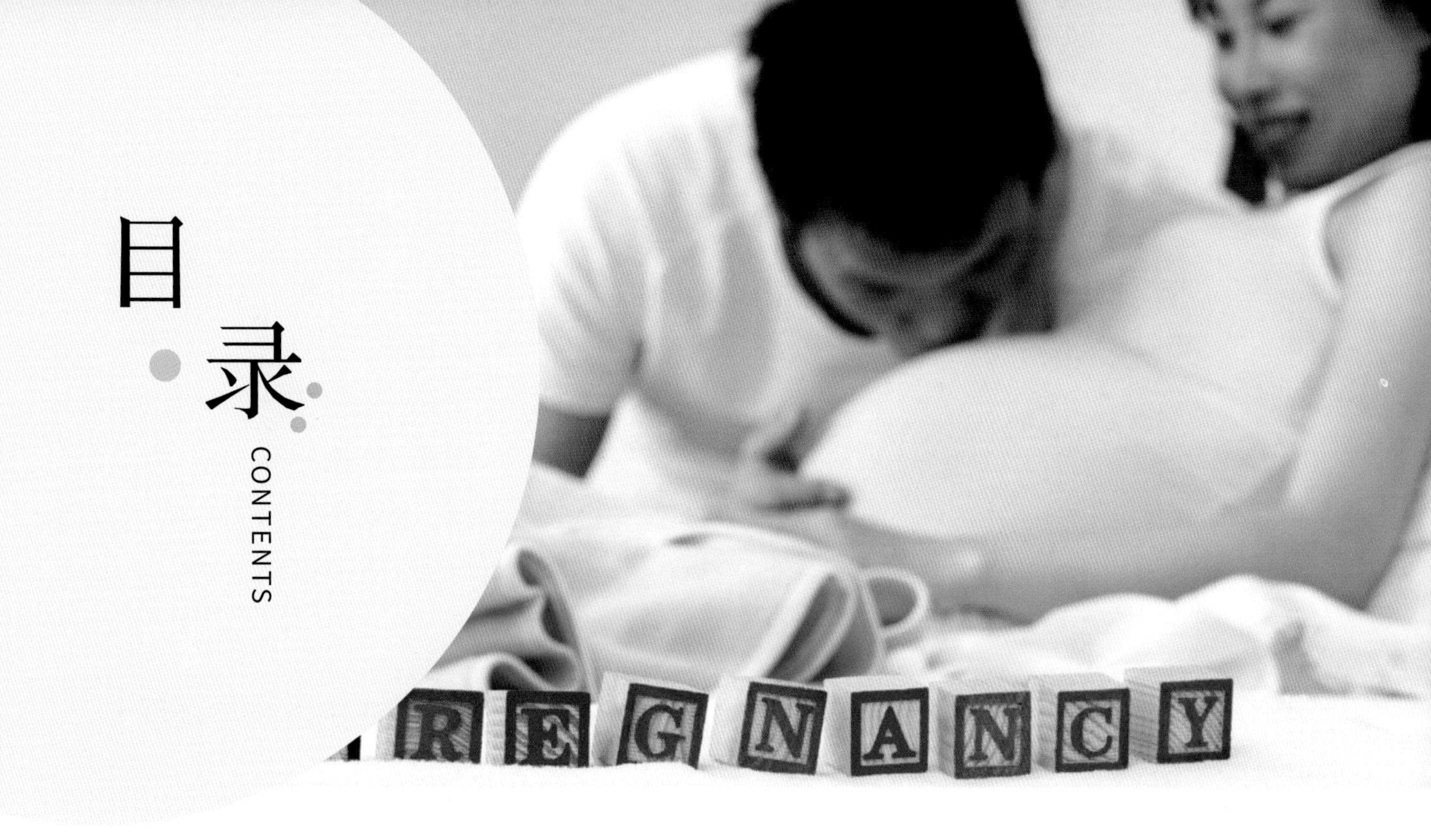

第一章 妊娠与分娩后的女性身体变化

第二章 月子病的发病与表现

第三章 母乳哺养必读

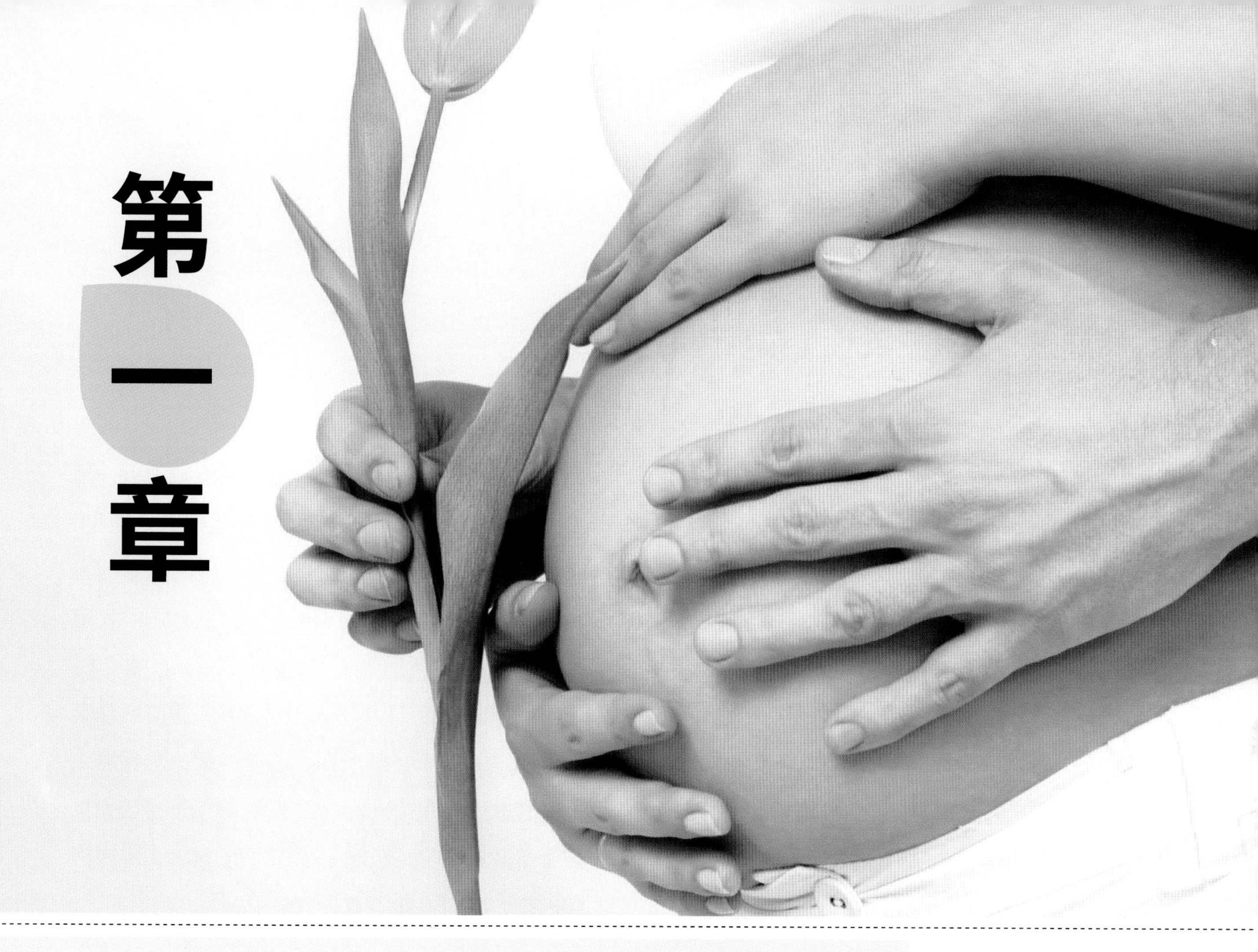

第一章

妊娠与分娩后的女性身体变化

都说“女大十八变”，女性在妊娠及分娩以后，身体同样也会发生多种重大的变化。人体的九大系统运动系统、神经系统、内分泌系统、循环系统、呼吸系统、消化系统、泌尿系统、生殖系统、免疫系统等涉及的组织和器官都会发生不同程度的适应性改变。尽管所有的这些改变均属暂时的生理性改变，而且是妊娠生理中必不可少的，但相信即便是最开明的女性都不会喜欢这些变化，或者希望这些改变永久的留存下来。特别是爱美的女性，更是会想方设法，尽可能地让自己的身体赶快脱离这种“身不由己，不得已而为之”的状态，恢复到怀孕前的“原始状态”。而整个坐月子的过程，就是为了顺利实现这一生理性恢复的重大工程。为了能够坐个健康完美好月子，每个孕妇都应该在坐月子之前，详细了解自己的身体已经发生，以及将会发生什么样的改变，以便于在坐月子期间能够遵循正常的生理规律，采取适当的调养方法，使自己的身体尽快恢复到怀孕前的理想状态。

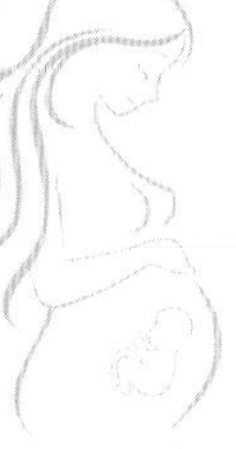

第一节

妊娠与分娩后女性生殖系统的变化

孕期，即怀孕周数，准确地说医学上的孕期是指女性由末次月经来潮时的第一天到分娩结束的一段时间。妊娠全程 40 周，即 280 天。分娩结束后，产妇逐渐恢复到孕前状态，需要 6 ~ 8 周，此期称为“产褥期”，又称“产后”，是胎儿、胎盘娩出后的产妇身体、生殖器官和心理方面调适复原的一段时间。分娩时成熟胎儿和胎衣从母体全部娩出，则意味着产褥期的正式开始。妊娠期和产褥期内，女性身体中发生变化最大的，无疑是生殖系统，而生殖系统内发生变化最大的，则非子宫莫属。

一、子宫的变化

妊娠之后，随着胎儿的不断长大，子宫逐渐增大，子宫颈、子宫峡部等其他各个部位都会发生不同程度的改变。胎儿娩出以后，发生变化的各个部位又会逐步恢复到怀孕前的状态。

1. 子宫整体

妊娠之后，子宫壁明显增厚、变软。

正常子宫的大小约为 7cm×5cm×3cm，至妊娠足月时，子宫的体积已达到 35cm×25cm×22cm，增加了大约 183 倍；子宫的重量由未孕时的 50g 左右，增加到妊娠足月时的 1000g，增加了约 20 倍；子宫腔的容量由怀孕前的 5mL，增加到妊娠足月时的约 5000mL，增加了大约 1000 倍。妊娠期间，子宫增大主要是由于肌细胞肥大、延长，也有少量肌细胞数目增加及结缔组织增生。未孕以前，子宫肌细胞的长度和宽度大约分别为 20μm 和 2μm，妊娠足月时，子宫肌细胞的长度和宽度则分别增加为 500μm 和 10μm。未孕时子宫肌壁的厚度约为 1cm，怀孕中期逐渐增厚至 2.0 ~ 2.5cm，于怀孕晚期又逐渐变薄，至妊娠末期时其厚度为 0.5 ~ 1.0cm。妊娠早期子宫增大主要受雌激素影响，妊娠 12 周以后子宫增大则因宫腔内压力增加所致。

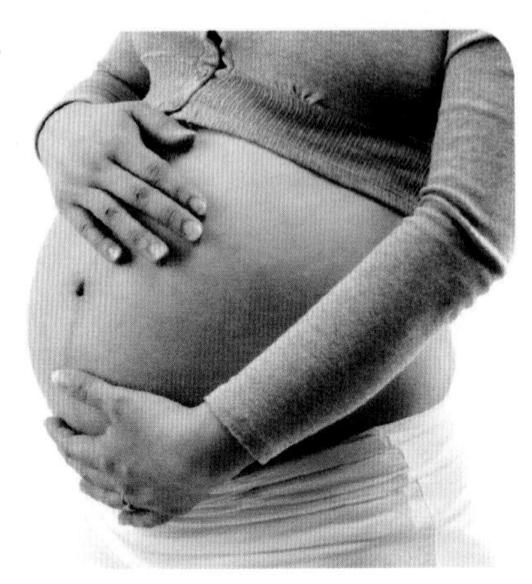

妊娠期子宫血管扩张、增粗，子宫血流量增加，以适应胎儿－胎盘循环，子宫动脉逐渐由妊娠时的屈曲至妊娠足月时变直。自妊娠早期开始，子宫可出现不规律无痛性收缩，孕妇的子宫出现感觉得到的生理性无痛性宫缩，这种收缩也可通过触摸腹部而感知。

分娩以后，产妇生殖系统的恢复最快，变化也最大，其中最先恢复的生殖器官应为子宫。在胎盘娩出后子宫逐渐恢复至未孕状态的全过程称为子宫复旧。子宫复旧主要包括宫体肌纤维的缩复和子宫内膜的再生两个方面。子宫复旧不是肌细胞数目减少，而是肌浆中的蛋白质被分解排出，使细胞质减少致肌细胞缩小。被分解的蛋白质及其代谢产物通过肾脏排出体外。随着子宫体肌纤维不断缩复，子宫体积及重量均发生变化。

妊娠12周末时，手测宫底高度在耻骨联合上2～3横指；16周时，宫底在脐与耻骨中间；20周时，宫底在脐下一横指处，这时外观可见腹部隆起；32周时，宫底在脐与剑突之间；36周时，宫底在剑突下2～3横指的位置。

胎儿娩出时，子宫的形态既圆又硬，子宫底的高度在脐与剑突之间或略高，10天内将以每天1～2cm的速度迅速下降至骨盆内。

产后第一日时子宫底的高度降至与脐相平，之后每日下降1～2cm。产后一周时，子宫缩小至怀孕12周时的大小，耻骨联合的上方仍可扪及。但至产后第10日时，子宫已完全降入骨盆腔，腹部已不再能摸到子宫底。产后1～2日，经产妇会因子宫阵发性的强直收缩而导致腹部疼痛，即一般人所说的产后痛。一般来说，产后痛多于哺乳时发生，持续2～3天后自然消失。

分娩以后，子宫的重量逐渐减轻，至产后1周时，子宫的重量由分娩前的1000g减轻为约500g；产后第2周时，子宫的重量会进一步减轻至300g左右；到达产后6周时（产褥期结束），子宫的重量已经减轻到怀孕前的重量，即约50g。

分娩以后子宫内膜也会发生一系列的改变，并最终再生复原。分娩过程中，胎盘附着部的蜕膜海绵层会随着胎盘一同娩出，胎盘娩出以后，子宫内壁上的胎盘附着面会立刻缩小为原来大小的一半，致使原本开放的螺旋动脉和动脉窦突然受压而变窄，从而促使出血逐渐减少，并最终完全停止；创面表层坏死脱落，并随着恶露经阴道排出体外，残留的子宫内膜基底层会逐渐再生新的功能层，整个子宫的新生内膜开始缓慢修复。产后3周时，除胎盘附着处外，子宫腔内部的其余部分已基本由新生的子宫内膜修复，产后6周时，胎盘附着处的子宫内膜也被新生子宫内膜完全修复。产后如果没有哺乳，月经通常在产后6～8周正常来潮，但若在此期间胎盘附着面的复旧不全，胎盘附着面血栓脱落，则会引起晚期产后出血。

2. 子宫峡部

子宫峡部是宫体与宫颈之间最狭窄的部位，怀孕前子宫峡部的长度约为0.8～1.0cm，妊娠后子宫峡部逐渐拉长、伸展、变薄，至妊娠12周时，子宫峡部已被拉长扩展为子宫腔的一部分。妊娠末期时，子宫峡部继续伸展，并最终形成子宫的下段。临产时，由于宫缩不断增强，促使子宫下段的长度进一步拉长至7～10cm，同时肌壁变薄，成为软产道的一部分。另一方面，由于子宫肌纤维的不断收缩，致使子宫上段的肌壁越来越厚，下段肌壁则被牵拉扩张得越来越薄，从而于子宫上段、下段肌壁之间的内面形成明显的环状隆起，即“生理性缩复环”。

3. 子宫颈

妊娠早期时，子宫颈充血，组织水肿，外观肥大、着色、变软。子宫颈管内的腺体增生、肥大，宫颈内的黏液分泌量增加，形成黏稠的黏液塞，将子宫腔与外界隔开，防止外界的病菌侵袭到子宫腔内，保护子宫内的胎盘。妊娠后期时，宫颈管变短，并轻度扩张，宫颈鳞状上皮与柱状上皮交界处外移，宫颈表面可见轻度糜烂面。

分娩时，子宫颈所发生的主要变化为子宫颈管消失和子宫颈口扩张。临产前子宫颈管的长度约为2cm，通常初产妇的子宫颈管长度还会比经产妇稍长一些。至临产时，由于子宫肌产生强烈而规律性的宫缩，使子宫颈内口处的子宫肌纤维及其周围韧带的纤维受到强烈牵拉，再加上胎先露部支撑前羊水囊呈楔形，致使宫颈内口水平的肌纤维向上牵拉，使子宫颈管变成了特殊的漏斗形状。之后子随后宫颈管逐渐变短直至消失，最终成为子宫下段的一部分。通常初产妇的子宫颈管会于宫颈外口扩张之前消失，经产妇子宫颈管的消失则多与宫颈外口的扩张同时发生。临产前，初产妇子宫颈的外口依然很小，大约只能容纳一个指尖，经产妇的宫颈外口也最多只能容纳一个手指。临产后，子宫强烈收缩和缩复，使子宫颈口向上牵拉而扩张，再加上前羊水囊和胎先露部的直接挤压，迫使子宫颈口完全打开，并发生最大程度的扩张，直径甚至可达 10cm，以便胎儿头部顺利通过，直至最后完全娩出。

女性生产完之后，子宫颈会发生一系列的修复性改变，并于产后第 4 周时完全恢复正常形态。胎盘娩出以后，宫颈松软，壁薄皱起，宫颈外口呈环状如袖口。产后 2 ~ 3 日时，宫口的大小缩小至仅能容纳 2 个手指；产后一周时，子宫颈的外形和宫颈内口已经基本恢复至未孕时的状态；产后第 4 周时，子宫颈完全恢复至正常状态，但因分娩时子宫颈的 3 点和 9 点处已经发生轻度撕裂，因此恢复后的宫颈外口只能呈现为已产型的“一”字形横形裂口，而无法恢复至未曾生育过的圆形外口，即“未产型”外口。

二、卵巢的变化

女性在怀孕以后，两侧卵巢会稍微增大，而且其中一侧会出现妊娠黄体，发挥黄体功能。妊娠 10 周以后，妊娠黄体的功能被胎盘取代，但其本身并不发生萎缩。妊娠期间，卵巢表面有时会出现散在的不规则的红色小突起，医学上称之为蜕膜斑（patches of decidue），通常蜕膜斑会于分娩后自行消失。

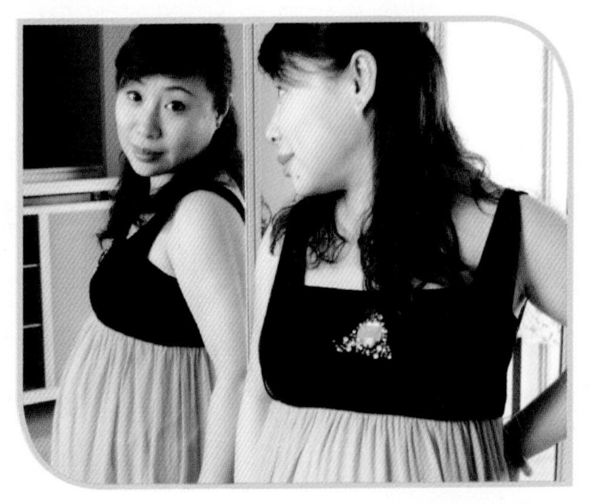

三、输卵管的变化

妊娠期间输卵管明显伸长，黏膜上皮细胞变扁变平，基质内可见蜕膜细胞，黏膜上有时也可出现蜕膜反应，但肌层并不会明显增厚。分娩以后，输卵管会逐步恢复正常。

四、阴道的变化

女性怀孕以后，阴道黏膜变软、变紫，充血水肿，呈紫蓝色。结缔组织变疏松，肌纤维增生肥大，血管增粗，血液供应增加，黏膜皱襞增多，阴道的伸展性明显增大。阴道内脱落细胞增多，分泌物增加，质地较稠，而且常常呈白色糊状。阴道上皮细胞内的糖原含量增加，乳酸浓度上升，pH 值下降，抑制致病菌生长繁殖，保护阴道，防止细菌感染。

分娩时前羊水囊及胎先露部会先将阴道的上部撑开、撑大，促使阴道壁及阴道口极度扩张，阴道腔变宽、变大，阴道壁上的黏膜皱褶展平、消失，进而使软产道的下段变成一个前壁短、后壁长，向前弯曲，开口（阴道外口）朝向前上方的长筒。分娩之后，阴道已变成了一个极为松弛的管道，阴道壁及其周围组织充血水肿，呈现紫红色。

产褥期内阴道腔逐渐缩小，阴道壁的肌张力逐步恢复，生产3周以后，阴道黏膜上的皱褶重新出现。但于产褥期结束时，阴道尚不能够完全恢复至没有怀孕前的状态。

五、外阴的变化

怀孕以后外阴部皮肤增厚，大小阴唇色素沉着，颜色变深。大阴唇内血管增多，血液供应增加，结缔组织变松软，伸展性明显增加。小阴唇皮脂腺分泌增多。

分娩时肛提肌向下和向两侧扩张，肌束分开，肌纤维拉长，促使会阴体变薄，由原来的约5cm厚变为0.2 ~ 0.4cm薄，以方便胎儿娩出。分娩时会阴部常常会因保护不当而出现裂伤，有时为了生产的顺利进行，医生可能考虑进行会阴侧切，以便胎儿顺利娩出。

分娩后外阴部常会出现轻度水肿，并于产后2 ~ 3日自行消退。分娩时，初产妇的处女膜会于胎儿出生时撕裂形成残缺不全的痕迹，被称为“处女膜痕”，无法修复，但于分娩时所发生的会阴部轻度撕裂，或者手术切口，则会于产后3 ~ 5日愈合。

六、盆底组织的变化

怀孕以后，阴道和骨盆底部的结缔组织与肌肉纤维会增生肥大，血管增粗，血液供应增多。

分娩时盆底肌肉及筋膜会因过度扩张而导致弹性减弱，部分肌纤维甚至还会因过度扩张而发生断裂。生产之后，产妇的盆底组织变得松弛，需要一段较长的时间才能恢复至接近怀孕前的状态。如果产妇能够于月子期间注意饮食营养，常做保健体操，盆底组织的恢复则会比较容易，反之，如果不注意饮食与适当运动，盆底组织则很难恢复原状。如果盆底肌肉和筋膜严重断裂，导致盆底松弛，而产妇又过早参加劳动，尤其是重体力劳动，则很容易导致阴道前壁膨出，或者子宫脱垂。

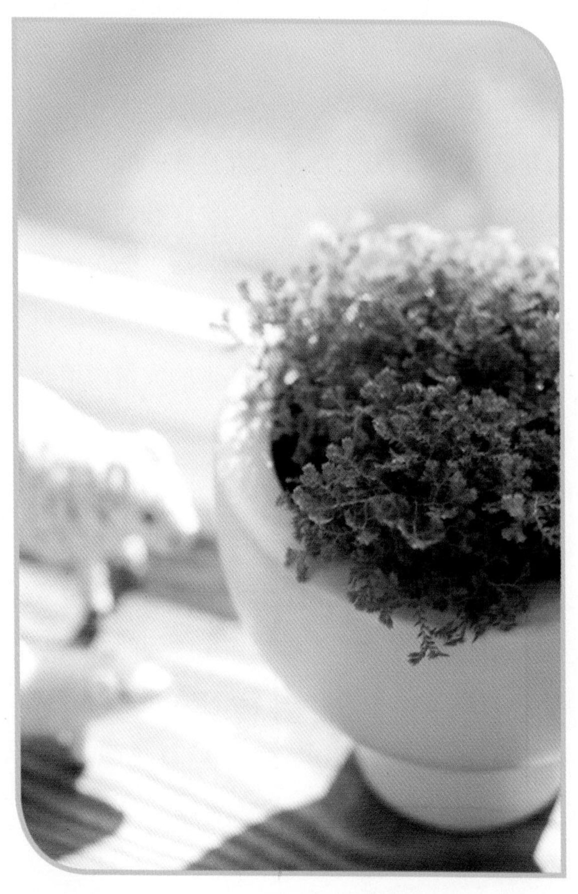

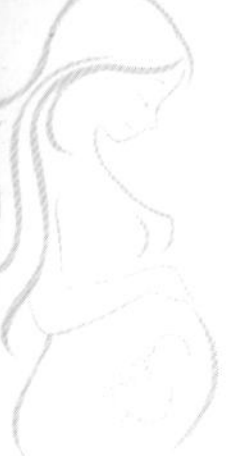

第二节

妊娠与分娩后女性乳房的变化

妊娠之后乳房的形体变大，腺体增多，发生了一系列的结构和功能上的改变，以适应哺乳期的需要；分娩以后随着哺乳工作的开始，乳房的泌乳功能正式启动，乳房的外表和内在结构发生了惊人的变化，源源不绝的乳汁开始大量分泌，宝宝获得了小时候最理想的天然食粮。

一、妊娠期女性乳房的变化

怀孕早期，孕妇的乳房开始增大，明显充血，皮肤下浅表静脉轻易可见。孕妇自觉乳房发胀或者有轻微的刺痛感。乳头增大、着色，容易勃起；乳晕着色，并且可见散在的蒙氏结节。蒙氏结节是妊娠早期的一个明显体征，是指乳晕上出现因皮脂腺肥大而形成的散在结节状小隆起。女性乳腺细胞的细胞膜和细胞质内分别含有多种激素的受体，会对激素的刺激产生反应。雌激素能促进乳腺管发育，孕激素则会刺激乳腺腺泡发育，乳腺腺泡的大量增生会导致乳房明显增大。妊娠期间胎盘会分泌大量的雌激素和孕激素，由于多种激素的作用，乳腺持续发育并且完全具备了泌乳的功能。但是，妊娠期内，由于大量出现的雌激素和孕激素会对乳汁的生成产生抑制作用，因此妊娠期内乳房并不会分泌乳汁。直至妊娠晚期，甚至接近分娩时，以手挤压乳房，也仅仅可见少得可怜的质地稀薄的数滴黄色液体，即初乳溢出。正式大量泌乳，则要等到分娩数日以后。

二、分娩后女性乳房的变化

产褥期内乳房的主要变化就是泌乳，而乳房的泌乳作用又会受到神经体液等多种复杂机制的综合调节，诸如雌激素、孕激素、垂体泌乳素、胎盘生乳素、甲状腺激素、肾上腺皮质激素，以及胰岛素等多种激素，都对乳腺的生长发育和乳房的泌乳功能具有一定的调节作用。其中，垂体泌乳素是泌乳的关键，妊娠期间由于大量雌激素和孕激素的抑制，垂体泌乳素的功能无法发挥。分娩之后，由于雌激素、孕激素水平迅速下降，解除了对垂体泌乳素的抑制，乳腺在垂体泌乳素的强烈刺激下开始泌乳。值得指出的是，泌乳除了与垂体泌乳素的刺激有关以外，还在很大程度上依赖于哺乳时婴儿对乳头的吮吸刺激。婴儿吮吸乳头时可引起垂体泌乳素和催产素的释放，前者促使乳汁分泌，后者则会刺激乳腺腺泡周围的肌上皮细胞收缩并排出乳汁。产妇的情绪、睡眠、饮食营养状况及健康状态等多种因素，均对乳腺的发育及乳汁的分泌具有一定的影响，因此，为了保证乳房泌乳功能的正常，产妇应有充分的休息和足够的睡眠，恰当的饮食营养，并且保持心情舒畅，避免精神刺激，避免太过操劳。

产后最初 2 ~ 3 天，乳房明显充血胀痛，而且会有硬结出现，有时腋下可见淋巴结肿大。初产妇多于产后第 3 天开始分泌少量浑浊淡黄色的初乳，经产妇则于产后第 2 天开始分泌少量的初乳，持续大约 5 天以后，逐渐转变为成熟的白色乳汁。初乳是婴儿出生以后最理想的天然食物，含有较多的以白蛋白为主的蛋白质，矿物质的含量也很丰富，脂肪和糖类的含量则相对较少，非常容易消化吸收，而且能够增强婴儿的抗病能力和免疫功能。成熟乳汁含有 1% ~ 2% 的蛋白质，3% ~ 5% 的脂肪，6.5% ~ 8% 的糖类，0.1% ~ 0.2% 的矿物质，以及多种维生素。无论是初乳，还是成熟乳汁，均含有大量的免疫球蛋白 IgA。IgA 进入婴儿肠道以后，会抑制肠道内大肠杆菌的生长，因此母乳喂养的婴儿很少发生肠道感染。通常，乳汁的分泌会随着婴儿需求的增多而逐渐增加，正常产妇一天所分泌的乳汁最多可达 1000 ~ 3000mL，生产 6 个月后逐渐减少。婴儿对产妇乳头的吮吸刺激既能有效刺激母乳的分泌，又能促进产妇子宫的收缩复旧。值得一提的是，由于大多数药物均可通过乳母的血液渗入乳汁，因此产妇于哺乳期间应避免服用能够对婴儿产生不良影响的药物。

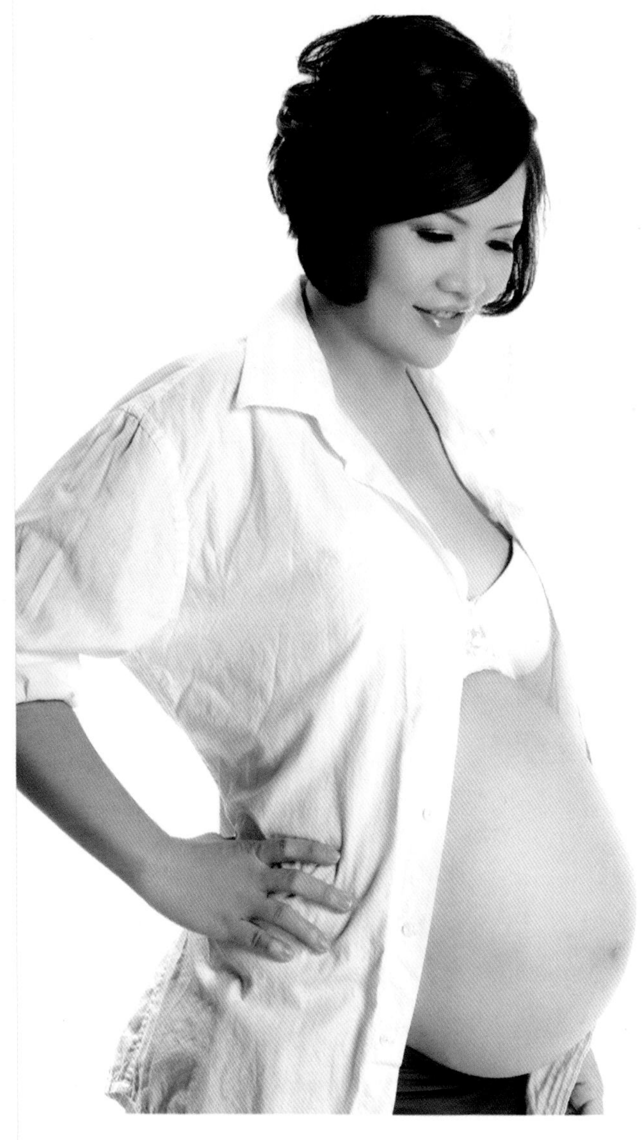

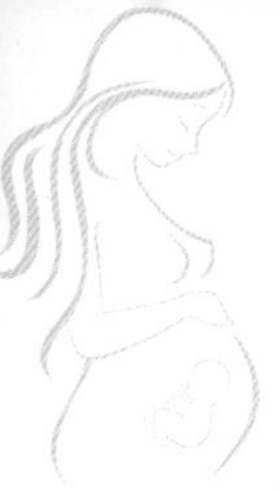

第三节

妊娠与分娩后女性血液循环系统的变化

妊娠之后，为了应对胎儿生长发育的需求和因子宫逐渐增大而引起的腹部器官移位，血液循环系统也会发生一系列相应的改变，以适应这一特殊生理时期的特别需求。

一、心脏的变化

妊娠之后，由于腹腔脏器的位置与形状的改变，导致膈肌位置升高，位于膈肌之上的心脏也受到牵连而发生向左、向上、向前移位，变得与胸壁更为贴近，心尖部左移，心浊音界稍微扩大。妊娠期间，心脏的容量增大，心率加快，功能增强，从妊娠早期到妊娠晚期，心脏的容量增加大约10%，心率增加10 ~ 15次 / 分钟。

大约于妊娠第10周开始，孕妇心脏的搏出量逐渐增加，至妊娠第32 ~ 34周时达到顶峰，并一直持续至分娩。于左侧卧位时，测量孕妇的心搏量，其数值大约增加30%，每次心排出量平均可达80mL。临产时，特别是第二产程期间，心搏量的增加更为明显。妊娠期间，孕妇心搏量的增加对维持胎儿的正常生长发育极为重要。如果心搏量的增加不足，将会影响胎儿的正常生长发育。正常人体活动时，心搏量将会相应增加，而在怀孕期间，为了确保胎儿的需求不受影响，孕妇的心搏量对活动的反应远较非妊娠时明显。妊娠期间，由于血液流量的增加，血流速度的加快以及心脏移位的影响，大血管常常会产生一定程度的扭曲，因此妊娠期间，多数孕妇的心尖区和肺动脉瓣区会出现柔和的吹风样收缩期杂音，直至生产之后，才逐渐消失。心电图检查可见电轴右偏和第一心音分裂。

生产之后，由于子宫胎盘循环的停止及卧床休息的关系，产妇的脉搏会变得稍微缓慢，每分钟50 ~ 60次，但多于一周之内恢复正常。

二、动、静脉血压的改变

一般来说，妊娠对血压的影响并不很大，收缩压常无明显改变，舒张压则可因外周血管的扩张、血液的稀释及胎盘形成动静脉短路而稍微下降，使脉压稍增大。另外，孕妇的血压常常会受到体位改变的影响，坐位时的血压较高，卧位时血压较低。血压在妊娠早期及中期时偏低，末期时逐渐恢复正常。妊娠对孕妇上肢静脉压的影响并不明显，但对下肢静脉压的影响却很明显，无论是站位、卧位还是坐位，下肢静脉压均会明显升高，可增加10 ~ 20mmHg。妊娠时，不断增大的子宫压迫盆腔和下腔静脉，导致下腔静脉内的血液回流受阻，经由盆腔回流至下腔静脉的血液量又有明显增加，这些都是导致下肢静脉压升高的原因。妊娠时，孕妇下肢、外阴和直肠的静脉压增高，静脉壁明显扩张，因此孕妇很容易受直肠静脉曲张（痔疮）、下肢静脉曲张、外阴静脉曲张的困扰。侧卧位可解除子宫对下腔静脉的压迫，改善下腔静脉的血液回流。因此在妊娠中、晚期，鼓励孕妇休息时采用侧卧位。孕妇长时间处于仰卧位姿势，可导致回心血量减少，心排量减少，血压降低，因而很容易引起仰卧位低血压综合征。

生产之后，大多数产妇的血压一般正常，不会发生明显改变，但若妊娠期间患有高血压症，则血压会于产后明显降低。若产后出血严重，也有可能导致血压下降，因此产后出血量多时应定时检查血压，以防因血压突然下降而导致休克。

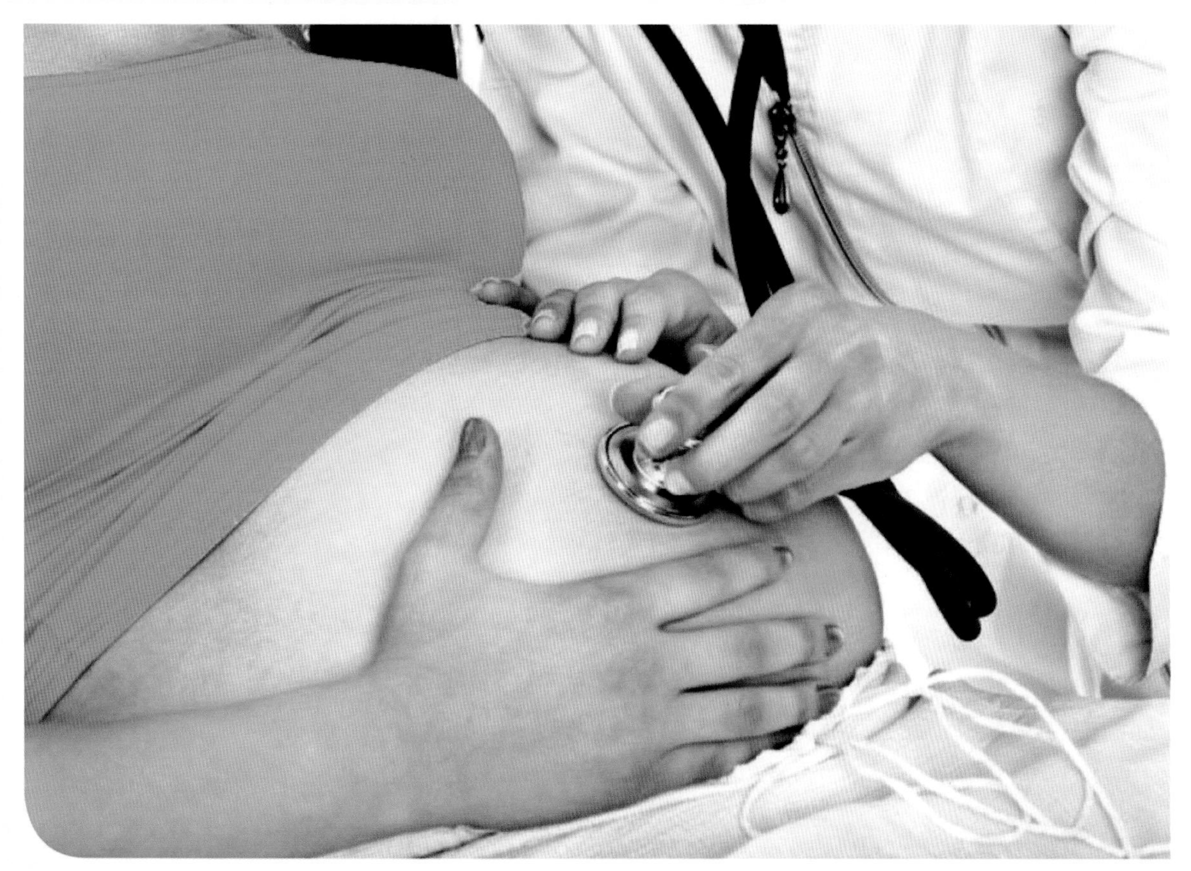

三、血容量的改变

妊娠期间，孕妇的血容量明显增加，自妊娠第 6 周开始，到妊娠第 32 ～ 34 周时达到高峰，孕妇的血容量增加大约 35%，平均约 1500mL，其中血浆的增加量约 1000mL，红细胞的增加量约为 500mL。由于妊娠期血浆容量的增加明显大于红细胞容量的增加，导致孕妇

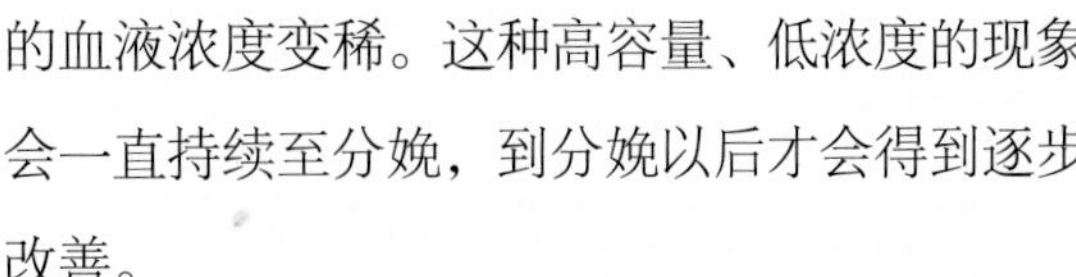

的血液浓度变稀。这种高容量、低浓度的现象会一直持续至分娩，到分娩以后才会得到逐步改善。

分娩以后最初的72小时内，由于子宫的收缩缩复，胎盘循环的停止，产妇下腔静脉的压力解除，大量的血液由子宫进入体循环，再加上产妇于妊娠期间所增加的组织间液重新回收至血液循环，以致产妇的有效循环血量增加5%～15%，心脏的负担突然加重。产后第一天产妇的血容量即有明显增加，血细胞比容相应下降，之后血容量逐渐减少，并于2～3周以内恢复到怀孕前的状态，但血细胞比容基本保持不变。如果产妇患有心脏疾病，心脏功能较差，则很容易于生产之后，尤其是24小时内发生心力衰竭，引发严重后果。因此，家人及医护人员应于产后72小时内密切留意产妇的心脏功能，尤其是在生产之后最初的24个小时，更应严加注意。

四、血液成分的改变

妊娠期内虽然骨髓不断地产生红细胞，网织红细胞也确实稍有增生，但是由于妊娠期间血液的稀释，红细胞的计数仅约为360万/mm^3，血红蛋白为11g/dL，红细胞压积降低为31%～34%。正常情况下，孕妇体内铁的储备总量约为500mg，可是，由于体内红细胞的增生、自身各个组织器官的生理需求，以及体内胎儿生长发育的需要，孕妇很容易缺铁。因此于妊娠晚期，孕妇应注意适当补铁，预防胎儿贫血的发生。妊娠第7～8周时，孕妇体内的白细胞数量开始增加，至妊娠30周时白细胞数量达到高峰，约为10000/mm^3，甚至可高达15000/mm^3。增加的白细胞主要为中性粒细胞，淋巴细胞较少增加，单核细胞与嗜酸性细胞的数量则几乎保持不变。

产妇生产之后，红细胞计数及血红蛋白逐渐增多，白细胞的总数于产褥早期依然较高，甚至可高达20000/mm^3，而且其特点为中性粒细胞的数量增多，淋巴细胞减少。产后第1周内，中性粒细胞数很快下降，并逐渐恢复正常，红细胞沉降率则会于产后3～4周恢复正常。

妊娠期间血液处于高凝状态，多数凝血因子均有增加，仅凝血因子Ⅺ和XⅢ有所降低，血小板稍有减少。妊娠期间，血浆纤维蛋白原会比非孕期增加约50%，妊娠末期时可高达400～500mg/dL，红细胞沉降率加快。妊娠期间，纤维蛋白溶酶增加，纤溶活性降低，分娩后纤溶活性迅速增高。

生产之后的一段时间内，产妇的血液仍然处于高凝状态，以利于子宫内壁胎盘剥离创面迅速形成血栓，减少出血量，并促使出血自然停止。纤维蛋白原及凝血激酶因子会于产后2～3周内降至正常水平。妊娠期间，由于血液浓度的稀释，血浆蛋白的含量，尤其是白蛋白的含量于妊娠早期即开始下降，至妊娠中期血浆蛋白的含量为6.0～6.5/dL，白蛋白的含量约为3.5/dL。这种低水平的血浆蛋白水平会一直维持到分娩，生产之后血浆蛋白水平才会逐渐恢复正常。产后的第1周内，血小板的数量快速上升，血浆球蛋白和纤维蛋白原明显增加，红细胞出现较大的凝集倾向。

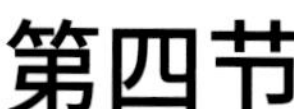

第四节

妊娠与分娩后女性泌尿系统的变化

怀孕之后，由于孕妇自身代谢产物的不断增加以及胎儿代谢产物的大量涌现，孕妇血液中的毒素明显增加，肾脏的负荷也严重加重。妊娠期间，肾血流量（renal plasma flow，RPF），以及肾小球的滤过率（glomerular filtration rate，GFR）均较妊娠以前明显增加，而且于整个妊娠期内都会维持较高水平。研究发现：妊娠之后孕妇的肾脏血流量大约增加 35%，肾小球滤过率增加约 50%，小便中尿酸和肌酐等代谢产物的排泄量明显增多，以致孕妇血液中的尿酸、肌酐等代谢产物的含量明显低于非孕妇女，为胎儿的生长发育营造了一个安全的内在环境。妊娠期间孕妇的体位会对其肾血流量和肾小球的滤过率产生一定的影响，如仰卧时尿量明显增加，因此孕妇的夜间尿量会比白天明显增多。妊娠期间，尽管孕妇的肾小球滤过率明显增加，但由于肾小管对葡萄糖的再吸收能力并不会相应加快，因此孕妇于饭后检查小便时常常会发现尿糖，这并不是真正的糖尿病，孕妇及家人不必太过介意。

妊娠之后，受体内大量增加的孕激素的影响，孕妇泌尿系统平滑肌的肌张力有所下降。妊娠中期以后，孕妇的肾盂及输尿管轻度扩张，输尿管增粗、蠕动减弱，以致尿流减慢。通常女性受孕以后，子宫都会发生不同程度的右旋，压迫右侧输尿管，因此怀孕期间女性很容易发生肾盂肾炎，而且以右侧较为多见。

分娩以后，妊娠期间潴留体内的大量水分，便会通过小便、出汗等多种途径排出体外，但以经肾脏排出为主。产妇于生产后最初的 5 天内会大量出汗，尿量也会明显增加，以排除体内多余的水分。生产以后，妊娠期间发生的肾盂及输尿管的生理性扩张，会于产后 4 ~ 6 周以内恢复正常。妊娠期间，因受子宫压迫而发生的肾盂、输尿管积水现象，也大多会于同一时间自动消除。在分娩过程中，由于膀胱常常会因过分受压而导致黏膜充血、水肿、肌张力降低；生产之后，产妇又常常因会阴部伤口疼痛而害怕小便，再加上有些产妇不习惯躺在床上小便，在多种因素的共同影响下，产妇在生产之后很容易发生尿潴留。为了防止产后尿潴留的发生，分娩 7 个小时以后，如果产妇一直没有小便，则应尽快采取有效措施，协助产妇排解小便。

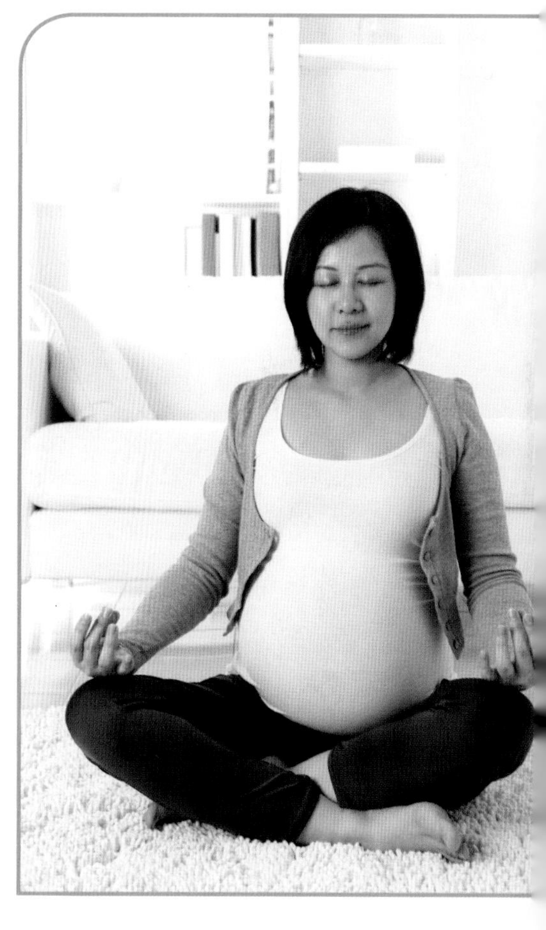

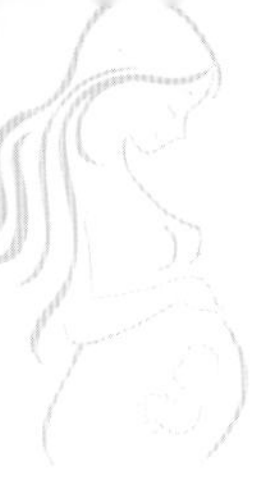

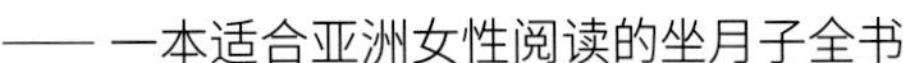

第五节

妊娠与分娩后女性呼吸系统的变化

孕妇本身的各种生命活动以及新陈代谢的维持都需要氧气，胎儿的生长发育同样需要氧气。妊娠之后，孕妇体内的氧气消耗量明显增加，需要排出的二氧化碳也越来越多。产妇体内的二氧化碳一方面来自产妇本身的新陈代谢，另一方面胎儿血中的二氧化碳也会通过胎盘进入产妇血内。为了满足日益增加的氧气需求，及时排除孕妇体内日渐增多的二氧化碳，孕妇的胸廓及呼吸系统发生了明显的生理性改变。

妊娠早期，孕妇的肋膈角增宽，肋骨向外扩展，胸廓的横径与前后径同时加大，使胸廓变大，呼吸时膈肌活动的幅度增大。妊娠中期，孕妇的耗氧量增加 10% ~ 20%，肺的通气量大约增加 40%，且以潮气量的增加为主，约增加 39%，残气量则约减少 20%，肺泡换气约增加 65%，出现过度换气现象，以致动脉血中的 PO_2 增高至 12.26kPa（92mmHg），PCO_2 降低为 4.26kPa（32mmHg）。妊娠晚期，由于子宫增大，腹腔脏器移位，导致膈肌的活动幅度减少。

为了保持肺活量不变，防止气体交换减少，孕妇呼吸时胸廓的活动明显增大，且以胸式呼吸为主。妊娠期间孕妇呼吸的次数大致维持不变，即每分钟不超过 20 次，但呼吸的深度明显加大，以保证正常的气体交换。值得注意的是妊娠期间孕妇的上呼吸道黏膜增厚、充血、水肿，局部抵抗力减弱，因此很容易发生上呼吸道感染。

生产之后，产妇的子宫缩复，腹腔压力减低，膈肌下降并恢复正常的运动，产妇的呼吸方式也由妊娠时的胸式呼吸转变为非孕时的胸腹式呼吸，同时呼吸变深变慢，每分钟 14 ~ 16 次。

第六节

妊娠与分娩后女性消化系统的变化

妊娠之后，由于大量雌激素的刺激作用，导致孕妇的牙龈增生肥厚，很容易发生牙龈炎、牙龈出血。

妊娠期间，由于子宫的体积增大，挤压了周围的组织器官，以致胃肠道的位置发生改变，同时由于激素的影响，导致胃肠道平滑肌的张力降低，胃排空时间延长，很容易出现胃胀、腹胀等不适感觉。而在黄体酮的影响下，贲门收缩变弱（食管下段括约肌松弛），胃酸很容易回流到食道，引起“烧心”的感觉。妊娠期间，消化液和消化酶（如胃酸和胃蛋白酶）分泌减少，以致孕妇的消化能力往往较差，易出现消化不良。妊娠期受大量雌激素影响，孕妇肠蠕动减弱，粪便在肠道内停留时间明显延长，因而常易出现便秘。

妊娠期间肝脏及其功能没有明显改变，但胆囊及胆道平滑肌的张力会变得较为松弛，胆囊的排空时间明显延长，胆汁变黏变稠，很容易发生胆石症。

由于分娩时大量失血、耗伤津液，分娩后大量出汗、频繁小便，以及产妇体内新陈代谢的需要，分娩后的 1 ～ 2 日内，产妇常会感觉口干、口渴，喜进汤饮。但是由于胃酸分泌量的减少，产妇的食欲不佳。生产之后，产妇胃肠肌的张力及蠕动能力依旧较差，消化能力未恢复，很容易发生腹胀、便秘、消化不良。生产之后，随着子宫的逐渐缩复，胃肠道的位置会逐渐恢复原状，胃肠的功能也会于产褥期内逐步恢复正常。胃酸分泌量的恢复需要 1 ～ 2 周的时间，胃肠肌张力及肠胃蠕动能力的恢复则需大约 2 周的时间。

生产之后，产妇很容易发生便秘，导致便秘的因素非常多，诸如卧床休息时间过长，运动、活动量过少，腹直肌及骨盆底肌肉松弛，肠道蠕动功能减弱，会阴部伤口疼痛，产妇的食欲较差、食量较少、肠道内容物量少，以及水分流失过多、肠道干燥等多种因素，都可引起产妇便秘。产后便秘会引发会阴部伤口破裂、子宫脱垂、痔疮等多种病症的发生，产妇应预防便秘的发生，以免诱发他病。

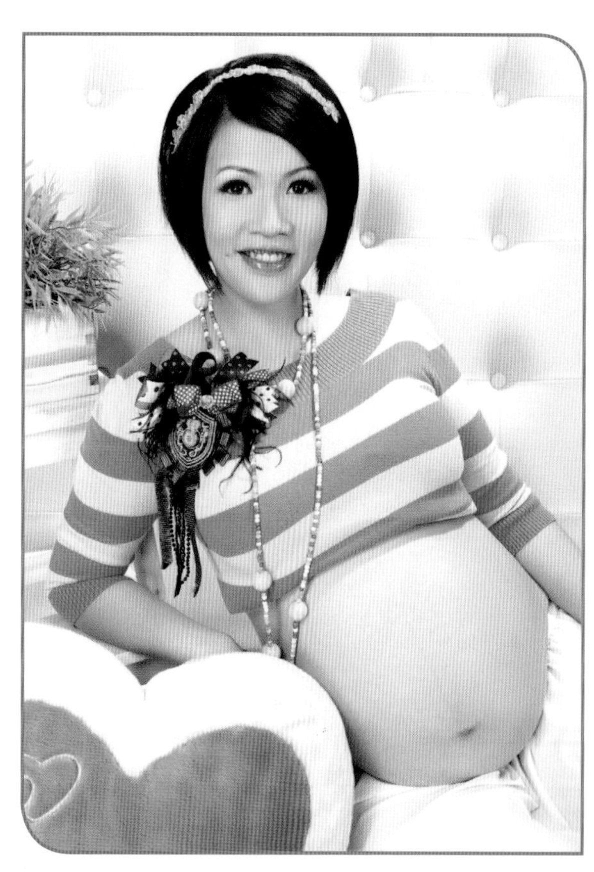

第七节

妊娠与分娩后女性内分泌系统的变化

孕期和产褥期内分泌系统的变化非常复杂，脑垂体、肾上腺、甲状腺等多种内分泌器官都会发生相应的生理性改变。妊娠期内月经的暂时停止以及产褥期后月经周期的恢复，都与内分泌系统的变化有关。

一、脑垂体的变化

脑下垂体前叶具有分泌促激素的作用，如促性腺激素、垂体泌乳素、促甲状腺激素等。妊娠后，脑垂体发生了明显的增生性改变，垂体前叶增大 1 ~ 2 倍，嗜酸细胞肥大增生，形成典型的“妊娠细胞”。

妊娠早期，卵巢内的妊娠黄体分泌大量的雌激素和孕激素，之后胎盘又会接替妊娠黄体的功能，继续分泌大量的雌激素和孕激素。雌、孕激素会对孕妇的丘脑下部及脑垂体产生负反馈性的刺激作用，抑制促性腺激素的分泌，以致孕妇体内促性腺激素的含量明显减少，卵巢内没有卵泡发育成熟，更不会发生排卵。但在同一时期，脑垂体所分泌的垂体泌乳素大量增加，垂体泌乳素具有促进乳汁分泌的功能，是产后乳汁分泌的最大推手。

妊娠 7 周以后，垂体泌乳素的分泌开始逐渐增多，妊娠足月分娩前达到高峰，可达 200ng/mL，约为非孕时的 10 ~ 20 倍。

分娩以后垂体泌乳素的分泌逐渐减少，未哺乳的产妇，约于产后 3 周以内降至孕前水平；哺乳的产妇，则需 80 ~ 100 天，甚至更长的时间才能降至非孕时的水平。

妊娠期间，孕妇脑垂体所分泌的促甲状腺激素（TSH）及促肾上腺皮质激素（ACTH）均有增多，但孕妇并不会出现甲状腺、肾上腺皮质功能亢进表现。分娩以后，促甲状腺激素及促肾上腺皮质激素的水平逐渐恢复正常。

二、肾上腺皮质的变化

妊娠之后，由于垂体所分泌的促肾上腺皮质激素大量增加，导致孕妇的肾上腺增生变大，肾上腺皮质所分泌的皮质醇和醛固酮也明显增多。

皮质醇为主要的糖皮质激素，妊娠之后由于多种因素的影响，促使皮质醇的分泌量增加了 3 倍，可是由于进入循环系统的皮质醇大多以不能发挥作用的结合状态存在，因此孕妇并不会出现肾上腺皮质功能亢进表现。孕妇血液中的皮质醇大约有 75% 与球蛋白结合，15% 与白蛋白结合，仅 5% ~ 10% 处于能够发挥作用的游离状态。醛固酮为主要的盐皮质激素，妊娠期间脑垂体醛固酮的分泌量大约增加了 4 倍，可由于仅有约 30% 的醛固酮处于具有活性作用的游离状态，因此产妇通常都不会出现过多的水钠潴留的现象。

三、甲状腺的变化

妊娠之后，由于垂体所分泌的大量促甲状腺激素的作用，以及甲状腺本身血液供应的增加，甲状腺腺组织明显增生，整个甲状腺均匀性增大，分泌的甲状腺激素也明显增多，可是由于妊娠期间孕妇体内雌激素的含量大量增加，导致肝脏所产生的甲状腺激素结合球蛋白明显增加，因此循环系统中处于游离状态的甲状腺激素并不会明显增多，也不会出现甲状腺功能亢进的表现。妊娠期间，孕妇和胎儿体内都有促甲状腺激素的产生，可是由于两者的促甲状腺激素都不能通过胎盘屏障，因此都不会影响对方的甲状腺激素分泌，只能调节自身的甲状腺功能。

分娩以后，垂体前叶、甲状腺及肾上腺等内分泌器官所发生的各种结构和功能上的改变，均会于产褥期内逐渐恢复正常，各种激素的水平也会逐步恢复到怀孕前的状态。

分娩以后产妇体内雌激素与孕激素的水平迅速下降，一周以后，即已恢复至未孕时的水平。分娩 3 ~ 6 小时以后，产妇体内的胎盘生乳素已经完全消失，垂体泌乳素的水平则于产后逐渐下降。哺乳的产妇，垂体泌乳素的水平可于分娩后数日内降至 60ng/mL，不哺乳的产妇则会很快降至 20ng/mL。

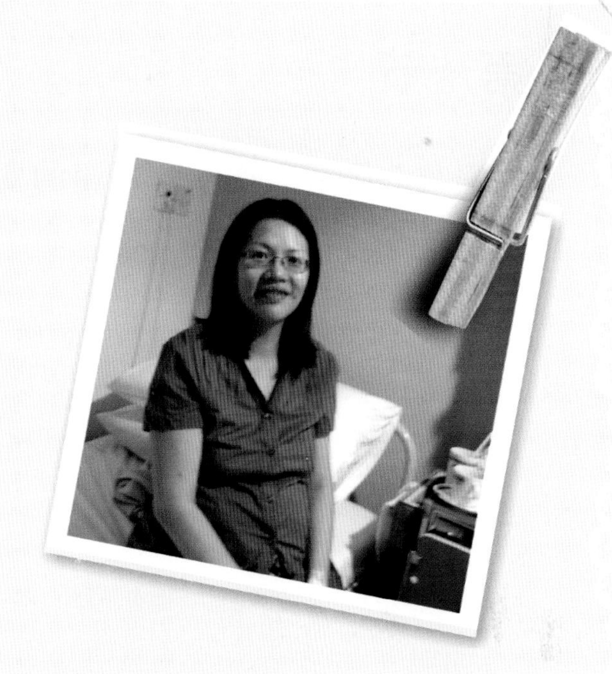

四、月经的变化

产褥期后各种激素的水平相继恢复正常，如果产后没有哺乳的话，月经将于产后 6 ~ 8 周恢复来潮，卵巢也将于产后 10 周左右恢复排卵。

哺乳的产妇月经复潮的时间相对较迟，甚至于整个哺乳期内经期都不会复潮，但于产后 4 ~ 6 个月以内卵巢的排卵功能多数已经恢复正常。实践证明：月经复潮较迟的产妇，即使月经没有复潮，卵巢也已大多开始恢复排卵，因此哺乳期内的产妇，即使月经仍未复潮，也应当心怀孕，小心“再次中招”。事实上，生产之后于 6 周以内恢复经潮的产妇约占 2.5%，12 周以内恢复经潮的约占 61%，24 周以内恢复经潮的则超过 77.7%，而且约有 42% 的产妇于第一次月经复潮时已经恢复排卵。

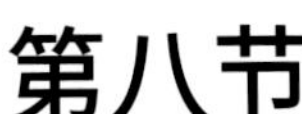

第八节

妊娠与分娩后女性新陈代谢的变化

妊娠之后，为了应对胎儿生长发育的需求，以及储备分娩期所需的能量，孕妇的新陈代谢发生了一系列特殊的变化。

一、基础代谢率及体重的变化

妊娠早期，孕妇的基础代谢率稍有下降，中期以后基础代谢率逐渐增高，至妊娠晚期后，基础代谢率增加幅度为15% ~ 20%。妊娠13周以前，孕妇的体重并无明显改变，之后体重开始逐渐增加，每周增加350g左右，至妊娠足月时，孕妇的体重可增加12.5kg左右。增加的体重为胎儿、胎盘、子宫、羊水、血液、组织间液、脂肪等的总合。

二、营养物质代谢的变化

妊娠之后，由于胰岛素靶细胞水平出现胰岛素的拮抗作用，以及胎盘所产生的胰岛素酶对胰岛素的破坏作用，使孕妇所需胰岛素的量明显增加，为了满足妊娠期的这一特殊需求，孕妇的胰岛功能会增强，胰岛素的分泌大量增加，从而使血浆中胰岛素的水平升高。如果孕妇的胰岛功能不良，并于妊娠期间首次出现糖尿病，则称之为“妊娠性糖尿病”。

妊娠期间孕妇肠道吸收脂肪的能力增强，血脂增加，体内脂肪存积增多，以备产褥期和哺乳期消耗所用。妊娠之后，孕妇的能量消耗较多，会导致体内糖原储备减少。例如，妊娠期间孕妇剧烈呕吐，或者分娩时产程过长，消耗了大量能量，孕妇体内的糖原储备就会相对不足，便会大量动用体内所储存的脂肪，以致血酮增加，尿中出现酮体而发生酮血症。

妊娠期间，孕妇子宫、乳房的增大，以及胎儿的生长发育，都需要大量的蛋白质供应，因此孕妇对蛋白质的需求增加，体内呈现正氮平衡状态。孕妇体内所储备的氮（1g氮等于6.25g蛋白质），除了用于满足胎儿生长发育所需和孕妇本身的需求以外，也要为分娩和产褥期的消耗做好准备。

妊娠之后孕妇体内的水分会有所增加，至妊娠末期，孕妇体内水分增加的总量约为6.8L，其中组织间液为1 ~ 2L，由于孕妇体内的水钠潴留与排泄达致一定程度的相对平衡，因次，一般情况下孕妇并不会发生水肿。

妊娠期胎盘及胎儿骨骼的形成，需要大量的钙和磷，胎儿造血及酶的合成需要铁，孕妇本身的造血及多种生理活动也离不开铁的参与，另外生产之后产妇身体的复原以及哺乳也要消耗一定量的铁，因此妊娠期间孕妇需要吸收和储存大量的铁。接近足月妊娠的胎儿，其体内所含的钙约为25g，磷约24g，其中绝大部分是于妊娠期最后2个月所积累的，因此孕妇需于妊娠后的3个月内适当补充维生素D和钙。孕妇体内铁的储备常显不足，因此孕妇需要注意铁的补充，以免发生缺铁性贫血。

第九节

妊娠与分娩后女性骨骼、关节及韧带的变化

一般来说，妊娠期间孕妇的骨骼并不会发生任何改变，但若妊娠次数过多、怀孕次数太过频密，而又没有注意于孕期及月子期适当补钙，则有可能导致骨质疏松。妊娠期间孕妇体内的松弛素（relaxin）能够使骨盆韧带及椎骨间的关节、韧带变得比较松弛，因此孕妇常常会有腰痛、肢体关节疼痛等不适的感觉，这种症状如果没有得到及时妥善的治疗，则会延续至分娩以后，甚至演变成棘手的“月子风”。

第十节

妊娠与分娩后女性皮肤和腹壁的变化

妊娠之后，由于孕妇体内有多种激素的作用，加上子宫增大带来的影响，孕妇的皮肤及腹壁发生了明显的变化。由于孕期脑垂体所分泌的促黑色素细胞激素增加，以及大量孕激素、雌激素的作用，致使孕妇的乳头、乳晕、外阴、腹白线等处出现明显的色素沉着，面部也会出现状似蝴蝶的褐色妊娠斑。妊娠斑多于产后逐渐消退，但若调养护理不当，则很难完全消除。妊娠期间由于子宫的增大，及肾上腺皮质激素的增多，导致孕妇腹壁皮肤的张力明显增大，皮肤内的弹性纤维因不能耐受负荷而断裂，以致腹部出现紫色、淡红色、银白色的不规则平行裂纹，即妊娠纹。初产妇的妊娠纹多为紫色、淡红色，经产妇的妊娠纹则多呈银白色。分娩后下腹正中线处沉着的色素，会于产褥期内逐渐消退。妊娠时期所出现的紫红色新妊娠纹，会逐步变成银白色的陈旧性妊娠纹。妊娠期间由于子宫增大等因素导致腹壁肌肉中弹性纤维断裂，腹直肌出现不同程度的分离，因此分娩之后产妇的腹壁会变得松弛无力，生产之后产妇的腹壁紧张度会逐渐恢复。理论上来说，产妇的腹壁紧张度会于 6 ~ 8 周内完全恢复正常，可是由于众多因素的影响，再加上很多产妇往往不懂或者疏于调养，因此不少产妇很难恢复至怀孕前的状态。

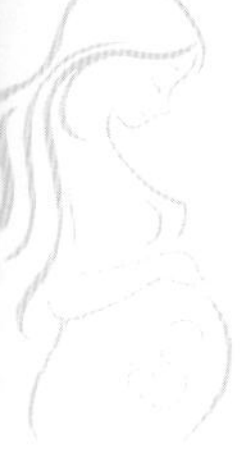

第十一节

妊娠与分娩后女性体形的变化

妊娠之后，女性于产褥期间体形会发生明显的改变。腹部隆起，腰部变粗，臀部变宽，乳房下垂，上天赋予女性的常态曲线美暂时交由造物主封存或者被造物主永久收回。

生产之后部分形体可轻易恢复，有些则需苦心孤诣才可勉强失而复得，有些却只能当作往昔的回忆，再也无法挽回。

一、腹部的变化

妊娠之后由于胎儿的生长，子宫的增大，导致腹肌过度扩张，肌纤维增生、变长，甚至会有分离、断裂的现象发生。分娩以后由于子宫缩复，腹壁所承受的压力解除，孕妇的肚皮变得松弛、下垂，下腹正中线变宽，腹部出现不规则的妊娠纹。妊娠期间，由于腹腔压力的骤增，孕妇的肌肉、筋膜过度扩张，弹力减低，部分肌纤维甚至发生断裂，分娩以后腹腔压力减轻，盆底肌肉及筋膜的弹力逐渐恢复，但一时很难恢复至怀孕前的力度。分娩以后产妇腹部紧张度的恢复以及盆底肌肉、筋膜张力的恢复，需要 6 ~ 8 周的时间，但很难恢复到怀孕前的状态，因此容易导致腹部膨隆下垂。

二、腰部与臀部的变化

妊娠期间，由于脂肪的大量储备，再加上扩大膨隆的子宫的挤压，孕妇的腰部变肥、变粗，臀部变宽、变大。一般在生产之后，走样了的身材将会逐步恢复，但若护理调养不当，昔日的娇美体态将很难再现。

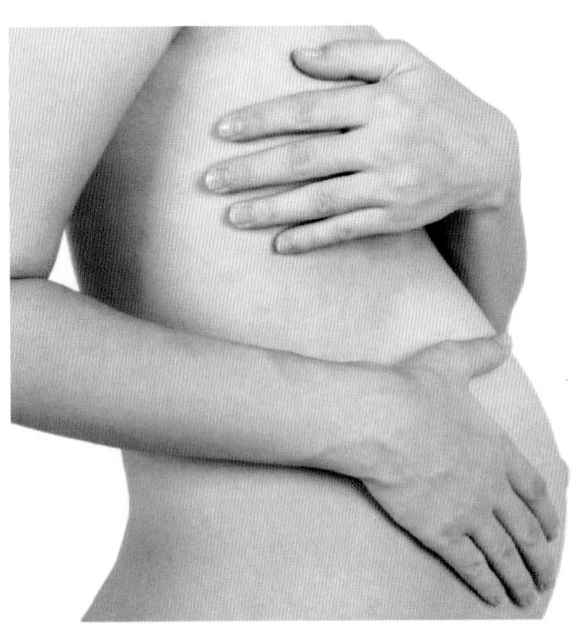

三、胸部乳房的变化

妊娠之后，乳腺增生、乳房充盈胀大，乳房表面的肌纤维拉长，皮肤扩张、伸展。生产以后，由于哺乳的原因，乳房保持充盈胀大的状态。哺乳期结束以后，乳腺发生萎缩，乳房缩小，但乳房表面皮肤、肌肉的弹性与张力却无法很快恢复，因此产后的乳房常常松弛、下垂，缺乏弹性。

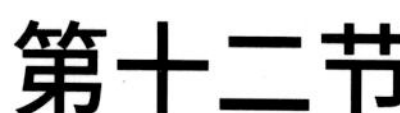

第十二节

妊娠与分娩后女性头发的浓密程度及脱落变化

雌激素具有刺激毛发生长的作用，妊娠期间孕妇体内雌激素的水平很高，毛发生长很快而更新较慢，因而头发粗壮而浓密。分娩之后，雌激素的水平骤减，毛发生长变慢而更新加快，因此常会发生脱发，医学上称之为“分娩性脱发”。

生产之后，35% ~ 45% 的产妇会发生脱发，产后脱发的原因除了与雌激素的水平下降有关，产妇挑食、营养失衡、精神压力、不注意头皮卫生等多种因素，也都有可能引起产后脱发。生产之后，产妇如果挑食、偏食，拒食蔬菜、水果，或者盲目吃素，会引起营养失衡，毛发营养不良则头发容易断裂、脱落。产妇在产后体力下降，情绪容易低落，如果家庭琐事过多，精神压力过大，过多的烦恼和压力很容易使产妇的神经系统功能紊乱，头皮血管供血减少，从而引起毛发营养不良。一些采用传统方法坐月子的产妇，由于怕得月子病，整个坐月子期间都不敢洗头，头皮污垢量多，很容易因毛囊炎而导致头发脱落。

产后脱发多属生理现象，一般会在 6 ~ 9 个月内恢复正常，不必太过紧张，但若脱发严重，则应尽快检查治疗。黑芝麻、黑豆、黑米、莲子、小米、芡实、松子、枸杞子、怀山药、制何首乌、熟地黄、黄精等食物和中药，都有防止产后脱发的作用，产后可适当食用。

养血生发粥具有养阴补血、促进头发生长的作用，月子期间适当食用能够有效防止产后脱发。

养血生发粥：粳米（或糯米、小米、黑米）100g，枸杞子 15g，莲子 15g，芡实 15g，红枣 5 粒，制首乌 10g。煮粥食用，每日 1 ~ 2 次，温热时服下。

第十三节

产后身体时常出现的反应

分娩以后产妇的身体会出现多种不同的表现和症状，如疲倦怕冷、口干口渴、饥饿出汗、阴道出血、伤口疼痛、腹痛腰痛、乳房胀痛、发热头痛等。这些表现和症状当中，有些属于正常的生理反应，有些则是疾病的征兆。正常的生理反应不必太过介意，异常的病理征兆则应尽早采取治疗措施。产后时常出现的生理病理反应可归纳为以下几类。

一、一般反应

分娩时，由于失血伤液、疼痛刺激、耗气用力，加上产妇过度紧张恐惧等多种因素的影响，生产过后，产妇通常都会有疲倦乏力、口干口渴、饥饿怕冷、容易出汗、发热等不适症状。

如果分娩时用力过大、过久，产后还有可能感觉身体疼痛，困倦的感觉也更为明显。如果分娩的过程太长或者比较困难，生产之后产妇眼睛或者脸上的毛细血管可能会发生破裂。

产程过长或者因生产而太过疲劳的产妇，产后24小时内还有可能出现轻微发热，但体温一般不会超过38℃。产后出现的这种轻微发热，又称“产后吸收热”，其成因与分娩后子宫内出血的再吸收有关。产后3～4日，由于乳房血管、淋巴管极度充盈，通常也会出现发热，但体温一般不会超过38.5℃，而且多于24小时之内降至正常，这种类型的发热均属正常生理现象，产妇不必过于紧张。但若发热超过2天不退，或者出现高热，则属病态，应尽快请医生进行检查和治疗，以免延误病情。

分娩以后由于胎盘循环停止，产妇卧床休息较多、活动量少等因素的影响，最初几天产妇的脉搏通常比较缓慢，为每分钟50～60次，一周以后脉搏的频率会恢复正常。

生产以后，产妇呼吸深且慢，为每分钟14～16次，呼吸方式也由妊娠时的胸式呼吸转为平常的胸腹式呼吸，其原因与生产之后子宫缩复，

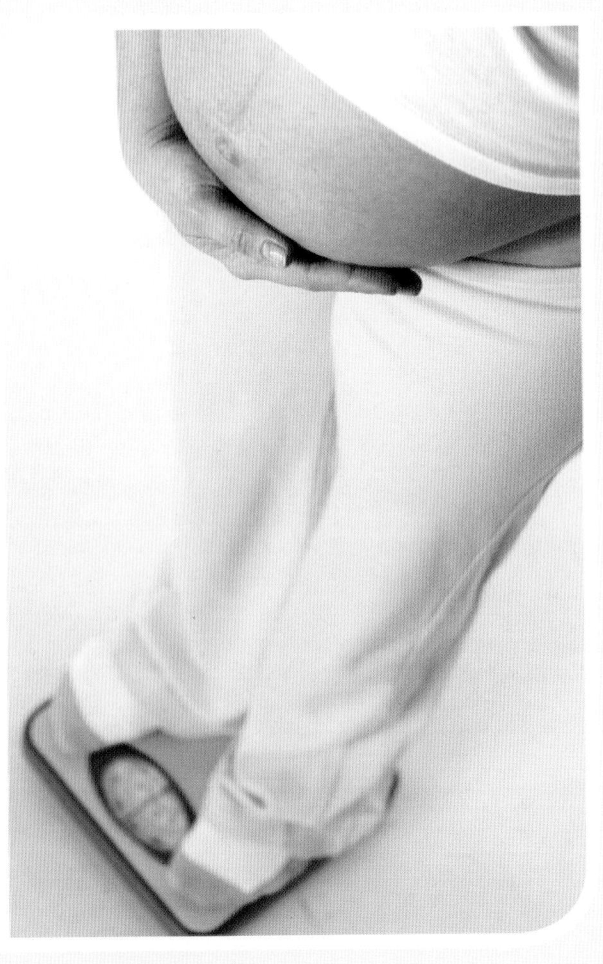

腹腔压力降低，膈肌下降等因素有关。

分娩以后直至整个产褥期内，产妇的血压多保持平稳，在正常范围内，而患有妊娠高血压者，生产之后血压可见较大幅度的下降。发生产后出血的产妇，应定时测量血压，以防病情恶化。一般产妇分娩后也应注意血压的变化，以免发生意外。

二、子宫缩复

胎盘娩出以后，子宫又圆又硬，子宫底位于脐下一指处。一日后，子宫底降至与脐相平，之后每日下降 1 ~ 2cm，10 日后子宫完全降入骨盆腔内，腹部检查时已不再能够扪及子宫底。

三、产后痛

产后数日内，子宫复旧时所发生的阵发性收缩会引起腹痛，即产后痛。产后痛多于产后 1 ~ 2 天内出现，持续 2 ~ 3 天后自然消失。产后痛以经产妇较为多见，多发生于产妇正在为婴儿哺乳时。疼痛发生时，子宫常呈强直性收缩。

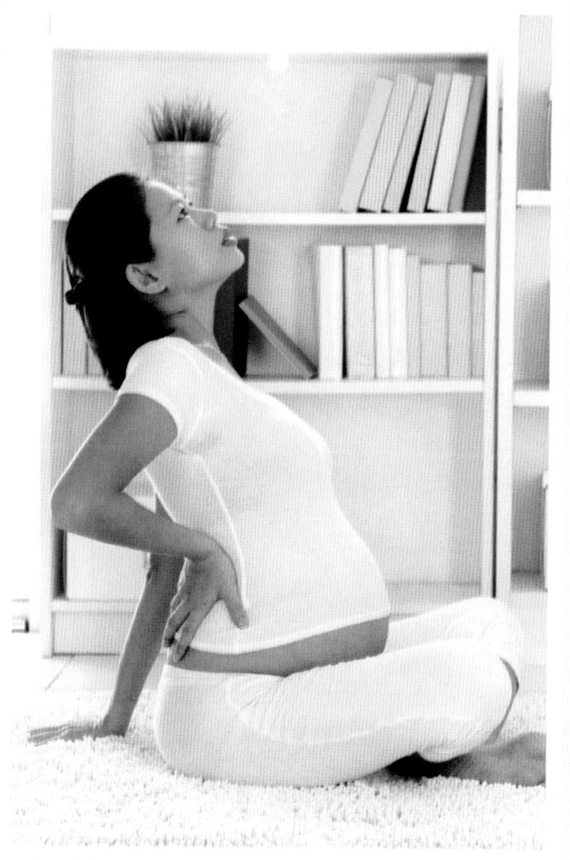

四、伤口痛

经阴道自然分娩的产妇，生产之后会阴部常常会有疼痛、麻痹的感觉，尤其是会阴部有撕裂或者手术切口时，疼痛、麻痹的感觉也会更为明显，产妇于坐起或走路时疼痛发作或者痛感更为严重。剖宫产的产妇，尤其是第一胎即施行剖宫产者，伤口常会感觉疼痛，伤口愈合后也会不时有麻痹的感觉。

五、褥汗

妊娠期间由于新陈代谢的需要，孕妇体内蓄积了大量的水分。分娩之后，体内蓄积的多余水分急需排出体外，除了通过肾脏排除小便以外，出汗也是水分排出体外的一个重要途径。产褥早期，皮肤排泄功能旺盛，大量的汗液经皮肤排出体外，尤其是在进入睡眠和刚睡醒时出汗更多，大约一周以后出汗开始自然减少。产褥期出汗是一种正常的生理现象，并不是病态，也不一定是身体虚弱，如果没有太过严重，就不用太过担心。

六、乳胀、乳痛

产后最初的 2 ~ 3 天内，产妇通常会有乳房胀痛的感觉，触摸乳房时也可发现硬结，腋下淋巴结有时也会肿大。采用母乳喂养婴儿的产妇，最初几天会因乳汁排出不畅，而引起乳房肿胀、乳头疼痛，胸部有时也会感觉肿胀不适。不过随着正常哺乳的持续进行，乳胀、乳痛的感觉会于数日之内完全消失。但若乳胀、乳痛持续加重，甚至伴有发烧、头痛等不适症状，则应考虑乳腺炎的可能，尽早请医生检查治疗。

七、大、小便异常

分娩之后产妇尿量增多，24小时之内小便总量可多达2000～3000mL。产后1～2天，由于分娩时膀胱受压过久，黏膜充血水肿，膀胱肌肉张力降低，以及会阴部伤口疼痛等多种因素的影响，产妇在排尿时通常会有点困难，但依然应该鼓励产妇尽早自解小便。分娩结束4小时以后，即应让产妇小便，如果小便困难应尽快采取治疗措施，防止尿潴留的发生。

生产之后大量的水分会从小便排出体外，大量出汗也会流失很多水分，恶露的排出又会丢失一定的水分。由于体内水分的大量排出，产妇肠道会因缺少水分而变得比较干燥，再加上产妇卧床休息较多，肠道蠕动减弱，食物中缺乏纤维等多种因素的影响，产妇常常会出现便秘的症状。为了防止便秘的发生，产妇应适当多吃蔬菜水果，并尽早下床活动。

八、恶露

恶露（lochia）是指产妇分娩后经产妇阴道排出的物质，含有血液、宫颈黏液及坏死蜕膜等多种组织成分。恶露持续4～6周的时间，总量约500mL。正常的恶露有血腥味，但无臭味。恶露根据颜色、内容物及时间的不同，可分血性恶露（lochia rubra）、浆液恶露（lochia serosa）和白色恶露（lochia alba）等三种类型。

血性恶露以其颜色鲜红，含有大量血液而得名。血性恶露量多、色红，其中含有少量胎膜、胎脂及坏死蜕膜组织等多种成分，有时会夹有小血块。

浆液恶露以其颜色淡红，状似浆液而得名。浆液恶露的颜色淡红或者淡黄，含有较多的坏死蜕膜组织及宫颈黏液，血液的含量相对较少，而且其中常含有细菌。

白色恶露以其质地黏稠而色泽较白得名。含有大量的坏死蜕膜组织、白细胞及表皮细胞等多种成分，白色恶露中也会含有一定量的细菌。

生产之后首先出现的是血性恶露，血性恶露持续大约3天的时间，然后逐渐转变为浆液恶露，浆液恶露持续约2周的时间，过后转变为白色恶露，白色恶露持续2～3周以后干净。恶露颜色所发生的这种由深变浅、由红变白的转变，实际上是子宫逐渐复旧，出血量逐渐减少的表现。如果子宫复旧不良，或者子宫腔内仍有残余胎盘、胎膜滞留，或者子宫等生殖器官发生感染，恶露的量将会明显增多，而且气味臭秽，排出时间延长。值得指出的是，通常中医及民间所说的恶露，是指血性恶露和浆液恶露，持续的时间约为3周，至于白色恶露则属白带范畴，不以恶露论之。

第二章

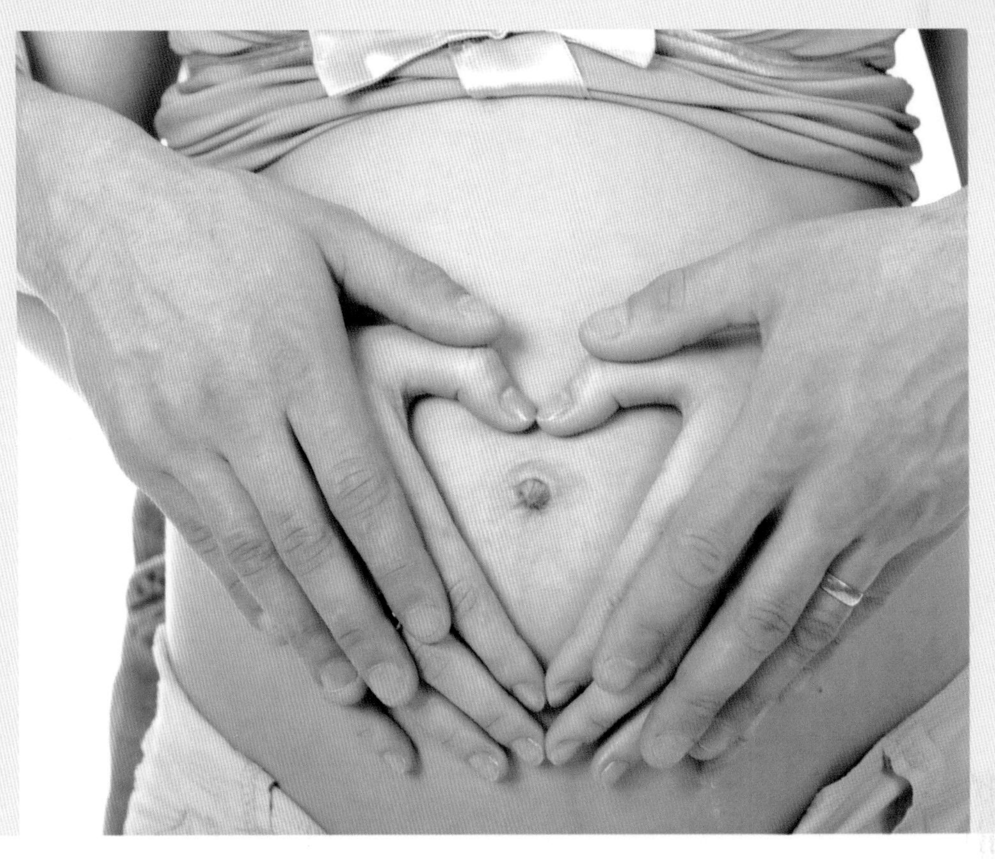

月子病的发病与表现

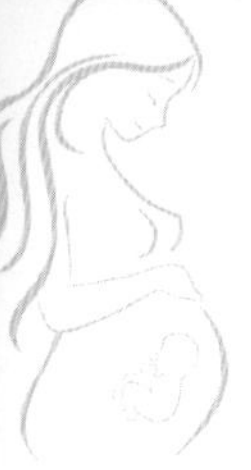

第一节

什么是月子病

月子病有广义、狭义之分。广义的月子病是对女性于分娩、小产、人工流产之后一个月内，因护理调养不当所引起的各种产后疾病的总称，又称产后病。狭义的月子病是指产妇因怀孕或者坐月子而得的，一类以全身一处或者多处肌肉关节疼痛为主要临床表现的病症，又称产后风、月子风等。月子病的致病因素非常复杂，如生产之后休息、睡眠不足，外感风寒，过早或过度操劳，抑郁生气，营养不足，过早同房，缺少运动，以及伤口护理不当等多种因素，都可导致月子病的发生。

月子病的临床表现非常复杂，涉及的范围也非常广泛，除了可以出现恶露量多、胞衣不下、缺乳、乳痛等生殖系统特有的表现以外，也可见到头痛、肩痛、脖子硬、腰痛、腿痛、背痛、关节痛、手脚麻痹、胸闷气短、怕冷多汗、疲倦乏力、烦躁、失眠、胃胀、纳差、腹痛、便秘、尿频、癃闭、目痒多泪、眼睛干涩、视力下降等其他系统的症状。月子病的发病时间不定，可早、可迟，可于月子期发病，也可于满月后发病，也有可能于生产一年后才开始出现症状。月子病要根据具体情况辨证治疗，病情简单者，数日之内便可治愈；病情比较复杂者，多数也可于数周或1～2个月之内治愈；但若病情严重，时常反复发作，则需半年至一年才可治愈。月子病如果失治、误治，迁延日久，则会缠绵难愈，甚至可能困扰产妇终生。因此，产妇于月子期间应慎重保养，预防月子病的发生。一旦患上月子病，也应尽早积极治疗。

一、为什么会患上月子病

月子期是一个复杂而缓慢的生理恢复时期，多种于妊娠期间及分娩时发生结构变形、损害或者功能改变的组织器官，都会于这一时期逐步复原。月子病是在月子期间起病的，或者因坐月子而患的各种疾病的总称。任何能够影响、干扰这一生理恢复过程的因素，都有可能导致月子病的发生。

月子病的成因及发病机理非常复杂，生产之时产妇的体力、营养急速消耗，身体极为疲惫虚弱，而且筋骨腠理大开，抵抗力严重下降，使得风寒邪气可以轻易侵入人体。激素是维持女性体态和健康的一个重要因素，生产之后，由于胎盘激素的分泌骤然停止，卵巢分泌激素的功能又一时无法完善，以致产妇体内激素的水平暂时处于相对失衡的状态，免疫功能严重下降，使得风寒邪气有了侵入人体的可乘之机。生产之时产妇的子宫、阴道和外阴等部位受到了不同程度的损伤，尤其是子宫腔内的胎盘附着处，往往会留下一个较大的创面，这些都为风寒邪气的侵入及细菌、病毒的感染打开了方便之门。如果生产前后出现贫血、异常妊娠、早期破膜、产后出血等异常和疾病，产妇的抵抗力将会下降得更厉害，使细菌在侵袭人体时更加畅行无阻。如果产妇于妊娠末期患有阴道炎，临产前不久洗过盆浴或者有过性生活；生产时助产人员无菌操作不严谨，消毒不严；阴道检查次数过多，导致细菌感染；产妇所用物品不洁，特别是会阴垫不洁；衣着不慎，感受风寒，或者接触呼吸道感染病患者等，多种原因都有可能导致细菌、病毒侵入产妇体内。另外，月子期间盲目乱补，只会为已经进入人体的细菌、病毒提供大量的营养和能量，为细菌和病毒的大量繁殖提供有力的保障。

此外，如产妇在生产之前关节活动过度，或者分娩之时血液损失过多，产妇营养不良，血液循环不畅，关节腔内滑液囊的滑液分泌不足等，也都有可能导致月子病的发生。

可见，产妇于坐月子期间，稍有不慎就有患上月子病的可能。生产之后，一些产妇时常稍一劳累，即有关节疼痛、手腕发麻的感觉，这种情况实际上已经是风寒湿邪侵害产妇肌肉关节的一种表现。

1. 过早操劳与缺少运动都会引发严重的月子病

生产之后，产妇体内激素的分泌发生了特殊的变化，全身肌肉、肌腱的弹性与张力全面减弱，关节囊及关节周围的韧带张力严重下降，关节变得松弛无力。因此，生产之后，如果产妇操劳过度，过早、过多地从事家务劳动，或者过多、过久地抱着小孩，关节、肌肉和韧带就会因为负担加重而发生劳损，出现肘痛、腕痛、肩膀痛、手指痛等劳损性关节疼痛。久坐会导致颈、肩、腰背、四肢肌肉、关节受到劳损性伤害，因此，生产之后，如果产妇久坐书桌前，长时间操作使用电脑，会很容易出现腰酸背痛、颈肩酸痛、关节疼痛等劳损性疾病的症状。另外，过多的玩 iPad、玩手机、玩游戏，会导致指关节、腕关节劳损，出现手指痛、手腕疼的症状。长期观看电脑、电视屏幕还会伤害产妇的眼睛，引发眼睛干涩、视力下降等眼科疾病。因此，为了避免产后肌肉、关节劳损及产后目疾的发生，产妇于月子期间应避免操作使用电脑、手机等电子设备，生产后的半年内，更应禁止上网。产妇产后体力较差，视力较弱，若独处密室，光线较弱，还长时间看书、看报、阅读杂志，就很容易损伤视力，导致眼睛疾患。因此，产妇产后也应避免看书看报时间过久，一次最好不要超过半小时，房间内的光线也不可过暗，当然也应避免光线过强。

生产之后，产妇的大多数时间都在卧床休息，但如果此阶段下床活动时间过少、缺乏运动，会使脚跟底部的脂肪垫发生退行性改变，导致脂肪垫的厚度变薄，弹性下降，甚至出现充血、水肿等失用性炎症反应，引发产后脚跟痛。

2. 寒凉刺激容易招致产后关节痛

若产妇在产后时常受寒，遭受寒风吹袭，寒冷刺激会导致神经炎的发病，引发肌肉、关节疼痛。因此，如果产妇于坐月子期间，不避禁忌，时常使用冷水洗漱，或者对着风扇、冷气直吹，将会引发手足麻木、疼痛，肩关节、膝关节的麻痹、酸痛，以及腰酸背痛等月子病的症状。

3. 小产、流产、堕胎更应当心月子病

月子风以难产、剖宫产及高龄产妇较为多见，生育前曾经多次流产的产妇更容易患上月子风。月子风一般多于产后 6 ~ 8 周开始发病，若治疗及时恰当，将会逐渐痊愈；反之，若治疗不当，则会迁延数月，甚至数年不愈，严重影响产妇的身心健康。

有人认为月子病只会发生在正常足月自然生产，或者剖宫产后坐月子的产妇身上，如果半途流产或人工终止妊娠，就不会发生月子风。这种观点其实不对，充其量只是一种自欺欺人、掩耳盗铃的想法，事实并非如此。相较之下，小产、自然流产、习惯性流产、人工流产，以及采用药物堕胎的女性，之后患上月子病的概率更高，尤其是年龄过小即未婚先孕的学生妹，以后患上月子病的可能性更大，病情也更为复杂。反观正常足月生产，或者剖宫产的产妇，无论是顺产还是难产，都有法定的坐月子时间，得到的照顾也不会差到哪去，而流产、堕胎的女性则没有那么幸运，也不大可能得到什么全面的照顾和调养。这些人要么不懂，要么没有经济能力，有些甚至还因顾忌隐私，害怕受到责骂而根本不敢让别人知道，更甭说请求得到照顾和帮助了。即使不幸患上月子病，也只有哑巴吃黄连，有苦自己知，自叹倒霉罢了。

二、“小月子”更应注意休息调养

流产或者堕胎，无论是哪一种情况所导致的妊娠终止，都是发生在女性身上的一大不幸，都会对女性的身体造成严重伤害。尤其是习惯性流产，每次发生以后，都会让女性伤心不已，身心饱受摧残。因此，女性不幸终止妊娠之后，一定要适当休息调养，以促进身体早日复原。一般来说，流产或者堕胎以后，女性的身体需要至少半个月到一个月的时间，才能逐渐恢复，因此，民间又将流产或堕胎后的这段休息调养时间，称为“小月子”。

不幸终止妊娠之后，子宫内仍然留有一定程度的创伤，不时会有一些污血经阴道排出体外，很容易发生逆行感染，引发多种疾病。因此，流产或者堕胎之后的一个月内，女性必须禁止房事、禁止盆浴，以免引起细菌感染。

妊娠之后，女性体内多种器官的结构与功能发生了一系列的改变，激素的分泌也出现了明显的变化。流产或者堕胎以后，女性的子宫受到了很大的创伤，心理也受到了一定的伤害和刺激，激素的分泌又会再次发生重大改变，以恢复至怀孕前的状态。不幸终止妊娠之后，女性的身体需要 3 ~ 5 周的时间才能逐渐恢复。流产或者堕胎以后，身体受到创伤的女性除了应该适当休息以外，还应注意饮食营养，适当多食鸡肉、鸭肉、鱼肉、鸡蛋、豆腐、猪肉、牛肉等高蛋白类食物，多吃蔬菜、水果，多喝牛奶、汤品，保证摄入足够的蛋白质及其他各种营养成分，以促进身体尽早复原。除此之外，女性不幸终止妊娠之后，还应注意戒食生冷、油腻、辛辣、煎炸之品，避免食用坚硬难以消化的食物，以免影响肠胃的消化吸收功能。

流产或者堕胎以后，有人担心水果太凉而不敢食用，其实不然，自然或人工流产之后，适当食用水果，不仅不会影响身体复原，对“小月子”没有什么大碍，而且还会帮助人体补充维生素及矿物质等营养成分的摄入，增强小月子期间女性的体力和免疫功能，可促使其身体早日恢复。但必须指出的是，水果虽好，女性在小月子内却不可食用太多，更不可食用刚从冰柜里拿来的冰冷水果，以免影响消化吸收功能。

另外，奉劝堕胎及人工流产后的女性，妊娠终止以后，一定要注意调养休息，最好休息调养一个月的时间，坐好小月子，让身体早日复原，防止小月子内“月子病”的发生。

三、月子病的种类与复杂表现

月子病是对产妇于坐月子期间和坐月子之后所发生的一系列因坐月子而起，或者与坐月子有关的各种疾病的总称。月子病的种类多样，涵盖范围甚广，临床表现也非常复杂。月子病的具体症状，可归纳概括为以下 9 大类。

①消化系统异常症状：胃痛胃胀，不思饮食，腹胀腹痛，腹泻便溏，或者大便秘结，消化不良。

②精神、神经系统异常症状：心悸胸闷，心情抑郁，失眠多梦，时常恐惧，头痛头重，烦躁易怒，困倦嗜睡，记忆力减退。

③体虚、抵抗力下降症状：胸闷恶心，头晕疲倦，心慌气短，时常出汗，白天虚汗，夜间盗汗；时常感冒，容易生病，畏寒怕冷，鼻子敏感；时常咳嗽、咽干、喉咙痛，或者身体灼热，时常发烧。

④生殖系统异常症状：恶露不下，或者恶露不止，生殖器官感染，子宫脱垂；产后闭经，月经不调。

⑤骨关节、肌肉疼痛症状：颈项痛，脖子僵硬，手腕痛，手、脚关节痛，肘关节痛，肩膀痛，上肢痛，腰、背痛，臀骶痛，髋关节痛，脚跟痛，脚底痛，膝痛，下肢痛，小腿抽筋；疼痛部位常有麻痹、酸胀、怕冷等不适感觉，而且常于吹风、吹冷气、冲凉、使用冷水，及阴雨天受寒时发作或进一步加重。

⑥乳房及泌乳异常症状：乳胀乳痛，乳房硬结，乳头皲裂，乳腺发炎；产后缺乳，乳房溢乳。

⑦泌尿系统异常症状：小便不通，下腹胀痛，尿频、尿急、尿痛；小便失禁，控制无力。

⑧皮肤、肛肠等外科症状：风疹、湿疹，皮肤瘙痒，雀斑、黑斑、妊娠纹；头皮痒，时常脱发；痔疮肿痛、便血，脱肛肛裂。

⑨眼睛不适症状：目痛、目痒，眼睛干涩，时常流泪，视物不清。

第二节

为什么要坐月子

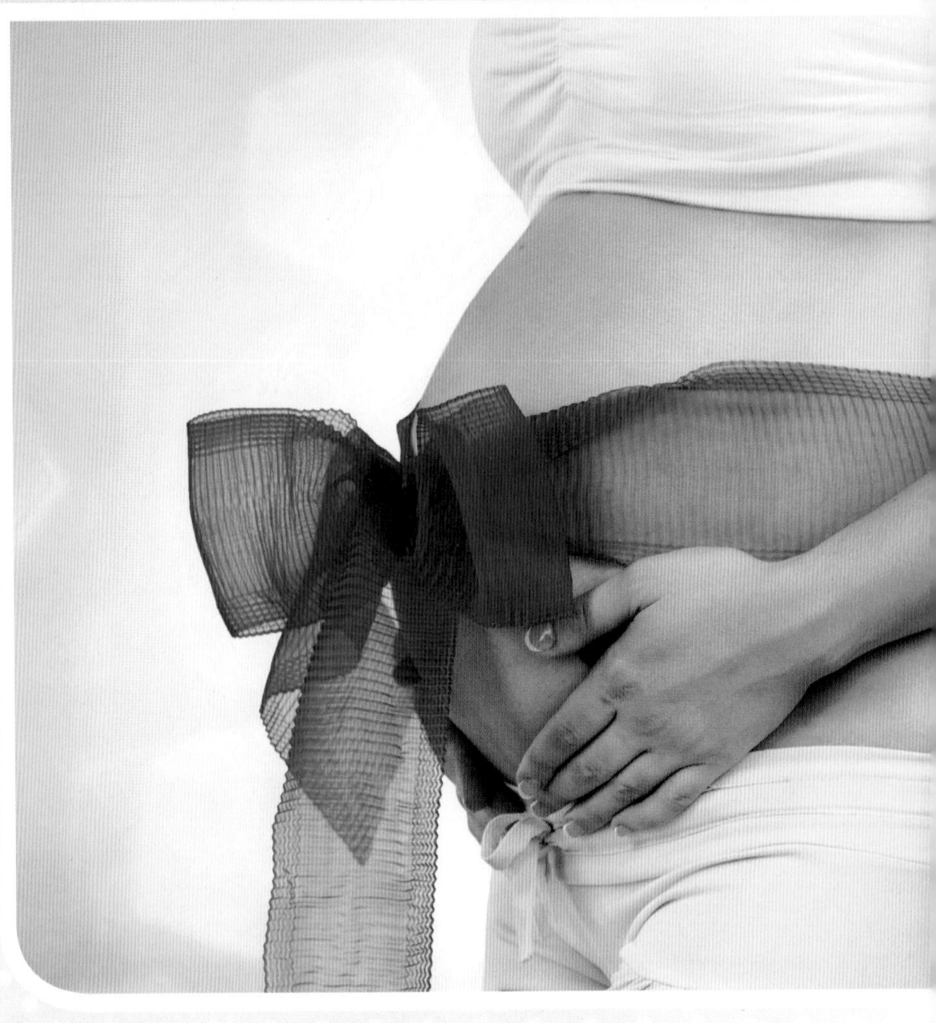

一、坐月子的含义

月子期间产妇的生活起居受到一定的限制，需要天天待在家里调养身体，以便让自己尽快恢复状态。由于这一恢复过程需要至少一个多月的时间，而且这段时间产妇要天天待在家里，坐在、躺在床上，不能外出，甚至连吃饭、大小便都要在房内甚至床上解决，因此习惯上将生产之后的这段调养恢复时期称为“坐月子”。

“坐”是一个象形文字，犹如两人坐在土上。坐的本义为跪坐，是古时一种止息的方式，有暂时适当休息的意思。“月子”是指从分娩结束到产妇身体恢复至孕前状态的一段时间。坐月子是指女性生孩子和产后一个月内休息、调养身体的过程和方法。月子病则是对女性产后所患各种病症的统称。“坐”“躺”“卧”“站”，都是休息的一种方式和体位，可是，为什么却单单要说“坐月子”，而不说“躺月子”或者“站月子”呢？原因就在于“坐”有适度休息，适当活动的含义，坐月子期间既要适当休息，又要适度活动，不能完全躺着，一点都不活动。要掌握适度原则，才有利于产妇身体的恢复，因此我们才说是“坐月子”。月子是一种正常的生理时期，并不是一种病理时期，不能把坐月子当病来养。

二、坐月子的重要性

坐月子是中国人的一种传统习俗，自古以来，中国人就非常重视坐月子，古人将坐月子称为“月内”。

中国人重视坐月子的原因很多，首先，坐好月子可以促使产妇的身体尽快恢复，能有效防止各种月子病的发生。女性十月怀胎期间，由于体内胎儿的快速成长发育，加上工作、家务的操劳，孕妇的营养、精力都被极大程度地消耗；分娩过程中，产妇的血液、体液大量流失，体能再度严重被损耗，子宫和产道也受到了严重的损伤，以致生产之后产妇的身体极度虚弱，抵抗力严重下降，稍有不慎，便会患上各种难缠的月子病。坐好月子可以促使产妇的身体尽快恢复，防止各种月子病的发生。

第二，坐月子是产妇学习掌握如何哺养、照

顾婴儿的大好机会。生产之后，产妇缺乏哺养、照顾婴儿的经验，尤其是初为人母的初产妇，大多更是对生育、哺养一窍不通。即便是已为人母的经产妇，也可能会因久未操作而生疏、遗忘，需要重新学习。产妇坐月子期间，可利用这段时间向婆婆、母亲、月嫂，或相关专业人士学习哺养、照顾婴儿的方法，以便将婴儿顺利带大。

第三，生产之后，对于两家来讲都是添丁添福，欢喜得意的长辈们，常常会利用这段时间通知亲朋好友，做足准备，想在婴儿满月之后庆贺一番。

以上这几点，都是中国人坐月子的习俗世代相传、经久不衰的原因所在。

三、产后身体复原的三个时期

女大十八变，原本是指女孩子处于生长发育时期，由于体内激素的变化，容貌、体型、性格等特征都会发生多次明显的改变而言。但女性于怀孕期间与分娩以后，其体型和体内多个生理器官的形态、结构及生理功能，又何尝不是发生了明显的改变？妊娠是一个特殊的生理时期，妊娠之后，为了应对胎儿生长发育的需求以及孕妇本身各种正常生理活动的需要，孕妇的运动系统、神经系统、内分泌系统、循环系统、呼吸系统、消化系统、泌尿系统、生殖系统所包含的多个器官的外形、结构和功能，都会发生一系列调整和适应性改变，以满足这一时期的特殊需求，形成了妊娠期间所特有的体型、身体结构和生理状态。妊娠期间，多个器官会发生变长、变大、变粗、变松软，体积容量增大，功能增强、增快，新陈代谢加速等扩张性变化，当然也有少数器官会向着相反的方向变化。分娩标志着妊娠的正式结束，分娩以后，由于体内激素的变化，在妊娠期间形状、结构及功能发生改变的多种生理器官，又会再次发生变化，逐步恢复至怀孕前的“原始状态”，坐月子就是为了帮助实现和加速这一过程的。由于各个器官的结构、功能不同，完全恢复所需的时间也相差甚远。一般来说，产妇生殖系统的完全恢复需要 6 ~ 8 周的时间，其他多个系统的恢复则需几个月到一年的时间。产妇身体的完全复原大约可分为三个时期，即快速恢复期、基本恢复期和完全康复期。

1. 快速恢复期

此期是指分娩之后的第 1 天到第 28 天，也就是一般人所说的坐月子期。此期以生殖系统器官的恢复为最快，变化也最大。快速恢复期应注意饮食起居，保持心情舒畅，防止各种月子病的发生。具体应做到以下几点。

保持身体清洁，尤其是外阴部的清洁，防止产褥感染的发生；保持室内空气流通，温度要适宜，衣服要宽松保暖，冬天或房间温度过低时应预防伤风感冒，夏天或房间温度过高时应防止中暑；注意休息，保持足够的睡眠时间以恢复体力，避免劳心、劳力；注意饮食营养，保证足够的热量、蛋白质供应，同时注意饮食清淡、易消化，避免食用油腻、煎炸及辛辣刺激的食物；保持心情舒畅，避免精神刺激，防止产后忧郁症的发生；注意乳房保养，既要保证正常哺乳，又要防止乳腺炎的发生；清心寡欲，禁止房事生活，以免影响生殖器官的恢复。

2. 基本恢复期

此期即产后第 29 天至 56 天，共 28 天的时间。产妇于妊娠期和分娩时器官所发生的各种生理功能和解剖学上的改变，均于这一时期基本恢复正常。

为了了解和掌握产妇于产褥期的身体恢复情况，产妇必须于产后第42天至56天以内，去医院进行一次全面而系统的妇产科检查，以便了解生殖器官及全身其他组织器官的恢复情况，及时发现异常，尽早进行妥善处理，避免延误病情，预防后遗症的发生。如发生特殊情况，则应提前进行产后检查。

通常产后检查的具体项目包括：测量血压、脉搏；检查会阴、阴道及腹部伤口愈合情况；检查乳腺及乳汁分泌是否正常；检查子宫的位置和复旧情况，了解有无发生子宫脱垂和阴道壁膨出，以及双侧输卵管是否正常。

如果妊娠期间出现高血压、糖尿病、贫血等并发症，还应对产妇的视力进行检查，化验血液及尿液，以了解各种并发症的具体情况，以便采取进一步的治疗措施。

3. 完全康复期

此期是指产妇生产2 ~ 12个月内的这段时期，这一时期孕期和分娩时发生变化的大多数器官已经基本恢复正常，但也有少数器官需要更长的恢复时期，才能基本恢复至怀孕前的状态。

在完全康复期内，产妇可以参加正常的劳动和工作，但应注意哺乳期保健。

四、产后住院时间多久最合适

由于当今世界医疗卫生水平的不断提高，以及人们经济生活水平的日益改善，为了产妇和婴儿的健康与安全，绝大多数产妇都会选择在医院里生产。那么生产之后，到底应该在医院里住多久才可以出院？这个问题见仁见智，常常让人莫衷一是。其实，确定产后住院时间的长短，除了要考量经济承受能力，更重要的还是应该以产妇的身体状况而定，不可一概而言。

一般来说，足月顺产，产后母子身体状况良好，无任何异常者，24小时后即可出院；生产时有行会阴切开术者，一般需住院4 ~ 5天，等到拆线后，观切口愈合良好才可出院；剖宫产的产妇，一般需要至少住院8天，等到拆线，查见伤口愈合良好方能出院；有妊娠及分娩并发症出现者，则应根据产妇的具体情况由医生决定适当的出院时间。

五、坐月子时间多久最合适

婴儿呱呱坠地，产妇出院以后大多会选择在自己家里坐月子，当然也有人会选择在月子中心或者医院里坐月子。不过依据当今的现实和具体情况，如果条件情况允许的话，最好还是选择在自己家里坐月子。

关于坐月子的时间长短，很多人以为一个月就够了，其实不然。“月子期”，即医学上所说的产褥期，是指产妇由分娩之后至身体和生殖器官完全复原的一段时间，最少需要6 ~ 8周，也就是42 ~ 56天的时间，并非一个月内就可以完成的。因此，为了顾及产妇与婴儿的健康，确保产妇的身体得到完全恢复，很多国家都将法定的产假规定为2个月，以便产妇拥有足够的休息和调养的时间。

其实两个月的坐月子时间并不完全足够，医学研究证实：产妇的身体要完全恢复至怀孕前的状态，至少需要 90 ~ 100 天的时间。目前世界卫生组织已建议将女性的产假增加至 3 个月，甚至还建议丈夫也获得同样的产假以在家陪伴并照顾妻子。生产之后，如果坐月子的时间充足，调养得当的话，产妇的身体甚至可以调养到比怀孕前更佳的状态。因此，产后的坐月子时间应该以 90 ~ 100 天为宜。

六、值得改良的传统坐月子方法

坐月子是中国人沿袭已久的一种传统文化，依照传统坐月子的方法，月子期间产妇就像被软禁了一样，有很多禁忌需要遵守，很多想做的事情都不被允许去做，而不想做的事情，即使再不情愿，也要硬着头皮跟着要求去做。整个坐月子期间，产妇都要忍着、受着，耐心地等着，即使有所怀疑，也还得照单全收。比如月子期间不可冲凉、洗澡，不能刷牙、洗头。洗手、洗脸一定要用温水，每天要用盐水漱口。一天 24 小时都得穿着袜子，衣服也要穿得严严实实，不能吹风扇、吹冷气，即使天气热一直在出汗，都得继续忍着、捂着，不可随便将衣服脱掉。每天要吃姜酒鸡、麻油鸡这些性味大热的食品，而且还要趁着还热气腾腾时吃下。每天要喝下大量的生姜红糖水、党参红枣水之类的热性饮品，即使燥热口渴也不能喝冰水、冷饮，甚至连果汁、白开水都不能喝。蔬菜、水果虽然含有丰富的维生素和矿物质，但也因被认为性质寒凉而全被列入禁忌的黑名单中，即使嘴巴馋得流口水，也只能忍着，绝对不可乱碰。一天到晚的工作就是坐着、躺着、喂奶、睡觉、吃饭、喝汤。房子的门窗被关得紧紧的，窗帘拉得严严实实的，一点风、一丝阳光都透不进去。要知道什么时候天亮，什么时候天黑，产妇也恐怕只能拉长了耳朵去听、去猜罢了！一个月子出来，即便是没有闷坏，也会被憋得心慌，这也难怪一些产妇会于月子期间患上严重的产后忧郁症！一个月好不容易熬出来了，但有人也还是不幸患上了月子病。不过，据此有人就怀疑，甚至完全否定传统坐月子的方法，这也不见得就完全对。

有人说西方人产后不坐月子，生冷水果照吃，冰水照喝，还不是过得很好，照样很健康？何必禁忌多多！殊不知，由于东西方饮食文化与生活方式的不同，东西方人的体质存在着很大的差别。西方人自小喝牛奶、吃牛排、吃乳酪、喝冷水长大，不怕生冷，不惧风寒。东方人靠吃米面、喝热粥长大，尤其是中国人，其体质及饮食习惯都与西方人有着本质上的不同。很多西方人不用坐月子，承受得起寒冷的冲击，东方人就不一定经受得起。老祖宗所留下的传统坐月子方法，虽然禁忌多多，有麻烦和不便之处，也的确有些值得商榷改良的地方，但绝非一无是处，其中仍然包含着许多宝贵的经验和行之有效的方法，值得我们一代接一代的去遵守、执行。对待流传已久的传统坐月子的方法，既不应不假思索便盲目遵从，也不应罔顾事实一味否定，而是应该结合现代医学与饮食营养知识，去粗取精、去伪存真，适当加以改良，使其更加科学、完善，发挥更好的产后调养功能。

生产之后，产妇的筋脉松弛，骨缝全开，风寒邪毒很容易乘虚而入侵，一不小心便会患上各种月子病。不怕一万，就怕万一，不守禁忌，不按传统，万一真的落下个月子病，那可不是闹着玩的！够女性受一辈子的！中国人还是按照传统坐月子的方法好，更何况老祖宗留下来的传统，也不见得完全都是错。当然如果能够结合现代医学研究及饮食营养知识，对传统坐月子方法加以改良的话，效果将更为理想。

第三节

如何坐个健康完美好月子

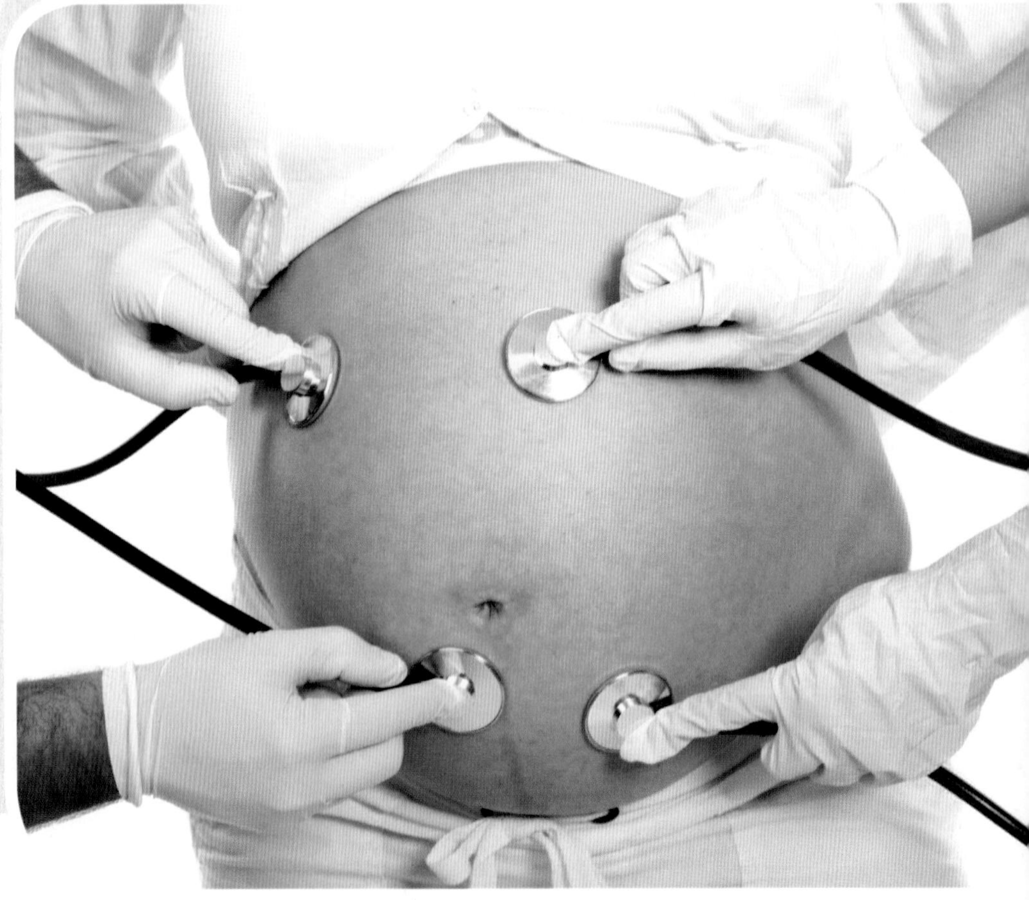

其实坐月子是女性调理改善体质的良好时机，调养得当，产妇于妊娠及分娩时所发生的各种组织器官的结构和功能上的改变将会复原，甚至调整到比怀孕前更好的状态，更加健康。产妇的身材也会毫无痕迹地恢复到怀孕前的状态，甚至还可能会“脱胎换骨”，被打造得更加健康理想。

千百年来，聪明的祖先为了能够使产妇的身体于生产之后尽快复原，他们通过一代又一代人的反复实践，总结发明出了很多行之有效的产后保健调理方法，这就是人们通常所说的“坐月子”。在中国古代的很多个朝代，民间的食物资源其实比较匮乏，生活环境极为艰难，亚洲人的体格又普遍偏于瘦小单薄。但正是由于各种传统坐月子方法的普及，才使得长久以来中国人的人口数很多时候都呈不断增长的趋势。

中国人历代坐月子的方法中都包含了很多禁忌和规矩，比如坐月子期间要整日待在房间里禁止外出，不可吹风；房间要捂得密不透风，不可刷牙、洗澡，不许梳头、剪指甲；避免被人探视，不可进入庙堂，不能参与祭祀活动；不可进食生冷、瓜果及蔬菜等。虽然这些禁忌和规矩并不见得都完全正确，但也不是全无道理，比如“禁止外出”，“避免让外人探视”等，这些避忌实际上是对产妇的一种“隔离保护”，能够营造出一个免受外界干扰，免受传染性病菌侵袭，让产妇安心静养的坐月子的环境，有效防止和避免各种产后病症的发生。可见，这些禁忌和规矩，无论是以现代医学的角度来讲，还是从传统中医理论的观点来看，都是非常恰当和科学的。但也不能排除，这些传统方法和禁忌中，确实包含一些非常勉强，难以让人接受，而且不合情理的主张和见解，比如产妇的房间“要捂得密不透风”，“产妇不可刷牙、洗澡”，“不许梳头、剪指甲”，“不可吃蔬菜、水果”等，这些要求都很牵强附会，没有什么科学依据。另外，传统坐月子方法中的一些禁忌与讲究，也实在显得过于繁琐和多余，常常这个要吃，那个也要吃，这个不可做，那个不能碰，使人无所适从，不知如何是好。对于那些一心想坐好月子，生怕一时行差踏错，不幸染上月子病，但又没有什么鉴别能力的产妇及家人，无疑造成了极大的困扰和心理负担，严重影响产妇的身心康复。

为了能够使广大有需要的产妇都能获得一套完整有效、切实可行的正确坐月子方法及注意事项，笔者花费了大量时间，查阅了很多文献资料，并结合自己多年的临床经验，总结整理出了一套非常适合现代人，尤其是亚洲人采用的坐月子全书，以方便即将坐月子的孕妇及家人及时阅读、参考。希望每个产妇都能坐个健康完美好月子，以促使身体早日恢复，不会受到任何月子病的纠缠。

一、居住环境应安静、舒适、优雅

生产以后，产妇和宝宝的居住环境应尽可能的清静幽雅、干净卫生，环境要避免太过喧闹嘈杂。室内光线应柔和自然，不应过于昏暗，或者太过强烈。房间要保持清洁、卫生、整洁，通风、通气状况良好；温度、湿度适中，既不可太冷，也不可太热，既不可太过干燥，也不可过于潮湿。温度最好控制在25 ~ 28℃，湿度最好控制在45 ~ 65℃。房间内可安装风扇、空调来调节温度，并保持空气流通，但风扇和冷气的风量不可过大，更不可直接对着产妇吹，以免导致产妇感受风寒、伤风着凉。风扇应该背着产妇，朝着反方向吹，让风先打到对面的墙上，然后再反弹回来。冷气应该朝着没有人的地方吹，并且也不可开得过大，保持房间内有凉意即可，应避免温度过低，以免影响母婴健康。

如果是在寒冷的季节和地方坐月子，产妇的房间还应配有供暖设施以保持室内温暖，防止母婴受寒、生病。如果冬天采用火炭取暖，还应注意防止煤气中毒。

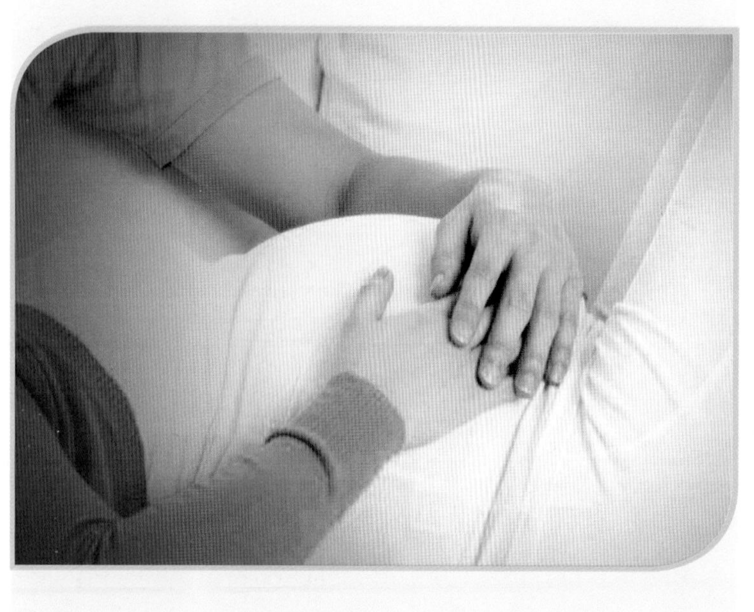

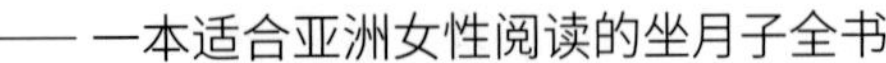

二、衣着要宽松、清洁、保暖

产妇坐月子期间，应穿着宽松、轻薄、清洁、舒适，穿长衣、长裤，而不应穿着短袖、短裤、短裙，不可穿拖鞋、凉鞋，以免遭受风寒邪气的侵袭。产妇的衣料应以棉布为佳，衣服应时常换洗，内衣、内裤还应用滚水烫过，并于阳光下晒干。

产妇应尽量少出门，阴雨天或天气寒冷时更是最好不要出门。如果有急事不得不出门或去冷的地方，出门前应先穿上防寒的衣服，戴上帽子，穿好袜子，带上雨伞或者穿上雨衣。天热出汗后，要在房间内抹干汗水，并及时换上干净清洁的衣服。产妇的床边应随时准备好睡衣、睡袍，以便半夜起身给宝宝喂奶或者起床小便时，能够立即穿上衣服，以避免感受风寒。

产妇出入冷气房或上下车时，也应先穿好衣服，以免因房间内外或车厢内外的冷热变化而导致伤风感冒。

“产前一盆火，产后一块冰。”产妇应尽量避免直接吹风、受寒，因为无论是冷气、冷风，还是冷水、冷物，无论是自然风，还是风扇、冷气等人造风，都可成为中医六淫邪气中的“风邪”“寒邪”，都能导致产妇伤风而生病，因此产后应严格加以防范。为了防止风寒邪气侵袭伤害产妇的身体，产妇于月子期内除了应注意穿着舒适、保暖的衣服以外，还应注意避免采用太凉的水洗脸、洗手、洗脚、洗澡，及洗刷物品，即使于大热天也要坚持采用温水洗涤。产妇于冰柜里拿东西时，或者向冰柜里放东西时，应戴上手套，以避免风寒伤害手指。

必须指出的是，产妇固然应该注意保暖，避免感受风寒，但也不可穿着太厚，以免出汗过多，引起不必要的麻烦。尤其是在炎热的夏天，穿着太厚还有可能导致产褥期中暑，这点常识产妇和家人不可不知。

三、坚持合理的饮食营养原则

饮食营养是产妇身体复原的物质基础，合理恰当的饮食营养，能够促使产妇的身体早日复原。产后坐月子期间，产妇的食物一定要坚持粗细搭配、荤素搭配，肉类、谷类搭配的原则，以确保营养均衡。产妇既应多吃肉类、蛋类、豆类、奶类等高蛋白食物，又应该适当食用各种新鲜的蔬菜、水果，以促进伤口愈合。应避免专吃肉类等高蛋白、高脂肪的食物，以免引起营养失衡。

产妇宜少食多餐，一日宜进食 5 ~ 6 次，既不可让自己感觉太饿，也不可一次性吃得过饱。月子期间的食物宜新鲜清淡，容易消化，不宜烹煮得过咸、过浓。食盐的用量应该尽量比平时少一些，但也应注意不可完全限制食盐的摄入，除非产妇患有严重的肾脏疾病。生产之后要保证食盐和水分的正常摄取，这对产妇的身体恢复极为有益。

生产之时，产妇损失了大量的血液和体液（如羊水、汗水等），生产之后又因时常出汗、排尿而流失了大量的水分，如果产后采用母乳哺养婴儿的话，母乳的产生又需要大量的水分。因此，生产之后，产妇应多吃流食、半流食，多喝汤水，如此则既能补充产妇于生产之时所流失的水分，又能保证宝宝获得足够的母乳供应。

产妇应适当喝水，以补充体内流失的水分，防止脱水及电解质失衡。有人主张产后完全用米酒水、党参红枣水、药膳汤来代替温开水解渴，这种做法绝不可取。原因在于若产后长期大量饮用这些热性饮品，不仅不会止渴，而且还会越喝越渴，甚至引起牙痛、头痛、口疮、咽喉痛等上火的症状。产妇口渴的时候，除了应该喝些温开水以外，也可适当喝些凉茶、菊花水、银耳汤、山药汤等性质比较平和的饮品，但应注意趁温热时饮用，不应放凉或冰镇后饮用。

产后食用蔬菜、水果，应该由少量开始，然后逐步增加，不可一开始就一次性食用过多的量。能够开始正常进食后，每日可食用半个至一个水果，三四日以后可逐渐增加为1～2个。食用水果的原则为先热，后平，再凉，避免食用榴梿、西瓜、红毛丹、柿子、石榴、黄梨、菠萝、哈密瓜等大寒大热的水果，更不可食用刚刚从冰柜里拿出来的冰冷水果。可先从食用葡萄、红枣、樱桃等温性水果开始，然后再食用苹果、橙柑、梨、杨桃、猕猴桃等性质偏凉的水果。至于性质过于寒凉的水果，或者是刚从冰柜里拿出来的冰冷水果，如果想要食用，则宜将其切片或切成块状，再用清水煮成水果水或水果茶，然后即可放心饮用、食用，不必再去担心会对产妇造成任何伤害。开始食用蔬菜时，每餐宜食用1～2两，即50～100g的量，3～5天后可逐渐增加为每餐4～6两，即200～300g。

月子期间的食物选择应坚持新鲜、清淡、易消化的原则，尽量避免食用剩饭、剩菜，不要吃隔夜或不新鲜的食物。产妇坐月子期间，还应忌食辛辣煎炸、肥厚油腻、坚硬不易消化、腐烂变质的食物；不吸烟，不喝酒；产妇不可喝冷水、冷饮，不可进食冰块、冰激凌等寒凉生冷的食物。除了五谷杂粮之外，肉类食物也不可一次性食用过多，以免导致消化不良。

饮食营养是产妇身体复原的物质基础，月子期间不应因为担心肥胖、身材走样而人为进行节食，影响身体复原，或者引起其他不必要的麻烦。

有人认为，产妇坐月子期间，只要产妇不喝粥，不吃稀饭，不喝牛奶，不喝果汁，不沾一滴水，就能避免患上风湿病、神经痛、子宫下垂等月子病，其实这些都是自欺欺人、毫无根据的无稽之谈，不必加以理会。

四、保证足够的休息和睡眠

产妇在经历了艰难痛苦、惊心动魄的分娩过程以后，体力被极大的消耗，身体极度疲惫、虚弱。产后一定要有足够的休息睡眠，才能及时补充体能，身体才能得以恢复。

一般来说，产妇每日至少要有8个小时的睡眠时间，才能确保其身体快速复原，反之，如果休息和睡眠的时间过少，则会对其身体复原造成严重的负面影响。坐月子期间，产妇的休息睡眠不足，会很容易导致子宫缩复不良，引起恶露不尽，头晕头痛，腰酸背痛，腹胀腹痛，胃痛纳差，烦躁抑郁，倦怠疲惫等多种病症。

休息睡眠时间的长短以及睡眠品质的好坏，能够直接影响产妇的乳汁分泌，产后休息睡眠不足，会导致喂养宝宝的奶水不足。可见，在产后拥有足够的休息与睡眠，不仅能够有效地补充产妇的精力、体力，还能够为宝宝的母乳供应提供有力的保障。因此，采用母乳喂养宝宝的产妇，一定要有足够的休息睡眠时间。为了能够确保产妇获得足够、有效的休息睡眠时间，产妇的睡眠一定要与宝宝同步，宝宝睡眠时产妇应抓紧时间休息，以免受到宝宝的打扰。

五、保持心情舒畅和乐观进取的心态

良好的情绪能够增加产妇的食欲，促进产妇的激素分泌，对产妇的伤口愈合和身体复原都非常有益；相反，不良情绪和精神刺激则会抑制、影响产妇的食欲和激素分泌，不仅会对产妇的身体恢复极为不利，甚至还会抑制产妇的乳汁分泌，影响正常的母乳哺养。如果产妇于月子期间哭啼，时常流泪，还会对其眼睛造成一定的伤害。因此，产妇于坐月子期间，应尽量保持心情舒畅，要有乐观进取的心态，避免情绪剧烈波动，以免影响身体复原。

产妇坐月子期间，应多听一些柔和欢快的音乐，多想一些积极向上的事情，少想少看那些让人烦恼伤感、不愉快的事情。凡事向好的方面想，不要烦恼、悲伤，要避免急躁、发脾气。产妇的丈夫和其他家人也要体贴关心产妇，不要给产妇太大的思想压力和精神压力，尽量让产妇心情舒畅、无忧无虑、开开心心，避免与其发生争执，不要在其面前提起伤心、不愉快的事情，以免勾起产妇不愉快的回忆。

六、注意个人卫生

产妇应注意个人卫生，经常进行个人清洁，每天洗脸、刷牙。内衣、内裤要每日更换，床单、被褥应时常洗换。洗过的内衣、内裤还应放在阳光下曝晒，以杀死细菌。

每天除了应于早晚漱口、刷牙以外，每次饭后也应用温水漱口，以防止牙病的产生及口腔感染。产妇应勤剪指甲，以免意外刮伤婴儿娇嫩的肌肤。产妇还应穿着宽大舒适的棉质内裤，注意保持外阴部清洁，勤换棉垫、护垫，避免阴部不适和感染。恶露太多时，还应时常更换卫生棉，并勤用温水清洗外阴，以防止外阴感染。清洗外阴时应注意从前向后，即从会阴向肛门方向清洗，不可反方向操作，以免将细菌由肛门带入会阴部伤口及阴道内，导致伤口及生殖器官感染。

一般来说，产妇每日早晚及大便以后，都应用温开水清洗会阴部及肛门一次。每次清洗后，应及时更换卫生棉，必要时应该连内裤也一起更换。如果会阴部没有伤口，每次仅用温开水清洗就行了，但应注意月子期内千万不可采用没有烧开过的生水清洗外阴，以免导致伤口感染。会阴部有伤口时，可用 1 ∶ 5000 的高锰酸钾溶液，或者 1 ∶ 2000 的苯扎溴铵（新洁尔灭）溶液清洗会阴部；伤口疼痛肿胀时，每天晚上可采用 1 ∶ 5000 的高锰酸钾溶液，或者中草药坐浴 10 ~ 15 分钟，以消炎止痛，促进伤口愈合。

七、清洁有助恢复体力、改善睡眠

生产之后，产妇身体虚弱，出汗很多，身体很容易“藏污纳垢”，如果没有时常进行清洁，很容易感觉到不舒服。另外，生产之后产妇的子宫、阴道、会阴等处都有不同程度的创面，如果产后不注意个人卫生，没有时常清洁（洗澡），还很容易引起伤口感染。可见，产妇月子期间必须定时洗澡，以保持身体清洁。

产妇坐月子期间，洗澡不仅可以清除污垢，让皮肤汗腺保持通畅，排除体内代谢废物，还可恢复体力，消除疲劳，调节自主神经功能，改善睡眠。有人担心月子期洗澡会引起月子风，其实不必太过担忧，关键在于洗澡的方法是否恰当。

生产第二天，产妇体力恢复后，即可开始每日擦浴一次，每次擦浴的时间以 5 ~ 10 分钟为宜。擦浴时宜避开阴部及伤口，以免引起伤口感染。

伤口愈合后可在家人或月嫂的帮助下采用淋浴的方法洗澡，但切记不可冲洗阴道，同时还应禁止盆浴，以免脏水进入阴道，导致创面和生殖器官感染。

洗澡时应注意保暖，室内温度宜控制在 34 ~ 36℃，房间应保持空气流通。水温以与体温相当为宜，不可过凉，也不可太热，最好控制在 37 ~ 45℃。

洗澡后应马上擦干身体，并立刻穿好衣服，以免风、寒、湿邪乘虚而入，导致产妇伤风着凉。洗澡后应尽快将头发擦干、吹干，不要将湿头发绑成辫子，也不可立即睡觉，以免湿邪侵袭头项而导致头痛、颈痛。

产妇应在不饱不饿的时候冲凉，既不可于饥饿空腹时洗澡，也不可在吃饱后马上洗澡。产妇于月子期洗澡时应注意安全，最好是在家人或月嫂的陪伴下进行，避免独自一人洗澡，以免发生意外。

八、漱口刷牙能预防口腔疾病

俗话说：“生一个娃，掉一个牙。”据此便有人认为，月子期内刷牙漱口会导致牙齿脱落，因此很多女性都不敢在月子期内刷牙漱口。其实，产妇于月子期内应该照常刷牙漱口，不仅不会损害牙齿，而且还可防止龋齿、口臭、口腔溃疡等疾病的产生，预防牙龈出血、牙肿痛、牙齿松动等多种疾病。因此，俗语所说的“生一个娃，掉一个牙”，应该从另外一个角度来理解：如果产妇于月子期内不注意刷牙漱口，就有可能引发口腔疾病，甚至导致牙齿脱落。

产妇坐月子期间，由于体内激素的改变，以及对各种营养需求的增加，产妇常常会有不同程度的偏食现象，很容易引起牙龈出血、肿胀，甚至乳头状增生等疾病的产生，增生严重者可大如花生。如果此时产妇的钙质等营养成分摄入不足，牙齿的坚固性就会变得较差。另外，生产之后，很多产妇常天天大补、特补，进餐的次数明显增多，往往会摄入过多的糖类和高蛋白食物，使口腔内的细菌大量繁殖，作用于牙缝中的食物残渣而产生大量酸性物质，使牙釉质脱钙，甚至使组织缺损而形成龋齿。因此，产妇坐月子期间，应该于每次进食以后以温水漱口刷牙，及时清除口腔内的食物残渣和酸性物质，以保持口腔清洁，保护牙齿和口腔黏膜，预防口腔疾病。产妇坐月子期间，每天早晚均应认真刷牙一次，晚上刷牙后应避免再吃东西，尤其是甜食，最好就不要沾口。如果有吃夜宵的习惯，睡前应该再补刷一遍牙齿。

漱口是一个良好的生活习惯，产妇每次进食

以后均应漱口，以保持口腔清洁。如果体力允许的话，产妇应该于产后第 2 天开始刷牙漱口，最迟不要超过第 3 天。生产之后，产妇的身体虚弱，骨缝开裂，身体处于调整恢复之中，对寒冷的刺激特别敏感，因此，产妇漱口刷牙一定要用温水，防止冷水刺激伤害牙齿牙龈。此外，产妇刷牙时应尽量避免使用太硬的牙刷，新牙刷使用之前最好先用温水泡软，以免刷伤牙龈和牙齿。

产妇刷牙时一定要注意沿着牙齿的方向竖刷，避免横刷。刷上牙时要由上至下，刷下牙时应从下向上。上下两排牙齿的咬合面应来回反复刷，刷牙时牙齿的里外两面均应刷到，不可厚此薄彼。

生产之后的前 3 天内，也可采用指漱方法刷牙，即将右手食指洗净（当然左撇子也可使用左手），然后挤少许牙膏于手指上，直接将手指当作刷头刷牙，或者将手指洗净后在手指上缠上干净的纱布，然后将牙膏挤在纱布上，以缠有纱布的手指当作刷头，上下来回擦拭牙齿，并以手指按压牙龈 3 ~ 5 遍，最后再用温水漱口，将口腔内的污物及牙膏清除干净。

产妇坐月子期间，采用指漱方法漱口刷牙，能够坚固牙齿，活血通络，有效防止牙龈出血、牙龈炎、牙齿松动等多种牙病。月子期间采用温盐水或者中药健龈固齿汤漱口，能够防止口臭，治疗牙龈肿痛。

健龈固齿汤：金银花 10g，陈皮 6g，川芎 3g，白芷 3g，细辛 1g，加入清水 500mL，煎煮取汁，或者以适量滚水冲泡取汁，当作漱口水使用。

九、重视会阴部护理，防止产后感染

生产时由于胎儿的压迫，产妇的会阴部常常会留有不同程度的伤口，甚至严重的撕裂伤；助产时为了胎儿的顺利娩出，医生又往往会于产妇的会阴部施行侧切手术，无可避免地留下切口。会阴部为产妇的阴道、尿道及肛门的交会之处，肠道内的大便，尿道内的小便，以及阴道内的恶露等污浊之物都需经由此处离开人体。因此，生产之后会阴部的伤口很容易发生感染，稍有不慎还有发生生殖系统感染的可能。可见，产后会阴部的护理确实非常重要，产妇必须予以足够的重视。产后会阴部的护理应为坐月子的重要一环，具体应从以下六个方面着手。

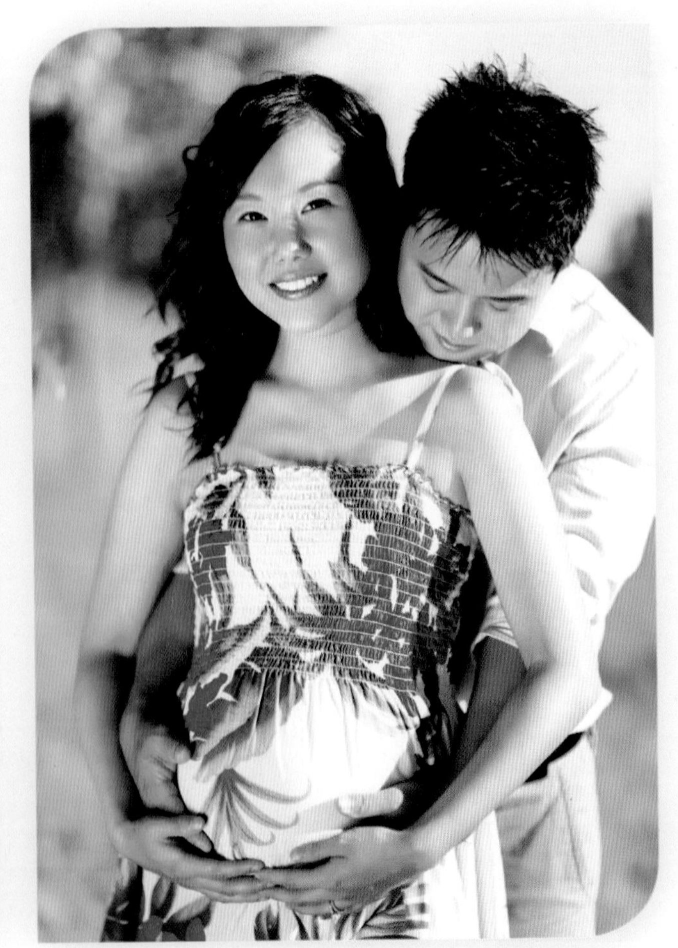

1. 保持会阴部清洁

分娩时会阴部所形成的伤口，需要约两周的时间才能愈合，因此产后两周以内，产妇一定要保持会阴部的清洁，每日都清洗会阴部。每次清洗过之后，还应及时更换卫生棉，必要时甚至连内裤也要一起更换，以保持会阴部的清洁卫生。

生产之后，产妇应于每日早晚及每次大便过后，用温开水或淡盐水清洗会阴部。清洗会阴部时应切记不可使用未经煮开的生水，以免引起伤口感染。

一般来说，如果会阴部没有伤口，每次清洗时仅用温开水即可，不必加入其他药物，但若会阴部有伤口，则宜采用 1 ∶ 5000 的高锰酸钾溶液，或者 1 ∶ 2000 苯扎溴铵（新洁尔灭）溶液清洗会阴部。伤口疼痛肿胀时，每晚还可采用 1 ∶ 5000 的高锰酸钾溶液坐浴 10 ～ 15 分钟。

生产以后经过两周，会阴部的伤口已经基本愈合，清洗会阴部的方法可改为：一日两次，即每日早晚用温开水清洗即可，不必加入任何药物，如此直至月子期结束。

另外，产妇于坐月子期间，应勤洗内裤，勤换卫生棉。清洗后的内裤应放在阳光下曝晒，以杀死细菌，防止因内裤不洁而引起会阴部伤口感染。

2. 防止伤口肿胀

产妇卧床时应尽量将臀部抬高，以促使体液回流，缓解会阴部伤口肿痛。

会阴部伤口肿胀疼痛时，可用热毛巾温敷，一日三次。也可用 75% 的酒精纱布，或者 50% 的硫酸镁溶液局部湿敷、热敷，一日两次，以消肿止痛。

3. 防止伤口裂开

下蹲、大便用力，以及进行大腿过度外展的动作时，都有可能会导致阴部伤口裂开。因此，产妇于会阴部伤口拆线后的前三天内，应预防便秘，避免做下蹲、用力排便等动作，防止会阴部伤口裂开。产后发生便秘时，应用开塞露或液体石蜡润滑肛门，以帮助排便。

产妇坐立时身体的重心应尽量偏向右侧，以减轻伤口部位所承受的压力，避免伤口疼痛、裂开。另外，产妇应防止摔倒，避免大腿过度外展，以保护会阴部伤口。

4. 防止血肿形成

生产后的 5 天内，产妇睡眠及休息时应尽量采取右侧卧位，以促使伤口内的积血流出，防止血肿形成。另外，采取右侧卧位，还可避免恶露中的子宫内膜碎片流进伤口，以免日后发生子宫内膜异位症。

生产后的 5 天以后，会阴部的伤口已经长得比较牢固，此时产妇可采用左右两侧轮换交替的卧位休息睡眠形式。另外，产后 1 ～ 2 天，如果产妇感觉伤口疼痛明显，而且持续加重，应尽快请医生进行检查和治疗，以防止会阴部血肿形成。

5. 防止伤口感染

会阴部伤口肿胀、疼痛明显，有硬结出现，而且挤压时可见脓性分泌物，说明伤口已经发生感染，应即刻请求医生检查治疗，千万不可麻痹大意。

会阴部伤口感染时，可采用以下两种方法及时治疗。

（1）采用 1 ∶ 5000 的高锰酸钾溶液温热坐浴，每日 2 ～ 3 次，每次 10 ～ 15 分钟。

（2）金银花 15g，蒲公英 30g，野菊花 15g，地丁草 15g，鱼腥草 15g。清水 3000 ~ 5000mL，煎煮 20 ~ 30 分钟，以煎液冲洗或者伤口坐浴。每日 2 ~ 3 次，每次 10 ~ 15 分钟。

6. 促进伤口愈合

伤口的修复愈合需要大量的营养，因此，生产之后产妇一定要注意各种营养成分的摄取，尤其是蛋白质的摄取，以促进伤口愈合。生产后的一周内，产妇应进食牛奶、莲藕粉、鸡蛋汤、鸡汤、排骨汤、稀粥等半流质的食物，并适当食用一些蔬菜水果，以补充营养，促进会阴部伤口愈合。同时应注意保持大便通畅，防止因用力排便而导致会阴部伤口裂伤。

十、尽早下床活动，防病健美、促进身体复原

生产以后，产妇尽管需要足够的休息和睡眠来恢复体力，但也不可从早到晚一直躺在床上，如此不仅会对产妇的身体恢复非常不利，而且还很容易引起多种月子疾病的发生。

一般来说，产后第二天开始，产妇即应在床上翻身，开始做一些抬头、伸臂、抬腿的动作。如果感觉身体没有什么不适，可采取卧位与半坐位交替进行的休息方式。正常顺产的产妇，即使于分娩时做了侧切小手术，也应于分娩 24 小时后下床做些简单、轻微的室内活动，如在床边慢慢走动，做些轻松的产后保健操等。

尽早下床活动，对产妇的身体恢复极为有利，不仅能够促进子宫、阴道及会阴部伤口的愈合，而且还能促进子宫收缩，促使恶露排出，减少生殖器官感染的机会。适当下床活动，还可促进血液循环，降低产后发生下肢静脉血栓的概率。

分娩过程中，产妇的盆底肌肉及筋膜常会受到一定的损坏，如果产后修复不良，很容易引发阴道松弛、子宫脱垂等疾病。在月子期适当运动，能够加速盆底肌肉及筋膜紧张度的恢复，防止子宫脱垂，促进产妇阴道弹性的恢复。

生产之后，产妇的肠胃蠕动功能减弱，很容易发生便秘，产后尽早下床活动，能够增强肠胃的蠕动功能，保持大便通畅，防止便秘的发生。另外，生产之后，产妇膀胱逼尿肌的张力减低，很容易引起小便潴留，在产后尽早下床活动，还能促使膀胱尽快恢复排尿功能，防止产后尿潴留的发生。

从美容的角度来讲，产后尽早活动，还可紧身缩腹，丰胸瘦臀，增加皮肤弹性，消除雀斑、妊娠纹，重塑女性健康理想的身材曲线。

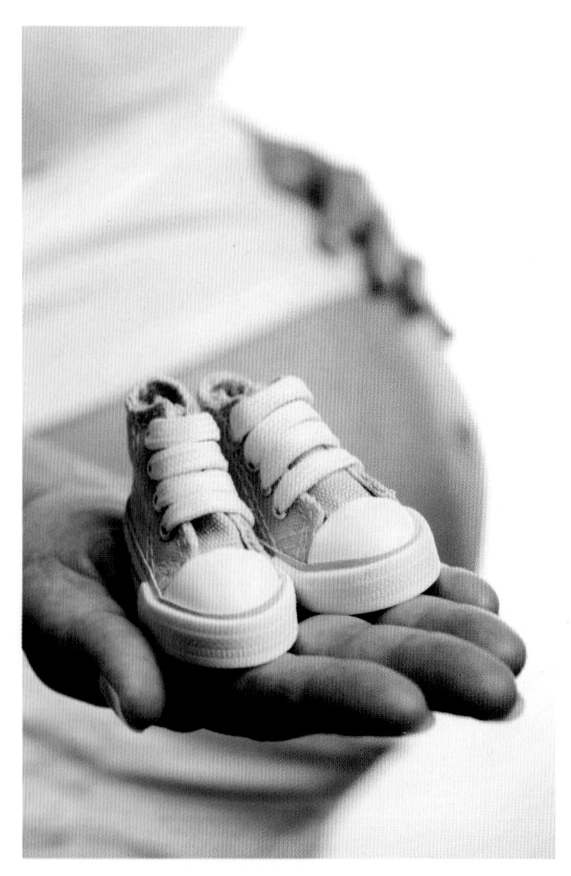

十一、产后应早做、经常做的保健运动

生产之后，产妇尽早适当活动，或者适当做一些简单的保健体操，这对产妇的身体恢复极为有益，应该引起产妇和家人的足够重视。下述几种运动，简单易行而且行之有效，产后早做、常做这些运动，对产妇的身体恢复具有很好的促进作用。产后 24 小时开始，产妇即应天天坚持，以促进其身体早日复原。

（1）抬头、伸臂、抬腿运动

顺产 24 小时后，产妇宜每天在床上做抬头、伸臂、抬腿等动作 5 ~ 6 次，每次活动 7 ~ 8 下，以锻炼腹肌，减少腹部脂肪。

（2）仰卧起坐运动

产后一周开始，产妇每日可在床上做仰卧起坐运动 2 ~ 3 次，一次做 4 ~ 5 个，以促进腹肌的恢复，缩小肚腩。

（3）缩肛和憋尿运动

产后每天做收缩肛门和憋尿动作 30 ~ 50 次，可促进盆底肌肉张力的恢复，增强阴道的收缩能力，防止阴道松弛。

（4）俯卧和胸膝卧位运动

每天早上起床时及晚上睡眠前，各做一次俯卧动作，每次 10 ~ 15 分钟。产后第 10 天开始，每日早晚各做一次胸膝卧位动作，即将胸部和膝部贴在床上，臀部抬高，使臀部与膝关节成大约 90° 的角度。开始时宜每次做 2 ~ 3 分钟，之后可慢慢增加为每次 10 ~ 15 分钟。产后时常做俯卧和胸膝卧位这两种运动，可有效防止子宫后倾、痛经、不孕等多种疾病的发生。

十二、产后应避免久蹲、久坐、久站和剧烈运动

产后尽早适当运动，固然对产妇的身体恢复很有好处，但也应坚持循序渐进、持之以恒的原则。产妇每次运动的强度不可太大，时间也不可过久，以免导致太过疲劳反而影响其身体的恢复。

产后运动应天天坚持，不可时断时续。三天打鱼，两天晒网，不会收到任何好的效果。但也应注意：进行产后运动时如果出现任何异常状况，应立刻暂时停止或者延迟相关的运动，以免节外生枝，引起不必要的麻烦。

产妇坐月子期间，既不可长期卧床休息，不做任何运动，也不可进行太过剧烈的运动或繁重的体力劳动，否则将会严重影响产妇的身体恢复。研究发现，久蹲、久坐、久站，以及过早、过多地进行繁重的体力劳动和运动，会引起子宫脱垂等多种月子疾病。因此，产妇应于产后 6 周以内，避免太过操劳，禁止搬举重物，尽量不要做长时间内一直重复同一动作的活动和工作。

十三、看书、看电视、看电脑应懂得节制

产妇坐月子期间，可以适当阅读一些食疗营养、育婴保健，以及坐月子方面的医药保健书籍，或者适当观看一些卫生健康方面的电视节目，能够增加产妇的产褥和育婴保健知识，对产妇的身体恢复及婴儿哺养照顾都有一定的好处。但是，产妇看书、看报、看电视的时间和内容也应有所节制，每次看电视的时间不可超过半个小时，更不可追看电视连续剧。产妇于坐月子期间，应尽量少看与自己工作专业方面相关的报刊、书籍，以免伤神。产妇看书、看报时坐姿要正确，光线要充足，同时选读书报的文字内容不可过长，字体也不可太小，内容应积极向上、健康正能量。

产妇的心情太过起伏不定，或者精神过于兴奋，会对其正常的睡眠和休息造成一定的影响，对产妇的身体恢复和婴儿的哺养都很不利。因此，产妇于坐月子期间，不可观看内容太过血腥、悲伤，剧情太过刺激、激烈，或者过于恐怖的书报杂志和电视节目，以免影响产妇的休息与睡眠。

久看电视，久对电脑，或者长时间大量阅读书报、杂志，对产妇的视力也会造成一定的损害。长时间无限制地上网、使用电脑，或者进行长时间书写，不仅会严重影响产妇的视力与身体健康，而且还会影响宝宝的营养和生长发育。因此，产妇于月子期间最好不要上网，不要使用电脑长时间工作，尽量以听电视代替看电视，以免眼睛受到额外的伤害。

十四、月子期性行为严重危害产妇健康

月子期是产妇多种生理器官，尤其是生殖器官恢复至孕前状态的重要时期。一般来说，产妇的子宫要缩复到怀孕前的状态，至少需要大约 6 周的时间，而子宫腔内胎盘附着处子宫内膜的完全修复则需 6 ~ 8 周的时间。

如果产后在子宫尚未完全复原之前，夫妻间便进行性行为，则会将男性生殖器官表面及女性会阴部的细菌带入阴道，导致女性生殖器官及其附近组织感染、发炎，甚至引起腹膜炎，严重时还会因败血症的出现而危及产妇生命。会阴部及阴道有裂伤的产妇，如果于伤口没有愈合之前即过早开始行房，还会导致伤口剧痛，甚至引发严重感染。

月子期间产妇的抵抗力很差，阴道黏膜组织也很脆弱，性生活时强力的机械刺激很容易导致阴道损伤，甚至引起严重的产后大出血，如果抢救不及时，还会导致产妇命丧黄泉，引发悲剧。

十五、产后夫妻性生活应至少禁止三个月

生产之后，为了避免影响产妇生殖器官的复原，夫妻应暂时禁止行房。一般来说，正常自然分娩以后，两个月内应完全停止性行为活动；难产、剖宫产者，三个月内不可贸然开始行房。不过为了安全起见，即使正常生产的产妇，三个月内也应最好不要进行性行为，尤其是于恶露尚未完全干净之前，产妇更应绝对禁止房事。

那么，到底产后多久才可恢复正常的夫妻性生活？这个问题没有具体的标准答案，应该以正式的妇科检查为准，只有在产妇的生殖器官完全恢复正常以后，才可开始正常的夫妻房事生活。

月子期过后，由于产妇的卵巢功能尚未完全恢复正常，性激素的分泌水平相对较低，阴道黏膜的分泌功能不足，弹性、韧性和柔润度也还相对较差，整个阴道组织仍然处于一种比较脆弱的状态，因此刚刚恢复房事生活时，丈夫一定要有耐心，要特别体贴、关心妻子。每次性行为时一定要有充足的“前戏”时间，动作也应非常轻柔，避免太过粗暴、强烈，持续的时间也不可过久，以免引起产妇阴道裂伤，甚至导致大出血的发生。

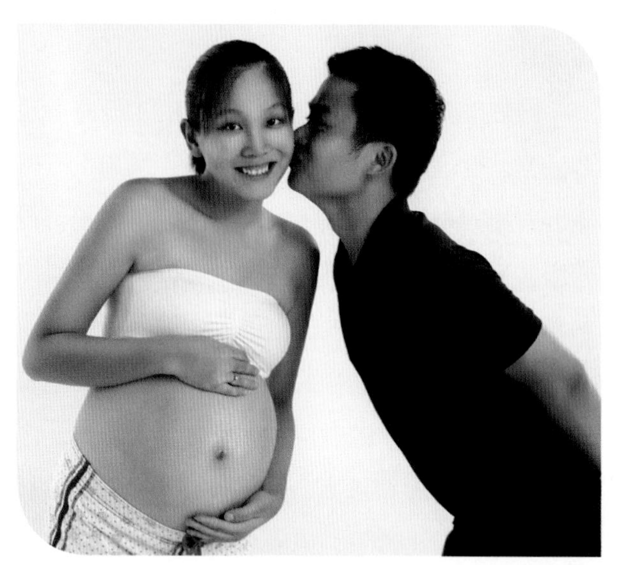

十六、产后应遵守的“四避”戒律

传统坐月子留下来很多习俗，有人一味斥之为陈规陋俗，也太过绝对。比如坐月子强调的“四避”，便有一定科学依据，值得发扬光大。四避是指产妇坐月子期间，应避风、避客、避性、避忌，以防止各种月子病的发生。

1. 避风

避风是指产妇于坐月子期间，一定要穿长衣、长裤，甚至要围上头巾，如果没有特殊需要，应尽量待在屋里，不要出房门，避免伤风受凉。

妊娠和分娩是女性必须面对的一大重要生理工程，整个过程旷日累时，耗费大约 10 个月的时间，消耗了产妇大量的体力、精神和营养。分娩过程让人紧张，产妇的子宫、阴道和外阴都受到严重的损害。生产之后产妇的身体非常虚弱，抵抗力很差，很容易遭受风寒邪气的侵袭，稍有不

慎，便会染上感冒等传染性疾病。户外存在多种尘埃、病菌，尤其是公共场所，更是充斥着多种细菌、病毒及危害人体健康的化学物质，产妇一旦接触，很容易染上各种疾病。生产之后，产妇的身体急待复原，受到严重损伤的多种器官正在急速修复，此时如果不慎染上疾病，将会严重影响产妇的身体恢复。因此，产妇于月子期间应尽量待在屋里，不要出门，以免节外生枝，影响身体恢复。

产妇坐月子期间，避风是必须的，但避风也要适当、合理，只要不接触过堂风，风扇、冷气不要直接对着吹就可以了。千万不要将房子封得密密实实的，以免新鲜空气进不去，将产妇捂出一身病来。产妇和婴儿的房间一定要保持空气流通，否则将会影响产妇的身体恢复和婴儿的生长发育。如果坐月子的时候正处于炎热的夏季，产妇要注意不要穿得过多、过厚。有条件的话，最好在房间内装上冷气，或者将房门打开，挂上竹帘，以免因室内温度过高、房间空气不流通而导致产妇中暑。

产妇坐月子期间，尽管产妇应避风，不可外出，但也要尽早下床运动。一般来说，分娩 24 小时后，产妇即应下床适当活动。产后及早活动，能够促进产妇身体早日复原。

2. 避客

避客是指产妇坐月子期间，和家人应尽量谢绝或避免客人到访，不要让产妇来接待应酬到访的亲戚、朋友和闲杂人员，以免影响到自己和宝宝的身心健康。很多家庭，至今还沿承着妻子或媳妇生产之后，在自家大门上挂红布条的习俗。挂红布条，即代表喜庆，又示意外面的客人，家里有产妇正在坐月子，暂时谢绝来访！

避客对产妇和宝宝都非常有益，产妇坐月子期间，的身体非常虚弱，夜间又不时要为宝宝哺乳，照顾宝宝，白天需要抓紧时间休息调养。如果客人贸然到访，会打扰产妇的休息，妨碍产妇的身体恢复。月子期间产妇的内分泌激素水平发生了一系列重大变化，常常疑神疑鬼，情绪很不稳定，如果客人有意无意中说错了话，或者透漏出一些不该让产妇知道的资讯给产妇，将会很容易影响到产妇的心情，甚至导致产妇生病。另外，月子期内产妇的抵抗力很差，很容易生病，客人到访还会将自己身上的病菌传给产妇。新生儿的身体非常娇嫩脆弱，弱不禁风，神经系统还没有发育完全，对吵闹、响声、异物、异味及陌生面孔都很敏感，很容易因受到陌生人的惊吓而生病，各种疾病也很容易传给婴儿。

月子里避客，可以避免客人打扰产妇的休息和睡眠，减少噪声、致病物质对产妇和宝宝健康的影响。保护产妇和婴儿，防止客人将自身所患或外面流行的疾病带给产妇和婴儿。

月子里谢客，实际上是对产妇和婴儿的一种关爱和保护。亲戚朋友也应知趣，知道朋友家里有人坐月子，就主动回避，不要去人家家里做客，以示对朋友家庭的尊重和爱护。

现今是一个资讯交流发达的时代，月子里避客还应包括避免接听电话，避免接收手机短信和电子邮件，避免上网、看电视。电子信息实际上也是一种“隐形的客人”，对产妇健康所产生的影响，可能要比现实中客人来访能带来的影响还要严重很多。因此，现代产妇，应避免“接待”那些隐形的、无孔不入的“电子客人”，以免影响身体复原。

3. 避性

避性，是指避免性生活。产妇坐月子期间，应暂时避免进行性行为，中止夫妻性生活。很多地方仍然流行一种习俗，那就是产妇坐月子期间由婆婆或母亲陪睡。由婆婆或者母亲陪睡有两个好处，其一：长辈与产妇睡在一起，可方便夜间照顾产妇和婴儿；其二：让其丈夫于夜间回避，避免夫妻同床时因一时兴起而干出糊涂的事情。此举对于那些缺乏卫生常识，而又精力旺盛、血气方刚、不懂事、自制力不强的年轻夫妇，确实很有必要。

产褥期是产妇分娩以后，身体逐渐复原的重要时期。妊娠期间和分娩时发生变化或者受到损害的器官，尤其是生殖器官，会于这一时期逐步恢复到怀孕前的状态。一般情况下，足月顺产的产妇，生殖器官的复原大约需要 6 ～ 8 周的时间，进行过剖宫产的产妇，其生殖器官的复原还要更长的时间。

产后过早开始性生活，既会对尚未复原的生殖器官造成直接伤害，也会因感染而对产妇身体造成间接危害。在阴道、子宫和会阴部的伤口还未完全愈合，阴道的弹性和生理功能尚未恢复之前，过早开始性行为会导致伤口撕裂，甚至造成新的伤口。产妇会阴部和丈夫生殖器上常常带有很多细菌，进行性行为时，细菌会经由阴道轻易进入产妇体内，引发生殖器官感染，甚至患上腹膜炎、败血症、产后大出血、失血性休克等严重疾病，危及产妇生命。进行性行为时，强烈的机械刺激还会导致尚未完全恢复的盆腔脏器充血，使产妇的抵抗力严重下降，从而引发产褥期感染。可见，在产褥期进行性行为会对产妇的身体恢复极为不利，严重影响产妇的身体健康。因此，在产褥期间，产妇应避免进行性行为，尤其是在恶露还没有完全干净的情况下，更应绝对禁止性行为。产褥期暂时中止性生活，对产妇的身体恢复有百益而无害。

一般来说，足月顺产的产妇，可于产后 2 个月开始恢复性生活，难产、剖宫产者则需要 3 个月，甚至更长的时间才可恢复性生活。至于到底产后多久才可恢复夫妻生活，则应以专业的妇科检查为准。

4. 避忌

避忌，是指避食忌。分娩时产妇的身体受得了严重的伤害，损失了大量的血液、体液和营养。生产之后，产妇的身体非常虚弱，急需补充大量的营养物质以恢复体力，促使创伤组织器官尽快修复，加速身体恢复。很多食物含有丰富的营养成分，能够促进产妇的身体恢复，非常适合产妇食用，应该适当多食。但也有一些食物，尤其是生冷、油腻、煎炸、辛辣刺激性的食物，会妨碍产妇的消化吸收功能，如果不加以避忌，则会影响产妇的身体恢复。产妇坐月子期间，避免食用那些影响身体复原的食物，就是避食忌。

产妇身体虚弱，肠胃功能较差，加上卧床休息较多，活动较少，消化吸收能力很差，很难消化生冷、坚硬、油腻、煎炸及高脂肪等不容易消化的食物，贪食或勉强食用这类食物，会进一步伤害产妇的消化吸收功能。

冰水、雪糕、冰激凌等冷冻、生冷的食物，除了会损害产妇的脾胃功能以外，还会影响恶露的排出，导致瘀血内停，引起产后腹痛等月子病的发生。坚硬食物会损伤产妇的牙齿，导致牙齿松动、脱落。另外，如果产妇食用过多的高脂肪性食物，过多的脂肪还会通过乳汁进入宝宝体内，导致宝宝腹泻、消化不良，影响宝宝的营养吸收和生长发育。

产妇要避免食用胡椒、辣椒、韭菜、大蒜、咖喱、茴香等辛辣刺激的食物，这些食物容易引起内热，食用后会导致产妇上火，引发咽痛、口疮、便秘、痔疮等疾病。辛辣成分透过乳汁进入婴儿体内以后，还有可能导致宝宝流口水，患上湿疹、口疮等疾病。分娩时产妇损失了大量的体液，生产之后产妇常常尿多、汗多，因此会丢失很多盐分。产后最初几天，产妇应适当补充一些盐分，会对产妇的身体恢复有益，但若长期进食咸菜等含盐量较高的食物，则有可能引起水钠潴留，导致水肿、高血压等疾病的发生。由此可见，产后恰当地进行食物避忌，确实很有必要。

十七、母乳喂养有益产妇身心健康

母乳是宝宝的最佳食粮，能够促使宝宝快速健康成长。宝宝是产妇于产褥期恢复身体健康的“助手”，哺乳时宝宝对乳头的吮吸，能促使产妇的身体从分娩前的妊娠状态快速恢复至未孕时的正常状态。

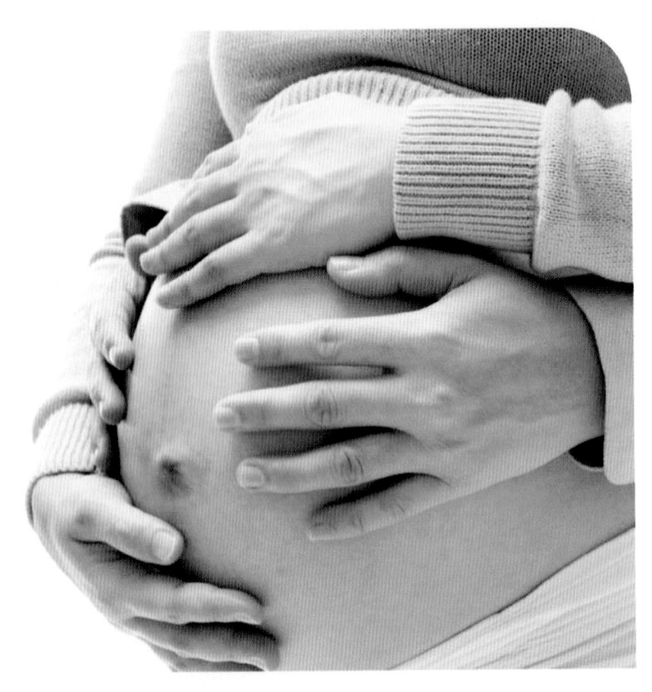

1. 母乳喂养帮助产妇身体复原

哺乳时宝宝对乳头的吮吸产生的刺激，可促使产妇体内分泌大量的催产素。催产素能够促进子宫收缩，促使子宫内的瘀血和残存于子宫内膜上的组织碎片尽快排出，减少产后出血，让子宫快速复原，防止产褥感染。哺乳能够暂时停止或者推迟月经的来潮，减少出血，防止产妇体内的蛋白质、铁元素和其他营养成分的进一步流失，预防贫血等多种疾病的发生，对产妇的身体恢复非常有利。

哺乳能够增加产妇与宝宝之间的互动，使产妇更容易、更仔细地观察和了解到宝宝的需求和生长发育情况，减少产妇对婴儿的担忧，增强产妇养育宝宝的能力和信心。母乳既经济方便，又没有安全上的忧患，而且不用担心掺假、受到污染。母乳喂养婴儿省时省力，不用消毒，不用冲泡，而且不寒不热，随叫随到，没有时间上的限制，要多少，给多少，几时要，几时有，能够让产妇省心、放心，拥有更多的休息和睡眠时间。哺乳时母子之间能够产生一种特殊的舒适的气氛，使产妇的心情得到完全放松，可以安静轻松地休息一下，有效恢复体力。此外，母乳喂养还能防止肥胖，帮助产妇瘦身，增强产妇性欲，降低产妇日后患上癌症的风险。

2. 母乳喂养帮助产妇瘦身

生产之后，很多产妇担心，用母乳喂养宝宝，会使自己的身材走样。其实这种担心根本是多余的，事实也并非如此。

母乳中含有大量的脂肪，产妇在哺乳时不仅消耗了大量的热量，而且哺乳还会消耗和减少产妇于怀孕时体内所储存的过多脂肪。另外，哺乳能够促进产妇的新陈代谢，让产妇排出体内的各种代谢废物，使产妇的身体不易发生肥胖。可见，哺乳不仅不会导致产妇身材走样，而且还能有效防止肥胖，促使产妇的体型尽快恢复到怀孕前的苗条身段。

产后身材走样，完全是由于产妇于怀孕和坐月子期间，太过注重营养，吃得太过丰盛，而又缺少运动，营养消耗过少，入多出少，导致体内的脂肪大量囤积所致。可以说，产后采用母乳喂养与发胖根本毫无关系，甚至还可以说母乳喂养在某种程度上阻止或限制了产后身材走样的规模。

哺乳时，婴儿吮吸母亲乳头所产生的刺激，能够促进产妇体内催产素等多种激素的分泌，刺激子宫及阴道收缩，促进子宫快速复旧，防止阴道松弛。哺乳能够增加产妇对性生活的兴趣，使产妇更乐于想要恢复性生活，使夫妻之间的感情更加亲密融洽，性生活更加美满幸福。

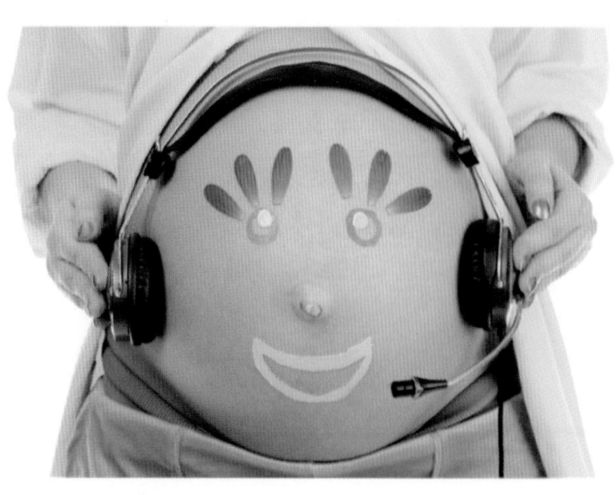

另外，临床研究发现，母乳喂养宝宝时，宝宝对母亲还有一个重要贡献，那就是减少母亲日后患上乳腺癌和卵巢癌的风险。这无疑也是母乳喂养宝宝时，宝宝对母亲的又一重大回馈。

十八、重视乳房护理，防止乳房疾病

哺乳期间，良好的乳房护理非常重要，不仅有益于哺乳，而且能够有效预防乳房疾病，甚至对于女性体态美的塑造也很有帮助。哺乳期的乳房护理，首先要从乳房的清洁卫生开始。

1. 哺乳期应注意乳房卫生

第一次哺乳前，应先用少许麻油、菜油或棕榈油等食用油涂抹乳头，使乳头上的痂垢变软，然后再用放温的淡盐水清洗乳头，以便将隐藏于乳头褶皱内的污垢和细菌彻底清理干净，避免哺乳时因乳头不洁而导致宝宝消化道感染。

以后每次哺乳前，应先用温盐水或者温开水，将乳头和乳房清洗干净，然后再用干净的毛巾或纱布抹干水分。每次哺乳后，应用温盐水再次清洗乳房，以免宝宝口鼻内的细菌污染乳头，引发哺乳期乳腺炎。

清洗乳房用的毛巾和纱布，必须先用滚水煮过，以彻底消毒。清洗乳房时，应避免使用肥皂、酒精等刺激性物品，以免导致皮肤干燥、皲裂。每次清洗乳房前，应先将自己的双手洗净。

如果指甲留得太长，那么指甲缝里常会藏有大量的细菌和污垢，很难完全清洗干净，而且长指甲也很容易刮伤宝宝娇嫩的肌肤，对母亲和婴儿都没有好处。因此，哺乳期的产妇不应留长指甲。

2. 哺乳时应采取的保护措施

哺乳前，应将婴儿的口腔清洗干净，以免宝宝吃奶时口腔内的细菌进入乳头，导致乳腺发炎。

准备哺乳时应用手轻轻按摩乳房，以刺激产生喷乳反射。哺乳时应让宝宝将乳头和大部分乳晕含在口里，如果母亲感觉乳头疼痛或者婴儿吮吸的姿势不正确，应将乳头取出，让宝宝重新含吮。每次喂奶时应先让宝宝将一侧乳房吃空，然后再换另一侧乳房。下次喂奶时应更换乳房的顺序，先将上一次后吸的乳房吃空，再换前一侧。

哺乳结束后，应让宝宝自己松口，然后才将乳头轻轻取出，切忌在宝宝没有开口时，即用蛮力强行将乳头拉出，导致局部皮损，引起乳头疼痛。宝宝吃饱后，如果乳房内仍有乳汁留存，宜用手或吸奶器将剩余的乳汁挤出或者吸出，以防乳腺管阻塞。每次哺乳后用手或吸奶器将乳房内剩余的乳汁挤出或者吸出，也可促使之后乳汁分泌得更多、更快。

另外，两侧乳房交替哺乳，及每次哺乳结束后将乳房内剩余乳汁挤出，还可有效防止两侧乳房大小不等。但应注意每次用手挤奶，或者用吸奶器吸奶时，应保持手法轻柔，吸力恰当，以免因用力过大而导致乳房损伤。

每次哺乳结束后，挤出少许乳汁，涂抹于乳头和乳晕上，到下次哺乳时再清洗干净，能够保护乳头、乳晕，防止乳头皲裂的发生。

乳房胀痛或有硬块时，可用手由外周向中间轻揉乳房根部，将乳汁挤出或用吸奶器吸出，以保持乳腺管通常，防止乳腺炎发生。严重时也可在按摩的基础上，配合热毛巾外敷，以促使肿块早日消散。

乳头轻微破损时仍可继续哺乳，但应于每次哺乳后用少许麻油，或医生配给的蓖麻油铋糊剂、复方苯甲酸酊等药物外涂，并于下次哺乳前清洗干净。如果乳头破损严重，则应暂时停止哺乳，并及时用手将乳汁挤出或以吸奶器将乳汁吸出，直到伤口痊愈后才继续哺乳。

3. 按摩乳房能起到有效的护理保养作用

乳房按摩是产后护理保养乳房的一种有效方法，既可促进乳汁分泌，帮助正常哺乳，又可防止乳汁淤积，防止多种乳房疾病的发生，还可促进乳房内的血液循环，减少脂肪堆积，增加乳房弹性，避免哺乳期过后乳房出现松弛、下垂的现象。

产后乳房按摩应尽早开始进行，一般来说，如果产妇身体状况良好，2 ~ 3天内即可开始按摩乳房。乳房按摩的手法应轻柔和缓，不可太过粗暴。按摩可由产妇自己进行，也可由其丈夫或按摩师帮助进行。开始按摩乳房时，一次的时间不宜太久，以3 ~ 5分钟为宜，以后可逐渐增加，但是，无论如何，每次按摩的时间都应控制在10 ~ 15分钟以内，按摩时间不宜过久。乳房按摩的具体步骤和方法如下。

（1）每晚睡觉前先将双手洗净，然后躺或坐在床上。

（2）首先用双手按住乳房，从基底部向乳头，以手掌沿顺时针方向轻柔地推动、按摩双侧乳房。然后以双手握住乳房基底部，先将乳房基底部向乳头提拔7 ~ 8下，再上下左右轻轻摇动7 ~ 8下，接着将左右手掌交叉，均匀地揉按双侧乳房7 ~ 8下。接下来，用双手轻轻握住乳房，手指沿乳房周围顺时针转圈7 ~ 8次，然后再用手指轻轻提起乳房向乳尖方向拔动7 ~ 8下。最后用拇指和其余四指在乳晕周围挤压7 ~ 8次，然后捏着乳头牵拉7 ~ 8次。

（3）按摩后应使用热毛巾擦敷乳房，以清除乳头内的乳栓，维持乳腺管通畅。另外，使用热毛巾擦敷乳房，还可进一步促进乳房血液循环，增加乳汁分泌。

4. 哺乳期间内衣的选择与清洗方法

哺乳期的女性应选择柔软透气，纯棉质地的乳罩，内侧最好再垫上几层纱布，以便防尘。胸罩外面应穿上纯棉织品的衣服，不要穿着化纤或羊毛织成的衣物，以免产生粉尘异物。胸罩、内衣应经常洗换，以保持清洁卫生。胸罩、内衣应单独清洗，避免与其他衣物放在一起洗涤，以免受到污染或者粘到细小粉尘及纤维等异物。

十九、全面及时的产后健康检查非常必要

很多女性都对自己的孕期检查和产前检查非常重视，但在生产之后，却往往由于忙碌或怠惰，以及将心思全部放在婴儿身上等原因而忽视了应该进行的产后检查。一些产妇甚至还误以为只要顺利生下了孩子，一切就万事大吉了，这种想法是非常错误的。产后检查是每个产妇生产之后必须进行的一项重要的健康检查，不仅能够及早发现，及时诊断产妇因没有坐好月子而引起的多种疾病，而且能够准确判定产妇的月子期是否可以顺利结束，避免因产妇本身患疾而对婴儿的健康造成影响。

另外，产妇在生产之后，身体比较虚弱，需要很长一段时间才能逐渐恢复过来，此时如果不慎再次怀孕，将会严重影响产妇的身体健康。倘若采用母乳喂养，过早怀孕还会对婴儿的哺养造成影响；如果勉强进行人工流产，则会对产妇的身体造成更大的伤害和影响。产后检查可帮助产妇及早采取有效而恰当的避孕方法，防止产妇于身体尚未恢复之前再次怀孕。产后必须进行一次全面的健康检查，以尽早防治月子疾病。

1. 产后健康检查的最佳时间

产后检查是对生产之后产妇身体复原状况的一种直接而有效的检测与评估，对产妇的身体健康极为重要。女性生产之后，必须进行一次全面的产后检查。产后检查的最佳时间是产后第 6 ~ 8 周，即在生产之后的第 42 ~ 56 天。

另外，满月以后，也应对婴儿进行一次全面而仔细的健康检查，以了解婴儿的营养和生长发育状况，确定日后应该采取和完善的营养喂养方法。

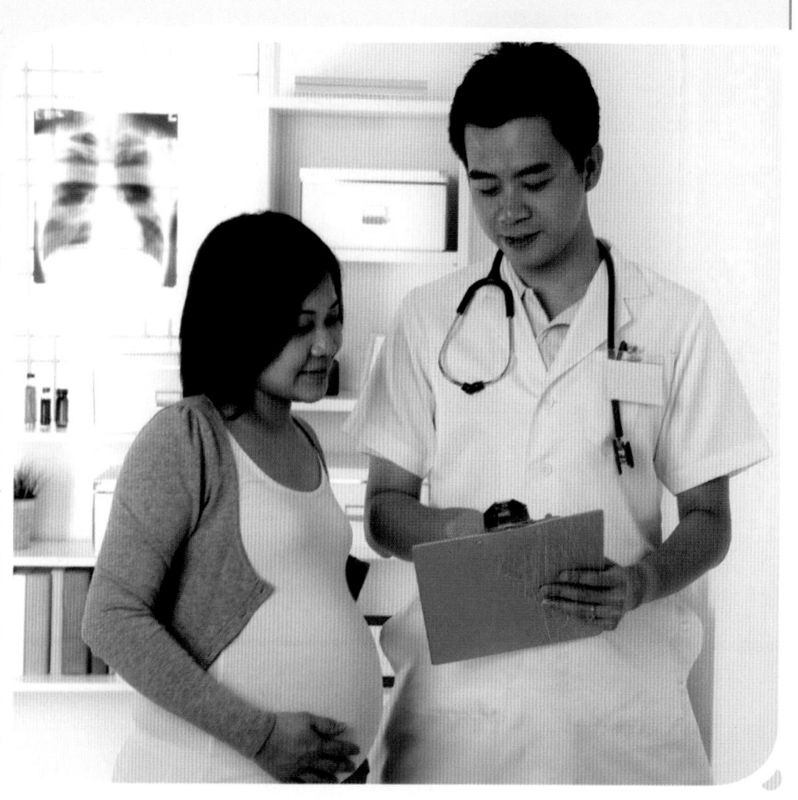

2. 产后健康检查的主要项目

必须明确指出的是：产后检查必须由有经验的专业医生进行，最好找原来生产时的主治医生，而不要盲目听信某些“好心人”或者非专业医师的误导，引起不必要的麻烦。

产后健康检查的项目很多，除了测量体重、测量血压等普通的全身检查项目以外，还须进行专业性的妇科检查。通常产后检查主要项目包括以下几项。

（1）称量体重

生产之后，如果发现体重增加过快，则应适当采取调整饮食、增加运动量等方法来控制体重。饮食上注意多食蛋白质、维生素含量较高的食物，少食米面类食物，避免食用甜食和含糖较高的食物。如果体重明显减轻，则应适当增加营养，以恢复正常的体重。产后增加营养时也应注意避免营养过剩，以防脂肪堆积引起肥胖。

（2）测量血压

血压是女性生产之后的一个基本健康指征，无论产妇妊娠时的血压是否正常，生产之后都应测量血压，尤其是妊娠时血压不正常的产妇更应于生产之后时常测量血压。

产后检查时，如果发现血压尚未恢复正常，应及时查明原因并采取适当有效的治疗方法。

（3）检查血、尿常规

妊娠期出现高血压、高血糖的产妇，产后必须进行血常规、尿常规检查，及时采取有效的治疗措施，以防止病情进一步发展，或者转化为慢性疾病。

妊娠期合并贫血及产后出血的产妇，通过必要的血液常规检查，可以追踪掌握其病情的发展和近况。如果贫血依然存在，应及时采取有效的治疗措施。

发现患有心脏病、肝炎、肾炎，或者其他并发症的产妇，应尽快找内科或者其他专科医生看病，及时进行更进一步的检查治疗。

母乳喂养的产妇，如果发现缺乳或者乳汁过少，须在医生的指导下正确用药，避免自行乱服下奶药物而对自己和婴儿的身体造成伤害。

（4）妇产专科检查

妇产专科检查的主要目的是了解产妇会阴及产道裂口的恢复情况，盆底肌肉张力的恢复情况，以及有无阴道壁膨出、子宫下垂等问题发生。

产后妇产专科检查的主要项目有以下几项。

①阴道检查：主要检查阴道分泌物的色和量。若分泌物颜色暗红或者含有血液，说明子宫复旧不良或者子宫内膜发生感染。

②子宫颈检查：主要检查子宫颈的复原情况。如果发现子宫颈糜烂，应及时予以治疗，并要求产妇于 3 ~ 4 个月后再次复诊，以确定治疗结果。

③子宫检查：主要检查子宫的复旧情况，以及是否发生子宫脱垂。如果发现子宫位置偏后，则及时采取侧卧方式睡眠，并坚持每天做膝胸卧位运动，以纠正子宫的位置。

④附件及周围组织检查：主要检查子宫的附件及其周围组织有无炎症和包块。检查发现有炎症和包块时，应及时予以治疗。

⑤腹部伤口检查：剖宫产的产妇还应检查腹部伤口愈合的情况，以及是否发生子宫与腹部伤口粘连现象。

⑥暂时避孕：产妇应在医生的指导帮助下，采取适当的避孕措施，以防止产后子宫、阴道等生殖器官尚未完全恢复之前再次怀孕，避免影响产妇身体的正常复原。

二十、产后绑腹带，防病也致病

产后康复医用腹带（医用而非束身类）是产妇于坐月子期间，用于绑紧腹部，以调整体型、防止内脏下垂的一种长 4 ~ 5m、宽 30 ~ 40cm 的白色纱布带。妊娠之后，孕妇的子宫逐步增大，腹部肌肉和盆底肌肉筋膜的弹性张力逐渐下降，同时腹部不断增大，腰部、臀部渐渐变粗，体型发生重大改变，出现水桶腰、萝卜腿、大肥臀等不尽人意的形体特征。产妇生产之后，如果照料不周、调养不当，又很容易发生内脏下垂，导致身材走样，体型无法复原的“惨状”。内脏下垂是一种未老先衰的象征，常常会引起小腹凸起，多种妇科疾病也因此而起。为此，很多产妇会于月子期间使用腹带绑紧腹部，以期达到调整体型、防止内脏下垂的目的。原本已经下垂了的内脏、走样了的体型，也可透过勤绑腹带的方法而获得改善。

产妇生产之后，子宫缩小，产妇的肚皮又很松弛，腹腔空间增大，内脏几乎处于游离状态。此时，一旦产妇的活动量较大，游离的脏器便会来回晃动，强烈的松动感会使产妇倍感不适。因此，产后早期，产妇即可使用腹带绑紧腹部，但应注意腹带不可绑得太紧，以免反而影响产妇的身体恢复。

1. 腹带的选择及正确使用方法

一般来说，月子期间使用的腹带应准备 2 ~ 3 条，以便时常更换。腹带的具体长度以能够缠绕产妇腹部 12 ~ 13 圈为宜。产妇体虚，容易出汗。出汗衣服潮湿后，应及时拆开腹带，擦干汗水，在腹部撒上一些没有凉性的痱子粉后重新绑紧。如果天热汗出比较严重，则应时常更换干净清洁的腹带。购买腹带时，一定要选择质地柔软，纯棉、透气，长度、宽度适宜，未经染色，不含化学成分的白色纱布宽带。如果腹带的长度、宽度不合适，或者使用的是透气状态不好的普通束裤、束腹带，非但无法起到防止内脏下垂的作用，反而还会导致内脏受压变形，引起腹胀、呼吸困难等症状，甚至导致下腹部更加凸出。

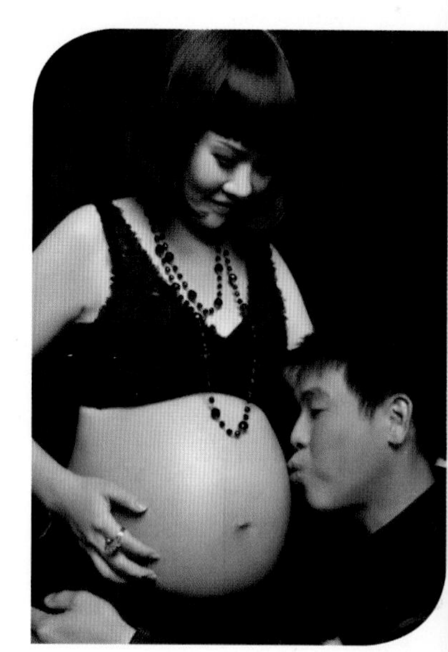

使用腹带时，不宜将腹带绑得过紧，也不宜长时间使用，否则将会引起多种严重的妇科疾病及其他疾病。一般来说，腹带应每隔一个到一个半小时左右松解一次，以防止影响血液循环，每次松解时间为 5 ~ 10 分钟。

2. 腹带使用不当反而招致严重后果

腹部是人体内脏器官密聚，大血管汇集的地方，如果腹部长时间被束紧，很容易影响静脉回心血量，引起外周血液大量淤积，从而导致下肢静脉曲张及痔疮等症的发生。静脉回流受阻还会导致动脉血流不畅，心脏供血减少，心脏本身的功能也会受到一定程度的损害。另外，腹部长时间受压，还会导致肠胃蠕动功能减弱，消化吸收能力下降，引起腹胀便秘、食欲减退等症状。束腰紧腹时勒得太紧、时间太长，会导致腹压增高，盆底肌肉韧带的弹性张力下降，支持生殖器官的能力减弱，从而引发子宫脱垂、子宫后倾、盆腔炎、盆腔静脉血液回流受阻、附件炎等妇科疾病。此外，长时间使用腹带，还会导致脊椎周围的肌肉、韧带严重受压，影响其正常血液的循环，导致腰肌劳损，时常感觉腰背酸痛。

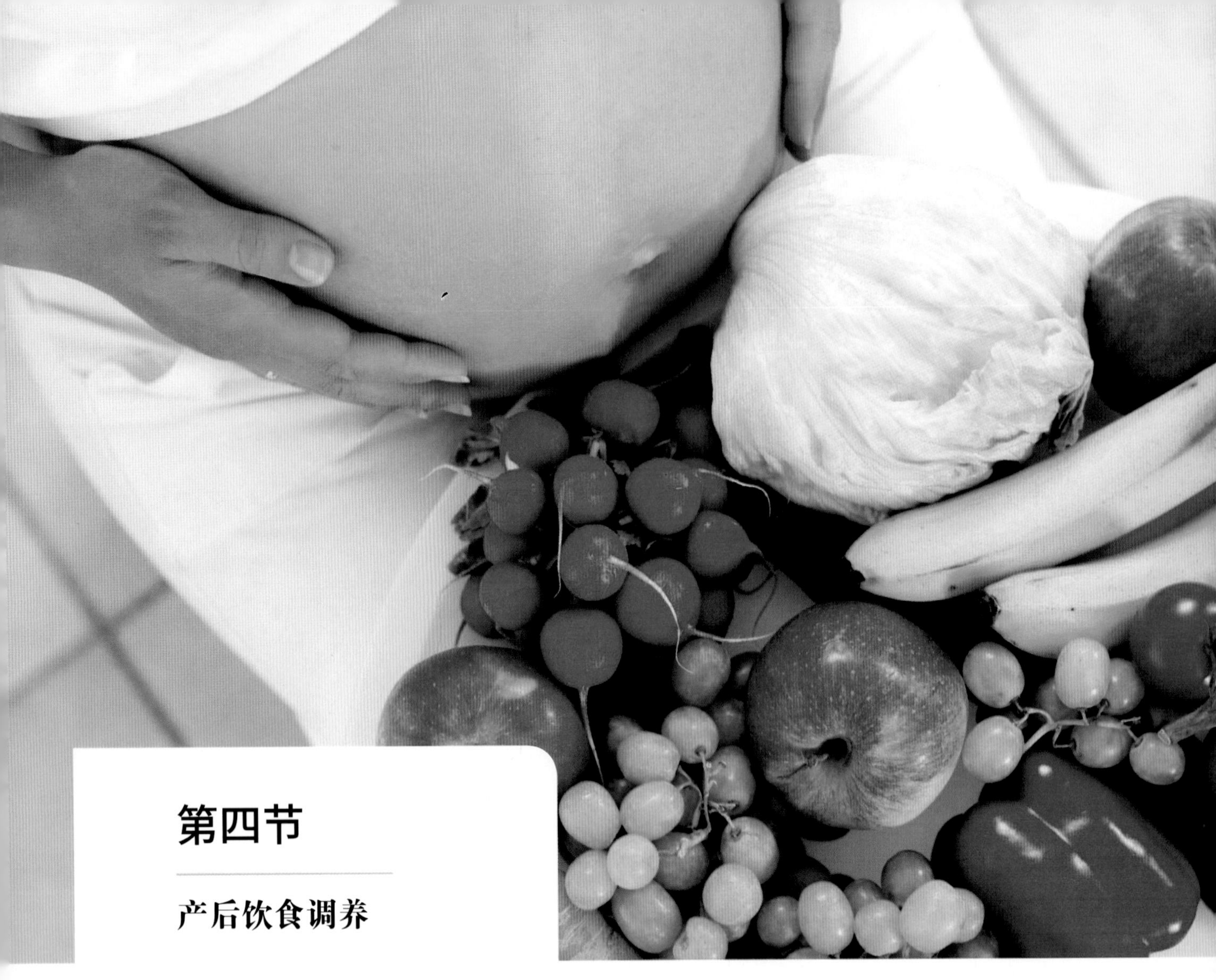

第四节

产后饮食调养

月子期是一个特殊的生理时期，营养需求很大，需要补充大量的营养物质，身体才能逐步复原。

生产过程中，产妇消耗了大量的体力，损失了大量的体液和营养；生产之后，产妇大量出汗，恶露持续大量排出，也会损失不少营养，因此，产妇体内的营养储备常常会不足。生产时产妇子宫等生殖器官所经受的损伤，于产后修复时需要大量的营养。乳汁是由产妇体内各种营养物质汇聚变化而成，分泌产生婴儿每日所需的母乳需要消耗大量的营养；产妇每日还需维持自身的新陈代谢，维持各种正常的生命活动同样需要消耗大量的营养。另外，生产之后产妇的体质非常虚弱，各种病菌很容易侵入产妇体内，免疫系统在吞噬消灭细菌的过程中，也要消耗大量的营养。

由此可见，产妇在生产之后需要补充比平时更多、更好的营养，才能让身体逐步恢复，所以产后饮食调养的意义非同小可。

一、产后饮食调养的重要性

生产之后，合理的饮食调养不仅能够给产妇补充营养，促进产妇身体早日复原，防止月子病的发生，而且还能确保乳汁供应质量，促进婴儿的健康发育和成长。因此，生产之后必须非常重视产妇的饮食调养。

1. 补充产妇每日所需的各种营养

分娩之后至产后 6 个月的哺乳期内，产妇出于自身新陈代谢和哺乳的需要，需要消耗大量的营养物质，只有通过加强营养，合理配餐，提供全面而足够的营养物质，才能满足这一非常时期的特殊需求。

2. 促进产妇早日复原

怀孕之后，为了顺应孕育的需要，孕妇全身各个系统和器官都发生了一系列的变化。生产过程中，产妇不仅消耗了大量的体力，而且承受了严重的创伤。生产之后，创伤的修复、器官的复原，以及产妇体力的恢复，都需消耗大量热量和营养。合理的产后饮食调养，能够促使产妇的身体快速恢复到怀孕前的最佳状态，反之，忽视产后饮食调养，将会影响产妇的身体恢复。

3. 防止月子病的发生

产妇坐月子期间，由于产道的损伤，产妇体力的消耗，激素水平的改变，以及免疫功能的下降，产妇很容易患上各种难缠的月子病。合理的饮食调养，能够增强免疫功能，增强产妇的抗病能力，防止各种产后病的发生。对于已经患上的月子病，合理而恰当的饮食调养则有良好的辅助治疗作用，能够加快月子病康复。

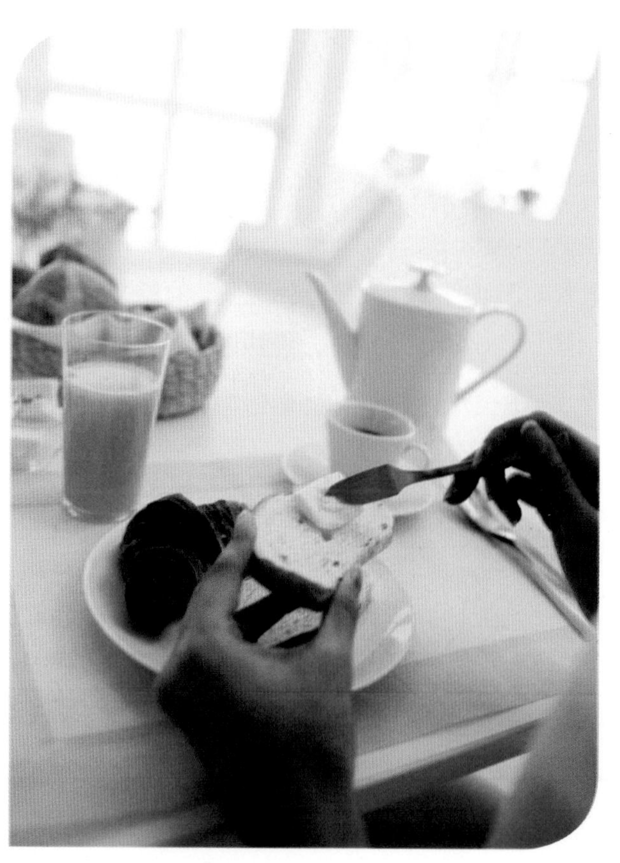

4. 保证母乳的产量与质量

母乳是婴儿的最佳天然食物，是母亲送给婴儿的最佳礼物。母乳对婴儿的生长发育极为重要，然而，母乳产量的多少、质量的好坏，则基本取决于产妇的营养状况，与产妇的饮食营养关系极大。如果产妇的营养充足，吸收的各种营养物质种类齐全，母乳的产量就会充足，质量就会非常理想；反之，如果进食不充分，搭配不合理，产妇的营养不足，就会影响乳汁的分泌，不止母乳的产量严重不足，质量也会变得很差。

可见，合理的饮食营养，不仅对产妇本身的身体复原极为有益，而且对婴儿的健康成长发育也非常重要。

二、产妇营养物质的特殊需求

由于生产之后，产妇的身体处于一个“修复重建”的特殊时期，因此对营养的需求也就更高、更严格、更为急迫。产妇坐月子期间，所需要的热量很高，几乎与从事重体力劳动的男性相当，蛋白质、脂肪、矿物质、维生素甚至水分的供应都必须保证非常充足。生产之后，产妇肠胃的消化功能较差，因此供给产妇食用的各种饮食必须既富有营养，又容易消化吸收。产妇应少量多餐，产后一次的食量不宜过大，更不可突击性增加，产妇一天的进食次数应该为 5 ~ 6 次。

1. 高热量

产妇每日的热量需求为12560 ~ 13380kJ（即3000 ~ 3200kcal），其中，轻体力劳动者每日的热量需求约为2800kcal，重体力劳动者每日的热量需求约为3300kcal。糖类、蛋白质、脂肪均可满足人体每日的热量需求，但产妇最好选择热量含量较高的动物性食品和坚果类食品，如牛肉、羊肉、猪肉、鸡肉、核桃、花生、松子、葵花籽、芝麻等。产妇每日的热量来源最好为蛋白质15% ~ 20%，脂肪20% ~ 25%，其他55% ~ 65%的热量应由碳水化合物提供。

生产之后，产妇每日食物中热量的供应非常重要，如果摄入的热量不足，体内储备的蛋白质就会被大量消耗，以满足热量需求。而当产妇体内的蛋白质消耗到一定程度时，乳汁中的蛋白质含量就会相应减少，母乳的质量就会变得越来越差，从而严重影响婴儿的生长发育。

2. 高蛋白质

蛋白质是生命的物质基础，是人体生长发育、组织器官修复所需的一种重要营养物质。产妇体力的恢复、受伤组织的修复，以及各种器官组织的复原都离不开蛋白质的支持。另外，婴儿所食用的母乳中也需含有足够的蛋白质。

产妇本身每日需要消耗大约80g的蛋白质，泌乳又需要10 ~ 15g的蛋白质，因此，产妇日常饮食中蛋白质的供应非常重要，质量也应非常讲究。轻体力劳动的哺乳产妇，每日蛋白质的摄入总量大约应为90g；重体力劳动的哺乳产妇，每日蛋白质的摄入总量大约应为115g。动物蛋白、植物蛋白都应正常摄取，不可偏食，而且要合理搭配，动物蛋白应占半数以上。

产妇坐月子期间，单纯食用动物性食品或者一味吃素，都是错误、不可取的饮食方法。牛肉、鸡肉、羊肉、猪肉、兔肉、鱼类、虾类、豆类、谷类、鸡蛋、豆腐、牛奶、羊奶、面粉、小米等多种食物均含有丰富的蛋白质，产妇每日应该至少选择3 ~ 5种搭配食用。

3. 适量脂肪

脂肪能够提供人体每日所需的热量，供应产妇和婴儿体内所需的必需脂肪酸，并帮助脂溶性维生素的吸收。婴儿的大脑和神经系统的发育离不开脂肪，尤其是脂肪中的DHA和EPA，对婴儿中枢神经的发育尤为重要。研究发现，母乳中所含的脂肪种类与产妇每日所摄入的脂肪种类极为相似，也就是说，母乳中脂肪酸的种类及含量很大程度上取决于乳母的日常饮食。因此，产妇每日必须摄入适量的脂肪，以满足自身的需求和哺乳的需要。

轻体力劳动的乳母，每日脂肪的摄入总量大约应为60g；重体力劳动的乳母，每日脂肪的摄入量可以增至90g左右。产妇既应注意动物油的摄入，也应注意植物油的摄取，动物油与烹饪用的植物油应最好各占一半。

4. 足够的碳水化合物

碳水化合物可提供热量，帮助脂肪氧化，并可合成人体所需的蛋白质和脂肪。产妇每日所需的热量，40% ~ 45% 应由膳食中的蛋白质和脂肪提供，其余 55% ~ 60% 的热量，应来源于食物中的碳水化合物。如果碳水化合物摄入不足，体内所储备的蛋白质和脂肪就会燃烧分解，以供应产妇所需的热量，从而导致产妇身体亏损。

谷类、果类、地瓜、马铃薯、面粉、莲子、莲藕、蜂蜜、食糖等食物，均含有大量的碳水化合物，产妇应注意搭配食用，以满足每日碳水化合物的需求。

5. 丰富的矿物质和微量元素

哺乳期内，乳母每日所需的钙质约为 1500mg，铁元素约为 28mg，碘约为 200mcg。100mL 的人乳约含 34mg 的钙，每日泌乳 1000 ~ 1500mL，这意味着母体会失去 34 ~ 50mg 的钙。缺钙会引起抽筋、牙齿松动、腰酸背痛、肌肉无力等症状，严重时还可导致骨质疏松，甚至骨质软化。缺铁会引起贫血，缺碘会影响甲状腺激素的合成，缺锌则会影响婴儿的智力发育。因此，产妇坐月子期间，应注意摄取多种矿物质和微量元素，尤其要重视钙、铁、碘、锌等元素的补充。

肉类、乳类、鸡蛋、虾皮、核桃仁及豆腐等食物中钙的含量较高，菠菜、芹菜、苋菜、油菜、荠菜、蛋黄及动物肝脏等食物中铁的含量较高，海带、紫菜、虾类及鱼类等食物中碘的含量较高，蚝豉及葵花籽中锌的含量较高，产妇均应适当食用，以补充每日体内所需的矿物质和微量元素。

6. 充足的维生素

产妇的健康及身体恢复离不开维生素的帮助，婴儿的生长发育也少不了维生素的参与。因此，产妇的每日膳食中必须含有充足的维生素，以满足本身和仰赖母乳喂养的婴儿的成长需求。

维生素 A 能够促进婴儿的发育，防止乳母乳头皲裂或感染，维生素 B_2 能够防止婴儿患上皮炎，维生素 B_{12} 可以预防贫血，烟酸可预防皮肤癣；维生素 C 能够预防出血，维生素 D 可预防佝偻病，维生素 E 可预防新生儿溶血。

一般来说，乳母每日需要补充维生素 A 5000 ~ 20000IU，维生素 B_2 2.1mg，烟酸 21mg，维生素 C 100mg，维生素 D 400 ~ 800IU，维生素 E 12mg。维生素按其溶解性可分为脂溶性维生素和水溶性维生素两大类，有些来源于植物，有些来源于动物，且部分也只有动物性食品才可提供，如维生素 B_{12} 等。因此，产妇的食物必须全面且均衡，切忌单纯吃素。

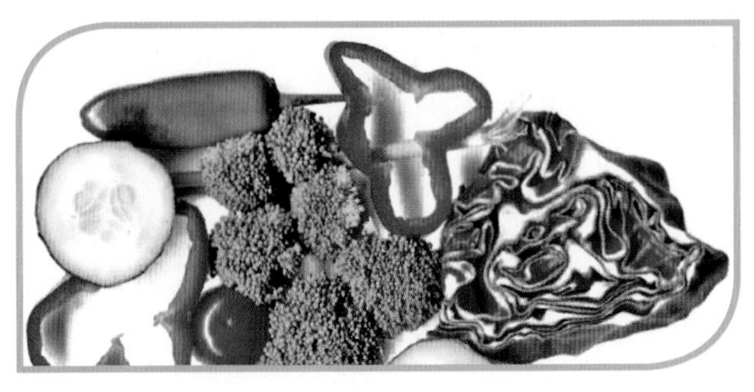

7. 适量的纤维素

产妇生产之后，由于损失了大量的血液和体液，消耗体力严重，以致身体非常虚弱，再加上产后大多数时间需要卧床休息，活动较少，有些人又不食蔬菜、水果，因此很容易发生产后便秘。便秘除了会引起痔疮、子宫脱垂、伤口缝合破裂甚至产后大出血等严重的并发症，甚至还会因肠道内的毒素被大量吸收进入血液，并通过母乳进入婴儿体内，进而影响婴儿的健康及生长发育。

纤维素具有通便排毒的作用，产妇每日食用适量的纤维素，能很大程度上保证大便通畅。很多蔬菜、水果均含有很高的纤维素，产妇可每日适当食用。如果担心蔬菜和水果的性质太过寒凉，则可选择食用一些性质比较温和的蔬菜和水果，如芥菜、韭菜、油菜、胡萝卜、苹果、柑橘、龙眼、荔枝、红枣、桃子等，这些蔬菜和水果的性质均较温和，产妇不妨适当食用。

应该指出的是，即使性质比较寒凉的蔬菜，诸如芹菜、菠菜、生菜等，只要于烹饪时适当加些生姜、葱、蒜等调味品，性质也会变得比较温和，产妇可放心食用。

8. 足够的水分

生产之时，产妇流失了很多血液，新血的产生需要一定的水分；生产之后，又因经常出汗而容易流失很多体液。体液的补充需要大量的水分，乳汁的生成同样需要足够的水分，另外产妇每日维持正常的新陈代谢也需要足够的水液，所有这些因素都决定了产妇每天需要补充足够的水分，以维持正常的生理活动。除此之外，每日摄取足够的水分，还有防止产后便秘的作用。

生产之后，由于产妇每日既要补充足够的营养物质，又要补充大量的水分，而其食量和饮水量毕竟又有限，因此，产妇的日常饮食必须注意干湿搭配，多吃稀食、多喝汤水。将水分与其他营养成分结合起来一起食用，这样既能提供产妇所需的各种营养，又能补充足够的水分。

尽管单纯饮水也可以补充水分，但是饮水过多会冲淡胃液，降低食欲，阻碍产妇的营养吸收。因此，产妇最好通过多喝汤水、多吃稀食、多喝牛奶、多喝龙眼红枣水等方式来补充水分。

三、产后饮食调养原则

在产妇生产之前，很多生活过得去的家庭，一般都会购入大量的补品和营养品，以供产妇月子期食用。一些大户人家，常常鸡鸭成筐买，鱼虾论箩购。什么米酒、麻油、党参、红枣、生姜、红糖、花生、猪蹄，甚至八珍汤、十全汤、生化汤、毛鸡酒、郎酒之类的食品，应有尽有，无所不备。那种仗势，好像是准备要打一场什么大仗似的。

虽然绝大多数产妇及其家人都知道产后需要进行饮食调养，可是到底应该怎样调养？如何调养才能更为有效？对此，很多人却常常一知半解，甚至根本一窍不通。事实上，及时恰当的产后调养，确实会对产妇的身体恢复极为有益，可是盲目不当的大补特补，或者胡乱忌口，不仅对产妇的身体恢复毫无益处，搞不好还会因偏食或误补而留下祸患，进一步伤害产妇虚弱的身体。产妇坐月子期间，营养不足固然会影响产妇的身体恢复，可是营养过剩、不守禁忌，或者盲目进补，不仅浪费了食物，还会伤害产妇的肠胃，甚至因营养过剩而引起多种营养过剩导致的疾病。因此，产后调养进补，应根据产妇的体质和具体情况而定，不可贸然而行。根据笔者多年的研究和临床经验，产后饮食调养必须坚持以下原则。

1. 食材多样化

蛋白质、脂类、碳水化合物、矿物质、维生素、膳食纤维和水，是人体必需的七大营养素，产妇自然也是需要这些营养物质的，而且与常人相比，产妇于月子期间对各种营养素的需求还会更为迫切。每一种食物，或者每一类食物都不能完全提供人体所需的所有营养成分，即使这类食物中含有全部类型的营养素，其可提供的各种营养成分也未必均衡。因此，中医自古以来，就有“五谷为养，五果为助，五畜为益，五菜为充，气味合则服之，以补益精气”的饮食营养原则。也就是说，只有将谷类、果类、肉类与蔬菜等各类食物合理搭配起来，才能给人体提供所需的各种营养成分，维持人体的正常生命活动。通常来讲，肉类可提供人体所需的蛋白质和脂肪，谷类可提供人体所需的碳水化合物，水果、蔬菜则可提供人体所需的矿物质和维生素。因此，产妇所食用的月子餐，必须讲求饮食均衡，食材应多样化，以米、面食品为主，保证碳水化合物的供应，适当多添肉类、蛋类食品，以保证蛋白质和脂肪的摄取，同时配食一定量的蔬菜、水果，以满足矿物质和维生素的需求。产妇要避免偏食、单食某一类食物，或者忌食某一类食物，以免造成某一类或者某种营养素的缺乏。只有这样，才能确保产妇于月子期间获得全面而均衡的营养。

2. 新鲜本地化

一方水土养一方人，产妇于月子期间所食用的食物，应尽量选择当地出产的新鲜原料。一般来说，当地出产的食物，既能提供产妇所需的各种营养，又很容易烹制出符合产妇口味的菜肴，而且还能有效降低因误食腐烂变质食物而发生食物中毒的风险。

产妇食用腐烂变质、不新鲜的食物，不仅得不到所需的营养，反而还会引起腹泻，导致食物中毒。进入产妇体内的毒素，还会通过母乳进入宝宝的身体，危害宝宝的健康和生长发育。

通常，食物在运输储存过程中多多少少都会腐败，为商家造成一定的困扰。外地食物在运输储存过程中需要更长的时间，因此更容易出现腐烂变质的现象，甚至产生毒性，给商家造成巨大的经济损失。正因如此，商家为了减少损失，防止食物腐烂变质，在运输储存外地食物的过程中，都会预先加入一些特殊的化学药品和保鲜剂，或者进行一些必要的加工处理。这些药品、保鲜剂，以及会使用到化学用品的加工处理方法，对产妇的健康和婴儿的生长发育还会造成很大的伤害。而本地出产的食物，由于现产现卖，不必运送到很远的地方去，因此无需进行特殊的加工处理，也就不会在其中加入某些化学药品。由此可见，选择更加新鲜的本地食物要更安全，也更有营养。因此，在坐月子期间，产妇所食用的食物，应尽量坚持就地取材，新鲜本地化为宜的原则。配制月子餐时，应多选择本地出产的新鲜食材（原料），如此则既能保证产妇所需的各种营养，相对来讲也会更为安全。

3. 品种多元化

产妇坐月子期间，卧床休息较多，运动时间较少，活动量较小，食欲往往较差。如果饮食单调，时常提供同样的食物或者同一类型的食物，很容易让产妇提不起食欲，不想进食。因此，产妇的月子餐搭配应时常变换品种，做到品种多元

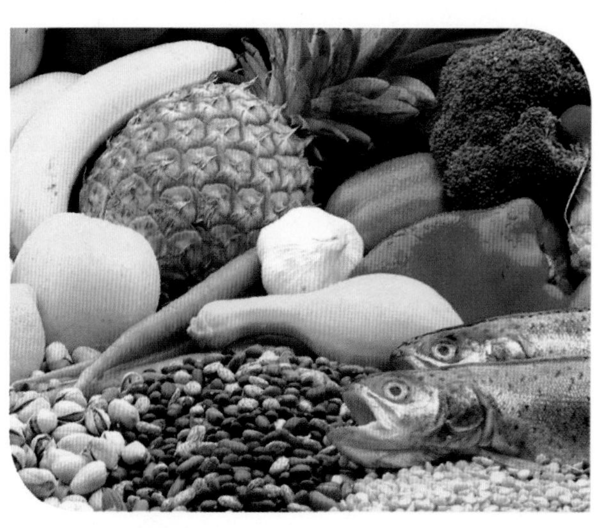

化，而且坚持粗细搭配、干湿搭配的原则。

品种多元化，是指产妇的食物应尽量做到品种多样，而且时常变换烹饪方式，避免饮食过于单调。面食、饭食，荤食、素食，鸡、鸭、鱼、虾，牛肉、羊肉、猪肉，蒸、煮、炖、炒，清汤、干捞，各式各样的食物菜肴，只要是容易消化的，就可提供给产妇食用。

产妇坐月子期间，由于本身身体复原和哺乳的需要，产妇除了一日三餐以外，还应适当加餐2～3次，但应注意一次不要吃得过饱。包子、饺子、馒头、花卷、馄饨、肉粥、炒菜、炖汤等各类食物，都可以给产妇当作正餐或加餐食用。产妇喜欢的食物品种可以适当多给准备一些，产妇喜爱的烹饪方法也可以适当多用一些，但应切记不可偏食。

月子餐应尽量做得新鲜、容易消化，不要太过油腻。如此则既能刺激产妇的食欲，增加产妇的食量，又能保证各种营养要素的均衡摄入，促使产妇身体早日复原。

4. 清淡易消化

饮食清淡、容易消化，是产妇必须坚持的饮食原则。中医认为“脾胃为后天之本”，人体赖以生存的各种营养物质的摄取，都必须依赖脾胃的消化和吸收。

产妇生产之后，肠胃的消化吸收功能往往较差，尤其是生产之后的前十天内，还会出现腹胀、不思饮食等消化不良的症状，因此月子餐应尽量做得清淡、易消化。如果月子餐太过油腻，或者夹生、太硬、难于消化，又抑或是烧烤、煎炸的食物过多，则会进一步伤害产妇肠胃的消化吸收功能，影响产妇的营养吸收。

烹制月子餐时，应尽量采用蒸、煮、焖、炖、炒、烩、红烧等烹饪方法，避免采用煎、炸、烧、烤等方法。产妇一日三餐，包括午间及夜间加餐，均应选择容易消化的食物。产妇坐月子期间，可以选择的食物种类包括饭、粥、汤、羹、包子、馄饨、米粉、汤面、汤菜、馒头、面包、烩菜、炒菜、清（白水）煮等。配制月子餐时，最好每餐都有汤水，如鸡汤、鱼汤、肉汤、排骨汤等。产妇喝汤时应注意，除了喝汤，也要尽量将汤里的肉吃完。有人说“汤比肉更有营养”，其实这种说法是错误的，没有正规的科学依据。即便经过熬煮，大多数的营养物质仍然还保留在肉里。

饮食清淡，是指烹煮食物时应尽量少放盐，少放味精、辣椒、大蒜、胡椒粉等辛辣调味之品，这些东西能免则免，最好一点都不用。月子期内如果吃盐过多，或者进食太多的腌制品，可能会导致水钠潴留，引发水肿，甚至诱发高血压。产妇不应吃盐过多，但也不是说要完全忌盐。产妇坐月子期间，出汗多、排尿多，盐分大量流失，如果不及时进行补充，就会出现头晕、疲倦、浑身乏力、不想吃饭等症状，严重时还有可能导致水钠电解质平衡紊乱。有人说月子期间吃盐会影响下奶，其实不对，月子期内不吃盐才会真正影响下奶。

辣椒、胡椒、韭菜、大蒜、蒜苗、茴香等辛辣刺激性食物，食用后会刺激产妇肠胃，导致产妇体生内热而上火，引发口疮、便秘、痔疮等病。如果此阶段产妇有给婴儿哺乳，性质燥热的母乳进入宝宝体内，会让宝宝也出现口臭、发热的症状，并且烦躁哭闹、不睡觉，甚至可能患上口腔炎等病。

味精，主要成分是谷氨酸钠。产妇少量食用味精，对身体有益而无害。但是如果产妇有为宝宝哺乳，就要注意如果食用太多味精，会导致宝宝缺锌，从而影响宝宝的正常生长发育。三个月内的婴儿，几乎完全依靠母乳喂养，如果乳母食用味精过多，过多的谷氨酸钠会随着母乳进入宝宝体内，与宝宝体内的锌发生特异性结合，形成婴儿无法吸收利用的谷氨酸锌，然后经由小便排出宝宝体外，宝宝就会缺锌，从而导致智力减退，生长发育迟缓，患上厌食、性晚熟等疾病。因此，产后的 100 天内，产妇和婴儿的食物内最好少用或者就不要用味精。

过酸的食物既会损伤产妇的牙齿，又会与食物中的钙质结合，从而影响钙的吸收。因此，产妇坐月子期间，应避免食用过酸的食物，月子餐内也应尽量少放或者不放醋，以免伤害产妇的牙齿，影响钙质的吸收，预防缺钙及骨质疏松等疾病的发生。

饱食伤胃，所以产妇应注意少量多餐。再好的食物，如果一次性吃得太多、太饱，也会对肠胃造成伤害。因此，一般来说，产妇宜每日进食 5 ～ 6 次，避免因一次吃得太饱而伤害肠胃，影响消化吸收。

5. 看体质调养

每一种食物都含有一定的营养成分，因而均可用于滋补身体，补充营养。但同时，每一种食物也都拥有本身特有的气味和温热寒凉属性，不同体质的产妇，食用之后也会产生不同的作用。产妇食用得当，食物可以起到滋补、调理的作用，反之，如果食用不当，则反而会影响产妇身体的恢复，甚至会对产妇的身体健康造成严重的伤害。产后滋补调养一定要根据产妇自身的体质来搭配，要讲究因人而异，切忌盲目跟从，人补己补，以免“不见其利，反受其害”！

由于生产时遭受创伤，体力营养大量消耗，以及产后大量出汗等多种因素的影响，产妇的身体在生产之后大多非常虚弱或者相对日常来讲比较虚弱，但是具体虚弱的类型和程度，则往往相差甚远。因为人与人之间的差异很大，所以不可千篇一律采用同一种方法来滋补调养，否则肯定会导致各种各样的问题出现。研究观察发现，产妇的体质以气虚、阳虚、血虚、阴虚等虚证体质较为多见，痰湿瘀滞及实热内盛等实证体质则比较少见，即使出现也多半与气虚、阳虚、血虚、阴虚等虚证表现相互夹杂。为了便于读者了解与掌握，笔者将生产之后产妇常见的体质及调养方法归纳、简述于此，以供参考。

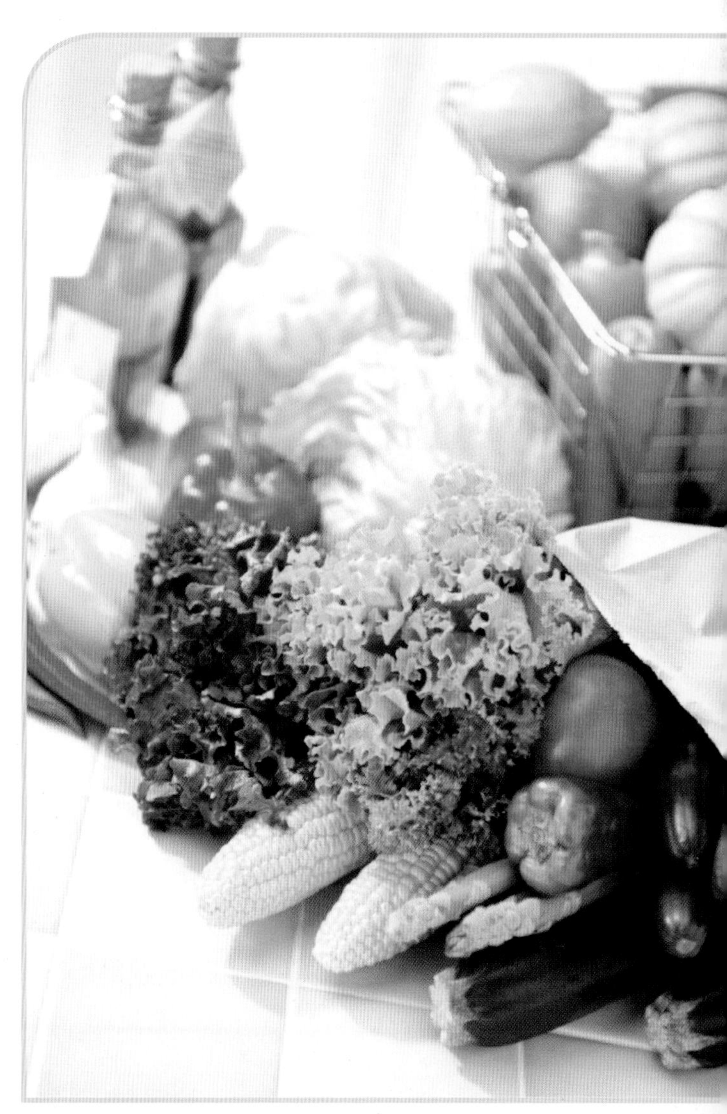

（1）阳气不足体质

阳气不足型体质的主要表现为：畏寒怕冷、手脚冰凉、头晕耳鸣、疲倦乏力、腰膝酸软、夜尿尿频、心慌气短、出汗量多。

阳气不足型体质的形成与产妇素体阳虚，先天禀赋不足，怀孕时操劳过度、营养不良、忽视忌口，过食冰水寒凉之品，以及生产时耗气用力过多等因素有关。

阳气不足型体质的产妇应选择温阳补气的食物，或者温补的食疗药膳来滋补调养身体。

具有温阳补气作用的食物包括：羊肉、鸡肉、牛肉、牛奶、羊奶、鱼肉、海参、猪心、猪肚、猪腰、羊心、羊肚、羊腰、葱、姜、大蒜、洋葱、韭菜、蒜苗、韭黄、胡萝卜、黑豆、黄豆、豆腐、豆干、麦片、面粉、粳米、糯米、小米、芝麻、油菜、香菇、南瓜、丝瓜、山药、核桃、花生、桂圆、荔枝、红枣、樱桃、杨梅、桃子、栗子、蜂蜜、麦芽糖等。

（2）阴血亏虚体质

阴血亏虚型体质的主要表现为：心悸失眠、头晕目眩、手脚麻木、面色萎黄、唇舌色淡、眼睑苍白、多梦易醒、夜间盗汗、眼睛干涩、视物不清、口干疲倦、抽筋。因产妇处于哺乳期，还会出现乳汁稀少甚至奶水全无的表现。

阴血亏虚型体质的形成与产妇素体虚弱，阴血不足，嗜食煎炸之品，思虑劳累过度，以及生产之时耗气失血过多等因素有关。

阴血亏虚型体质的产妇应选择滋阴补血的食物，或者相应的食疗药膳来滋补调养身体。

具有滋阴补血作用的食物包括：猪肉、猪血、猪蹄、猪肝、鸡肝、鸭肉、乌鸡、蚝豉、鲍鱼、鱿鱼、兔肉、豌豆、豇豆、赤小豆、豆腐、豆浆、菠菜、莲藕、银耳、木耳、胡萝卜、地瓜、苋菜、白菜、莴笋、生菜、甘蓝、花椰菜、绿豆、黑豆、黄瓜、茄子、苹果、葡萄、柑橘、柚子、橙、柠檬、莲子、百合、桑椹、香蕉、柿子、番茄、山竹、猕猴桃等。

（3）阴虚火旺体质

阴虚火旺型体质的主要表现为：烦躁失眠、头晕耳鸣、口干口渴、口舌生疮、面红盗汗、手脚心热、大便秘结、小便短赤等。

阴虚火旺型体质的形成原因与产妇生产之时产妇失血过多、阴精大亏，生产之后操劳过度、虚火内生，月子期饮食不当、过食滋补厚味或辛辣温热之品，伤阴劫液等因素有关。

阴虚火旺型体质的产妇应选择养阴清热的食物，或者相应的食疗药膳来滋补调养身体。

具有养阴清热作用的食物包括：猪肉、鸭肉、蚝豉、豆腐、田鸡、鸡蛋、鸭蛋、银耳、芹菜、苦瓜、番茄、苜蓿、枸杞叶、蕹菜、白菜、紫菜、豆芽菜、生菜、黄瓜、海带、西瓜、梨子、橄榄、杨桃等。

6. 分时段调养

月子期是一个复杂的特殊生理时期，每周之内，甚至每天之内，于妊娠期及分娩时发生变化的生理器官都在发生着快速的变化，所有这些变化都需要大量的、特定的营养作为物质基础。合理的饮食调养可以帮助这些恢复性改变的正常进行，不合理的饮食调养则会妨碍和影响这些变化。因此，月子期内的饮食调养一定要把握时机，分阶段、按步骤进行。刚刚生产之后，产妇的脾胃功能非常虚弱，有些东西吃得太早会妨碍脾胃的消化功能，吃得太迟则会错过了调养的大好时机；一些食物，早期食用能够排瘀血，促进伤口愈合，缩短恶露的排出时间，过迟食用则会增加出血量，

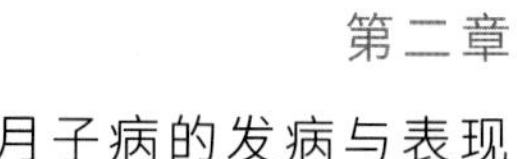

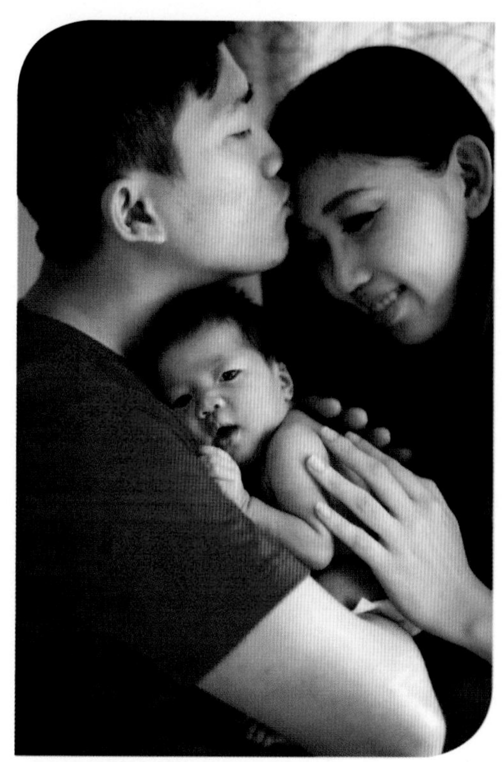

延长恶露的排出时间；某些食物，在恰当的时间食用能够起到促进泌乳、增加母乳产量、提高母乳质量的作用，食用时间过早则会导致乳胀、乳痛，甚至乳腺发炎。月子期内产妇的身体变化大概可分为三个时期，第一个星期即瘀废排放期，第二个星期即气血恢复期，以及分娩两周后至两个月以内的全面恢复期。据此，月子期的饮食调养也应依据每个复原时期的不同特征，按时间、分阶段，有针对性地采取开胃醒脾、调理肠胃、促进瘀毒排放，或益气补血、增进营养，以及健脾补肾、全面调理等方法，及时恰当地进行调养。

（1）产后第一周

产后第一周，又称瘀废排放周，即产后的第1天至产后第7天为止的这一个星期。

产后第一周是极为重要，也是最难调养的一个星期，尤其是生产之后的第一餐，更是整个产后调养过程中至关重要的一餐。分娩之后，产妇的身体非常虚弱，精神极度疲倦，脾胃的功能也非常虚弱，因此产后第一周的饮食调养重点应为着重恢复脾胃的消化吸收功能。分娩之后应该让产妇适当休息一下，然后才开始进食第一餐。产后第一餐的食物一定要选择温热、容易消化的半流质食物，如红糖水、莲藕粉、蛋花汤、蒸蛋羹、荷包蛋等，都可选择食用，但应注意一次食用的分量不可太多。

产后第一天：应选择清淡、稀软、易消化的食物，如面条、面片、馄饨、米粉、豆腐脑（花），以及切碎煮烂的肉菜、豆腐等。施行剖宫产的产妇，由于麻醉剂的作用，手术过后肠胃的蠕动功能会暂时停止，因此在剖宫产后的6个小时内，产妇应暂时平卧、禁食，6个小时以后方可翻身、侧卧，并适当饮用一些萝卜汤，以帮助肠道恢复蠕动功能。等到产妇有出现放屁，即肠道排气现象后才可少量进食。剖宫产后的24小时之内，肠胃功能仍未完全恢复，因而始终应选择稀粥、米糊、藕粉、果汁、肉汤、鱼汤等容易消化的全流质食物，一日之内可进食6～8餐，但应禁止食用牛奶、豆浆、白糖、红糖等容易产生胀气的食物。

产后第2天和第3天：产妇可食用一些软烂的半流质食物，如鱼肉、蛋羹、肉末、肝泥、软饭、烂面等。

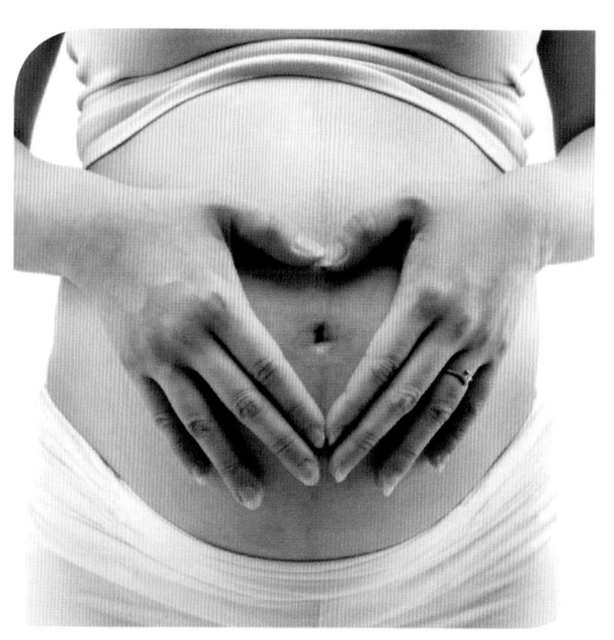

产后第4天至第7天期间：产妇的肠胃消化功能依然很弱，食欲也未必很好，因此这几天的饮食仍然应尽量选择半流食和容易消化吸收的软饭、软食，如稀粥、面条、馄饨、包子、牛奶、豆浆、面包、藕粉、荷包蛋、蒸蛋羹等。为了保证蛋白质的摄入，促进产妇身体的早日复原，此时可选择鸡肉、鱼肉、瘦猪肉、瘦牛肉和鸡蛋作为蛋白质的主要来源，并配上青菜、小白菜、番茄、青椒（灯笼椒）、菠菜、芦笋等蔬菜，烹制成炒肉丝、炒肉片、炒肉碎（末）等营养既丰富又容易消化的菜肴，供产妇食用。烹制鸡汤、鱼汤、排骨汤等汤水时，应尽量将其中的浮油撇净，以免产妇因摄入脂肪过多，导致母乳内脂肪含量过高，宝宝食后产生腹泻。

产后第一周的饮食调养重点应该为开胃、增进食欲，恢复产妇的肠胃消化功能，而并非进补。产后第一周摄入适量的流食和汤水，不仅容易消化吸收，而且有助于产妇体内的瘀血和毒素的排出。产后第一周的膳食应该尽量制做得精细一些，如此既能刺激产妇的食欲，又比较容易消化吸收。产后第一周内，除了一日三餐之外，产妇应至少于下午和晚上分别加餐一次，以满足这一特殊时期的正常营养需求。如果生产时失血过多，或者有贫血、缺钙现象发生时，还应选择食用猪肝、猪血、鸡肝、鸡血、牛奶、豆腐、龙眼、红枣、芝麻、海带、黄花菜、莴笋、菠菜、芹菜等含铁含钙量较为丰富的食物，以增加铁和钙的摄取，另外，也可适当食用一些铁剂和鱼肝油之类的营养补充剂，以补充铁和钙。

（2）产后第二周

产后第二周，又称气血恢复周，是指产后第8天至产后第14天为止的这段时间。

生产之后，经过一个星期的饮食调养，产妇的伤口基本愈合，胃口明显变佳，肠胃功能基本恢复正常，已经可以开始进食普通的饮食。因此，到了产后第二周，产妇应该尽早开始补气养血，调补身体，以促进身体快速复原。

鸡蛋、面筋、发菜、紫菜、金针菜、花生、莲藕、咸萝卜干、龙眼、红枣、苹果、梨子、香蕉等食物，含有丰富的铁元素，具有很好的补血功能，都应适当食用。动物内脏，尤其是肝脏，既含有丰富的铁元素，又含有多种维生素，是一类非常理想的天然补血药物，可烹制成菜肴供产妇食用，如花生猪蹄汤、砂仁猪肚汤、猪血面筋汤、麻油炒猪心、枸杞子炒猪肝等多种菜肴，均有很好的补血功能。

党参、枸杞子、山药、当归、熟地黄、黄芪等中药具有很好的补血作用，与食物配在一起，烹制成多种美味的食疗药膳，药借食力，食助药威，可增强食物补气养血的作用。

（3）生产两周之后

生产两周以后，也就是从产后第15天至第60天为止的这段时期，产妇的身体进入了全面快速的复原时期，因此这段时期又称全面恢复期。

生产之后，产妇生殖器官的复原大约需要28

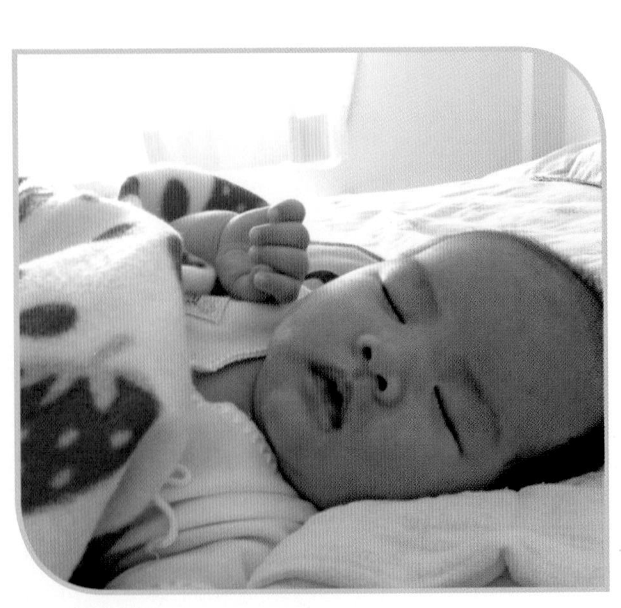

天的时间，其他在妊娠期间和分娩时生理和解剖结构发生变化的多个系统和组织器官，则需要6～8周的时间，才能基本恢复正常。详细一点来说，扩张了的子宫颈完全恢复需要大约4周的时间，子宫体和子宫内膜的恢复时间则为6～8周；盆底肌肉与筋膜张力和弹性的恢复，需要至少1周的时间；阴道的弹性、张力及阴道壁上褶皱的恢复，则需要大约3周的时间；腹壁紧张度的恢复需至少6～8周的时间，至于骨骼、关节，以及骨骼内钙质密度的恢复，则需要更长的时间。可见，生产之后产妇肌肉筋骨的恢复，需要3～8周的时间，因此产后第15天开始，也就是从第三周开始，除了继续补气养血以外，还应进一步加强营养，以促进产妇肌肉和筋骨的快速复原。中医认为，脾主肌肉，肾主骨，因此进入产后第三周后，产妇应开始健脾补肾。

另外，出生两周以后，宝宝的胃容量增大许多，食量相应增加，进食的时间慢慢形成了一定的规律，母子之间开始建立了一定的默契。此时正是产妇催乳的大好时机，因此在这一时期，除了宜补气养血、健脾补肾以外，产妇还应食用一些具有生乳催乳作用的食物，以促进乳汁分泌。

牛肉、羊肉、猪腰、羊腰、海参、牛筋、鹿肉、鹿筋、明虾（海虾）、草虾（河虾）、鲍鱼、淡菜、豇豆、刀豆、栗子、黑豆、黑米、乌鸡、鱼肉、芝麻、核桃、芡实、莲子等食物，都有补肾健骨的作用，猪蹄、小米、黑鸡、丝瓜、花生、木瓜等食物，均有催乳生乳的作用，进入产后第三周后，这些食物产妇均可时常食用。杜仲、巴戟天、山药、牛膝、枸杞子、山茱萸、黄精、制何首乌、虫草、鹿茸、雪蛤膏、人参、雪莲等药材，同样具有很好的补肾作用，在有需要的情况下，可配制成多种补肾健骨的食疗药膳，如杜仲猪腰汤、怀山牛肉汤、巴戟虾球、虫草乌鸡汤等，供产妇调补使用。

7. 要合理忌口

忌口，又称戒口，是产妇月子期饮食调养的一个重要原则。生产以后，凡是对产妇和宝宝身体有益的食物都应尽量多选、多食（当然也要有个限度，不可暴饮暴食，以免伤害肠胃，引起其他不必要的麻烦），凡是对产妇和宝宝身体健康不利的食物，都应尽量少食或者避免食用；既有利也有害的食物，应谨慎食用，或者尽量将其有害的一面排除，然后才适量食用。某些可能会对健康或者身体恢复不利的食物，出于对产妇及宝宝健康的考量，月子期内产妇必须暂时停止或者避免食用，这种暂时的饮食禁忌，就是所谓的月子期忌口。

月子期是一个特殊的生理时期，在此期间产妇的身体非常虚弱，损伤的组织器官急需修复。另外，此时产妇还肩负着为宝宝哺乳的重任，如果饮食不加避忌，或者忌口不当，不仅会对本身的身体复原不利，还会影响宝宝的健康成长。由此可见，月子期的忌口要比平常的普通忌口更为

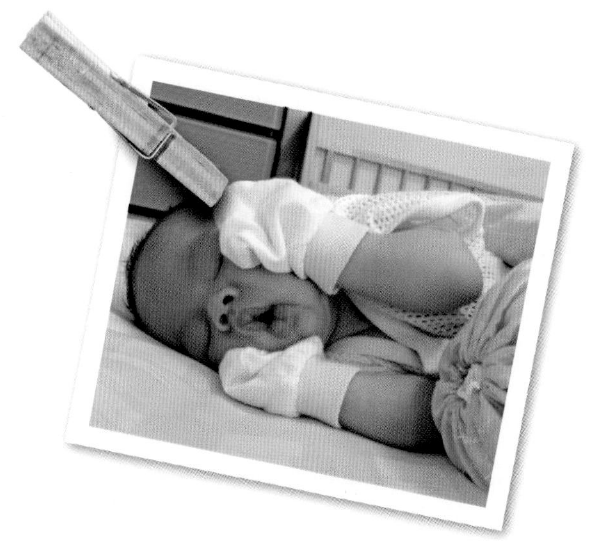

重要。月子期忌口的内容比较复杂，归纳起来包括：忌滋补营养过量，忌五味过浓，忌生冷油腻，忌辛辣刺激煎炸之品，忌烟、忌酒、忌茶，忌食腐烂变质及腌腊加工的不新鲜食物，忌挑食偏食，忌月子内节食，以及论体质忌口等。

8. 有益于婴儿成长发育

月子期内产妇与婴儿朝夕相处，关系极为密切，尤其是采用母乳喂养的产妇，其本身的食物和身体变化对婴儿健康的影响极大。因此，产妇的饮食调养还有一个非常重要的原则，就是要确保对婴儿的健康有益。产妇坐月子期间，选择使用任何一种调养方法时，除了应考虑对自身健康的影响以外，还应考虑到对婴儿的影响，要确保对婴儿的健康有益无害，这是一条永恒不变的月子期调养原则。

母乳是母亲送给婴儿的最佳礼物，是宝宝幼年时能获得的最好、最新鲜、最安全、最有营养的食物。从某种程度上来讲，母乳也是最安全、最有效的药物。母乳的产量和质量与婴儿的生长发育息息相关，直接影响着婴儿的健康。凡是会导致乳汁减少分泌，降低母乳质量的食物或调理方法，产妇均应尽量免用；凡是能够促进乳汁分泌，提升乳汁质量的饮食和调养方法，产妇均应多用。产妇坐月子期间，除了应注意营养均衡，不吸烟，不喝酒，不喝浓茶，不食辛辣煎炸、不易消化的食物以外，还应注意避免食用那些影响乳汁分泌，对婴儿健康不利的食物。会间接影响婴儿健康的烹饪和调养方法，也应摒弃不用。

人类的脑部发育有两个重要的时期，一是尚在母亲体内的胎儿阶段，一是出生之后婴儿一周岁左右的阶段。除了遗传因素以外，前者与孕妇的饮食营养关系极大，后者与母亲的后天喂养少不了关系。不可否认的是，母乳喂养是促进婴儿智力发育的最好方法，如果产妇能够注意饮食，善用这一时机，适当多吃有利于婴儿智力发育的食物，无疑将会在婴儿智力发育的过程中起到关键性的作用。

人类的脑组织有 50% ~ 60% 是由脂肪组成，而且绝大多数为不饱和脂肪酸。可见，不饱和脂肪酸是大脑发育过程中的一种重要营养物质。黄豆、黑豆、芝麻、花生、核桃、松子、杏仁、榛子、葵花籽、西瓜子、南瓜子、冬瓜子等多种食物，含有丰富的不饱和脂肪酸，具有很好的益智补脑的作用，能够促进婴儿的大脑发育。而且与动物性脂肪相比，植物脂肪中不含胆固醇，因此产妇应该尽量多食这类食物，以增加母乳中的不饱和脂肪酸含量。除了脂肪之外，蛋白质也与人类大脑组织的形成和智力发育有关，能够促进婴儿的智力发育。鱼虾、干贝、蚝豉、蚌类等海鲜水产类食物，含有丰富的动物蛋白；大豆、面筋、干果，以及豆腐、豆腐皮等多种豆制品，含有丰富的植物蛋白，两者均对婴儿的智力发育有益，产妇应尽量多食。

维生素 A、B、C、E 等多种维生素，与大脑的发育和功能活动有关。维生素 C 可以增强脑神经的灵敏性，促使大脑反应灵活；B 族维生素可以调节脑神经功能，改善大脑的营养状态；维生素 A 和维生素 E 能够营养脑细胞，促进大脑神经组织的正常发育。此外，维生素 A 和胡萝卜素还与婴儿的视力发育有关。蔬菜、水果中含有丰富的维生素，乳母应每日进食适量的蔬菜和水果，保障母乳中各种维生素的含量，以满足婴儿大脑和智力发育的需求。

锌元素和钙元素，与婴儿的智力发育关系密切。钙元素可抑制脑细胞的异常兴奋，能够促进婴儿智力的正常发育，锌元素与婴儿的味觉、食欲和智力发育有关，婴儿的生长发育离不开锌。牛奶、鸡蛋、豆腐、虾皮、芝麻、淡菜、生蚝、干贝、海带、紫菜等食物中，钙元素、锌元素的含量比较丰富，乳母应适当多食。研究发现，60% ~ 80% 的 3 岁以下幼儿缺锌，因此乳母宜多食钙和锌含量丰富的食物，以增加母乳内钙和锌的含量，改变这一劣态。

乳母不可食用太多的脂肪，乳母吃的食物如果太过油腻，过多的脂肪会通过母乳进入婴儿体内，让婴儿腹泻、消化不良。

饮茶会妨碍铁元素的吸收，喝咖啡会影响钙的吸收，茶叶和咖啡内的咖啡因会通过母乳进入婴儿体内，导致婴儿烦躁、搐动、易惊醒、睡眠不安。因此，正在为婴儿哺乳的产妇，最好不要喝茶、喝咖啡。

味精的主要成分为谷氨酸钠，乳母食用味精以后，谷氨酸钠会随着母乳进入婴儿肠道，与肠道中的锌结合，形成婴儿无法吸收的谷氨酸锌然后排出体外，导致婴儿缺乏锌元素。因此产妇最好不要食用味精，如有食用，一天之内食用最好不要超过 3g。

啤酒是以大麦芽为主要原料酿制而成的，大麦芽具有回乳、抑制乳汁分泌的作用。麦乳精是一种高糖、高蛋白质的食物，含有大量的麦芽糖和可观的麦芽酚。麦芽糖、麦芽酚，这两种物质都是由麦芽里提取出来的，与麦芽的性质、功能基本相同，也具有回乳、减少乳汁分泌的作用。因此产妇在哺乳期间最好不要饮用啤酒和麦乳精，以免影响乳汁分泌，除非要给婴儿断奶。

四、月子期营养素的食物来源

月子期是女性的一个特殊生理时期，出于自

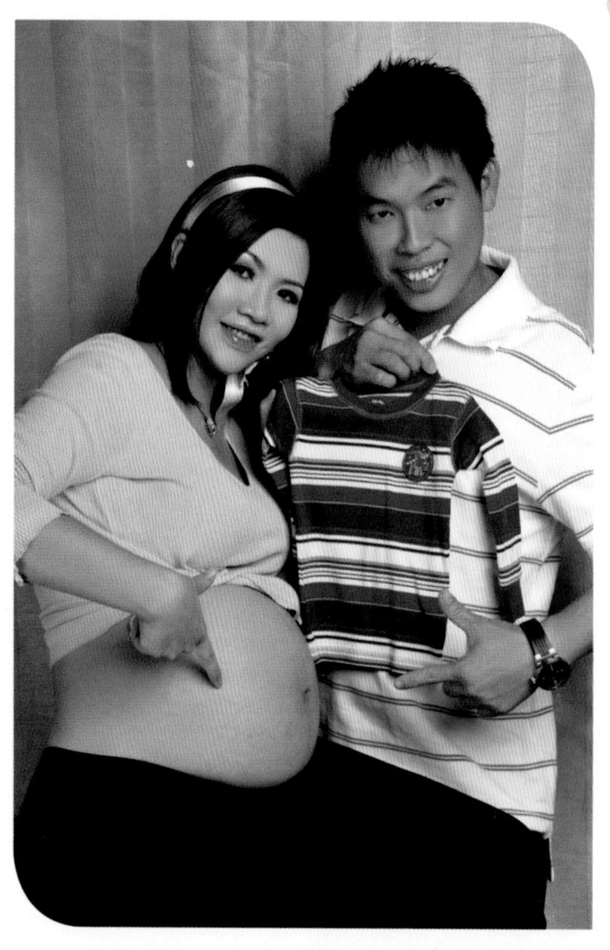

身身体需求和为宝宝哺乳的需要，月子期内产妇每日需要摄取大量的营养物质。只有各种营养物质的供应充足、恰当，产妇的身体才能很快恢复，反之，如果缺乏营养，产妇身体恢复的过程将会非常艰难，甚至留下痛苦终身的月子病。产妇营养素的最佳来源并不是什么昂贵的营养辅助品，也不是什么高级补品，而是日常生活中极为普通的食物，即家常便饭。只要会吃，普通的家常便饭也能起到绝佳的营养滋补作用。

产妇的身体恢复需要蛋白质、脂肪、糖类、矿物质、维生素等多种营养物质的参与，而这些名目繁多的营养物质都可从我们的日常饮食中轻易获得，且安全有效，不用担心什么假冒产品的出现。

1. 蛋白质

日常食物中含有大量的优质蛋白，产妇和家人必须懂得善加利用。瘦猪肉、瘦牛肉、瘦羊肉、鸡肉、鸭肉、兔肉、鸽子肉、田鸡肉、鹌鹑肉、鸵鸟肉、鸡蛋、鸭蛋、鱼虾等食物，以及牛奶、羊奶等乳制品，可以提供大量的动物蛋白；黄豆、黑豆、花生，以及豆腐、豆干等豆制品，含有丰富的植物蛋白。动物蛋白与植物蛋白，产妇均应选择食用，最好两者兼取，以期获得更好的营养价值。

值得提醒的是，蛋白质的摄入也并不是越多越好，产妇每日食用过多的蛋白质会加重肠胃的负担，影响其他营养物质的正常吸收，容易导致营养失衡。蛋白质摄入过多，人体内会产生大量的硫化氢、组织胺等有害物质，能够引起头晕疲倦、腹胀腹痛、食欲减退、消化不良等病症，甚至会导致血氮增高，加重肾脏的过滤负担。另外，大量摄入蛋白质还会导致尿酸产生过多，如果超出了人体的排泄能力，尿酸就会大量蓄积体内，引发痛风顽疾。也有专家研究发现，每日摄入过多的蛋白质，大量的蛋白质还会积存于人体的结缔组织，引起组织器官变性，甚至发生癌症。

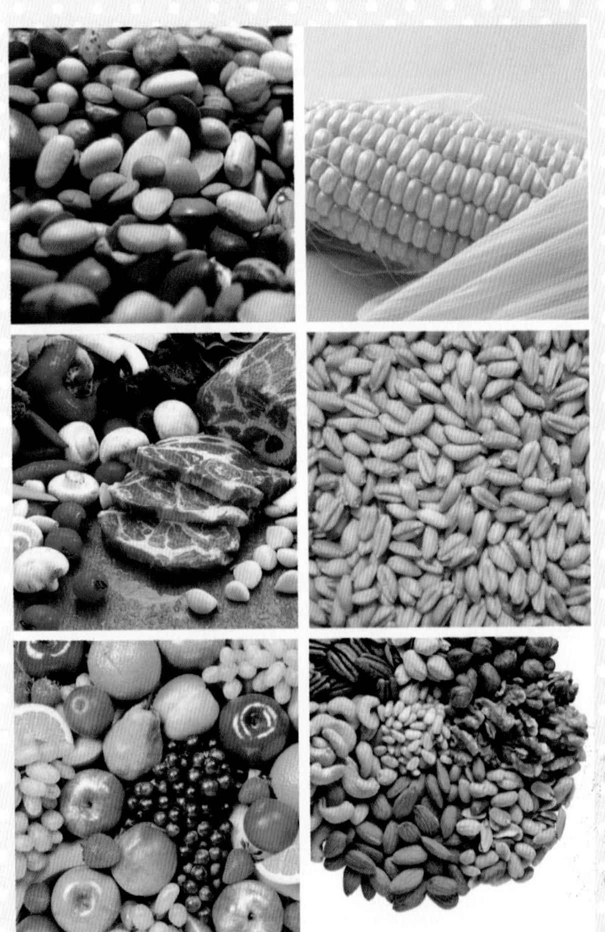

正常情况下，人体每日摄入大约100g的蛋白质就已经足够，不必再过多进食，以免反而危害产妇健康。

2. 脂肪

各种肉类和动物油脂含有丰富的动物脂肪；核桃、花生、葵花籽油、菜籽、芝麻、油棕子，以及黄豆、黑豆等多种豆类，含有丰富的植物脂肪。产妇既应摄取植物脂肪，也应摄取动物脂肪，以免因偏食而影响身体恢复。

3. 糖类

大麦、小麦、大豆、小豆、大米、小米、燕麦、荞麦、玉米、莜麦、红豆、绿豆、地瓜、南瓜、番茄、马铃薯、莲子、芡实、栗子、百合、莲藕、菱角、蜂蜜、白糖、红糖、冰糖、饴糖（麦芽糖）等多种食物，均含有产妇所需的糖类或淀粉。

4. 矿物质

人体各种组织器官的正常生理活动，都需要矿物质的参与。矿物质的种类很多，主要分为常量元素和微量元素两大类，前者包括钙、磷、钾、钠、氯等元素，后者包括铁、锌、锰、铜、碘、硒、锗等元素。这些矿物质和微量元素的名称虽然听起来古灵精怪，但却都可在我们的日常食物中被轻易找到。肉类、乳类、鸡蛋、虾皮、干贝、贝类、核桃仁、西瓜子、南瓜子、海带、豆腐、葡萄干、紫菜、发菜、木耳、银耳、蘑菇、花生、马铃薯等食物中钙的含量很高，菠菜、荠菜、雪里蕻、莴笋、芹菜（特别是芹菜叶）、小白菜、油菜、芝麻、苋菜、黄豆、红枣、红糖、龙眼、金针菜、发菜、面筋、咸萝卜干、海带、鸡蛋黄、血豆腐，以及动物肝脏等食物中铁和钙的含量较多，鱼类、豆芽菜、猪肝、羊肝、猪腰、羊腰等食物中磷的含量较多，核桃、榛子、杏仁、无花果、可可粉、巧克力等食物中镁的含量较为丰富，鱼类、虾类、海带、紫菜等食物中碘的含量不可小视，蚝干、生蚝中锌的含量极为丰富，令人拍案叫绝。可见，日常饮食中矿物质的含量并不稀缺，重要的是产妇和家人要懂得如何选择搭配食用。

5. 维生素

维生素的种类很多，包括水溶性维生素和脂溶性维生素两大类。有些种类的维生素，人体可以自行合成，即使从食物当中摄入的量不足，影响也不大。但有些种类的维生素，人体根本无法合成，只能从食物中摄取。幸运的是，日常生活中常见的各种食物，其中各种维生素的含量就都很丰富，只要食用得当，足以满足产妇和宝宝每日的正常生理需求。

维生素A：动物肝脏、鱼肝油、蛋类、乳类及乳制品等食物中含有丰富的维生素A。而菠菜、苋菜、胡萝卜、荠菜、韭菜、莴笋叶、番茄、地瓜、鲜玉米、枸杞子、芒果、木瓜、西瓜等食物中，胡萝卜素的含量很高，胡萝卜素可以在人体内转化为维生素A，所以食用胡萝卜素含量丰富的食物也可有效补充维生素A。

维生素B：小米、玉米、糙米、面粉、麦片、豆类、蛋类、动物肝脏，以及各种蔬菜、水果等食物中，都含有丰富的B族维生素。

维生素C：各种新鲜蔬菜，以及柑橘、柚子、柠檬、鲜橙、草莓、葡萄、番石榴、山楂、猕猴桃、鲜枣等新鲜水果中，维生素C的含量很高。维生素C很不耐热，蔬菜和水果经烹饪加工后，其中的维生素C很快便被破坏，因此熟食中维生素C的含量极低。所以产妇如果要补充维生素C，最好每日食用适量的新鲜水果，当然一定要生食了。

维生素D：鱼肝油、蛋类及乳类，含有丰富的维生素D。

维生素E：麻油、豆油、菜油、橄榄油、葵花籽油，以及核桃、杏仁、榛子、松子等果仁中，含有丰富的维生素E。

叶酸：菠菜、莴笋、芦笋、香菜、黄瓜、西瓜、丝瓜、南瓜、甘蓝、花椰菜、草莓、核桃、杏仁、花生、鸡蛋，以及动物肝脏等多种食物，含有丰富的叶酸。

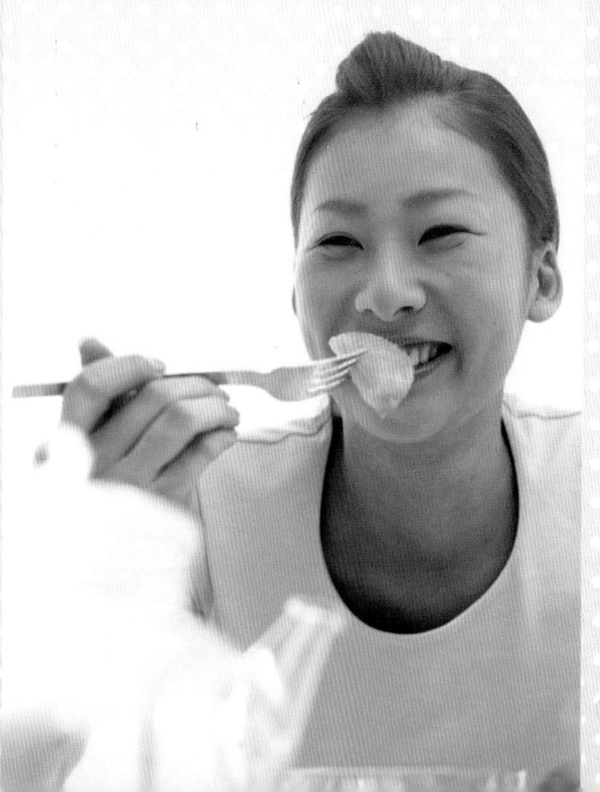

6. 膳食纤维

膳食纤维是一种多糖，曾一度被认为是一种"无营养物质"而长期得不到足够的重视。随着营养学和相关科学的深入发展研究，人们逐渐发现了膳食纤维具有相当重要的生理作用。根据是否溶解于水，可将膳食纤维分为两大类，即可溶性膳食纤维与不可溶性膳食纤维。可溶性膳食纤维来源于果胶、藻胶、魔芋等食物，不可溶性膳食纤维的最佳来源是全谷类粮食，如麦麸、麦片、全麦粉、糙米、燕麦，还有豆类、蔬菜和水果等食物也可提供不可溶性膳食纤维。进食膳食纤维可刺激胃肠道，使消化液分泌增多，胃肠道蠕动增强，有效预防产后便秘。

每一种食物都含有一定量的营养成分，但是没有一种食物能够提供人体所需的全部营养物质，即使有，也不可能完全符合人体的生理需求。产妇坐月子期间，要想获取足够的营养物质，产妇的饮食就必须讲求营养均衡，一定要做到粗粮、细粮搭配，动物、植物搭配。食物也必须多元化，不可偏食、挑食。

五、最适合月子期食用的食物

产妇坐月子期间，需要摄取大量的营养物质，以促进身体复原。无可否认，各种食物都有一定的营养价值，但是，每一种食物都绝对不可能提供产妇所需的所有营养物质，产妇应该注意饮食均衡，实在不应偏食。产妇坐月子期间，的食物应尽量多元化，每餐都应选择多种食物，谷类、肉类、蔬菜、水果都要食用，三菜一汤应该是最起码的要求。一个人的食量毕竟有限，产妇也不可能吃下很多食物，即使可以，也不见得所有食物都对产妇有益，搞不好吃下去还对产妇和宝宝有害。

如何选择食物，确实是很多产妇和家人所共同面对的一个难题。下面介绍一些对产妇和宝宝都很有益食物，供坐月子的女性朋友和家人参考选用。

1. 鸡蛋

鸡蛋含有丰富的蛋白质、脂肪、矿物质和维生素，营养价值很高，而且很容易被人体吸收利用。蛋黄中的卵磷脂、卵黄素等天然活性成分，具有很好的健脑作用，可以维护人体神经系统的正常功能。蛋黄中含有铁元素，能为产妇和婴儿补充所需要的铁元素，对预防产妇月子期出现贫血也极为有效。鸡蛋中钙、磷的含量很高，维生素A、B、D的含量也很丰富，这些都对产妇的身体恢复极为有益。

产妇坐月子期间，可将鸡蛋烹制成炒鸡蛋、煮鸡蛋、荷包蛋、蒸蛋羹、鸡蛋汤等多种菜肴，供产妇食用。食用鸡蛋应注意：一日以2～3个为宜，不可食用太多。如果一日内食用太多的鸡蛋，不仅不能吸收这些营养，还会影响其他营养物质的消化和吸收，甚至导致一些疾病的产生。

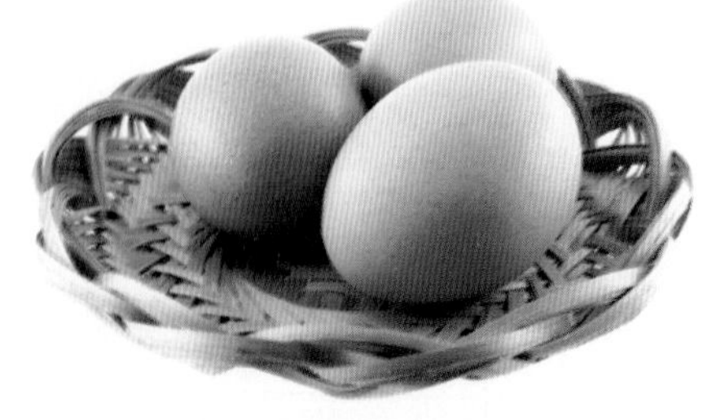

2. 小米

小米中糖类和蛋白质的含量与大米不相上下，脂肪的含量却比大米高出很多，钙、磷、铁、维生素 B_1、维生素 B_2、烟酸等矿物质和维生素的含量也较大米更多。小米中铁元素和 B 族维生素的含量为大米的 1 倍至数倍，膳食纤维的含量超过大米 2 倍以上。

小米具有健脾和胃、滋阴补肾、养心安神、促进乳汁分泌等多种滋补保健功能，非常适合产妇在月子期食用。小米可以用来煮饭，也可以煮粥，但以熬粥的方式进行料理最为理想。小米可单独煮粥食用，也可与大米或者肉类一起煮粥食用。

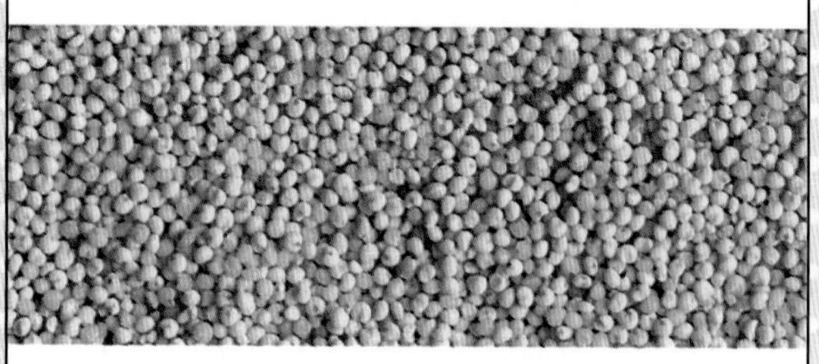

3. 红糖

红糖是一种未经提炼的粗糖，又名黑糖、赤砂糖等。红糖的营养价值很高，钙元素和铁元素的含量均为白糖的 3 倍，蛋白质的含量也超出白糖 30% 以上。另外，红糖还含有对产妇非常有益的胡萝卜素、维生素 B_2、维生素 P 等营养物质，硒、锰、锌、铬等微量元素的含量也很丰富，这些都是白糖所无法取代的。红糖中的葡萄糖含量很高，葡萄糖可不经消化，直接被人体吸收利用。

红糖是传统坐月子法中，产妇必食的一种营养滋补食品。中医认为红糖性温、味甘，具有益气补血、健脾和胃、散寒止痛、活血化瘀、消食开胃、排水利尿等多种功能。红糖可以增进产妇食欲，帮助产妇恢复体力，能够帮助产妇预防因伤风着凉、瘀血阻滞、风寒侵袭所致的腰痛、腹痛、筋骨痛、关节痛等多种病症。红糖可以促进产妇体内恶露的排出，帮助子宫收缩复旧。

不过红糖虽好，也不宜长期或大量食用。产后第一周内，产妇体内确实留有瘀血，适当喝些红糖水有利于恶露的排出。但若子宫收缩良好，恶露排出正常，却仍然长期大量食用红糖，则反而会导致恶露增多，引起缺铁性贫血。一般来说产妇食用红糖的最佳时间应在产后 10 天以内，最好不要超过 12 天，否则会弊大于利。

使用红糖时应注意，红糖是一种粗糖，含有很多杂质，饮用前最好将其加水煮沸。红糖性温，如果是在炎热的夏天，或生活在热带地区的国家，则不宜过多食用红糖，以免导致咽干口渴、出汗增多。产褥期感染，恶露淋漓不尽，或者感冒发烧期间，头痛咽痛、干咳无痰、手脚心热者，应尽量少食红糖。产妇如果有发热，最好改用白糖，即使是寒冷的冬天也应遵循这一原则。

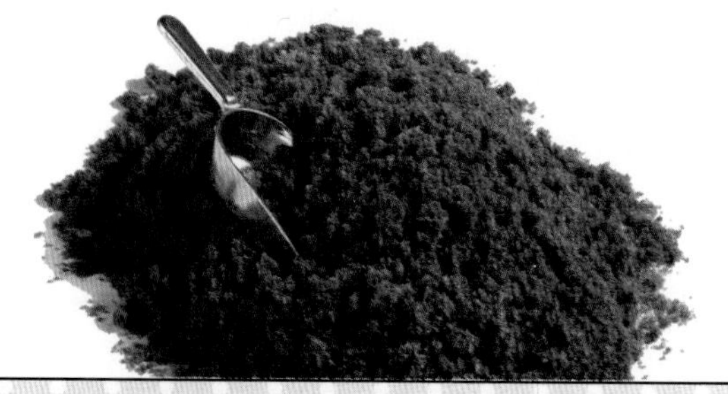

4. 红枣

红枣是一种营养价值很高的食品，属于补药中的上品。红枣的含糖量很高，约占60%，鲜枣的维生素C含量位居水果之冠，除此之外，红枣还含有蛋白质、脂肪、有机酸、胡萝卜素、维生素B、烟酸（维生素PP），以及钙、磷、铁等多种营养成分。

红枣味甘、性温，具有益气补血、养心安神、健脾和胃、润肤养颜等功效，能够补充精力，帮助产妇恢复体力，可以治疗贫血、面黄、心悸失眠、自汗盗汗、疲倦心烦、腹胀腹痛、消化不良、皮肤干燥、缺乏弹性，以及血小板减少、过敏性紫癜等症，非常适合产妇食用。

红枣可以煲汤、煮粥，也可以制成枣泥、枣糕，或者直接煮熟、蒸熟，当作点心食用。红枣性温，感冒发热期间，或者体内热盛，时常咽痛口臭、便秘尿赤、口舌生疮、烦躁易怒勿食，血糖偏高者慎食。

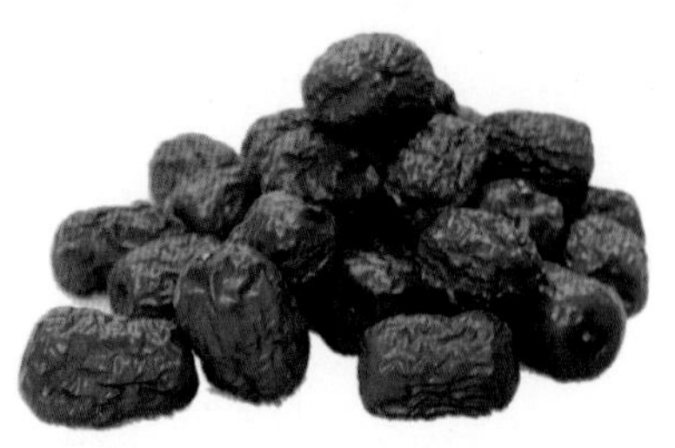

5. 莲藕

莲藕含有糖类、蛋白质、维生素和矿物质等多种营养物质，含有天门冬素、新绿原酸、过氧化酶、多酚等天然活性成分。

莲藕，生清熟补，性寒、味甘。莲藕生用具有散瘀止血、清热止渴、消食健胃、醒酒解酒的作用，熟用可以健脾益气、养血补血、生肌长肉、理虚止血。莲藕能够祛瘀生新，即及时清除产妇体内积存的瘀血，并可补充新血。莲藕还可纾解压力，缓解神经紧张，治疗贫血、恶露不止等产褥期病症。此外，莲藕还有通乳泌乳，促进乳汁分泌的作用，非常适合采用母乳喂养宝宝的产妇食用。

莲藕可炖食、煮食，也可烹制成菜肴、汤水，或者制作成点心食用。新鲜的嫩藕还可当作生果，洗净后直接生食。采用莲藕加工制成的藕粉，是一种极易消化吸收，营养价值很高的补品。产妇坐月子期间，可直接将藕粉以沸水冲调成羹糊食用。

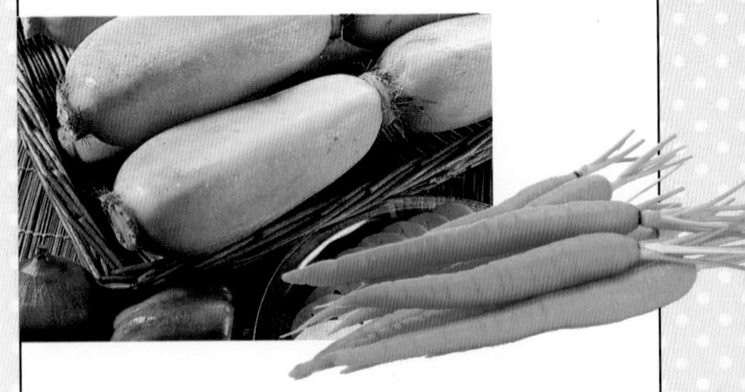

6. 胡萝卜

胡萝卜含有丰富的胡萝卜素和超过10种以上的维生素，葡萄糖、果糖和蔗糖的含量也很丰富。此外，胡萝卜中还含有淀粉、果胶、蛋白质，以及钙、铁等多种营养物质。

胡萝卜味甘、性平，具有消食开胃、补血、明目、抗炎、抗过敏、强心、降血压等多种功效。胡萝卜中所含的多种维生素、胡萝卜素、氨基酸等营养成分，还可保护上皮细胞结构和功能的完整性，具有很好的护肤养颜美容作用。

产妇坐月子期间，适当吃些胡萝卜对身体的恢复很有好处。胡萝卜可以生食，也可以炒食、煮食，或者煲汤食用。

7. 芝麻

芝麻为胡麻科植物芝麻的种子，有黑、白两种。白芝麻多作为食品食用，黑芝麻常作为药物使用。两者均含有脂肪、蛋白质、粗纤维、糖类、矿物质等多种营养成分，但以黑芝麻的营养价值较高。黑芝麻含有卵磷脂、叶酸、固醇、芝麻素、芝麻酚、维生素E等多种营养成分，钙、铁、磷等矿物质的含量也明显高于白芝麻。

芝麻味甘、性平，具有养阴补血、滋补肝肾、强筋健骨、生肌长肉、润肠通便、润肤养颜等多种功能。产妇食用芝麻可补养身体，防止钙质流失，促进身体早日复原，防止头发脱落。此外，黑芝麻还可帮助排便，防止产妇体内毒素蓄积。

芝麻可以煲粥、做饼，也可以制成芝麻酱、芝麻糊食用。以芝麻加工而成的麻油，是传统坐月子法中必不可少的营养补品。

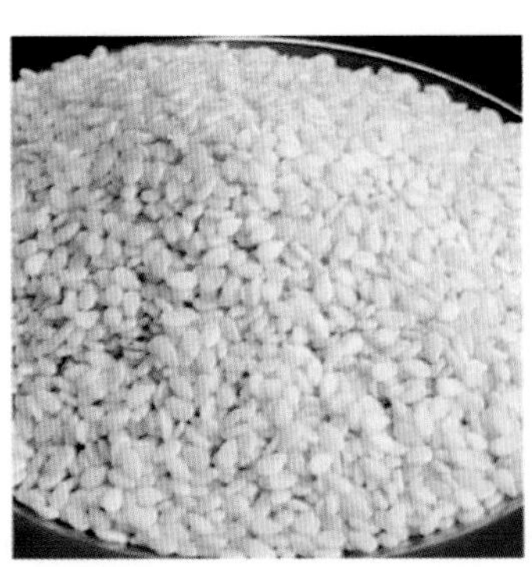

8. 花生

花生，又名落花生，含有丰富的脂肪、蛋白质、多种维生素，如维生素E、维生素B_1、维生素B_2、维生素A、维生素C、维生素K等，还含有钙、磷、铁等营养成分，能够提供人体所需的八种必需氨基酸及卵磷脂等营养物质。

花生性味甘平，具有养血止血，健脾养胃，益气通乳，利尿消肿，补肺化痰，润肠通便等滋补保健功能。月子期食用花生，可以防治贫血、水肿、恶露淋漓不止、奶水不足、白带量多、咳嗽、便秘、高血压等多种病症。

花生可以炒食、煮食、炖食，也可制成面点食用。炒过、炸过的花生，既助热动火，又难以消化，产妇应尽量少食。花生的油脂含量很高，但其性滑利，容易引起腹泻，寒湿内盛、腹泻便溏的产妇应尽量避免食用。另外，腐烂霉变的花生内含有大量的致癌物质——黄曲霉素，产妇应避免食用腐烂变质的花生。

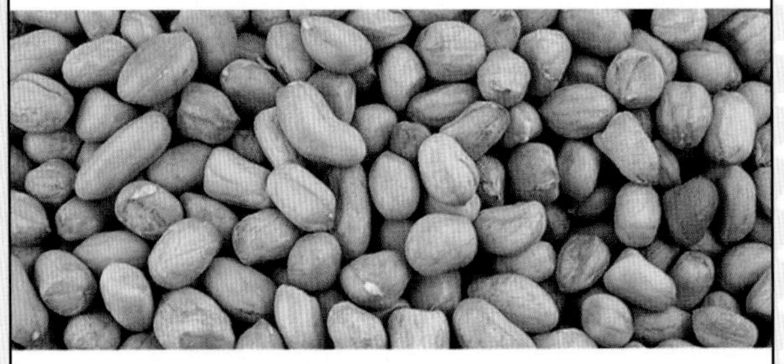

9. 芹菜

芹菜含有蛋白质、糖类、矿物质、有机酸、胡萝卜素、维生素C等营养物质，含有芹菜甙、佛手柑内酯等天然活性成分。

芹菜叶中的铁、钙含量很高。

芹菜味甘、苦，性凉，具有清热化痰、平肝清热、除烦消肿、利水消肿、凉血止血、止带、解毒、降血压等作用。芹菜中含具有特殊气味的丁基苯酞衍生物、α-芹子烯等天然活性成分，具有很好的镇静安神和抗痉挛功能。产妇适当食用芹菜，可以静心除烦，有助睡眠，纾解压力，消除紧张情绪。此外，芹菜还可治疗白带过多，防止尿路感染。芹菜含有丰富的纤维素，可以有效防止便秘。

芹菜性凉，大便稀溏者不宜多食。

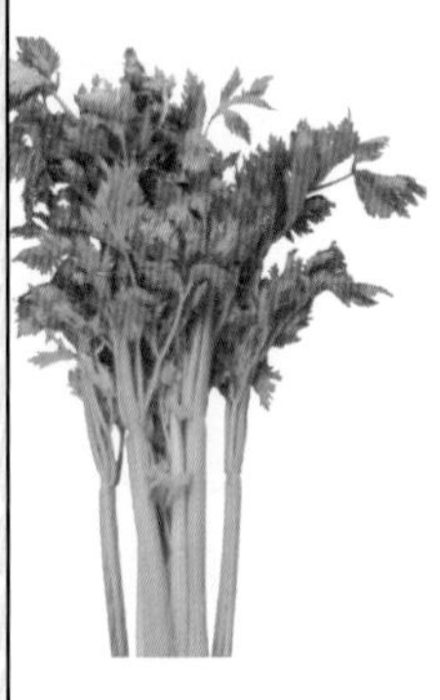

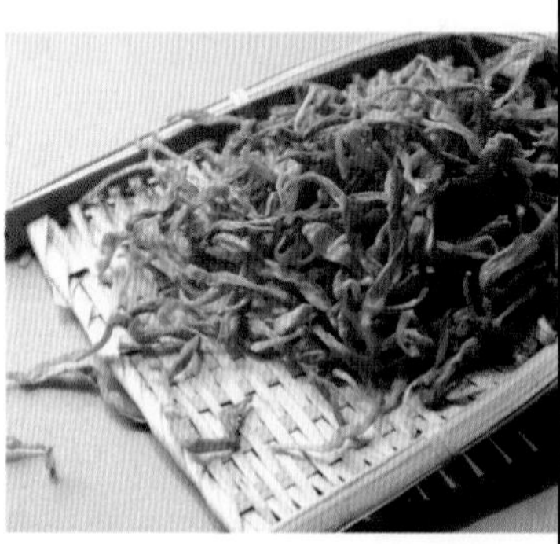

10. 黄花菜

黄花菜含有蛋白质、脂肪、碳水化合物、胡萝卜素、维生素A、维生素C、维生素B_1、维生素B_2、烟酸等营养成分，以及钙、磷、铁等多种矿物质，营养价值很高。

黄花菜味甘、性寒，具有清热解毒、凉血止血、安神健脑、利尿消肿、明目益肝、通乳、止痛等功效。产妇在月子期食用黄花菜，可以预防腹胀腹痛、失眠心烦、奶水量少、水肿尿少、痔疮便血，以及乳腺炎、泌尿道感染等病。

黄花菜宜晒干后食用，新鲜采摘的黄花菜具有一定的毒性，产妇应避免食用。黄花菜煲汤、炒食均可，配成馅料包包子、煮饺子、做馄饨，也别有一番风味。

11. 黄豆芽

黄豆芽含有丰富的蛋白质、维生素、矿物质和纤维素等多种营养物质。

黄豆芽性味甘、凉，具有清热利湿、利尿消肿、通脉、祛风湿等多种功效。分娩时，产妇的子宫和产道受到了严重的损伤，组织器官的修复需要大量的蛋白质，而黄豆芽中的蛋白质具有很高的营养价值，很容易被人体吸收利用，因此适合产妇食用。黄豆芽中含有丰富的维生素C，能够增加血管壁的弹性和韧性，可以防止产后出血。黄豆芽中的纤维素具有润肠通便的作用，可以促进肠道蠕动，防止产后便秘，能够有效促进产妇肠道内蓄积大量毒素的排出。产后食用黄豆芽，确实对产妇身体复原极为有益。

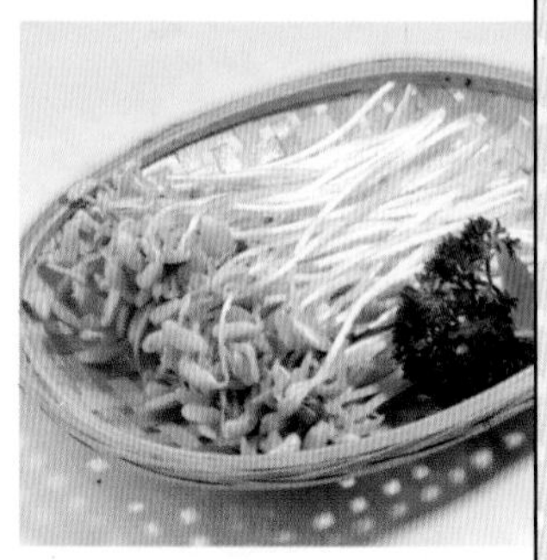

12. 海带

海带含有蛋白质、脂肪、糖类、胡萝卜素、多种维生素（维生素B_1、维生素B_2、维生素A、维生素C、维生素D等），以及碘、钾、钙、铁等多种矿物质。碘是甲状腺激素的主要成分，铁是合成血红蛋白的

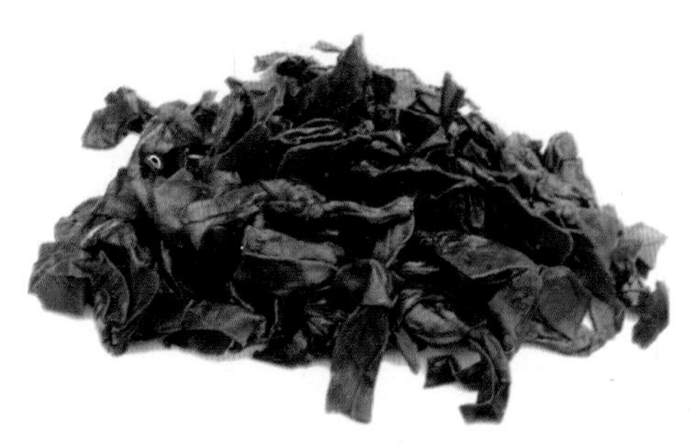

主要原料，钙和维生素D则可预防产妇骨质疏松和婴儿佝偻病。

产妇多食海带，既有利于自身的身体复原，也可增加乳汁中的碘、铁、钙等营养物质的含量，对宝宝的生长发育非常有益，能够有效防止呆小症的发生。海带中含有一种名为褐藻酸氨的活性成分，具有明显的降压、降胆固醇的作用。产妇坐月子期间，常常会不自觉地食入大量的肉类和脂肪，很容易导致胆固醇过高，而适当食用海带，可以有效预防高血压、高胆固醇、动脉硬化、冠心病等多种疾病的发生。

13. 莴笋、生菜

莴苣包括茎用莴苣和叶用莴苣两个品种，茎用莴苣即通常人们说的莴笋，叶用莴苣又名生菜。莴笋含有蛋白质、糖类、胡萝卜素、维生素C及钙、磷、铁、钾等多种营养物质，莴笋叶的营养价值要比莴笋茎更高。据测定，莴笋叶中的蛋白质、糖类、维生素C、胡萝卜素的含量，分别要比莴笋茎高出6倍、10倍、15倍和20倍，另外，莴笋叶中还含有菊糖类物质。

莴笋味甘、苦，性凉，具有清热凉血、通乳利尿、通经脉、通便等多种功效。产妇食用莴笋，可以坚固牙齿，防止口臭、牙龈炎和牙龈出血。莴笋还可预防骨质疏松，对于便秘、水肿、小便不利等产后病症也有很好的防治作用。乳母食用莴笋，可促进乳汁分泌，同时增加乳汁中钙、磷、铁等营养物质的含量，可以促进婴儿的骨骼发育和健康成长，防止佝偻病的发病。

莴笋可以炒食、煮食，也可凉拌食用。莴笋性凉，脾胃虚寒、腹泻便溏者不宜多食。

14. 黑豆

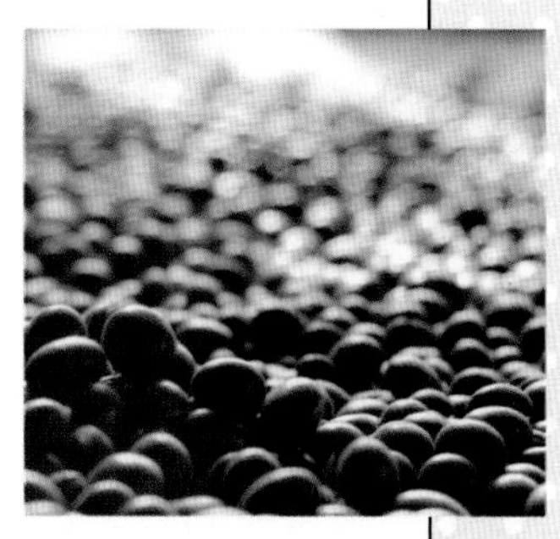

黑豆含有丰富的蛋白质、脂肪、碳水化合物、胡萝卜素、维生素（维生素A、维生素B_1、维生素B_2、维生素B_{12}、维生素C等），以及钙、磷、铁等多种矿物质。除此之外，黑豆还含有大豆异黄酮、皂苷、胆碱等活性物质。

黑豆味甘、性平，具有滋阴补肾、养血活血、祛风除湿、利水消肿、解毒等功效，可以治疗阴虚血亏、自汗盗汗、耳鸣耳聋、白发脱发、水肿脚气、风湿病、月子风、肌肉关节筋骨疼痛，以及食物中毒、药物中毒等病。对于产妇月子期所出现的腹部和全身肌肉松弛的现象，也有明显的改善作用。

黑豆可以煮食、蒸食、炒食、焖食，也可煲汤，或者制成豆浆食用。黑豆油炸固然好吃，但其性热助火，难以消化，产妇应尽量避免食用。

黑豆质硬、不易消化，腹胀食少、消

化不良者，不可过多食用。

15. 糯米

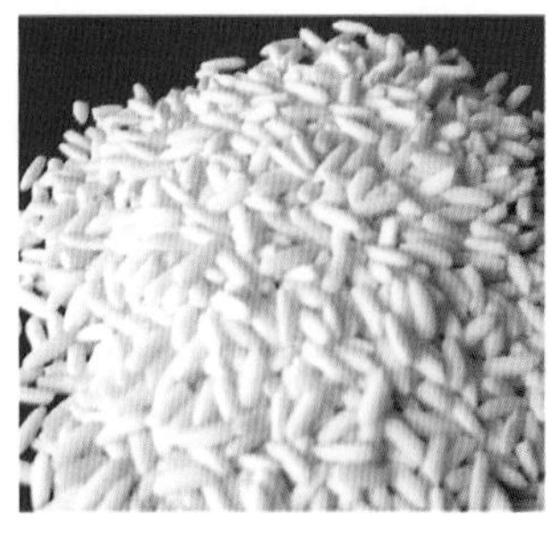

糯米含有蛋白质、脂肪、糖类、维生素（维生素B_1、维生素B_2等），以及钙、磷、铁等多种营养成分。

糯米味甘、性温，具有益气补中、健脾补肺、补虚止汗、暖胃止泻等功效，可以治疗产后体弱、食欲不佳、疲倦乏力、气短多汗、消渴口干、腹胀便溏等病，能够帮助产妇尽快恢复元气。

糯米有白色、紫色和黑色之分，其性黏滞，可以煲粥、煮饭，也可以蒸糕、裹粽，但产妇只宜食用糯米粥和糯米饭。糯米糕和粽子，性热质黏、不易消化，产妇应少食为妙。

16. 红小豆

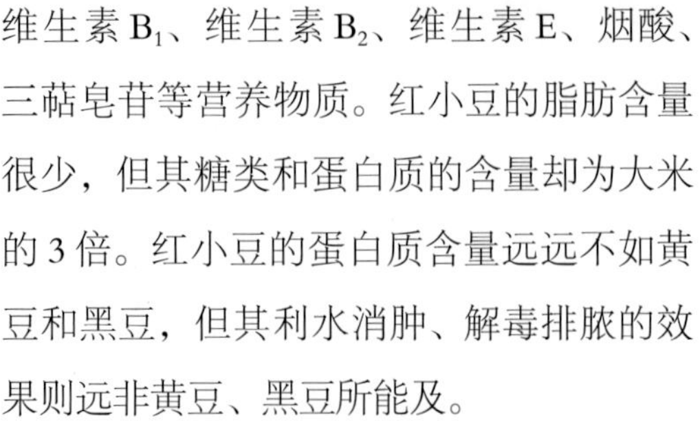

红小豆含有糖类、蛋白质、脂肪、钙、磷、铁、钾、镁、维生素B_1、维生素B_2、维生素E、烟酸、三萜皂苷等营养物质。红小豆的脂肪含量很少，但其糖类和蛋白质的含量却为大米的3倍。红小豆的蛋白质含量远远不如黄豆和黑豆，但其利水消肿、解毒排脓的效果则远非黄豆、黑豆所能及。

红小豆味甘、酸，性平，具有利水消肿、活血化瘀、通乳下奶、解毒排脓等多种功效。红小豆可以活血消肿，促进恶露排出，能够促进乳汁分泌，防止产褥期感染和乳腺发炎。红小豆可以消脂除油，能够帮助促进产妇体内过多的水分排出体外，帮助产妇早日恢复苗条身材。

红小豆可以煲汤、煮粥，也可做成豆沙食用。红小豆具有瘦身消脂的作用，体形消瘦的产妇应尽量少食，以免更加消瘦。

17. 菠菜

菠菜，又名赤根菜，含有丰富的胡萝卜素、维生素A、维生素B、维生素C、维生素D、维生素E、叶酸、矿物质（铁、钙、磷），以及糖类、脂肪等多种营养成分。此外，菠菜中还含有芸香甙、辅酶Q_{10}等营养活性物质。

菠菜味甘、性凉，具有养血止血、明目养肝、润肠通便、止渴除烦等功效，能够维护视力，防止夜盲，促进皮肤健康。菠菜对婴幼儿的正常发育也有一定的促进作用。产妇适当食用菠菜，可以防治贫血口干、头晕眼花、大便秘结、小便不利、皮肤生疮、口舌生疮、高血压、血糖过高等病症。

菠菜可以炒食、煮食，也可凉拌食用。菠菜含有大量的草酸，会与钙质结合，形成人体不能消化的草酸钙。因此，菠菜不宜与含钙较高的豆类及豆制品、虾类、海带等食物一起烹煮，以免影响钙的吸收和利用。烹煮菠菜前，宜先将菠菜投入沸水中氽烫一下，以除去菠菜中的草酸。

菠菜性凉，脾胃虚寒、腹泻便溏者不宜多食。

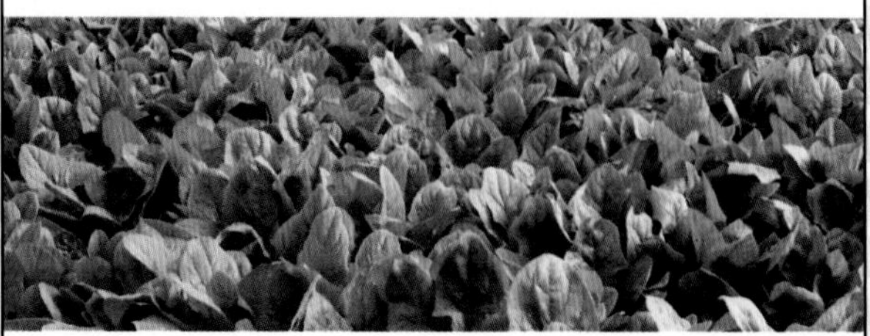

18. 苹果

苹果的果糖含量很高，同时含有钙、磷、铁、钾等矿物质，以及多种维生素。此外，苹果中含有苹果酸、酒石酸、柠檬酸、奎宁酸、鞣酸、苹果多酚、果胶、纤维素、蛋白质、脂肪等多种活性营养成分。

苹果味甘、酸，性凉，具有生津止渴、健脾和胃、清热除烦、消食解暑、降血压、降胆固醇等多种功效，可以治疗腹胀纳差、消化不良、疲倦乏力、心烦口渴、大便秘结、轻微腹泻、高血压、高胆固醇等病。苹果具有纾解压力、消除疲劳的作用，可以防治坏血病，能够让皮肤保持嫩滑，洁白有光泽。苹果之所以具有止泻和通便双向作用，原因在于其中含有的果胶、鞣酸和纤维素等成分，可以有效吸附并清除肠道内的细菌和毒素，让肠道保持清洁。苹果能够降低血液中胆固醇的含量，并维持血压稳定。

苹果既含有丰富的营养物质，又很容易消化，能够消除疲劳，帮助产妇恢复体力，还能清除肠道内的各种有害毒素，是一种非常适合产妇食用的水果。

19. 柑橘

柑橘中维生素的含量非常丰富，其中以维生素C的含量为最高。柑橘中含有大量的糖类，钙、磷、铁、钾等矿物质的含量也很丰富。另外，柑橘中还含有胡萝卜素、玉米黄素、柠檬酸、苹果酸等多种营养成分。

柑橘味甘、酸，性平，能够生津止渴、和胃消食、润肺止咳、理气化痰，并有利小便、止泻痢的作用。柑橘中的维生素C能够增加血管壁的弹性和韧性，可以防止出血。产妇食用柑橘，能够促进伤口愈合，减少恶露，阻止伤口继续出血。柑橘中含有丰富的钙质，能够帮助产妇补充体内流失的钙质，恢复钙质平衡，防止缺钙。乳母食用柑橘，还可增加母乳中钙的含量，帮助宝宝的牙齿和骨骼正常发育。橘子中的橘络（橘瓣上的白丝）和橘核，具有行气疏肝、通络止痛、促进乳汁分泌，以及使乳腺管保持通畅的作用，产妇食用橘络和橘核可以预防乳痛和乳腺炎的发病。柑橘中的多种维生素能够维持毛细血管的完整性，可以消除皱纹，减少黑斑，美白肌肤。产妇食用柑橘，可以得到很好的美容养颜效果。

柑子与橘子的外形基本相似，橘子皮薄色红，容易剥除，柑子皮厚色黄，较难剥除。两者的功用和营养成分大致相同，因此，人们常将柑、橘并称。产妇坐月子期间，可适当吃些柑、橘，对产妇和宝宝的健康都很有益。

20. 香蕉

香蕉，又名甘蕉，含有糖类、蛋白质、脂肪、维生素（维生素 A、维生素 B、维生素 C、维生素 E）、矿物质（钙、磷、铁等）、纤维素、果胶、酶类等多种营养成分。此外，香蕉中还含有少量的 5- 羟色胺、去甲肾上腺素、二羟基苯乙胺等生物活性物质。

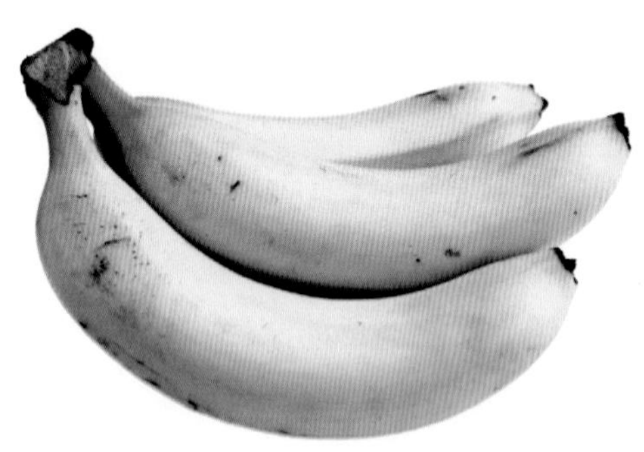

香蕉味甘、性寒，具有生津止渴、养阴润燥、通血脉、解酒毒的作用，可以治疗烦躁口渴、大便秘结、痔疮出血、醉酒不适等病。另外，香蕉还有降血压，防治动脉硬化、冠心病的作用。香蕉含有丰富的铁元素，而且能够润肠通便。由于失血和哺乳的缘故，产妇常常会有贫血缺铁的症状；产妇卧床休息较多，运动不足，胃肠蠕动明显较差，因而常常会有便秘的现象，所以产妇在坐月子期间，适当吃些香蕉，既能补血，又可帮助排便，对产妇的身体恢复帮助很大。香蕉具有补气提神、美容养颜、瘦身减肥的作用，产妇常食香蕉，能够补充精力，恢复体力，可以保持眼睛明亮有光泽，促使皮肤柔嫩光滑，保持体形矫健苗条。

香蕉性寒，脾胃虚寒、腹泻便溏者不宜多食。

21. 梨

梨含有糖类、维生素 B_1、维生素 B_2、维生素 C、烟酸、胡萝卜素等营养成分，以及钙、磷、铁等矿物质，还含有苹果酸、柠檬酸，以及少量的蛋白质、脂肪等营养成分。

梨子味甘、微酸，性凉，具有生津止渴、清热除烦、养阴润肺、止咳化痰的作用，可以治疗伤风咳嗽、咽喉干痛、口渴心烦、声音沙哑，以及急性气管炎、慢性气管炎等病。产妇食用梨子，可以生津止渴、润肺、止咳化痰，能够防治月子期感受风热所致的头痛发热、咽干咽痛、声音沙哑、咳嗽痰多等症。

梨子性凉，不宜多食，久食伤脾胃、助寒湿。

22. 荔枝

荔枝含有葡萄糖、果糖、蔗糖、维生素 B_1、维生素 B_2、维生素 C、烟酸、柠檬酸、苹果酸、果胶、蛋白质、脂肪等营养成分，以及钙、磷、铁等矿物质。

荔枝味甘、微酸，性微温，具有和胃

生津、补气养血、理气止痛、消痈止血等功效，可以治疗病后体虚、产后体虚、疲倦乏力、不思饮食、呃逆胃痛、皮肤生疮，以及外伤出血等病。产妇食用荔枝，可以补气提神，恢复体力，促进伤口愈合，防止恶露量多，能够帮助身体早日复原。

荔枝可以生食，也可以煮汤、熬粥食用。荔枝不可多食，多食容易上火，甚至引发荔枝病（即低血糖症）。吃荔枝过多时，会出现头晕、四肢无力等不适症状，应立刻饮用糖水以补充糖分。

阴虚火旺、时常发热者，最好不要食用荔枝。

23. 龙眼

龙眼，干果又名桂圆，含有葡萄糖、蔗糖、酒石酸、维生素A、维生素B、钙、磷、铁等多种营养成分，还含有少量的蛋白质、脂肪，以及腺嘌呤、胆碱等营养物质。

龙眼味甘、性温，具有益气补血、养心安神、益智补脑、理虚和胃、敛汗止汗、健脾止泻等功能，可以治疗病后体虚、产后体虚、头晕疲倦、面色萎黄、心悸气短、失眠健忘、畏寒怕冷、易出汗、肢体水肿、腹胀便溏等病。产妇食用龙眼，可以补血、提神、消除疲劳，有助于睡眠，并促进身体早日复原。龙眼是产妇理想的营养食品，有助于产妇身体的恢复。龙眼可以生食，也可煮汤或煲粥食用。

龙眼性热，容易助火生热，时常发热者不宜多食。

24. 山楂

山楂中维生素的含量很丰富，如维生素C的含量很高，每100g山楂中维生素C的含量约为89mg。除此之外，山楂还含有糖类、胡萝卜素、脂肪、蛋白质、苹果酸、柠檬酸、黄酮类化合物等营养成分，以及钙、磷、铁等多种矿物质。

山楂味甘、酸，性温，具有消食开胃、活血化瘀、收敛止泻、降血压、降胆固醇等多种功效，可用于治疗肉食积滞、消化不良、腹胀腹痛、嗳气吞酸、经闭痛经，以及产后恶露量多、子宫复旧不良、产后腹痛、后枕痛等病。现代药理研究证明，山楂具有降血压、降血脂、强心、抗心律不齐的作用，可以治疗高血压、高血脂、冠心病等病。山楂内的黄酮类化合物牡荆素，具有一定的抗癌作用。山楂能够促进子宫收缩，促进宫腔内瘀血的排出，还能够止痛，促进子宫复原。生产过后，产妇常因体力消耗过度而感觉口干口渴、食欲不佳，山楂具有消食开胃、生津止渴的作用，适合产妇食用。适当食用山楂，可以增进食欲，帮助消化，能够帮助产妇的身

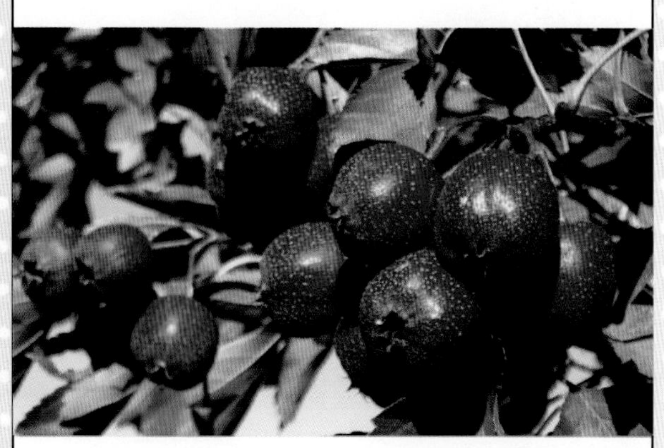

体早日恢复。乳母食用山楂，还可间接提高奶水质量。

产妇坐月子期间，为了增强营养，常常食用大量的肉类，发生食积、消化不良的概率很大。山楂专消肉积，适当食用山楂，能够帮助身体消化肉类食物，有助于营养的吸收。

山楂味酸，对胃有一定的刺激作用，胃溃疡、胃酸过多者应尽量避免食用。

25. 生姜

生姜含有糖类、蛋白质、脂肪、纤维素、胡萝卜素、维生素 B_1、维生素 B_2、烟酸、维生素 C，以及钾、钠、钙、磷、镁、铁、锰、锌、硒等多种矿物质。此外，生姜还含有姜辣素、挥发油、植物杀菌素、油树脂等多种天然活性成分。

生姜味辛、性温，具有发汗解表、温中散寒、和胃止呕、止咳化痰、祛风湿、通经络、解毒等多种功效，可以治疗伤风感冒、鼻塞清涕、咳嗽痰白、呃逆反胃、恶心呕吐、胃腹冷痛、腹泻便溏、风寒湿痹、关节冷痛、经闭痛经、肢体麻木等病。

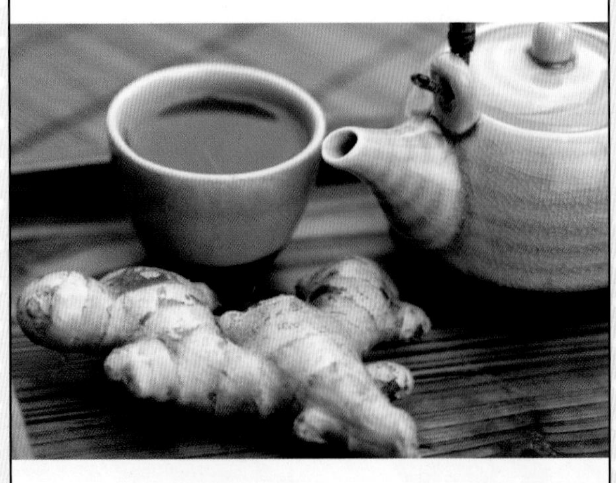

生产之时，由于体力过度消耗，失血失液过多，以及子宫、产道严重损伤等多种因素的影响，产妇常常非常虚弱，容易出现疲倦乏力、畏寒怕冷等阳气不足、气血亏虚的表现。所谓“产前一盆火，产后一块冰”，也正是对这种情况的真实写照。生姜性热，能够鼓动阳气，促进新陈代谢，使身体由内向外暖和起来。生姜中的姜辣素，能够刺激心脏和血管，使心跳加快、血管扩张、血流加速，血液循环加快后可促使全身产生温热的感觉，让生产后的产妇全身暖和起来。生产之后，产妇身体虚弱，容易受到细菌病毒的侵袭。生姜中的植物杀菌素可将进入体内的细菌、病毒“赶尽杀绝”。产妇体质虚弱，很容易伤风感冒、咳嗽头痛，生姜具有散寒解表的作用，能够祛风散寒，预防外感咳嗽、发烧。产妇腠理疏松，骨缝开张，肌肉关节松弛，很容易受到风寒湿邪的侵犯，引起风湿、月子风、肌肉关节疼痛等病。生姜具有祛风散寒、除湿宣痹的作用，可以防治风寒湿痹、月子风、肌肉关节筋脉疼痛。产妇坐月子期间，体力消耗过度，食欲往往较差，生姜能够和胃止呕，增进食欲，可以促进胃肠蠕动，增加食量，促进消化液的分泌，使营养物质更容易被消化吸收，从而促进产妇身体早日复原。产妇适当食用生姜有益身体健康，而摄入足够的营养，乳汁的质量就有了保证，婴儿的健康成长发育也就理所当然地获得了很好的保障。

产妇坐月子期间，常常食用很多肉类，而且运动量过少，胆固醇很容易蓄积体内。

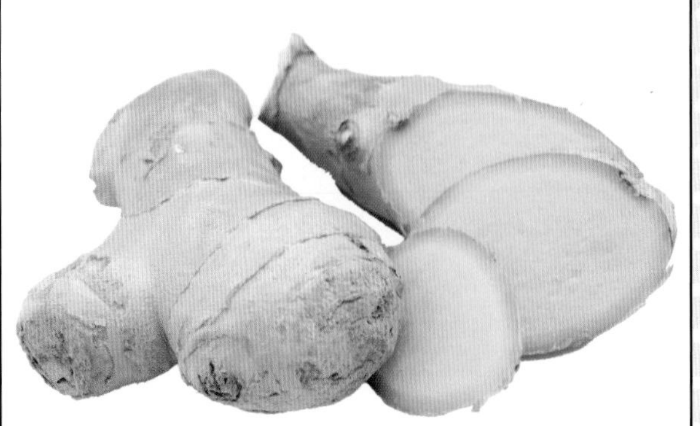

生姜具有降脂、消胆固醇的作用，可以抑制人体对胆固醇的吸收，防止胆固醇在肝脏和血清中蓄积。月子期间食用生姜，确实对产妇的身体非常有益。

生姜性热，时常口苦口臭、目赤肿痛、便秘尿黄，有内热炽盛症状表现者，应尽量避免食用。

26. 麻油

麻油是从胡麻科一年生草本植物芝麻的成熟种子中榨取出来的一种植物油，又称香油、胡麻油、乌麻油等。麻油的主要成分为不饱和脂肪酸，其中主要为油酸、亚油酸、棕榈酸、花生酸等。麻油含有少量的糖类、维生素 E、固醇、卵磷脂、烟酸、叶酸、芝麻素、芝麻林素、芝麻酚等营养成分，以及钙、磷、铁、镁、锌、锰、硒等矿物质。

麻油味甘、性凉，具有生肌长肉、滋补肝肾、润肠通便、解毒、调味等功能，可以治疗腰膝酸痛、筋骨无力、白发脱发、肠燥便秘、疮疡疥癣、皮肤皲裂等病。麻油含有丰富的必需脂肪酸，可以抗衰老，防止血管硬化，促进伤口愈合，防止发炎。麻油是一种很好的坐月子食品，能够促进产妇身体早日恢复。产妇食用麻油，可以起到调节激素分泌，帮助子宫收缩，防止伤口感染，保持大便通畅的作用。

麻油是推荐产妇使用的一种调味品和烹煮用油。麻油不耐高温，其中所含有的多元不饱和脂肪酸很容易被高温分解破坏，所以使用麻油烹煮时最好在低温下进行，油温不宜太高。

27. 米酒

米酒是以糯米或其他谷类与酒曲酿制而成的一种淡黄色液体，以透明、醇香、味甜、气味浓郁者为佳，又名甜酒、甜曲酒。米酒是中国的特产，中国是米酒的原产国。米酒的品种和产地很多，但以湖北孝感出产的米酒为佳。米酒含有十多种氨基酸，其中 8 种为人体不能合成而又必需的氨基酸。米酒的氨基酸含量很高，要比啤酒高出 5 ～ 10 倍。米酒中还含有甘油乙酸、乳酸、琥珀酸、酯类、醇类、维生素等营养成分，以及钙、磷、铁、锰、锌、硒等营养物质。

酒类，是水谷之精，其性热，其气悍，可“通行十二经脉”。中医认为米酒味辛、甘，性温，能够活血化瘀、温经散寒、祛风除湿、避秽驱邪，助药力、行药势。产妇坐月子期间，适当喝点米酒，或者用米酒烹煮食物，可以清除瘀血，促进子宫收缩，有利于伤口愈合及恶露的排出。生产后，产妇身体虚弱，很容易感受风寒湿邪，出现伤风感冒、风湿病、月子风、肌肉关节筋骨疼痛、麻木等病。食用米酒烹煮的食物，能够祛风除湿、温经散寒，可以预防感冒伤风、风湿病及月子风的发生。米酒具有调味增香、消除腥味的作用，产妇坐月子期间，采用米酒烹煮食物可以增加产妇的食欲，有利于产妇的营养吸收和身体复原。

米酒是月子期间不可缺少的一种食品，适当饮用米酒确实对产妇的身体恢复很有好处，但应注意适时适量。一般来说，产妇饮用米酒的最佳时间应在产后1周之内。一周之后瘀血已基本除去，如果继续饮用米酒，或者食用大量米酒烹煮的食物，则反而会导致恶露增多，排出时间延长，影响产妇的身体恢复。

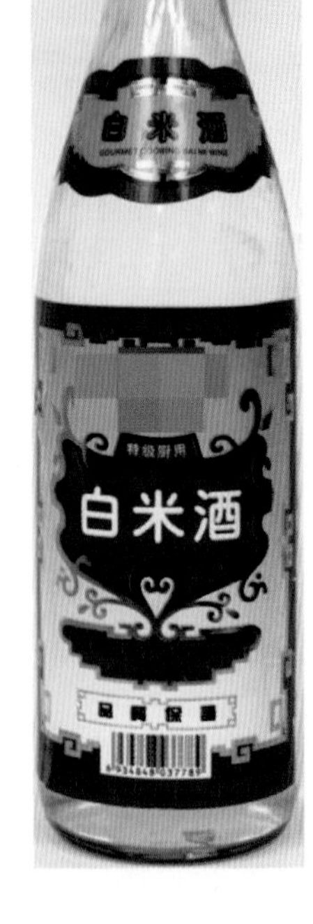

米酒性热，如果饮用量过多、饮用时间过久，很容易导致产妇上火，出现口臭口疮、咽痛目痛等症。乳母大量饮用米酒，婴儿食用其乳汁后很容易发热。

另外，米酒含有15% ~ 20%的酒精，酒精通过母乳进入婴儿体内，会对婴儿的大脑和肝脏造成损害。乳母最好不要饮用黄酒，采用米酒烹煮食物时，用量也不要太多。使用米酒烹饪时，烹煮时间要稍微久一些，尽可能将米酒中的酒精蒸发出去。

28. 猪腰

猪腰，又名猪肾、猪腰子，含有蛋白质、脂肪、糖类、维生素A、维生素C、维生素E、维生素B_1、维生素B_2、烟酸等营养物质，以及钾、钠、钙、镁、铁、锰、锌、磷、硒等矿物质。

猪腰味咸、性平，具有强筋健骨、滋补肝肾、利水消肿、涩精敛汗等作用，能够治疗腰酸腰痛、下肢无力、面目浮肿、肢体水肿、耳鸣耳聋、遗精盗汗等症。猪腰既可强健骨骼，增强腰力、腿力，防止腰背酸痛、下肢疼痛无力，又可促进新陈代谢，帮助体内排出过多水分，消除水肿，还可减少出汗，恢复子宫卵巢机能。生产过后，产妇身体虚弱，腰背、腿部酸软无力，如果经常抱孩子，还会进一步加重腰背及腿部的负担，稍有不慎就会腰背酸痛。月子期适当食用猪腰，能够增强腰背和腿部的力量，防治腰酸背痛、下肢疼痛。

猪腰的胆固醇含量较高，血脂、胆固醇水平过高的产妇应尽量少食。

29. 猪蹄

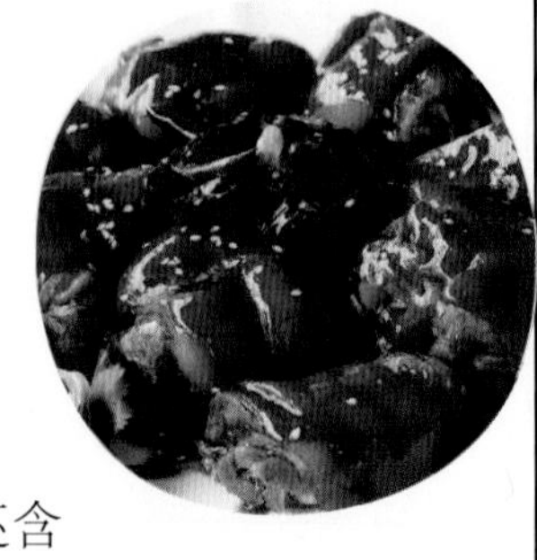

猪蹄，即猪的四脚，含有丰富的胶质、蛋白质和脂肪，钙的含量也比较高。此外，猪蹄还含有维生素A、维生素E、维生素B_1、维生素B_2、烟酸等营养，以及钾、钠、镁、铁、锰、锌、磷、硒等营养物质。

猪蹄味甘、咸，性平，具有补血通乳、

养阴补肾、润肤养颜、解毒、托疮等功效，能够治疗贫血体弱、面色萎黄、头晕乏力、乳汁稀少、肌肤干燥、腿痛脚痛，以及痈疽、疮毒等病。产妇生产时损失了大量的血液和胶原蛋白，容易出现贫血、面色萎黄、雀斑、蝴蝶斑、妊娠纹等症，皮肤也会变得粗糙、松弛、缺乏弹性。猪蹄既可补血养阴、增加体力，治疗贫血面黄、腰腿酸痛无力等病，又可美容养颜、除斑消皱，帮助皮肤恢复弹性，还可促进乳汁分泌，提高奶水质量。食用猪蹄，不仅能够帮助产妇的身体进行恢复，依靠母乳成长的婴儿也能从中受惠，获得更高品质的奶水和足够的营养。

猪蹄的脂肪含量很高，容易助湿生痰，肥胖症、高血压、胆固醇过高的产妇不宜多食，痰湿内盛、消化不良者，一次也不宜食用过多。

30. 猪心

猪心含有蛋白质、脂肪、碳水化合物、维生素 B_1、维生素 B_2、维生素 C、烟酸等营养，以及钙、磷、铁、锌、硒等多种营养物质。

猪心味甘、咸，性平，具有补血养心、安神定惊的作用，可以治疗心慌气短、失眠健忘、惊悸怔忡、自汗疲倦等症。产妇食用猪心能够稳定情绪，恢复体力，改善睡眠状况，预防产妇忧郁症的发病。

猪心的胆固醇含量较高，血脂、胆固醇水平过高的产妇不宜食用。

31. 猪肝

猪肝含有丰富的维生素 A，铁和锌的含量也很高。此外，猪肝还含有蛋白质、脂肪、糖类、维生素 B_1、维生素 B_2、维生素 C、烟酸、钙、磷、镁、钾、钠、锰、硒等营养成分。

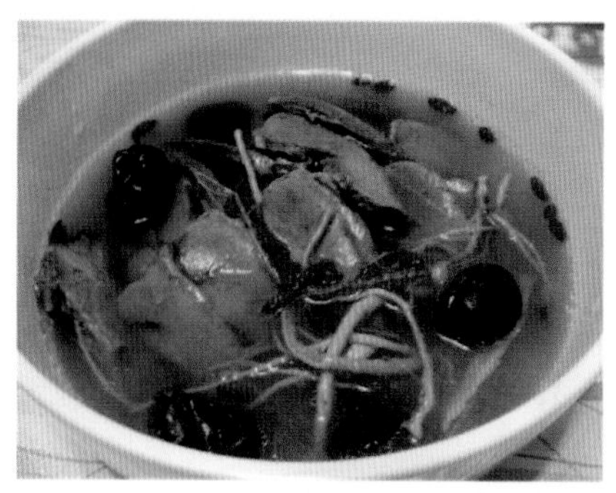

猪肝味甘、苦，性温，能够补血养肝、明目益视，可以治疗贫血面黄、头晕疲倦、眼睛干涩、视物不清、夜盲目赤、脚气浮肿等病。产妇食用猪肝，除了能够补铁，促进血液再生以外，还可改善视力，使眼睛更加明亮。

猪肝的胆固醇含量较高，宜于早上和中午食用，晚餐和夜宵则应尽量少食，血脂、胆固醇水平过高的产妇不宜食用。

32. 海参

海参的蛋白质含量很高，而且胆固醇的含量为零。海参含有粗蛋白、黏蛋白、糖蛋白、粗脂肪、脂肪、糖类、维生素等营养，以及丰富的碘、钙、磷、铁等矿物质。除此之外，海参还含有硫酸软骨素、海参素、海参毒素、酸性黏多糖等活性成分。

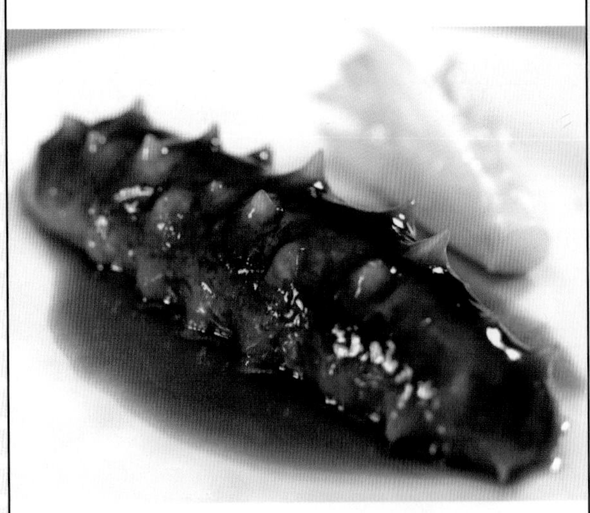

硫酸软骨素具有健骨、养颜抗衰老的作用，海参素能够抑制多种霉菌，海参毒素和酸性黏多糖则对某些癌细胞具有明显的抑制作用，具有抗肿瘤等多种功效。

中医认为海参味甘、咸，性温，具有补肾益精、养血润燥、滋阴壮阳、调经安胎、利产、止血、催乳等作用，可以治疗病后体虚、产后体虚、腰酸疲倦、手脚麻痹、尿频夜尿、大便秘结等病。男子食用海参，还可治疗阳痿遗精、梦遗滑泄等病。海参是一种高蛋白食物，营养价值很高，很适合产后体弱，疲倦腰酸、便秘尿频、乳汁量少者食用，对产妇的身体恢复极为有益。

海参性质滑利，腹泻便溏、痰多者不宜多食，或者就不要食用。

33. 鸡肉

鸡肉的营养价值很高，是产妇月子期间必不可少的一种食物。鸡肉含有蛋白质、脂肪、糖类、维生素A、维生素B_1、维生素B_2、维生素C、维生素E，以及钙、磷、铁、锌、硒、钾、钠、镁等多种营养物质。

鸡肉味甘、性温，具有益气补血、滋补元气、温中和胃、添精补髓的作用，可以治疗病后体虚、产后体虚、消瘦疲倦、怕冷多汗、腹胀纳差、泄泻便溏、小便频数、身体浮肿、崩漏带下、头晕消渴、恶露量多、乳汁量少等病。鸡肉具有温中理虚、补气生血的作用，能够促进伤口愈合，增加乳汁分泌，非常适合产妇食用。对于产后失血过多、贫血面黄、怕冷怕风、易出汗、恶露不止、奶水量少的产妇，食用鸡肉的效果更良好。

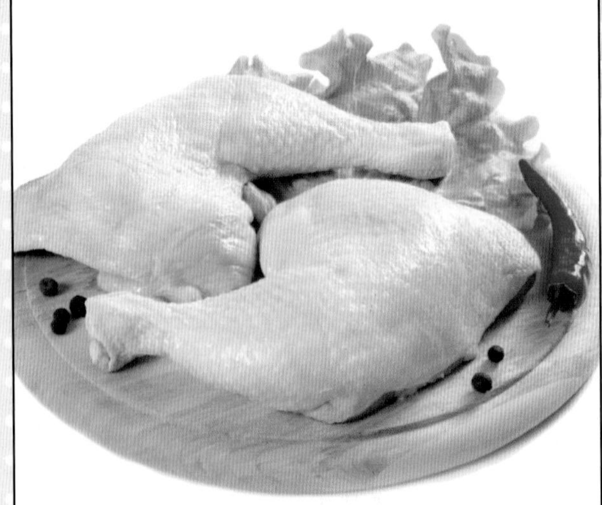

鸡肉是月子餐的主角，吃法各式各样，可以制成多种菜肴，煮、炒、蒸、炖、烧、烤、焖、焗，各种烹饪方法均可采用。传统月子餐中最为出名者当属麻油鸡，但若论滋补效果，鸡肉还是以慢火久炖，食肉喝汤效果更佳。

鸡肉性温，容易上火生痰，感冒发烧、咳嗽痰黄者不宜多食。

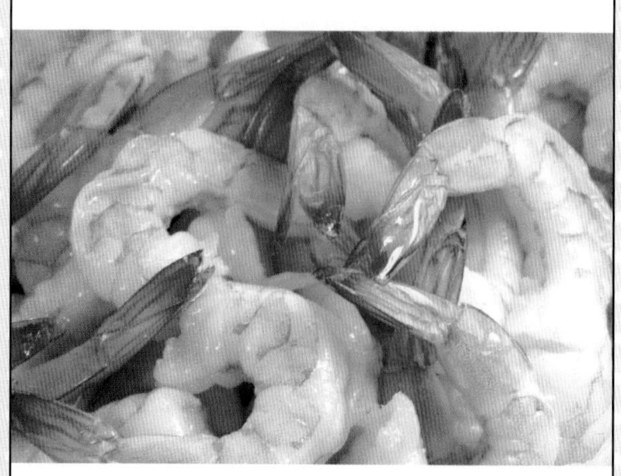

34. 虾

虾可分为海虾和淡水虾两大类，淡水虾包括河虾和湖虾。虾除了蛋白质含量很高之外，还含有脂肪、糖类、维生素A、维生素B_1、维生素B_2、维生素E、烟酸、钙、磷、铁、锌、碘等多种营养物质。

虾肉味甘、性温，具有温阳补肾、通乳托毒的作用，可用于治疗腰膝酸软、下肢无力、尿频夜尿、畏寒怕冷、产后体弱、乳汁稀少，皮肤溃疡、痈疮肿毒，以及男子阳痿、小儿麻疹、水痘等病。

虾的营养价值很高，含有丰富的蛋白质。产妇体弱，需要大量的营养，虾肉不仅能够补充营养，促进产妇身体早日复原，还可补肾，辅助治疗腰腿酸痛、尿频夜尿等病。鲜虾具有通乳的作用，可以促进乳汁分泌。乳母食虾，宝宝也会从中受益。

虾可鲜食，也可制成虾米、虾干食用。鲜虾可蒸、炒，也可煮汤食用。

淡水虾肉性热，热量很高，食后容易上火，热病发热期间应避免食用。虾为发物，容易引起过敏，有哮喘等过敏性疾病者慎食。

35. 鳝鱼

鳝鱼，又名黄鳝，含有蛋白质、脂肪、糖类、维生素，以及钙、磷、铁、锌等营养物质。鳝鱼中含有一种特殊的活性物质——鳝鱼素，具有调节血糖的作用，可以防治糖尿病。

鳝鱼味甘、性温，具有益气补血、健脾和胃、祛风除湿、强健筋骨的作用，可用于治疗疲倦乏力、面色萎黄、头晕眼花、心慌气短、风湿骨痛、筋骨无力、产后体弱、恶露淋漓不止、腹胀腹痛、腹泻便溏，以及痔瘘，臁疮、皮肤溃疡等病。鳝鱼具有很好的营养滋补作用，能够促进产妇身体恢复。产妇食用鳝鱼，能够收腹紧身，促进伤口复原，减少恶露、促进子宫缩复，防止阴道松弛、子宫下垂，以及月子风痛等病症的发生。

鳝鱼肉嫩味美，肉厚刺少，营养价值很高，可以红烧、清蒸，也可以炖汤、煮羹，还可以炒菜或煮粥。

鳝鱼性温，热证发烧或热病初愈者，不宜食用。

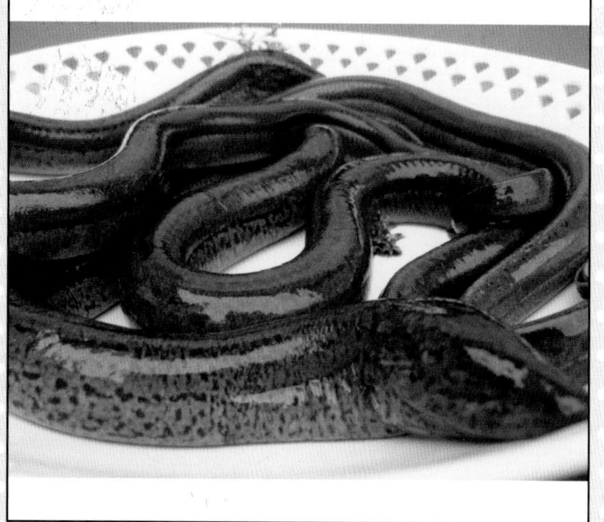

六、月子内应避免食用的食物

1. 香烟

香烟含有大量的有毒物质，燃烧后会释放一氧化碳、氢氰酸、乙醛、丙烯醛、丙酮、硫化物、氨、酚等有毒物质，这些有毒物质可以通过呼吸道、胃肠道及皮肤等多种途径进入人体，对产妇和婴儿的呼吸系统、心脑血管系统和神经系统造成严重的伤害。

吸烟会妨碍人体吸收维生素C、维生素B_2等营养物质，产妇吸烟还会抑制乳汁分泌，影响正常的母乳喂养。婴儿被动吸烟，不仅会影响其智力发育，还会导致其智力、情感甚至行为方面的缺陷。被动吸烟，还会损伤婴儿的呼吸道黏膜，导致婴儿抵抗力减弱，容易发生呼吸道感染，时常咳嗽、气喘。

产妇应尽量戒烟，其他烟客也应有公德心，尽量避免在产妇和婴儿周围抽烟。

2. 酒

酒有白酒、黄酒、果酒和啤酒等多种类型，但是不管哪一种，其主要的成分均为乙醇（酒精）。

正常人适量饮酒倒没有什么大碍，但对生命尚处于幼小阶段的婴儿却会造成严重的伤害。母亲饮酒后，乙醇很快便会进入乳汁。宝宝喝下含有乙醇的母乳以后，乙醇很快就会在其体内产生作用，伤害宝宝的中枢神经系统，导致婴儿出现震颤、易被激怒、不会吮乳、听力过敏等症状，甚至导致语言障碍、智力低下、生长发育缺陷等严重问题的产生。

①啤酒：啤酒素有“液体面包”“液体维生素”之称，一般人适量饮用，确实对身体有益。啤酒是以大麦芽为主要原料酿制而成的，麦芽具有回乳的作用，因此啤酒也多少会有抑制乳汁分泌的作用。正值哺乳期的产妇，最好不要喝啤酒，以免影响乳汁分泌。想要断乳的产妇则另当别论，适当喝些啤酒，倒是可以帮助回奶。

②黄酒：黄酒别名老酒，实属水谷之精，其性热，其气彪悍，能通行十二经脉。产后适量饮用，能够祛风活血、避秽祛邪，有利于子宫缩复和恶露的排出，但若饮用过多，或长期饮用，则会助热生火，导致产妇口舌生疮。内热产妇的母乳喂食给宝宝，会导致宝宝发热、烦躁、口臭，甚至出现黄疸。黄酒在产后第一周内使用较为适宜，过迟使用或者使用时间过久，则会导致恶露不止，排出时间延长，影响子宫复旧。

黄酒性热，适合身处气候寒冷的地方，或在冬天坐月子时使用。如果是在气候炎热的夏天，或是地处热带地区国家，产妇坐月子时则最好不要使用太多的黄酒，以免引起恶露淋漓不止，导致阴道松弛，子宫收缩不良。

③白酒、果酒和补酒（药酒）：白酒、果酒的种类很多，酒精含量也一般较高，对产妇和宝宝的伤害也会更大，产妇坐月子期间最好避免饮用。除了白酒、果酒以外，还有很多补酒（药酒）和保健酒，比如毛鸡酒、养命酒、灵芝酒、郎酒等，这些都是采用白酒或者果酒浸泡，或是将药材与谷类一起酿制发酵而成。补酒和保健酒同样含有很高的酒精成分，月子期内均应避免饮用。

3. 茶

茶叶依其加工和炮制方法的不同，可分为红茶、绿茶两大类。依其产地的不同，可分为中国茶、锡兰茶、日本茶等多种类型。茶叶具有很好的养生保健功能，普通人少量饮茶确实对身体很有好处，但对产妇和婴儿来说，饮茶却弊大于利。

茶叶中含有鞣酸、咖啡因等天然活性成分。鞣酸进入肠道以后，会与其他食物中的铁元素结合，妨碍铁元素的吸收。而且茶的浓度越高，鞣酸的含量也就越高，对铁元素吸收的阻碍也就越大。产妇喝茶，容易导致缺铁性贫血。

生产之后，产妇的体力消耗很大，急需睡眠休息，茶叶中的咖啡因具有兴奋作用，能够影响产妇的休息睡眠。产妇喝茶，不管是清泡还是冲成奶茶，茶叶中的咖啡因都会通过母乳进入宝宝体内，导致宝宝过度兴奋，烦躁哭闹、不易入睡。另外，咖啡因还会让宝宝因肠胃痉挛而突然无故哭闹。

4. 咖啡

咖啡的品种很多，冲泡方法各式各样。市面上的袋装咖啡形形色色、五花八门，什么白咖啡、红咖啡、绿咖啡、灵芝咖啡等，不胜枚举。咖啡店开得也非常多，随处可见。如果突然想喝咖啡的话，不费吹灰之力就可以轻易找到一杯美味醇香的咖啡。

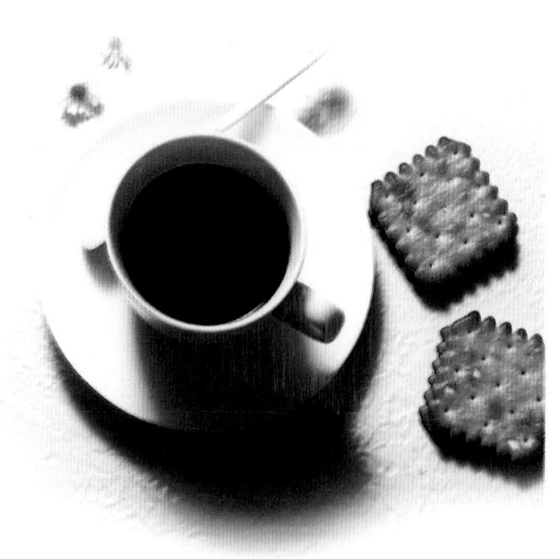

咖啡具有很好的提神作用，一杯咖啡喝下去，很快就会精力充沛。咖啡的提神作用，与其中的含量很高的咖啡因有关。咖啡因能够影响产妇的休息睡眠，通过母乳进入婴儿体内以后，还会影响宝宝的休息睡眠和健康成长。咖啡会影响钙的吸收，容易导致缺钙，对产妇的身体恢复不利。产妇坐月子期间，最好不要喝咖啡。

5. 味精

味精，主要成分是谷氨酸钠。产妇食用少量味精，对自己的身体确实有益无害，但对宝宝的健康却有很大的不良影响。如果产妇有为宝宝哺乳，味精便会通过母乳进入宝宝肠道，阻碍微量元素锌的吸收。

三个月内大的婴儿，几乎完全依靠母乳喂养，如果产妇食用味精过多，谷氨酸钠便会随着母乳进入宝宝体内，与宝宝肠道内的锌发生特异性结合，形成婴儿不能吸收利用的谷氨酸锌，然后直接排出体外，从而导致宝宝缺锌，影响宝宝的正常生长发育。

锌与婴儿生长发育息息相关，缺锌会导致宝宝智力减退，生长发育迟缓，甚至引发厌食、性晚熟等疾病。

生产 100 天以内，产妇和婴儿的食物内最好少用或者不用味精。

6. 麦乳精

麦乳精是一种高糖、高蛋白质食物，含有大量的麦芽糖和少量的麦芽酚。麦芽糖、麦芽酚，都是由麦芽里提取出来，具有与麦芽相同性质和功能的，能够回乳，减少乳汁分泌。

哺乳期间，产妇最好不要饮用麦乳精，除非要给宝宝断奶。

7. 巧克力

巧克力是一种营养相当丰富的食品，糖类、脂肪和蛋白质的含量全都很高。巧克力中糖的含量可高达50%，脂肪的含量约为30%，蛋白质的含量约占15%，此外巧克力还含有维生素B_2、锌、铁、钙等营养成分。

巧克力所含的优质糖类，能被人体快速消化吸收，并产生大量的热能供人体消耗利用。巧克力能够降低食欲，减少食量，食用后会产生明显的饱腹感，影响产妇的食量和食欲，妨碍其他各种营养物质的正常吸收。

巧克力的糖分含量很高，食用过多会加重胰脏的负担，导致脂肪、糖代谢紊乱，容易引发肥胖和糖尿病。另外，产妇食用过多的巧克力，还会损害牙齿，导致龋齿。

8. 人参

人参具有大补元气、生津固脱的作用，除非生产时发生严重大出血，导致元气大伤，否则一般情况下产妇不宜过早、过多地服用人参进补。

人参含有人参皂苷等多种活性成分，具有很强的兴奋作用，服用后会感觉精力充沛，烦躁不能入睡。生产时产妇体力消耗很大，精神极度疲倦，分娩后急需卧床休息以恢复体力，如果产后过早服用人参，反而会影响产妇的休息睡眠，对产妇的身体恢复不利。

人参具有强心、大补元气的作用，可以加速血液的循环流动速度。生产之后，产妇的子宫和产道留有严重的伤口，出血持续不止，过早服用人参有可能会影响伤口愈合，增加出血量，延长出血时间，甚至导致产后大出血。产后一周内，伤口尚未愈合，恶露排出量多时，产妇最好避免服用太多人参，以免影响子宫收缩，妨碍产妇身体复原。

七、月子期内应如何忌口

月子期忌口是一个非常复杂的问题，合理而恰当的忌口对产妇和宝宝的健康有利，反之，错误或不当的戒口则肯定会对产妇的身体甚至宝宝的健康造成一定的伤害。产妇坐月子期间，必须明白什么食物应该食用？什么食物不应该食用？什么时候应该戒口？什么时候不应该戒口？哪些食物应该多食？哪些食物应该少食？自己本身是什么样的体质？什么是适合自己体质的戒口方法？

产后戒口可分为普通戒口和个体差异性戒口，普通戒口在一般的保健书籍中很容易找到答案，一些有经验的“过来人”也会信口讲给你听，但那些专门针对自己本身体质的个体差异性戒口方法，则应请教有经验的专业人士。产后戒口应该科学合理、理智慎重，千万不可以样学样，照葫芦画瓢，盲目听信他人或者盲目照抄别人的戒口方法，以免弄巧成拙，反而妨碍自己身体的恢复。

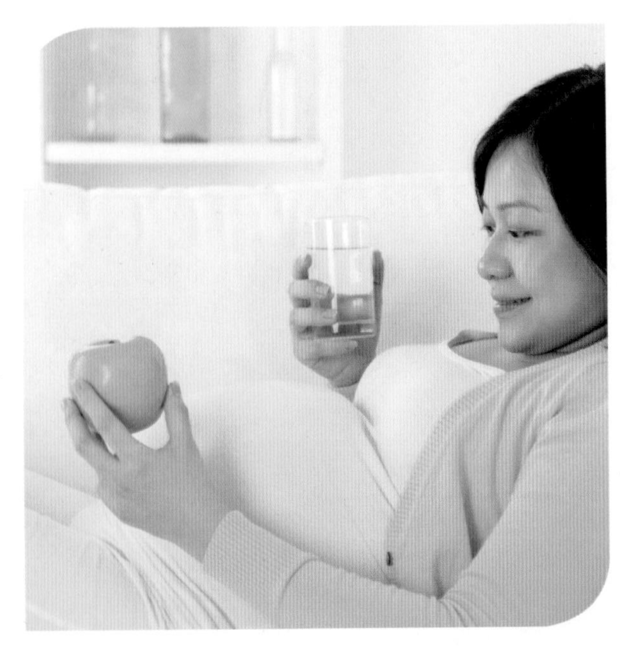

1. 忌营养滋补过量

产妇坐月子期间，大多都很注重营养，往往餐餐不离鸡，顿顿都有鱼，生怕自己缺少了营养。不可否认，营养不足确实会对产妇的身体恢复极为不利，可是如果每天都大补特补，进食过多，同样会对产妇的身体极为不利，甚至还会影响宝宝的生长发育，这点不是每个产妇及其家人都能明白和理解的。一些产妇生产之前肚子大大的，月子之后腰腿又变得圆圆的，前边的出去了，后边的又跟着进来了。称量之后才被吓了一跳，坐完月子之后产妇的体重比生产之前来得还要重。

产妇坐月子期间，盲目进补很容易导致营养过剩，引起肥胖症、高血压、糖尿病、冠心病等多种疾病的发生。调查显示，营养滋补过度的产妇，冠心病、肥胖症的发病率要比正常人高出 2 ~ 5 倍，糖尿病的发病率则约为正常人的 5 倍，这恐怕是过分强调月子期进补的产妇所不愿看到的事实。除此之外，产妇坐月子期间，营养过剩还会导致母乳内的脂肪含量过高，如果宝宝消化吸收能力太弱，就会时常腹泻，进而营养不良；如果宝宝消化能力够强，则会导致营养过剩，引起肥胖、扁平足、行动迟缓、智力发育不良等疾病的发生。

产妇坐月子期间，并不是说产妇吃得越好，就对身体越有利，有时反而是进食清淡稀软、容易消化的粗茶淡饭，才对产妇的身体恢复最为有利。大量进食鸡、鸭、鱼、肉、鸡蛋、麻油、人参、蜂王浆之类高蛋白、高脂肪、高热量或太过油腻的食物，既平白加重了产妇家庭的开销，又无故增加了肠胃的负担，而且还剥夺了吸收其他重要营养物质的机会，导致产妇营养失衡，并最终影响产妇的身体恢复。

2. 忌五味过浓、忌食辛辣之品

五味，即酸、苦、甘、辛、咸五种味道，包括食物本身所具有的本味和于烹饪过程中所添加的多种强加味。中医认为，每一种味道都有各自不同的功能，适当食用均对人体有益，但也应注意避免五味过极，防止因五味过重而对人体造成伤害。不管是哪一味，过多食用都会对人体有害，都会伤害人的身体。因此，中医历来都很重视饮食清淡的食疗养生原则，产妇于月子期间更应严格遵循这一戒律。

产妇坐月子期间，应避免食物过酸。食用过酸的食物不仅会伤害产妇的牙齿，而且还会影响肠道对钙的吸收。

产妇的食物不宜过苦。食物过苦会影响食欲，妨碍肠胃的消化吸收功能。

甘，即甜味，产妇的饮食不宜过甜。进食太多的甜食，不仅影响食欲，而且还会损害牙齿，引起龋齿。过多的糖分进入人体以后，还会转化为脂肪，导致肥胖、糖尿病等疾病的发生。红糖和巧克力都属典型的甜味食品，少量食用都对产妇有益，但若食用过量则会妨碍产

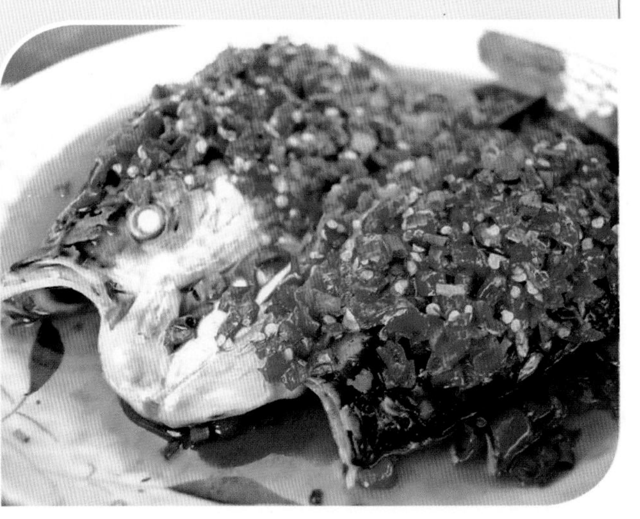

妇的身体恢复。

红糖含有大量的铁元素，能够活血化瘀、消除瘀血。生产过后，适当喝些红糖水既可补血，又能消除体内的瘀血，确实对产妇的身体非常有益。但是，产妇饮用红糖应注意两个原则，一是饮用的量不宜用过多；二是饮用的时间不宜过迟，也不易太久。红糖最好是在生产之后的前 10 天内饮用，超过 12 天以后，最好不要继续饮用。饮用红糖过多，或者持续饮用的时间过久，则会导致产后恶露过多，排出时间过长，对子宫的收缩复旧非常不利。

巧克力是一种营养相当丰富的甜味食品，含糖量约 50%，而且全为优质糖类，能够被人体快速消化吸收，并产生大量的热能。少量食用巧克力，确实对人体有益，但若大量食用，则会降低食欲，影响食量，妨碍产妇所需的其他各种营养成分的正常摄取。另外，食用过多的巧克力，还会加重胰脏的负担，导致脂肪和糖代谢紊乱，引起肥胖症、糖尿病等代谢紊乱性疾病的发生。

辛味，即辣味，辛辣的食物容易导致内热，引起便秘、痔疮、暗疮、口舌生疮、目赤肿痛、乳腺炎等热性疾病的发生。宝宝食用产妇的乳汁后，还可能上火、发热，导致口疮、口臭、口腔炎、流口水等婴儿口腔疾病的发生，妨碍宝宝进食。胡椒、辣椒、大蒜、茴香、蒜苗、韭菜、孜然、芥末等佐料和调味品，都属辛辣之品，产妇坐月子期间应尽量少食、少用。

产妇坐月子期间，食用的食物不宜过咸，也就是说产妇不可吃过多的盐。吃盐太多，或者进食过多的咸菜和腌制品，容易加重肾脏负担，导致水钠潴留，甚至引起水肿、高血压等疾病的发生。产妇不可吃盐过多，但也并不是说一定要禁止吃盐。相反的，由于生产之后产妇频繁排尿，并且大量出汗，体内盐分随水分大量丢失，很容易导致水和电解质失衡。因此，产妇应适当吃盐，以补充体内流失的盐分，防止电解质紊乱。

3. 忌食生冷、坚硬及油腻煎炸食物

生冷、油腻、坚硬、煎炸的食物很不容易被人体消化吸收，稍有不慎就会引起肠炎腹泻，甚至食物中毒等肠胃疾病。生产之后，产妇的肠胃蠕动功能减弱，抗病能力较差，再加整日卧床休息，活动量很少，消化吸收能力非常有限。如果此时食用生冷油腻、煎炸、坚硬的食物，则很容易发生肠炎腹泻、消化不良等疾病。

食用冰激凌、雪糕、沙拉、冷饮等性质寒凉的食品，会影响人体新陈代谢，妨碍产妇体内脂肪、水分、毒素及代谢废物的及时排出，容易导致肥胖及体内毒素大量蓄积，对产妇身体的恢复极为不利。另外，生冷、寒凉的食物还会导致瘀血滞留，引起产后腹痛、恶露不尽，甚至闭经、

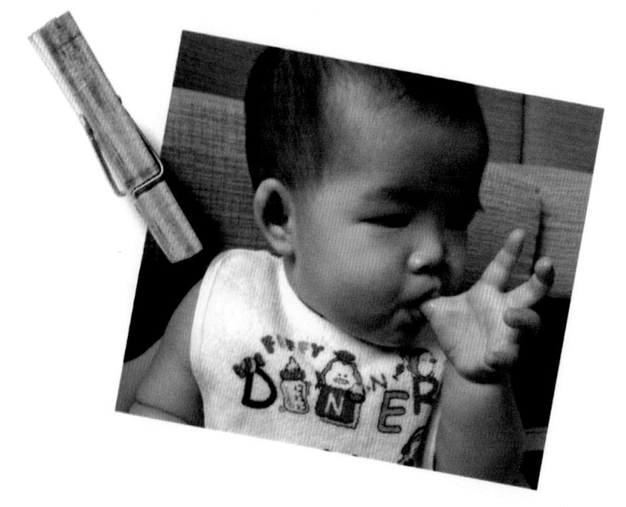

不孕等，影响产妇的身体健康，可见产妇在月子期间一定要忌食生冷寒凉之品。生菜、生果、冷食、冷饮，均属生冷寒凉之品，产妇最好不要进食，如果非要进食，则须注意饮食卫生，并且避免一次食用过多，以免导致多种肠道疾病的发生。必须指出的是，肠道疾病除了会影响产妇的身体恢复之外，还会影响母乳的质量，如果有用母乳哺养的话，甚至会间接影响宝宝的健康成长。

产妇坐月子期间，骨骼比较脆弱，坚硬的食物既不容易被消化吸收，又很容易损伤产妇的牙齿，导致牙齿松动、脱落。因此，产妇在坐月子时应尽量避免食用坚硬不易消化的食物。

油腻煎炸食物既不容易被消化吸收，又含有大量的反式脂肪酸，很容易导致肥胖。有油腻感的食物，不仅会影响产妇的食欲，还会导致产妇肥胖。过多的脂肪通过母乳进入婴儿肠道以后，还会影响宝宝的消化吸收功能，导致宝宝腹泻、消化不良。因此，产妇坐月子期间，应忌食油腻煎炸和高脂肪的食物。

4. 忌烟、忌酒、忌茶、忌咖啡

香烟含有大量的有毒物质，燃烧后所释放焦油、苯并蒽等毒性物质，可以通过呼吸道、胃肠道及皮肤等多种途径进入人体，伤害产妇和宝宝的呼吸系统、心脑血管系统和神经系统。婴儿长期被动吸烟，不仅影响智力发育，而且还会导致其智力、情感甚至行为方面出现缺陷。此外，产妇吸烟还会抑制其乳汁的分泌，影响正常的母乳喂养。

酒，即各种酒类的总称，包括白酒、黄酒、果酒、啤酒等，主要成分都是乙醇（酒精）。酒有活血通络的作用，普通人少量饮用，对身体会有一定的好处，但产妇饮酒则会产生恶露增多、出血量增加等弊端。另外，产妇饮酒以后，乙醇还会通过乳汁进入宝宝体内，伤害宝宝脆弱的身体。酒精会对婴儿的中枢神经系统造成严重的伤害，导致宝宝出现震颤、易被激怒、不会吮乳、听力过敏，甚至语言障碍、生长发育缺陷等严重疾病。无论是白酒、黄酒，还是果酒、啤酒，各种酒类都含有不同浓度的酒精，都会对产妇和婴儿造成一定程度的伤害，产妇都应慎用。

茶叶含有鞣酸、咖啡因等多种天然活性成分，茶叶中的鞣酸能够与食物中的铁元素结合，影响身体对铁元素的吸收，导致产妇发生缺铁性贫血。喝茶不仅对产妇本身的身体复原不利，而且还会对宝宝的身体健康构成危害。因此，不管是红茶、绿茶，还是锡兰茶、日本茶，也不论是奶茶还是水果茶，只要其中含有茶叶的成分，产妇都应尽量避免饮用。

咖啡因具有很强的兴奋作用，对产妇的休息和睡眠不利。咖啡因通过母乳进入婴儿体内，还能导致婴儿烦躁哭闹、不睡觉。产妇月子期间应避免喝茶、喝咖啡。

5. 忌食腐烂变质及腌腊加工的食品

腐烂变质、发霉变味、存放时间过久的食物，

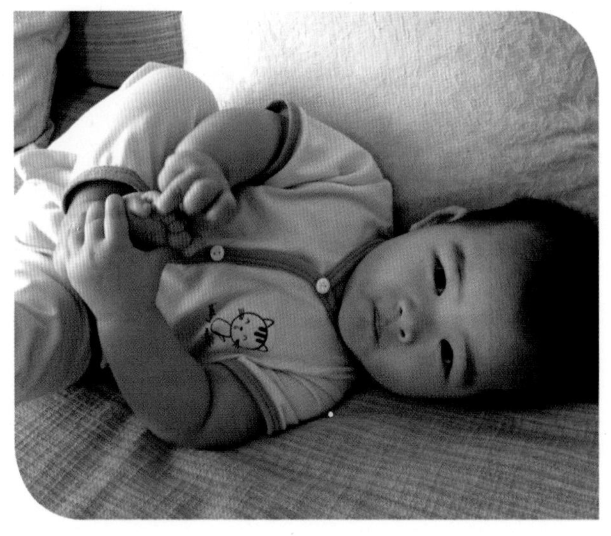

不仅含有很多病菌，营养成分也大打折扣，相信一般人都不会轻易食用。可是咸鱼、腊味、叉烧、火腿、肉干、咸蛋等腌腊烧烤类食物，却常常因为美味而让很多人垂涎三尺，想要大快朵颐。有些人甚至相信这些食物的营养价值很高，能够促进产后伤口愈合。比如有人认为“火腿营养丰富，能够帮助长伤口”，而鼓励产妇多食。其实这些说法早已落伍，不合时宜，甚至有误导的作用。早些年代，食物比较匮乏，新鲜食物难以长期保存，这类说法或许还有一定的道理，可现在食物资源丰富，人们的生活水平普遍提高，仍然沿用这种说法显然有些幼稚和不可思议。

火腿是一种腌腊制品，与其他腌腊烧烤食品一样，含有大量的致癌物质——亚硝酸盐。如果食用过多的亚硝酸盐，产妇日后会有患上癌症的可能。另外，亚硝酸盐也会通过母乳进入宝宝体内，为宝宝将来的健康成长埋下隐患。产妇应尽量少食或者不食火腿等腌腊烧烤、存放时间过久的食物，以免危害母子的健康。

除此之外，任何大寒、大热、过冷、过凉、过酸、过辣等太过刺激的食物，以及有毒、不新鲜、不清洁的食物，都可能会让产妇、婴儿产生过敏。某些含有人工添加剂的食物，产妇均应忌食或者完全不食。

6. 忌挑食、偏食

产妇应注意饮食均衡，避免挑食、偏食。世界上没有一种食物能够提供人体所需的所有营养成分，即便是有，其所含有的各种营养成分的比例也不见得能够符合人体需求。因此，任何一种食物，不管其营养价值有多高，也不管其营养成分有多丰富，一次性食用太多，或者长期大量食用，都对身体没有好处。比如鸡蛋的营养价值就很高，含有蛋白质、脂肪、卵磷脂、维生素、钙、磷、铁等多种营养物质和微量元素，与其他普通食物相比，营养成分可算是非常全面的，但其仍然缺乏纤维素和维生素 C。而且鸡蛋吃多了，除了会加重肠胃负担以外，也未必能被人体全部消化吸收。

科学家研究发现，产妇一天吃 40 个鸡蛋与一天吃 3 个鸡蛋，所吸收到的营养成分的种类和数量并没有多大差别，可是对肠胃所造成的负担却大不相同了。其实，产妇一天吃 3 个鸡蛋就已经足够了，再多就没有必要了。当然，如果只是用鸡蛋填饱肚子，不管一次吃多少，身体内肯定还是会缺少纤维素和维生素 C。

有些人说月子期内不可以吃蔬菜、水果，也有人说月子期内不能吃肉，这些都是错误的奇谈怪论。产妇坐月子期间，应进食多种食物，以保证营养均衡。蔬菜、水果中含有丰富的纤维素、碳水化合物、植物蛋白、维生素、钙、磷、铁、碘等多种营养物质，营养成分非常丰富，对促进产妇身体复原，提高母乳质量非常有益。因此，产妇坐月子期间，应保证食用一定数量的蔬菜和水果，不要因为蔬菜和水果被人们贴上“生冷”的标签就将其拒之千里之外，白白错失了补充营养的优质来源，却反而去寻求一些价格昂贵，但又不知道其是否真正安全有效的维他丸服用。

7. 忌月子内节食

女性生产之后，体重一般都会有所增加，身体也会明显发胖。一些女性“谈肥色变”，一想到变胖就整天吃不下，睡不香，恨不得马上恢复怀孕前的苗条体形。月子没坐几天，便开始学别人节食减肥。其实，产后所增加的体重主要是水分和脂肪的重量，体内储存这些营养的目的，完全是为了满足月子期内修复身体和为宝宝哺乳的特殊需求。

妊娠期间，变形、移位的组织器官，以及分娩时受损伤的生殖器官，都需要大量的营养物质才能修补复原。产妇坐月子期间，体内储存的这些营养物质不足以满足伤口修复、促进身体复原的需求。为了满足这一特殊生理时期的特别需求，除了动用这些已经储备在身体中的营养，产妇还需要每日摄入大量的营养物质，如果有为婴儿哺乳的话，这些营养储备更是显得少得可怜。产妇坐月子期间，不仅不可节食，还要保证每日摄入至少 2800kcal 的热量，以满足这一时期的基本需求。

月子期节食，对产妇有百害而无一利，如果想要恢复苗条的体形，应该适当增加运动量，消耗体内多余的热量。切忌盲目节食，以免伤害月子期内那可怜而虚弱，立下汗马功劳但“百废待兴”，亟待复原的身体。

8. 论体质忌口

月子期忌口是一门比较复杂的学问，既有上文所说的共同忌口原则，也有依据各别体质而设的有针对性的戒口事项。生产之后，产妇的体质千差万别，既有偏寒、偏热、偏虚、偏实的不同，也有气滞、血瘀、痰湿、寒凝之差别。月子期忌口应依据产妇体质寒热虚实的不同，依据寒者忌寒，热者忌热，实者忌补，虚者忌泻的忌口原则，慎重选择适合自己的忌口内容，不可人云亦云，盲目照抄别人的忌口方法。

一般来说，寒性体质的产妇应忌食性质偏寒的食物，热性体质的产妇应忌食性质偏热的食物，实证体质的产妇应忌食太过滋补的食物，虚证体质的产妇则应忌食性质太散、清泻作用太强的食物。除此之外，月子期还应注意因病忌口，如胃弱者忌食寒凉刺激的食物，糖尿病、血糖过高者忌食甜食，肾病患者忌食盐，痛风患者忌食豆类等。

（1）寒性体质

寒性体质的主要表现为：畏寒怕冷，手脚冰凉，口淡不渴，面色苍白，痰多色白、质地清稀，时常感冒、流清涕，大便稀溏，尿频量多。

寒性体质者应选择食用性质比较温和的食物与补品，如：红枣、龙眼、荔枝、苹果、草莓、樱桃、葡萄、榴梿、羊肉、鹿肉、鸡肉、海参、鱿鱼、鳝鱼、鳗鱼、莲子、百合、枸杞子、党参、当归、人参、高丽参、虫草、蜂王浆等。

寒性体质者应忌食西瓜、木瓜、杨桃、山竹、柿子、梨子、水翁、猕猴桃、柚子、梨、番石榴、哈密瓜、冬瓜、薏苡仁、鸭肉、田鸡、螃蟹等比较寒凉的食物。

（2）热性体质

热性体质的主要表现为：面红怕热，肌肤灼热，口干口苦，口舌生疮，手脚心热，皮肤易生暗疮，痰黄质稠，鼻涕色黄，大便秘结，或者痔疮便血，小便短赤、灼热色黄。

热性体质者宜食用性质平和、偏凉的食物和补品，如：丝瓜、冬瓜、莲藕、白菜、豆腐、豆芽、苦瓜、番石榴、猕猴桃、番茄、香蕉、木瓜、黄瓜、茄子、苹果、梨子、山竹、猪肉、鸭肉、鱼肉、甘蔗、菊花、金针菜、白糖、冰糖等。

热性体质者应忌食龙眼、荔枝、红枣、红糖、

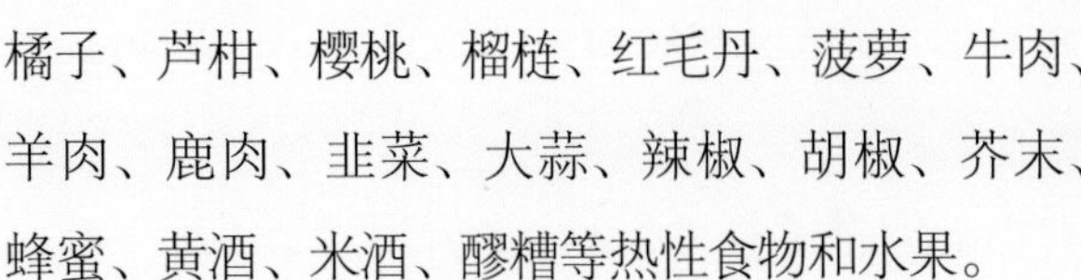

橘子、芦柑、樱桃、榴梿、红毛丹、菠萝、牛肉、羊肉、鹿肉、韭菜、大蒜、辣椒、胡椒、芥末、蜂蜜、黄酒、米酒、醪糟等热性食物和水果。

（3）虚证体质

虚证体质的主要表现为：疲倦乏力，面白肢冷，声音低沉，呼吸气短。

虚证体质的产妇可适当服用一些当归、党参、人参、高丽参、西洋参、虫草、蜂王浆等补品或补药。

虚证体质者应尽量少用大寒、大苦，伤胃伤脾的泻药和清热药。

（4）实证体质

实证体质的主要表现为：精力旺盛，面红口干，声音洪亮，呼吸气粗。

实证体质者可适当食用一些菊花、金银花、薄荷、薏苡仁、北紫草、桑叶、罗汉果、决明子等具有清凉排毒作用的饮品和草药。

实证体质的产妇应尽量避免服用人参、高丽参、蜂王浆、鹿茸等补药补品，以免误补伤身。

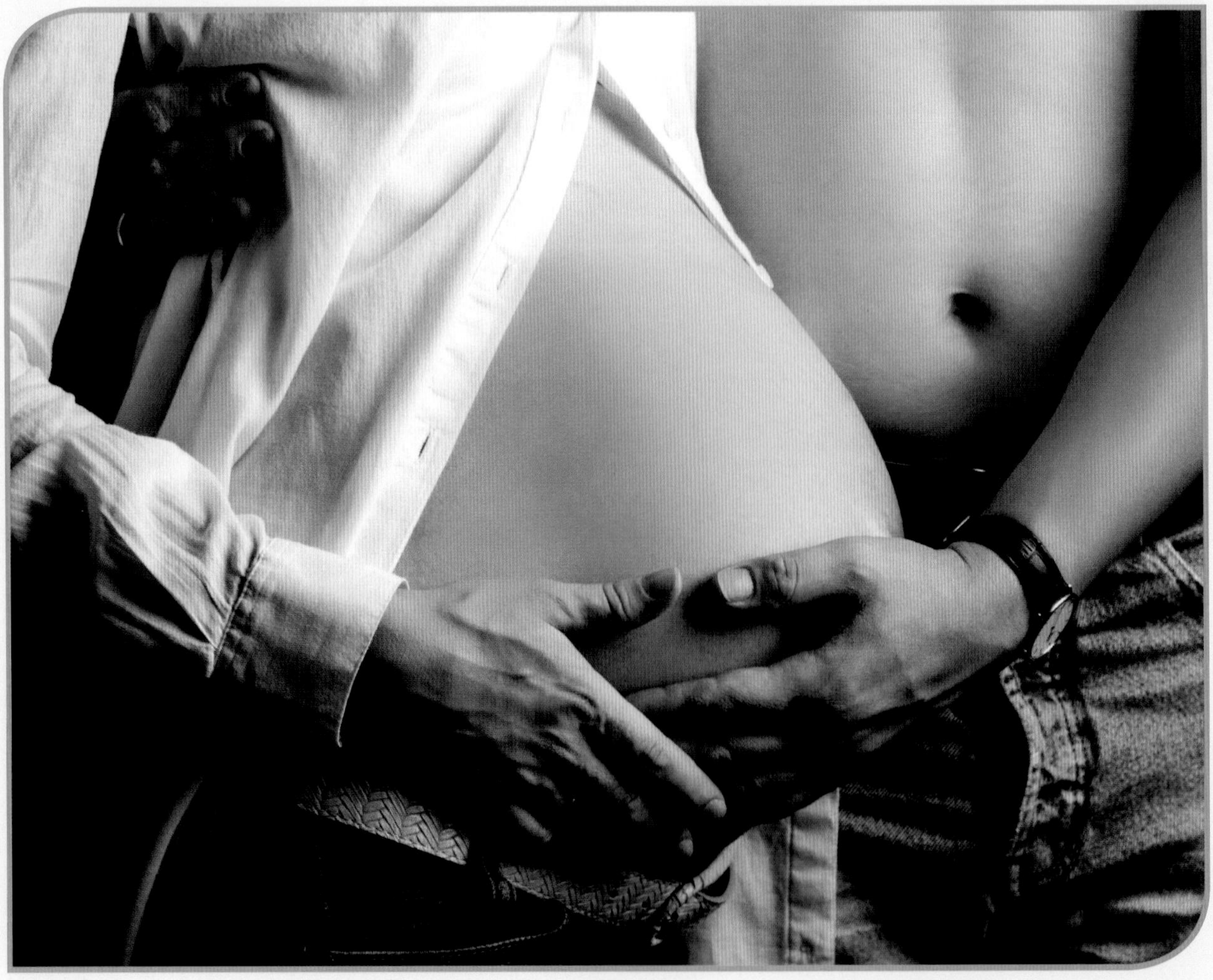

第五节

健康完美月子餐

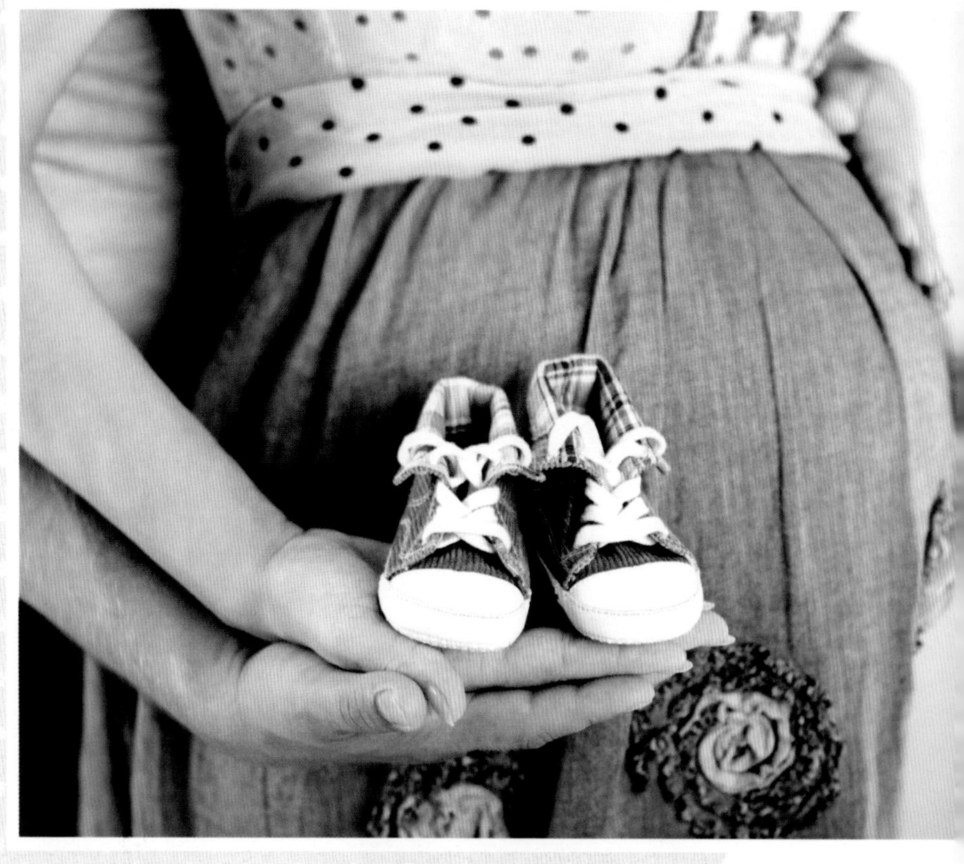

分娩时，产妇的子宫、阴道等生殖器官遭受了严重的创伤，分娩之后，受伤的组织器官亟待修复。生产时产妇耗气耗力，失血失液，腠理空虚，骨缝开张，生产之后产妇身体极为虚弱，抗病能力严重下降，稍有不慎便会患上多种月子病。生产之时，产妇紧张恐惧，担惊受怕，承受了极大的心理压力，生产之后压力则亟待排解释放。生产之后，产妇还要承担起哺养宝宝的重任，整日劳心劳力，精神负担很大。月子期是一个特殊的生理时期，妊娠期变形移位的组织器官和分娩时撕裂受伤的组织器官都要于这一时期进行快速修复。“人是铁，饭是钢”，无论是受伤组织器官的修复，还是免疫、抗病能力的提升，不论是气血津液的补充，还是工作压力的承担，都必须以充足恰当的饮食营养作为物质基础。

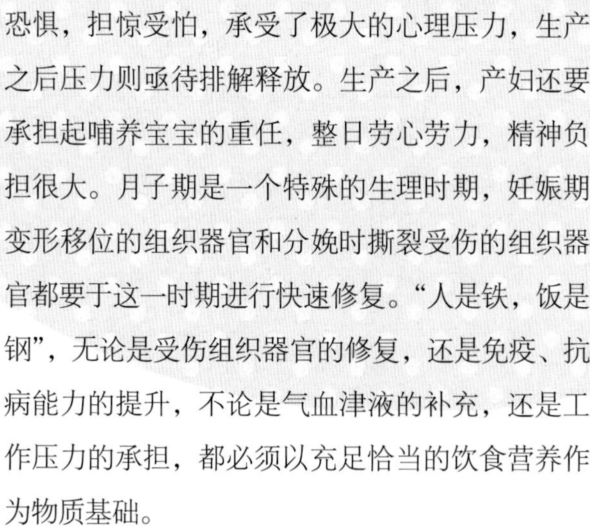

产妇坐月子期间，除了充足的睡眠和休息之外，还须获得完善恰当的饮食调养，产妇身体才能快速复原。产后饮食调养的目的就是修复分娩时的组织器官，补充分娩时损失的气血津液，补充精力、恢复体力，养心安神、纾解压力，增强抗病能力，防止月子病的发生。 饮食调养是一个抽象而空泛的概念，到底应该如何进行饮食调养？这就要谈谈实在可见的月子餐了。

一、什么是月子餐

月子餐是近年来社会上流行的一个时髦话题，生产之后要想身体早日恢复健康，产妇就要食用月子餐。那么什么是月子餐？月子餐与普通食物又有什么不同呢？目前关于月子餐的定义还没有一个准确完整的说法，一般来讲就是月子期间产妇食用的饮食罢了。多年来，笔者在产后饮食调养及月子餐方面做了大量的研究，认为月子餐的准确含义应该包括多个方面的内容，具体定义如下。

月子餐是根据中医的养生保健原理，结合女性月子期的生理病理特点，以及产妇本人的体质状况，本着饮食均衡的原则，选择富有营养，适合产妇食用的食物、药物，采用适当的烹饪方法烹制成，符合产妇本人口味，容易消化吸收的一类饭点菜肴。月子餐具有很强的针对性，食用月子餐的主要目的就是促进产妇分娩后身体的恢复。

二、月子餐的配制原则和方法

月子餐是产后饮食调养的具体体现，是月子期产妇饮食调养的载体，离开了月子餐，产后饮食调养将无从谈起。好的月子餐确实可以促进产妇身体的恢复，不合适的月子餐却反而会影响和妨碍产妇的身体恢复。产妇坐月子期间，家人和陪同人员应该重视产妇的产后饮食调养，了解掌握月子餐的配制原则与方法。

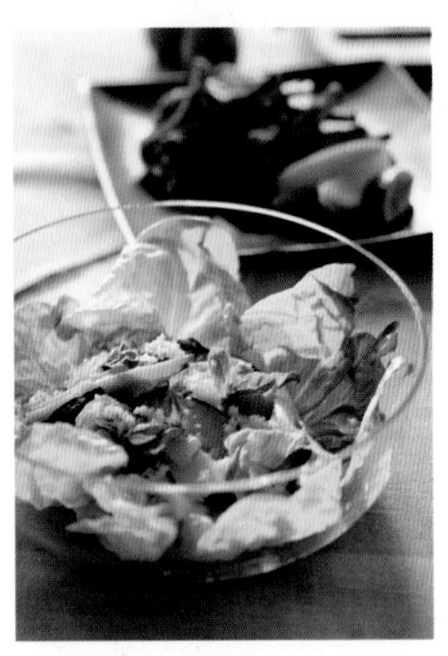

1. 月子餐的配制原则

月子餐并不是什么神奇或复杂的东西，配制月子餐的方法也没有什么秘密可言，关键就是要掌握产妇月子期的生理病理特点和一些基本的烹饪与饮食营养知识。如果能够了解产妇的体质和饮食喜好，月子餐的配制将易如反掌，普通的家庭主妇也可轻易配制出美味可口、营养丰富的月子餐。配制月子餐不一定需要大量的姜、酒、麻油，也不必采购大量的山珍海味，普通的家常便饭也可将产妇的身体调养得非常健康。下面介绍有关月子餐的配制原则、烹制要领、搭配及食用方法，供产妇和家人参考。

配制月子餐，应注意以下六项原则。

①营养丰富，容易消化。月子餐既要富有营养，能够为产妇提供每日所需的各种营养物质，又要适合产妇的口味和饮食习惯，并且容易消化，能够被产妇充分吸收利用。

②新鲜、卫生、安全。月子餐要新鲜、卫生、安全，才不会对产妇和婴儿有害。月子餐宜现煮现食，一次不要烹煮太多，应避免存放时间过久，应避免反复加热或者隔夜食用。

③品种多样，搭配均衡。配制月子餐应坚持粗粮、细粮搭配，荤菜、素菜搭配，干、稀搭配，谷类、肉类相结合，蔬菜、水果都有包含的饮食均衡原则，防止因偏食导致营养失衡。

④分量适中，避免过剩。月子餐品种要丰富多样，至少三菜一汤，但每种菜肴的量则不宜太多，避免营养过剩。

⑤色香味美，口味清淡。月子餐要烹煮得色香味美，但要注意口味宜清淡，不要太过油腻。

⑥滋补保健，防病强身。月子餐应具有一定的滋补保健功能，能够帮助产妇身体的恢复，并有预防、缓解，或者防治月子病的作用。

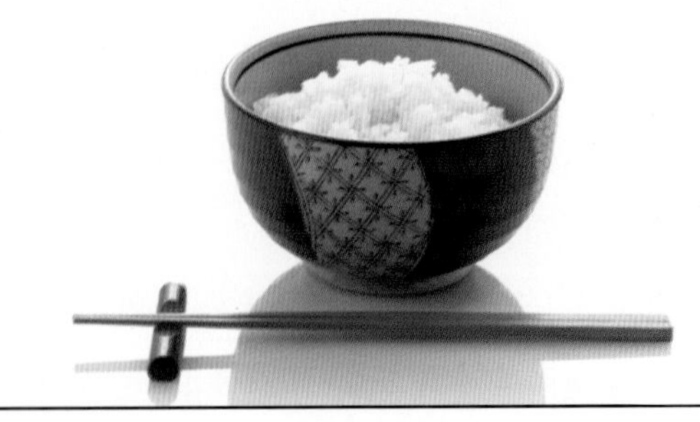

2. 月子餐的配制和食用

月子餐对产妇的身体恢复极为重要，好的月子餐会有助于产妇身体的恢复，不好的月子餐不仅对产妇身体复原没有多大的帮助作用，甚至还会影响或危害产妇和宝宝的身体健康。配制月子餐应按照营养、卫生、安全的标准，慎重选择食材。配制月子餐要按照产妇的生理特点和营养需求，将各种食材科学搭配，本着保护营养的原则，精心烹煮，力求将菜肴烹制得色香味形俱佳。注意每一餐中（包括正餐和加餐）菜肴的设计和合理搭配，力求做得既富营养，又能防病保健。月子餐一定要在温热时食用，过寒、过热都对产妇的健康不利。

（1）慎选食材

月子餐的食料应就近、就地取材，尽量选择本地出产的新鲜原料。避免选用存放时间过久的食材，如需保存，也要注意保存方法，防止食物腐烂变质。外地、外国出产的肉类、蔬果，以及加工腌制的食材，如咸鱼、肉干、叉烧、火腿等，由于储存运输时间过久，新鲜度会有一定的问题，所以在配制月子餐时应尽量少用或者不用。月子餐的食材选择应尽量多元化，谷类、肉类、蔬菜、水果都应选择，以避免食物太过单调。

（2）科学搭配

配制月子餐，一定要将肉类、谷类、蔬菜、水果等多种食材合理搭配，确保能够提供产妇每日所需的热量和足够的蛋白质等营养物质。

一般来说，产妇每日所需的热量大约为3000kcal，蛋白质为100 ~ 200g（相当于每千克体重2g），脂肪为60 ~ 90g，糖类400 ~ 500g。此外，产妇每日还需要一定量的各种矿物质和维生素。

①蛋白质：蛋白质的供应，既要包括动物蛋白，也要含有植物蛋白。每日可选用瘦肉或鱼类150 ~ 200g，鸡蛋3 ~ 5枚，豆腐等豆制品70 ~ 100g，牛奶或豆浆300 ~ 500mL。

②脂肪：既要选择动物油脂，如猪油、鸡油、牛油等，也应选择植物油脂，如棕榈油、菜油、豆油、麻油等。

③糖类：糖类宜选择各种谷类，尤其是要注意选择小米、玉米等粗粮。精米、细面不要用得太多，白糖、红糖等食糖更应尽量少食。谷类的使用量应为每天400 ~ 600g，红糖或白糖的用量应限制在20 ~ 30g内。

④维生素、矿物质和纤维素：为了保证各种维生素、矿物质和纤维素的供应，产妇每日必须至少食用蔬菜500 ~ 750g，水果1 ~ 2个（200 ~ 300g）。

（3）精心烹煮

月子餐应尽量做得软烂容易消化，最合适的烹饪月子餐的方法应该是蒸、煮、炖、焖、炒、烩等。烧烤、煎炸等烹制方法做出来的食物虽然美味好吃，但不容易消化，食用过多还可导致产妇消化不良。

烹制月子餐应尽量注意色、香、味、形俱佳，以刺激产妇的食欲。但也应避免将食物做得过咸、过辣、太酸、太甜，以免影响产妇和婴儿的健康。烹制月子餐时应注意火候和油温的控制，油烧至五成热时就可以开始烹煮了，油温过高会破坏食物中的营养成分，甚至产生有毒、有害的物质。

（4）合理配膳（菜）

月子餐的种类应尽量多样化，避免食物种类单调，避免长期食用单一食物。每餐应尽可能提供3 ~ 4个菜，一个汤，特别是午餐，更要尽量做得丰盛一些，早餐也应有足够的营养，晚餐倒是可以相对简单、量少一点。另外，上午、下午还可分别加餐一次，晚上还可适当吃些夜宵。肉类等比较不容易消化的食物，应尽量配在早上和中午食用，晚餐和夜宵则应尽量配置些比较容易消化的食物。

月子餐的配置应坚持干、稀搭配的原则，产妇可适当食用一些汤菜，既容易消化，又有助于奶水的分泌。产妇每餐的食量不宜太多，以免食积伤胃，影响消化。合理地限制食用量，也可避免产妇因营养过剩而患上肥胖症、高血压、高尿酸等现代文明病。

三、月子餐饭菜的进食顺序

月子餐里的食物种类很多，一天还要吃 5 ~ 6 餐，这么多的饭菜应该怎样吃下去？应该先吃哪一种食物才会最有营养？怎么吃才能对产妇身体的恢复更为有益呢？每餐同时吃这么多食物，会不会对产妇有害？会不会产生不良影响呢？有没有一个科学合理的进食顺序？为了回答这些问题，我们首先从了解各类食物被人体消化的难易程度，以及在胃内停留的时间开始。

由于各类食物的结构、性质和营养成分不同，食物进入人体以后，在胃内停留的时间以及消化的难易程度也不尽相同。一般来说，水果、蔬菜的消化比较容易，饭食、面食的消化则相对较难，最不容易消化的应为肉食。

饭食、面食、肉食会在胃中滞留 1 ~ 2 个小时，甚至更长时间，汤水则会从胃中快速通过，直接进入肠道。糖类的排空速度通常是最快的，蛋白质次之，脂肪的排空时间最为缓慢，而混合类食物在胃内滞留的时间最久，要 4 ~ 6 个小时才可完全排空。稀的、流质的食物，要比稠的、固体的食物排空时间更快，颗粒小的食物要比颗粒大的食物更易排空，等渗溶液的排空时间远比非等渗溶液的排空时间要短。

水果的主要成分为果糖，很容易消化吸收，可不经胃酸消化，直接被小肠快速吸收。如果饭后马上进食水果，本来能够很快被消化的水果便会与消化得很慢的淀粉、蛋白质、脂肪类食物搅在一起，停留于胃中，消化的速度就会大受影响。而水果于 36 ~ 37℃的温度下停留时间过久，就会腐烂变质并产生毒素，对人体健康产生不利的影响，而人的体温正好在这一温度范围内。此外，饭后马上进食水果或甜品，还会阻碍、中断食物的消化过程，胃内腐败的食物会被细菌分解，然后发酵成酒精及醋类等酸性物质，并产生气体，影响人体的消化吸收功能，导致肠胃疾病的产生。

食物的消化需要胃的蠕动、研磨和胃酸的分解，才能有效进行。胃酸要有一定的浓度才能发挥作用，如果浓度过低，就会失去分解食物的作用，影响食物的消化和吸收。饭后喝汤或者在吃饭的同时喝汤，就会冲淡胃酸的浓度，对胃内食物的消化造成影响。因此进餐时一边吃饭一边喝汤，或是直接把饭泡在汤里一起食用，又或是在吃完饭后马上喝汤，都会产生同样的效果，影响食物的正常消化与吸收。

月子餐是产妇月子期调理身体的重要工具，月子餐中每一餐的菜肴种类又往往比较多样，为了能使产妇更快、更有效地摄取帮助身体复原的各种营养，各种菜肴饭点的进食顺序非常重要。进食月子餐时，应该按照以下顺序进食各类菜肴饭点。

先喝汤，再吃青菜，然后吃饭（或者面食），最后吃肉，半小时后再吃水果。即遵循“汤→青菜→饭→肉→水果（饭后半小时）”的顺序。吃饭的意思，并不是说只吃白饭或只吃肉的意思，也并不是说要只能吃肉。吃饭时当然可以配上一些下饭的菜肴，烹煮肉类时也可以配上适当的蔬菜，不需要太过绝对。

值得提醒的是，这个进餐顺序只是一般情况下的一个简单模式，遇到特殊情况时还应灵活变通，千万不要拘泥于此。其实食物无论怎样吃下去，对身体多少都是有益的。

四、健康理想月子餐

十月怀胎，历尽艰辛万苦，终于有一天婴儿呱呱坠地。婴儿降生后的第一声哭叫，也就标志着妊娠期的圆满结束，月子期帷幕的正式拉开。从被推下产床的那一刻开始，一位月子期的新主角就已经粉墨登场，准备接受新的考验。产妇能否安全进入月子期，产科医生责无旁贷，可能否平安度过月子期，远离月子病的困扰，重现怀孕前的风采和自信，健康地出月子，那可就要看产妇家人的照顾和其本人的造化了。

每个进入产房的待产之妇，心情都很复杂，紧张、恐惧、担心、期盼、喜悦、彷徨，心情不尽相同。有一点却可以非常肯定，那就是如果婚姻美满的话，一定是高高兴兴进入产房的，可是能否也高高兴兴地出去，那就要看上天的旨意和医生的努力了！

生产之时，耗气伤血，产妇“饱受摧残”，“几经挣扎”后终于走出痛苦，安全地进入了一个吉凶未卜的月子期。进入月子期以后，相信每个产妇都不会贪恋月子餐的美味和家人的特护，而是期盼着早日复原，不要患上任何月子病，不要“拖泥带水”地离开月子期。生产之后，产妇体力下降，身体非常虚弱，激素水平大为降低，抵抗力严重不足，很容易遭受各种月子病的侵袭。一旦患上月子病，便会受到长期的困扰，甚至终身遭受折磨。

坐月子期间，每个产妇都期盼着身体早日复原，“不留首尾”地离开月子期，能否如愿？这就要看产妇于月子期内是如何调养的了。月子期内的调养非常重要，一日三餐、衣食住行，样样都得注意，尤其是饮食调养，更显得格外重要。产妇持杯捧碗，开口进食喝汤，吞下第一口食物的那一刹那，就代表着饮食调养的工作已经正式展开了。整个月子期的饮食调养能否奏效，产后第一餐极为重要。

1. 极为重要的产后第一餐

月子餐是防御月子病的“利剑”，吃好产后第一餐尤为重要，理想的第一餐，可以打下抵御月子病的基础，不当的第一餐，则会成为月子病的祸根。生产之后，产妇的食欲很差，消化能力很弱，因此产后第一餐应选择营养丰富、容易消化的流质食物，如蒸蛋羹、荷包蛋、鸡蛋汤、莲藕粉等。吃对了产后第一餐，月子期的饮食调养才真正开始。很多人以为月子期非常虚弱，需要大补特补，因而天天鸡汤、鱼汤不离手，肉汤、猪蹄汤不离口。殊不知，如此不但不会补充更多的营养，反而还会因为食物太过油腻而引起腹胀腹泻，妨碍产妇的消化吸收功能，导致营养吸收不良。

2. 产后一周内的月子餐

产后第一周的食物应清淡、易消化，稀粥、汤面、面包、馄饨、牛奶、豆浆、鸡蛋、瘦肉、鱼肉、鸡肉等，只要烹煮得软烂、易消化，都可供产妇食用。鱼汤、肉汤虽然营养丰富，但要注意撇除上面的油腻。月子餐的食物不可过酸、过甜、过咸，最好不要食用辛辣、生冷、坚硬、不易消化的食物。辣椒、胡椒、茴香、韭菜、大蒜、芥末等食物，对产妇和婴儿没有好处，最好不要放在月子餐内。

生产后的7天之后，如果产妇的消化功能恢复正常，便可开始食用普通食物了。鸡、鸭、牛、羊、鱼虾、兔肉，都可食用，但应注意一日多餐，每餐不要吃得过饱，以防因食积伤胃而导致消化不良。

3. 健康理想月子餐的食谱

月子餐对产妇的身体恢复极为重要，虽然月子餐的配制并不是神秘莫测的，但是很多产妇和家人却因为没有经验，或者对自己没有信心，而对月子餐望而兴叹。为了能使每个产妇都能吃到适合自己的月子餐，获得很好的月子期调养，笔者在此特别配制了一套理想健康月子餐食谱，供即将生产，或者已经生产的产妇和家人参考选用。

（1）山药枸杞清汤面

配料：面条40 ~ 50g，豆腐30g，鲜山药30g，枸杞子15g，陈皮3g，枸杞叶或菠菜30g，生葱1根，生姜10g，鸡汤300g，酱油5mL，麻油10mL，食盐3g。

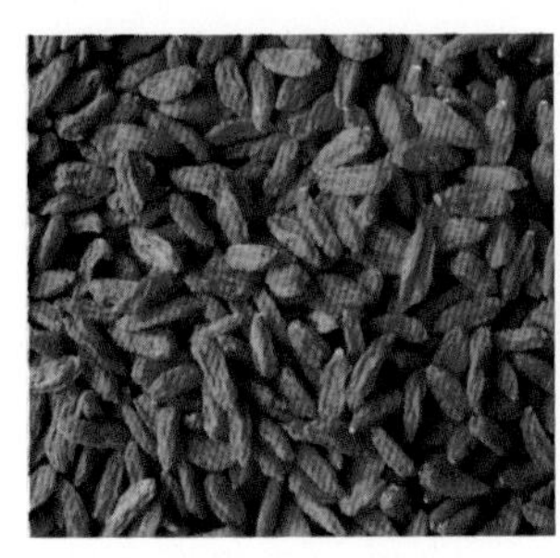

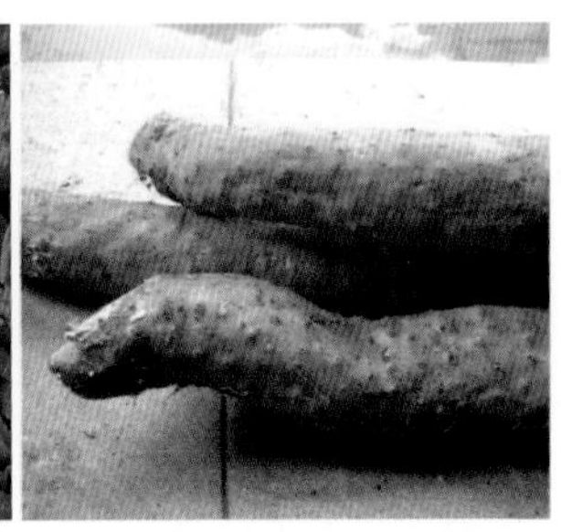

功能：健脾和胃，补气养血。

适应证：产后疲倦，体力差，周身无力，汗多腰酸，怕冷，腹胀，食欲差。

制法：①豆腐洗净，切成小块；鲜山药去皮，洗净，切成丝；枸杞叶或菠菜拣去黄叶、老叶及杂质，洗净，切成小段或细丝；枸杞子洗净，捡去杂质；陈皮洗净，切成细丝，放入小碗内，加入滚水少许，浸泡5 ~ 10分钟备用；生葱去皮，洗净，切成葱花；生姜去皮，洗净，切成细丝。②将麻油倒入锅内，烧热后投入姜丝和少许葱花炒香，然后倒入豆腐、山药丝，翻炒片刻，盛出备用。③将鸡汤倒入锅内，大火煮滚后下入面条，如常法煮至面熟，然后下入枸杞子及枸杞叶（或菠菜碎），继续用大火煮滚，倒入陈皮汁，加入食盐、酱油，适当调味后即可盛出食用。

食法：坐月子期间，每日食用1 ~ 2次。产后第一周食用效果更佳。

（2）花生芪枣猪蹄汤

配料：猪蹄2只，花生150g，红枣10粒，当归头6g，黄芪15g，五味子5g，山楂10g，生葱1根，生姜15g，黄酒30mL，食盐3g。

功能：益气补血，催乳下奶，滋阴养颜，润

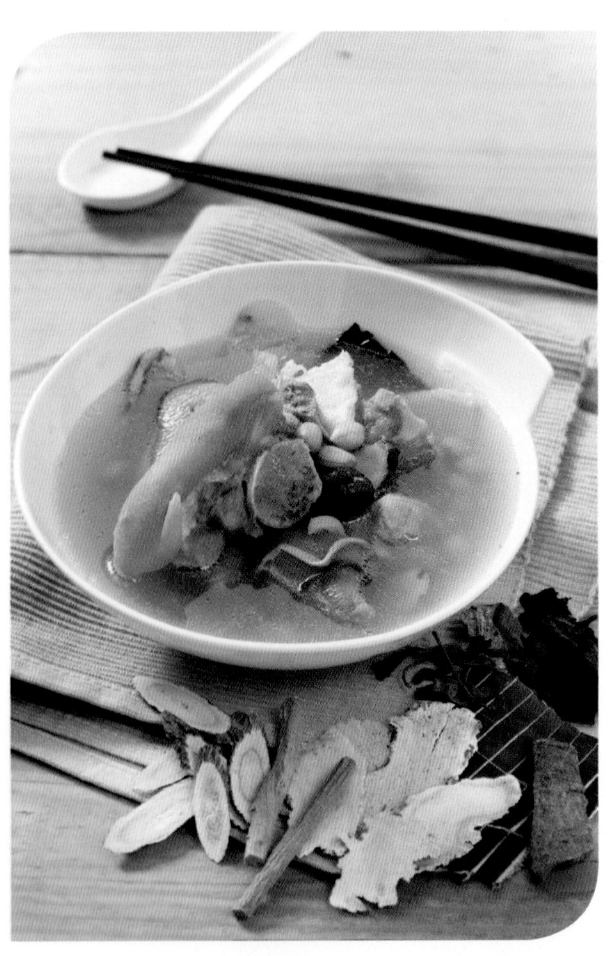

肠通便。

适应证：妇人产后身体虚弱，奶水不足，面色萎黄，排便不畅。

制法：①猪蹄洗净，切成大块；花生洗净，捡去杂质及霉变颗粒；五味子洗净，捡去杂质；当归头洗净，切片，山楂、红枣、黄芪洗净；生葱去皮，洗净，打结；生姜去皮，洗净，切成片备用。②将猪蹄、花生、五味子、山楂、红枣、当归片、黄芪、葱、姜等物料同放入砂锅内，加入适量清水，大火煮滚后，用汤勺撇去浮沫，然后加入黄酒，改用中小火慢炖1个小时左右，以肉烂汤浓为度。食前可加入食盐、酱油等，适当调味。

食法：一剂可分3～4次，于两天内食完。产后的前5天内只喝汤、食红枣即可；5天后宜连猪蹄及花生一起食用。腹泻时，宜暂停食用1～2天，腹泻停止后继续使用，连续食用1～2周。

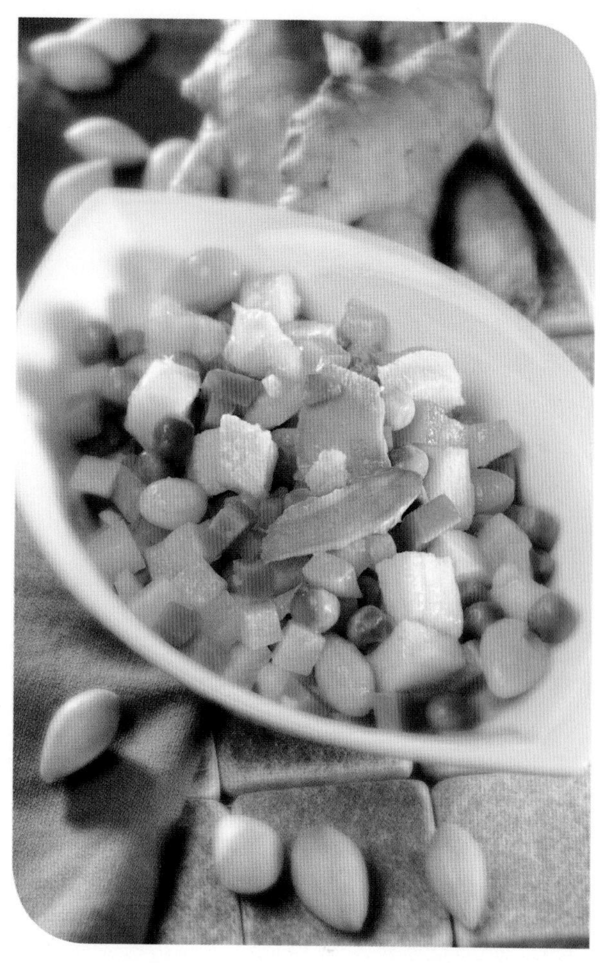

（3）枸杞山药炒鸡丁

配料：鸡胸脯肉150g，荸荠30g，枸杞子15g，鲜山药30g，陈皮4g，干黄花菜15g，生葱1根，生姜10g，大蒜2～3瓣，黄酒15mL，食用油20mL，淀粉15g，鸡蛋1枚，鸡汤50g，食盐3g。

功能：益气健脾，养阴补血，明目益肝，护肤养颜。

适应证：产后体弱，头晕疲倦，视物不清，腹胀纳差，面色萎黄。

制法：①枸杞子洗净，放入小碗，入蒸笼蒸15分钟；荸荠、山药洗净，去皮，切小方丁；黄花菜洗净，泡发，切成小段；陈皮洗净，切丝，放入小碗，加滚鸡汤浸泡20～30分钟备用；淀粉加水少许，拌成湿淀粉；鸡蛋打破，取蛋清备用；生葱去皮，洗净，切成葱花；生姜去皮，洗净，切成姜米；大蒜去皮，洗净，切成蒜米；鸡脯肉洗净、切小方丁，加入蛋清、黄酒、湿淀粉适量，搅拌浆匀后备用。②锅内倒入食油适量，烧至五成热时，投入浆好的鸡丁，快速翻炒至肉熟后倒出备用。③锅内再倒入食油适量，烧至五成热时，投入葱花、姜米及蒜米，炒香后倒入山药、荸荠、黄花菜，快速翻炒至熟，然后将鸡丁倒回锅内，加入食盐、陈皮汁、鸡汤、湿淀粉等适量，继续快速翻炒至入味，然后即可盛出食用。

食法：每日1次，配饭食用，午餐、晚餐均可食用。

（4）龙杞月子调养粥

配料：小米或者麦片100g，龙眼10g，枸杞子15g，红枣7粒，黄芪10g，党参6g，陈皮3g，麦冬5g，山楂10g，红糖或白糖15g。

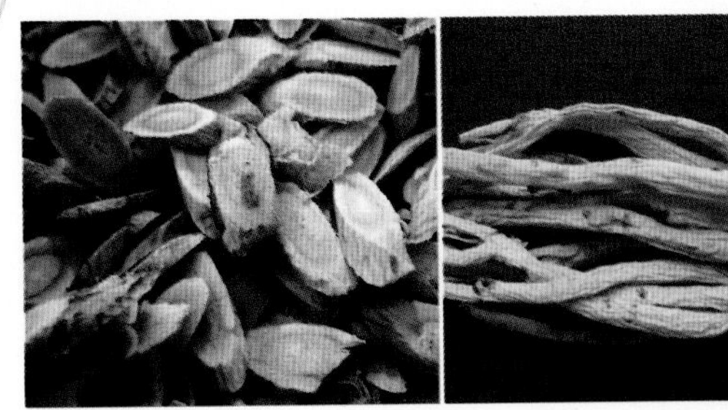

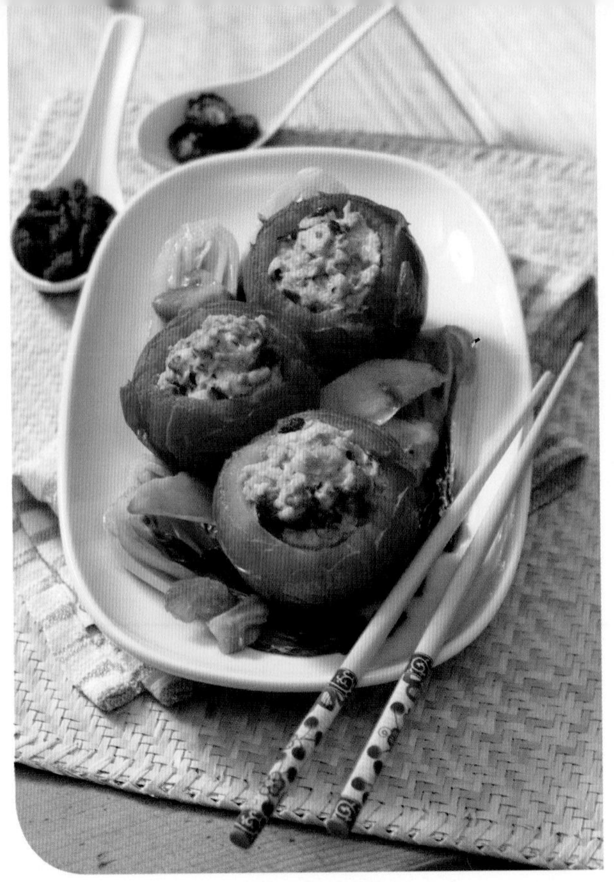

功能：益气补血，养心安神，和胃消食，理虚止汗。

适应证：女性产后体弱，心悸气短，头晕失眠，容易出汗，面色苍白，疲倦乏力，食欲不佳。

制法：①龙眼、枸杞子、红枣、黄芪、党参、陈皮、麦冬、山楂等药材，同放入砂锅内，加入清水2碗，大火煮滚后，改用小火煎煮30～40分钟，收取汁液。将药渣放入锅内，以同样方法再煮一次，药渣弃之不用，两次药液合并备用。②将药液倒回锅内（如药液过少，可另加清水适量），大火煮滚后，投入小米或麦片，如常法煮至粥熟，最后加入红糖或白糖，边搅边煮，至糖完全融化后即可食用。

食法：每日1次，早上或晚上温热食用，单食、配饭食用均可。恶露未干净，畏寒怕冷时用红糖；恶露已干净，口干唇燥者用白糖。

（5）红杞绿蔬酿番茄

配料：番茄2～3粒，猪肉或鱼肉100g，枸杞子15g，山楂6g，胡萝卜20g，枸杞叶或小白菜100g，葱2根，生姜10g，普通食用油或麻油10g，食盐5g，淀粉15g。

功能：滋阴补血，明目养肝，健脾和胃，美肤养颜。

适应证：女性产后体弱，疲倦乏力，身体亟待调养。

制法：①番茄洗净，从蒂部挖开取出子瓤，留下备用；枸杞子洗净，捡去杂质；山楂洗净，除去种子和杂质，同放入小碗，加入清水少许蒸熟备用；胡萝卜洗净、切成薄片；葱去皮，洗净，切成葱花；生姜去皮，洗净，一半切茸，一半切成薄片；枸杞叶或小白菜捡去杂质、老叶，洗净备用。②猪肉或鱼肉洗净，与枸杞子、山楂一起剁成肉泥，加入葱花、姜茸、淀粉、麻油、黄酒、食盐及清水适量，搅成肉馅，然后将肉馅装入番茄，放入蒸笼，大火急蒸10～15分钟后备用。③将食用油或麻油倒入锅内，烧至五成热时投入姜片、葱花炒香，然后投入枸杞叶（或小白菜）和番茄瓤，快速翻炒至熟，用水淀粉少许勾芡后盛出，放入盘底铺平，将蒸熟的番茄放在上面即成。

食法：每日1次，配饭食用，午餐时食用最佳。

（6）茯苓山药龙凤面

配料：面粉100g，鸡蛋1枚，怀山粉10g，茯苓粉6g，菜心或小白菜50g，生葱1根，生姜汁5g，鸡肉100g，鲜虾3只，鸡汤300～500mL，酱油5mL，麻油10mL，食盐3g。

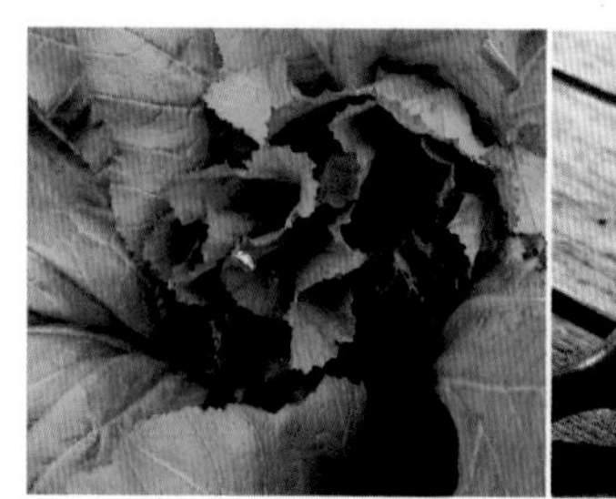
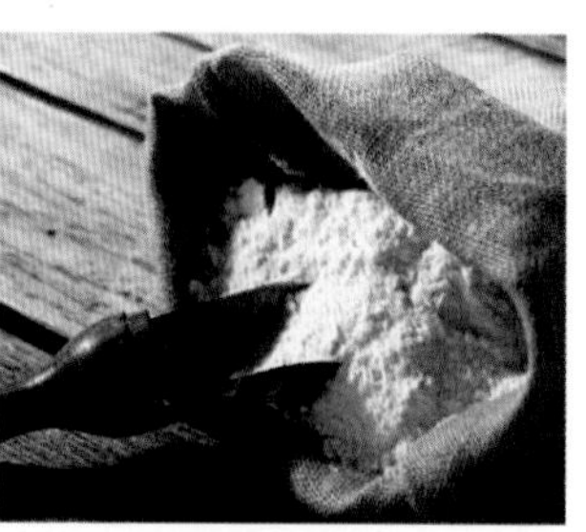

功能：益气补血，养心安神，健脾和胃，养肝补肾。

适应证：产后体弱，疲倦乏力，腰酸怕冷，腹胀、食欲差，睡眠不佳。

制法：①鸡肉洗净，切丝；虾洗净，剥去外壳；菜心或小白菜减去老叶、黄叶，洗净，切成1～2cm的段；鸡蛋打入碗内，搅匀备用；葱去皮，洗净，切成葱花。②将面粉、怀山粉、茯苓粉、鸡蛋液、生姜汁一起搅匀，加入清水适量揉成面团，做成面条备用。③将鸡汤、鸡丝同倒入锅内，煮至鸡丝烂熟后，下入面条，煮至面熟后，将虾和青菜放入，继续煮至虾熟、菜熟，加入适量麻油、酱油、食盐调味，投入葱花即可盛出食用。

食法：每日1～2次，当主食食用。产后常食，可促进身体早日复原。

（7）月子营养水饺汤

配料：面粉200g，怀山粉10g，杜仲10g，猪肉或鸡肉100g，白菜或小白菜50g，黄花菜干20g，生葱2根，生姜10g，鸡汤500mL，酱油5mL，麻油10mL，食盐5g。

功能：健脾养血，滋补肝肾。

适应证：生产过后，身体虚弱，精神差，体力差亟待调养。

制法：①将杜仲放入砂锅，加入清水150mL，煎煮30分钟后，去渣留汁备用。②白菜或小白菜拣去老叶、黄叶，洗净，切碎；黄花菜干捡去杂质，洗净，泡发后切碎；葱去皮，洗净，切成葱花；生姜去皮，洗净，切成姜茸；猪肉或鸡肉洗净，剁成肉泥，与菜碎、葱花、姜茸一起，加入酱油、麻油、食盐适量，搅拌成馅子备用。③将面粉、怀山粉一起搅匀，加入杜仲汁适量揉成面团，如常法做成饺子皮（饺子皮不可太厚），包入馅心，做成水饺。④锅内倒入清水适量，大火煮沸后，下入水饺，煮至饺子八成熟时捞出，放入煮沸的鸡汤里，再煮3～5分钟，至饺子熟后，适当加入食盐、麻油、酱油等调味，撒入葱花即可盛出食用。

食法：每日1～2次，当主食食用。产妇常食，可增加营养，有利于身体复原。馅料中的猪肉和鸡肉，也可用炒鸡蛋和豆腐代替，制成素饺子馅。

（8）杜仲红枣豆浆饮

配料：黄豆80g，杜仲6g，红枣6粒，白糖30g。

功能：益气补血，健脾养心，补肾健骨，利

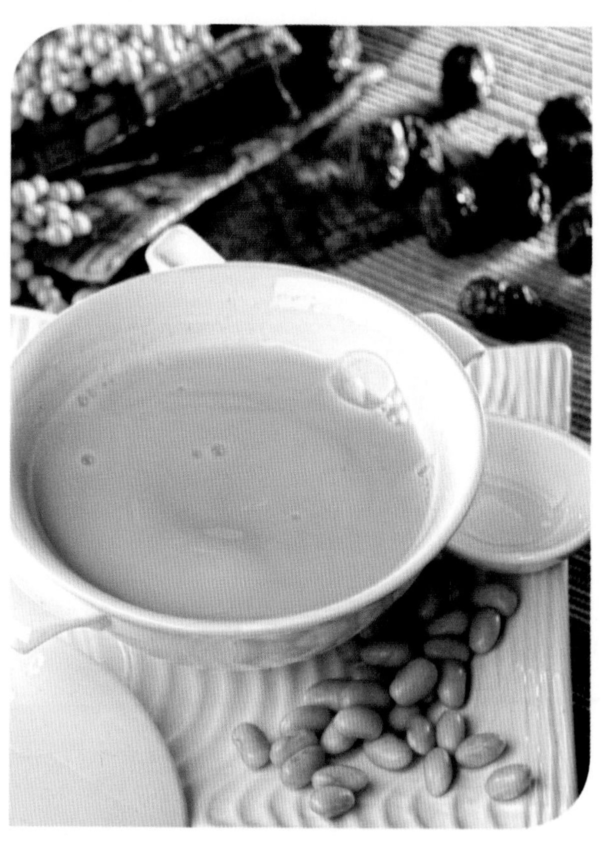

水缩宫。

适应证：产后体弱，疲倦怕冷，睡眠不佳，身体恢复缓慢，甚至出现水肿、小便不利。

制法：①将杜仲、红枣放入砂锅内，加入清水300mL，大火煮滚后，改用小火煎煮40分钟，弃渣留汁备用。②将黄豆洗净，捡去杂质，放入大碗中，加入清水适量，浸泡6～7个小时（夏季或热带地区浸泡4～5个小时即可）后，捞出沥干水分，加入适量杜仲红枣汁，用小石磨或豆浆机、果汁机打成豆浆。③将豆浆装入布袋，放入一个干净的小盆内，盆底一侧垫高，用手有节奏地轻轻揉挤布袋，将布袋内的浆汁全部挤出，若浆汁仍未干净，可向袋内再加适量清水继续揉挤，直至浆汁全部出净。④将浆汁倒入干净的砂锅内，大火煮滚后，改用小火再煮2～3分钟，加入白糖搅匀后即可倒出饮用。

食法：每日1～2次，温热饮用，一次喝不完可放入冰柜，下次加热后再饮。

（9）芝麻小米营养糊

配料：小米面60g（若无小米面，可将小米直接粉碎成细粉），黑芝麻10g，龙眼10g，山楂6g，食盐2g，芝麻酱10g，熟花生油或麻油5g，生姜汁6g。

功能：健脾和胃，养心安神，益气补虚，滋补肝肾。

适应证：产妇生产之后，身体虚弱，急需调养。

制法：①将龙眼放入砂锅内，加入清水150mL，大火煮滚后，改用小火煎煮30～40分钟，弃渣留汁备用；黑芝麻炒香，捣研成粗末，与食盐一起搅匀，制成芝麻盐；生姜捣烂，取汁备用；将熟花生油或麻油与芝麻酱一起搅匀，制成芝麻花生酱。②将小米面放入碗内，加入姜汁及龙眼水适量，搅成稀糊状。③锅内加入剩余的龙眼水及清水一碗，大火煮滚后，倒入小米糊，边倒边搅，煮至成稀糊后，改用小火再熬煮3～5分钟，盛入碗内，撒上芝麻盐，淋入芝麻花生酱即成。

食法：每日1～2次，当作主食或者点心，温热时食用。

（10）五谷糙米营养饭

配料：糙米200g，黑豆30g，小米或黄豆20g，红小豆20g，白扁豆15g，豌豆或绿豆15g，枸杞子10g，米酒100mL。

功能：益气补血，健脾养心，和胃补虚，营养五脏。

适应证：产后体弱，疲倦乏力，腰腿酸软，睡眠欠佳，时常想睡觉。

制法：①将糙米淘洗干净，黑豆、小米、红小豆、白扁豆、豌豆、枸杞子同洗净，捡去杂质。②将糙米、黑豆等物料一起放入饭煲，加入米酒和清水适量，如常法煮至饭熟。

食法：每日1～2次，当作午餐或晚餐主食食用。

（11）金针木耳麻油鸡

配料：老母鸡或甘榜鸡1只，金针菜（黄花菜）干20g，黑木耳15g，老姜15g，葱1根，米酒200mL，麻油20mL，食盐5g。

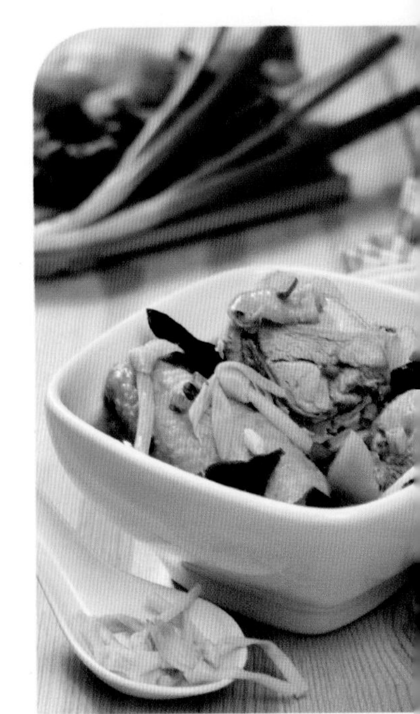

功能：益气补血，温里散寒，祛瘀活血，利水消肿。

适应证：产后体弱，疲倦乏力，恶露量多，畏寒怕冷，或见肢体浮肿、小便不利。

制法：①鸡宰杀，去毛，洗净，切块备用；金针菜洗净，捡去杂质；黑木耳洗净，泡发，捡去杂质；老姜洗净，切成薄片；葱去皮，洗净，切成葱花。②将麻油倒入锅内，烧至五成热时投入姜片，煸炒姜片至两面变成褐色，然后放入葱花，炒香后放入鸡块，加入食盐，翻炒至七成熟后，从锅的周边加入米酒，大火煮滚后，改用小火慢煮 30 ~ 40 分钟，鸡肉烂熟后即可盛出食用。

食法：每日 1 ~ 2 次，每次食用鸡肉 100 ~ 150g，木耳、黄花菜可一次吃完，也可分两次食用；汤可一次喝完，也可放入保温瓶，慢慢饮用。

（12）花生红枣排骨汤

配料：排骨 100g，花生（带红衣者）60g，红枣 6 粒，杜仲 10g，党参 6g，老姜 15g，葱 1 根，米酒 30mL，麻油 5mL，食盐 3g。

功能：益气补血，强筋健骨。

适应证：产后体弱，疲倦腰酸，筋骨关节疼痛、酸软无力。

制法：①将杜仲、党参同洗净，放入砂锅内，加入清水 500mL，大火煮滚后，改用小火煎煮 40 分钟，弃渣留汁备用。②排骨洗净，切块；花生洗净（不可剥除红衣），捡去杂质；红枣洗净；老姜洗净，切成薄片；葱去皮，洗净，切成葱花。③将排骨、花生、红枣、姜片同放入砂锅内，加入杜仲党参水（若嫌水少，可另加清水适量），大火煮滚后，加入米酒，再煮 10 ~ 15 分钟后，改用小火再煮 40 ~ 50 分钟，至排骨烂熟后，撒入葱花，加入适量食盐、麻油调味后，即可盛出食用。

食法：每日 1 次，午餐时食用。一次吃不完可分两次食用。

（13）家常玉女调理汤

配料：乌鸡 1 只，当归 5g，川芎 5g，熟地黄 5g，茯苓 3g，甘草 3g，白术 2g，陈皮 3g，丹参 3g，红枣 6 粒，杜仲 5g，党参 5g，黄芪 6g，香附 2g，莲藕 30g，生姜 10g，葱 1 根，米酒 30mL，食盐 3g。

功能：益气补血，健脾养心，行气活血，滋补肝肾。

适应证：月子期身体虚弱，疲倦乏力，心烦失眠，汗多怕冷，恶露量多或淋漓不止。

制法：①乌鸡宰杀后，洗净，切块；红枣洗净，去核；莲藕洗净，切成小块；生姜洗净，切片；葱去皮，洗净，切段；当归、川芎、黄芪等 12 味药材洗净后同装入布袋。②将乌鸡、红枣、姜片、葱及药袋同放入砂锅内，加入清水适量，大火煮滚后，加入米酒，再煮 10 ~ 15 分钟后，改用小火慢煮 40 ~ 50 分钟，至鸡肉熟烂时盛出，加入适量食盐调味后即可食用。

食法：每日 1 ~ 2 次，食肉喝汤，一次吃肉 100 ~ 150g。

（14）杜仲桃栗炒腰花

配料：猪腰 1 对，核桃仁 2 粒，板栗 5 粒，

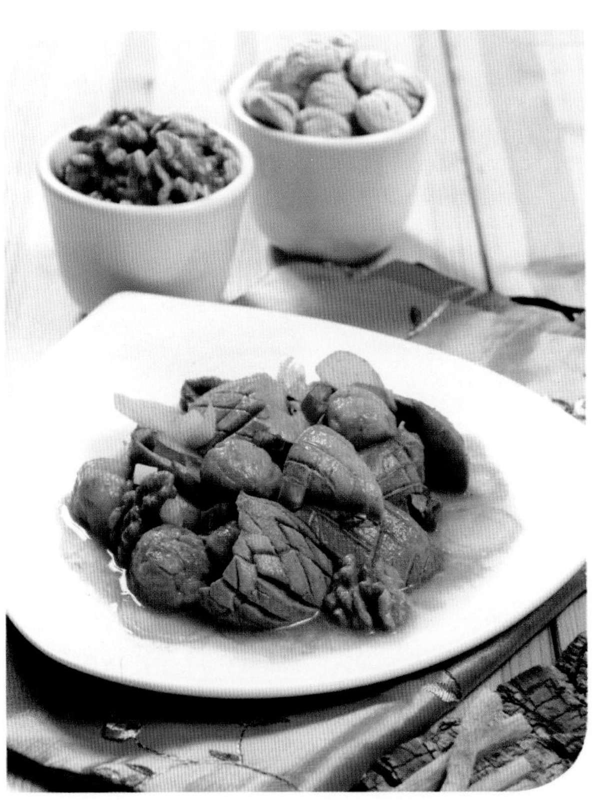

杜仲10g，牛膝5g，怀山药10g，老姜15g，葱1根，米酒30mL，麻油20mL，食盐3g。

功能：强腰健骨，滋补肝肾，除湿消肿，收缩骨盆。

适应证：产后体弱，疲倦腰酸，身体复原缓慢。

制法：①将核桃仁洗净，从中间切成两半，板栗、杜仲、牛膝、怀山药洗净，同放入砂锅内，加入清水150mL，大火煮滚后，改用小火煎煮30分钟后捞出药渣，杜仲、牛膝、怀山药弃之不用，核桃仁、板栗收取备用，药汁继续以小火煎煮浓缩至40～50mL备用。②将猪腰洗净，片成两半，剔除白色臊腺，再在猪腰表面斜切5～7条裂纹，然后切成3cm左右的小片；老姜洗净，切成薄片；葱去皮，洗净，切成葱花。③将麻油倒入炒锅，烧至五成热时放入姜片，煸炒至两面变成褐色后，放入葱花炒香，然后放入腰片，大火快炒片刻，加入核桃仁、板栗、米酒和药汁，继续翻炒1～2分钟，加入食盐适当调味后，即可盛出食用。

食法：每日1次，午餐时食用。一次吃不完可分两次食用。

（15）龙眼红耳莲子汤

配料：龙眼15g，红枣100g，红豆20g，莲子50g，松子20g，银耳30g，芹菜20g，红糖20g。

功能：益气补血，养心安神，生津止渴，健脾利水。

适应证：产后体弱，头晕面黄，口干疲倦，心烦失眠。

制法：①龙眼、红豆、莲子、松子洗净，捡去杂质；红枣洗净，去核；银耳水发后洗净，捡去杂质；芹菜摘去黄叶、老叶，洗净，切段备用。②将龙眼、红豆、莲子、松子、红枣、银耳、芹菜同放入砂锅内，加入清水1000mL，大火煮滚后改用小火煎煮40～50分钟，加入红糖搅溶即成。

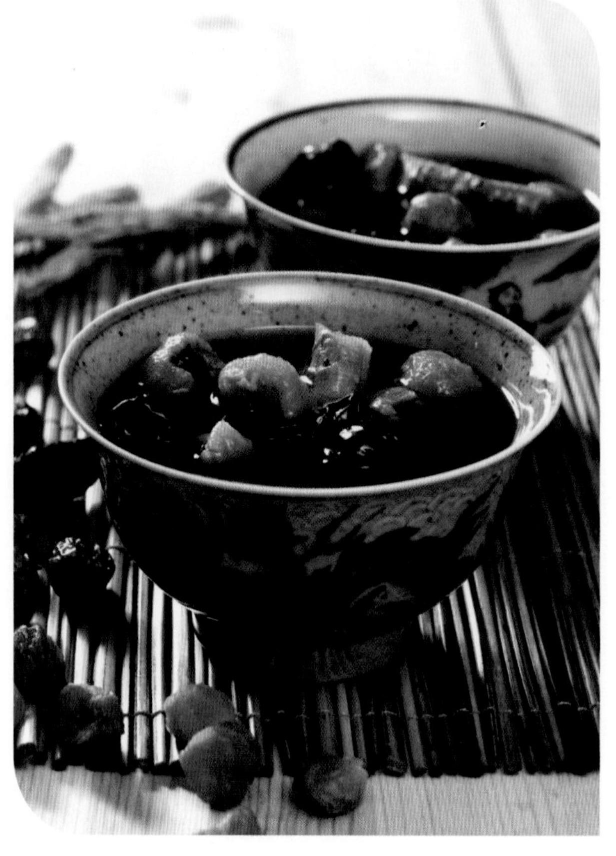

食法：分2～3次，食料喝汤，汤也可装入保温瓶内慢慢饮用。

（16）红灯杞子炒肝片

配料：猪肝150g，红色、青色灯笼椒各30g，胡萝卜30g，枸杞子10g，山楂10g，老姜10g，葱1根，米酒30mL，麻油20mL，食盐3g。

功能：养血补血，养肝明目，排除瘀血，收缩子宫。

适应证：产后体弱，贫血面黄，头晕疲倦，视物不清。

制法：①将猪肝洗净，切片；红、青灯笼椒洗净，切片；胡萝卜洗净，切片；枸杞子洗净，捡去杂质；山楂洗净，捡去杂质和种子；老姜洗净，切成薄片；葱去皮，洗净，切成葱花。②将杞子、山楂放入小碗，加入清水少许，然后将小碗放入蒸笼，大火快蒸10～15分钟后取出备用。

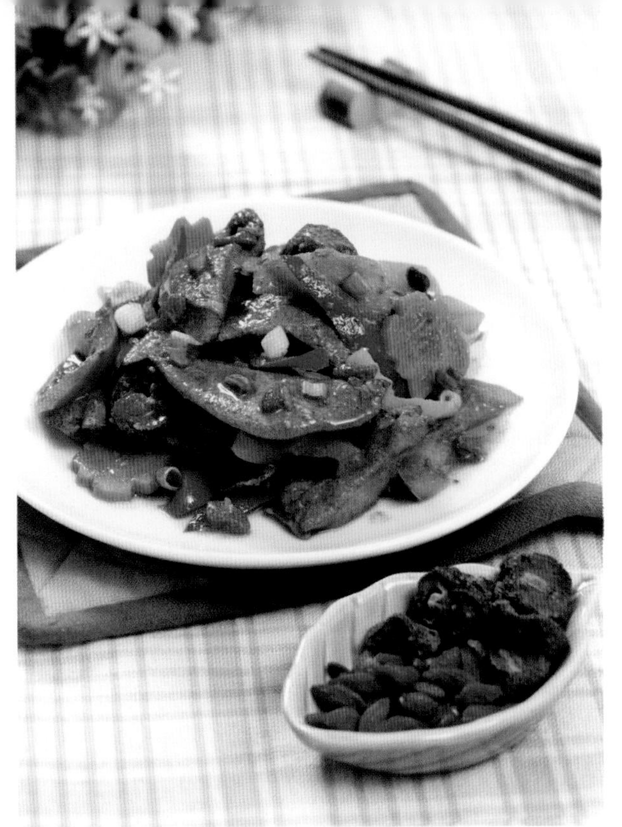

③将麻油倒入炒锅，烧至五成热时放入姜片，煸炒至两面变成褐色后，放入葱花炒香，然后放入猪肝片和米酒，大火快炒至猪肝变色，再加入青椒片、红椒片、胡萝卜片、枸杞子、山楂和药汁，继续翻炒2～3分钟，至菜熟后加入食盐适当调味，即可盛出食用。

食法：每日1次，午餐时食用。一次吃不完可分两次食用。

（17）田七丹参母鸡汤

配料：老母鸡肉（鸡龄2～3年）300g，田七片5g，丹参片6g，红枣6粒，莲藕30g，生姜10g，葱1根，米酒30mL，食盐3g。

功能：益气补血，祛瘀止痛。

适应证：月子期身体虚弱，疲倦多汗，下腹疼痛，恶露淋漓不断、经久不止。

制法：①老母鸡肉洗净，切块；田七片、丹参片用清水冲洗干净，红枣洗净、去核；莲藕洗净、切成小块；生姜洗净，切片；葱去皮，洗净，切段。②将老母鸡、田七片、丹参片、红枣同放入砂锅内，加入清水适量，大火煮滚后撇去浮沫，加入米酒、姜片、葱段，再煮10～15分钟，改用小火慢煮40～50分钟，至鸡肉熟烂时盛出，加入食盐适当调味后，即可食用。

食法：2～3天1次，食肉喝汤，可分2～3次食完。

（18）花笋豌豆火腿汤

配料：花椰菜200g，豌豆角30g，莴笋或生菜50g，火腿20g，鸡汤350mL，牛奶50mL，米酒10mL，麻油3g，食盐3g。

功能：益气补血，通乳下奶，和胃化湿，利尿消肿。

适应证：月子期身体虚弱，疲倦乏力，奶水稀薄、量少。

制法：①花椰菜去梗、洗净，切成小块，投入沸水中氽煮2～3分钟，捞出控干水分备用；豌豆角撕去老筋，洗净；莴笋（或生菜）洗净，切成片（或3cm长的段）；火腿洗净、切片。②将鸡汤倒入砂锅内，加入花椰菜、豌豆角、火腿片，大火煮滚后撇去浮沫，加入米酒、牛奶、莴笋片（或生菜段），再次煮滚后，加入麻油、食盐适当调味，即可盛出食用。

食法：每日1次，食菜喝汤。

（19）枣泥茯苓包子

配料：面粉500g，红枣200g，红小豆100g，山楂20g，茯苓粉20g，白糖30g，麻油5g，鲜酵母或发粉适量。

功能：补气养血，健脾和胃，养心安神，利水消肿。

适应证：月子期身体虚弱，腹胀，食欲差，疲倦乏力，面黄，睡眠不佳。

制法：①将面粉、茯苓粉混合均匀，加入酵母（或发粉），并用清水适量和成面团，用湿布盖上，静候发酵。②红枣洗净；红小豆洗净，捡去杂质；山楂洗净，捡去杂质和种子。③将红枣、山楂同放入碗内，放入蒸笼蒸熟，取出剥去枣皮和种子，然后将枣肉、山楂肉和红小豆一起放入锅内，加入清水适量，大火之滚后，改用小火焖至熟烂，取出捣至细泥状，然后倒入炒锅，加入白糖拌炒，至白糖完全溶化后，加入麻油拌匀，倒出晾凉后即成枣泥豆沙馅。④将发好的面团揉好、搓条，切成面胚，擀成包子皮，包入馅子，入笼蒸熟即成。

食法：每日 1 ～ 2 次，蒸热，适量食用。

（20）红杞鲳鱼蒸蛋羹

配料：鲳鱼（或活鲫鱼或鲤鱼）1 尾（300 ～ 500g），枸杞子 15g，鸡蛋 3 粒，清汤 200g，葱 2 根，生姜 15g，米酒 15mL，酱油 10g，麻油 3g，食盐 3g。

功能：健脾和胃，利湿消肿，温中消积，通脉生乳。

适应证：产后体弱，疲倦乏力，食欲不佳，面黄怕冷，乳汁量少。

制法：①将枸杞子洗净，捡去杂质；葱去皮，洗净，切成段；生姜去皮，洗净，切成细丝。②鲳鱼去鳞、去腮，开膛、去内脏后洗净，然后放入滚水焯过，捞出淋干水分，用干布抹干鱼身，并在鱼身两面切花刀，将一半的葱段和姜丝装入鱼腹。③将鸡蛋打入碗内搅匀，加入清汤、米酒、麻油、食盐适量，再次搅匀，然后倒入鱼盘内，鲳鱼放在中间，剩余的葱姜放在鱼身上下两面；将鱼盘放入蒸笼，大火急蒸 10 ～ 15 分钟，至鱼熟、蛋羹成脑状后取出。④取清汤适量，加入酱油、麻油和食盐，搅成调味汁后均匀地淋在鱼身上即可食用。

食法：每日 1 次，当作午餐食用。

（21）土豆木耳炒肉片

配料：猪肉 150g，土豆 100g，木耳 15g，胡萝卜 30g，生姜 15g，食用油 10mL，麻油 10mL，黄酒 5mL，鸡汤 30mL，食盐 3g。

功能：补血养血，健脾和胃，益肾明目，润肤养颜。

适应证：产后体弱，贫血面黄，疲倦乏力，视力下降。

制法：①猪肉洗净，切片；土豆、胡萝卜去皮，洗净，切片；木耳泡发，洗净，摘去硬蒂，切片；生姜去皮，洗净，切成姜片。②将食油倒入炒锅内烧热，投入姜片爆香，加入肉片、土豆、木耳、胡萝卜及黄酒、食盐，翻炒至熟后加入鸡汤、麻油，稍微焖烧 1 ～ 2 分钟即可。

食法：每日 1 次，配饭食用。

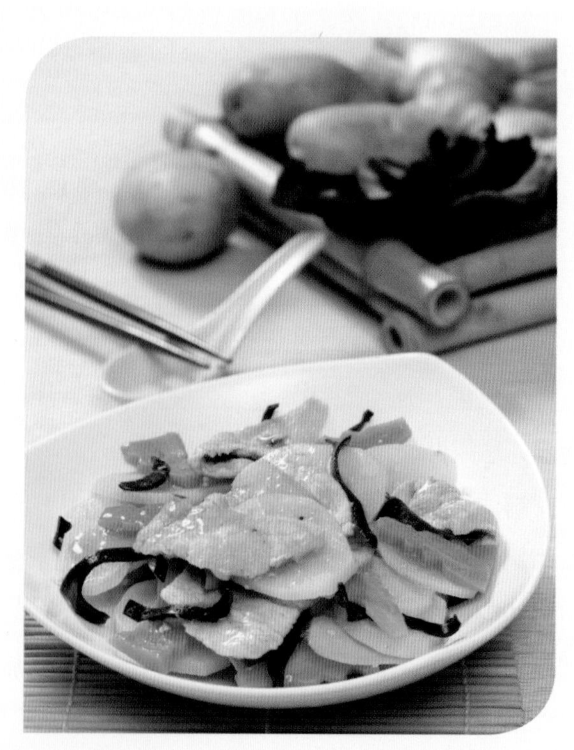

（22）三色芥蓝炒带子

配料：带子100g，芥蓝100g，红、黄灯笼椒各30g，玉米笋30g，枸杞叶20g，老姜15g，食用油15mL，麻油5mL，黄酒5mL，鸡汤20mL，酱油5mL，食盐3g。

功能：滋阴补肾，养血柔肝，利水化湿，清热排毒。

适应证：腰酸背痛，手脚麻痹，疲倦水肿，小便不利。

制法：①带子洗净，沥干；芥蓝洗净，切段；红、黄灯笼椒洗净，切条；玉米笋洗净，从中间剖成两半；枸杞叶洗净，捡去杂质；老姜去皮，洗净，切片。②锅内加入清水两勺，大火烧滚后加入黄酒，然后将带子投入，氽煮片刻后捞出，沥干水分备用。③将食油倒入锅内烧热，投入姜片爆香，然后放入芥蓝、红灯笼椒、黄灯笼椒、玉米笋及鸡汤翻炒片刻；再投入带子和枸杞叶，加入麻油、酱油、食盐，快速拌炒入味即成。

食法：产后第1～2周，配饭食用较佳。

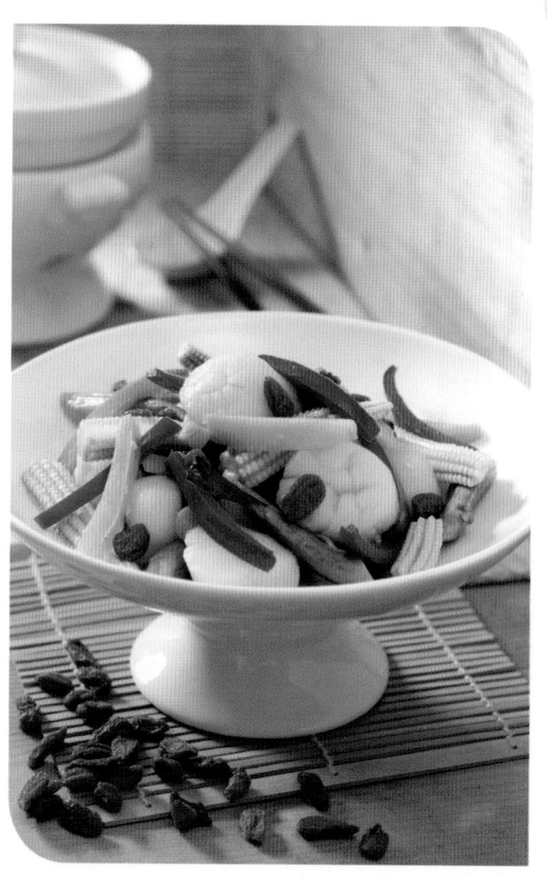

（23）红杞甘薯炒豆苗

配料：豌豆苗200g，地瓜（甘薯）60g，木耳10g，枸杞子10g，大蒜15g，生姜15g，食用油15mL，麻油5mL，酱油5mL，食盐3g。

功能：清热利湿，润肠通便，明目养颜，健脾化痰。

适应证：腹胀食少，消化不良，便秘痔疮，小便色黄。

制法：①豌豆苗洗净，投入沸水锅内快速氽烫后捞出，沥干水分备用。②地瓜去皮，洗净，切丝；木耳泡发，洗净，摘去硬蒂，切丝；枸杞子洗净，捡去杂质；大蒜去皮，洗净，切片；生姜去皮，洗净，切成丝。③将食油倒入炒锅内烧热，投入蒜片、姜丝爆香，放入地瓜、木耳快速炒熟；然后投入豆苗、枸杞子及麻油、酱油、食盐等调味品，快速拌炒均匀即可。

食法：配饭或配粥食用。

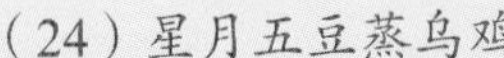

（24）星月五豆蒸乌鸡

配料：乌鸡 300g，红豆 50g，黑豆 30g，黄豆 30g，绿豆 30g，花生 30g，荸荠 1 粒，绿花椰菜 30g，葱 2 根，生姜 10g，黄酒 10mL，食盐 5g。

功能：益气补血，滋补肝肾，活血利水，扶正祛邪。

适应证：产后体虚疲倦，恶露量多，奶水不足，身体复原缓慢。

制法：①红豆、黑豆、黄豆、绿豆、花生同洗净，捡去杂质；马蹄去皮，洗净；绿花椰菜洗净；葱去皮，洗净，切段；生姜去皮，洗净，切成薄片。②乌鸡洗净，切块，投入沸水中汆煮片刻后捞出备用。③取蒸碗一个，将红豆、黑豆、黄豆、绿豆、花生、葱、姜放于碗底，乌鸡、马蹄、绿花椰菜放在上面，然后加入黄酒及清水 350 ~ 500mL。④将蒸碗放入蒸笼内，以大火蒸炖 2 ~ 3 小时，肉烂豆熟后取出，加入食盐适当调味后即可食用。

食法：食料喝汤，配饭、单食均可。一次吃不完可分两次食用。

（25）红枣绿乳蒸明虾

配料：明虾 8 只（约 150g），红枣 5 粒，菠菜 100g，豆浆 100mL，米酒 5mL，食盐 3g。

功能：益气补血，温阳补肾，通乳利水，润肠通便。

适应证：生产之后畏寒怕冷，疲倦乏力，腰酸背痛，乳汁稀少，大便不畅，小便不畅。

制法：①明虾洗净，挑去肠泥；红枣洗净，去核；菠菜，洗净，切段。②将菠菜放入果汁机内，加入豆浆，打成果汁后，去渣留汁备用。③将明虾放入蒸碗内，放入红枣，加入豆乳菠菜汁，然后放入蒸笼，大火猛蒸至虾熟即可。

食法：喝汤食虾，每日 1 次。

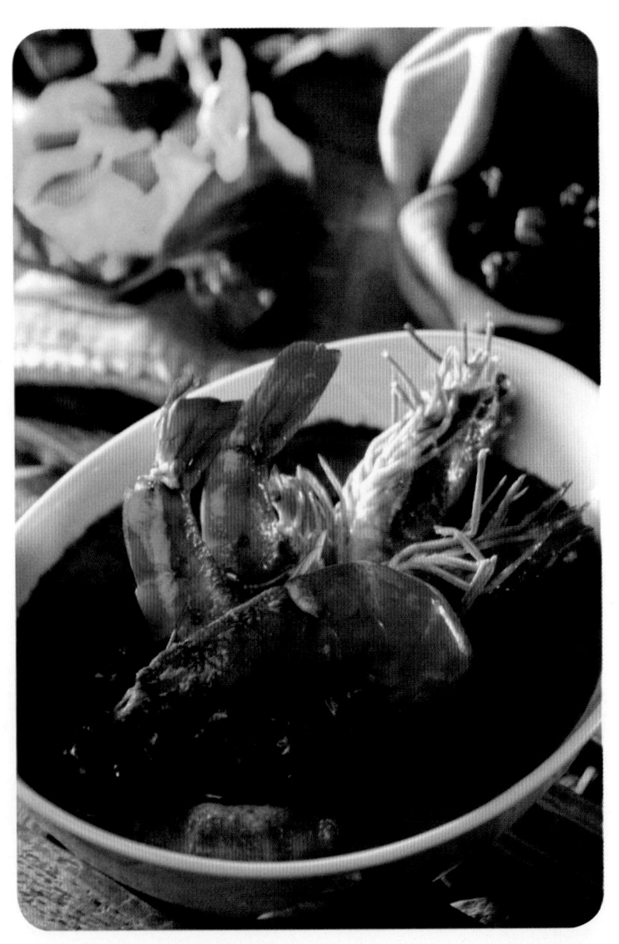

（26）龙杞芹黄蒸肉丸

配料：猪瘦肉150g，龙眼肉10g，枸杞子10g，芹菜30g，干黄花菜15g，葱1根，生姜10g，黄酒5mL，麻油10g，酱油5mL，淀粉15g，食盐3g，花椒粉1g。

功能：滋阴补血，养心安神，益肝补肾，通乳化湿。

适应证：产后体弱，贫血面黄，失眠多梦，疲倦腰酸，乳汁稀少。

制法：①猪瘦肉洗净，切成肉泥；芹菜摘去老叶、杂质，洗净，切成菜泥；干黄花菜泡发，洗净，捡去杂质；龙眼肉、枸杞子洗净，捡去杂质，同切成碎末；葱去皮，洗净，切成葱花；生姜去皮，洗净，切成姜茸。②将肉泥、菜泥、黄花菜、龙眼、枸杞子、葱花、姜茸等物料同放入小盆内，加入淀粉、麻油、黄酒、酱油、食盐、花椒粉等调味料，一起搅拌均匀，做成肉丸放入盘内。③将肉丸盘放入蒸笼，大火速蒸10 ~ 15分钟，肉丸熟后，即可取出食用。

食法：每日1次，配饭、单食均可。

（27）红山果清蒸鳕鱼

配料：鳕鱼300g，红山楂果（或红山楂片）15g，黄花菜15g，冬菇1粒，香菜10g，葱1根，生姜15g，黄酒15mL，酱油5mL，麻油3mL，食盐3g。

功能：利湿消肿，健脾开胃，解毒散瘀，补气生乳，促进身体复原。

适应证：产后疲倦乏力，不思饮食，腹胀便秘，消化不良，乳汁量少，恶露量多。

制法：①鳕鱼洗净，切成厚片，放入盘内，用黄酒、酱油、食盐腌10 ~ 15分钟备用；红山楂果（或红山楂片）洗净，去核，放入小砂锅内，加入清水100mL，小火煎煮20 ~ 30分钟，倒入小碗中备用；黄花菜泡发，洗净；冬菇泡发，洗净，除去杂质、硬蒂，切成丝；香菜摘去老叶、黄叶，洗净，切段；葱去皮，洗净，切成葱丝；生姜去皮，洗净，切成姜丝。②将山楂及山楂水倒入鱼盘内，姜丝、香菇丝、黄花菜放在鳕鱼上，然后将鱼放入蒸锅，以大火速蒸15 ~ 20分钟。③鱼熟后取出，撒上葱丝、香菜，淋入麻油即可。

食法：每日1次，三餐均可食用。

（28）蔬果营养高钙蛋

配料：鸡蛋2枚，猪骨髓30g，白萝卜叶30g，榨菜（或萝卜干）10g，枸杞子10g，豆粉5g，生葱1根，生姜10g，黄酒2mL，麻油2g，酱油3mL，食盐1g，米醋2mL，鸡汤50mL。

功能：滋阴补血，明目补肾，补铁补钙，补充营养。

适应证：产后体弱，缺铁、缺钙，面黄怕冷，身体复原缓慢。

制法：①萝卜叶洗净，切成菜泥，榨菜（或萝卜干）洗净，切碎；枸杞子洗净，捡去杂质；生姜去皮，洗净，切成姜茸；葱去皮，洗净，切成葱花。②将鸡蛋打入碗内，搅匀，加入豆粉、黄酒、麻油、姜茸、食盐及鸡汤后再次搅匀，然后加入猪骨髓、萝卜叶、榨菜碎及枸杞子。③蒸锅内放水适量，大火煮过后放入蒸碗，改用中火蒸约10分钟，蛋熟后取出，撒上葱花，加入米醋，即可食用。

食法：每日1次，单食或配餐食用。

（29）青梅竹马蒸豆腐

配料：豆腐2块（约150g），虾仁50g，带子2个，青豆15g，梅干菜15g，竹笋20g，马铃薯20g，枸杞子10g，鸡蛋1枚，葱1根，生姜5g，湿淀粉10g，米酒5mL，食用油10mL，酱油5mL，麻油3g，蚝油2g，食糖3g，食盐3g，鸡汤30mL。

功能：益肝补肾，利湿排毒，营养滋补，增强免疫功能。

适应证：产后体虚，腰酸尿频，面黄水肿，身体复原缓慢。

制法：①将青豆、枸杞子洗净，捡去杂质，用滚水余烫后捞出备用；梅菜、竹笋洗净，切成小片或小丁；葱去皮，洗净，切成葱花；生姜去皮，洗净，切成细丝；鸡蛋打破，收取蛋清备用；豆腐洗净，沥干水分后放入盘中。②马铃薯去皮，洗净，切碎；虾仁、带子洗净，拍破，与马铃薯一起切成泥状，然后加入蛋清、淀粉、黄酒、酱油、食糖及食盐适量，调搅均匀后倒在豆腐上。③锅内加水适量，大火煮滚后，将豆腐放入，快速蒸约10分钟后取出。④将食油倒入锅内，烧热后放入姜丝炒黄，再放入葱花，炒香后投入梅干菜、竹笋，加入酱油、麻油、食盐及鸡汤，翻炒入味后起锅均匀地倒在豆腐上，撒上青豆、枸杞子即成。

食法：每日1次，配餐食用。

（30）双花木耳清蒸鱼

配料：金凤鱼（或鲤鱼、石斑鱼）1条（500～600g），黄花菜15g，玫瑰花2g，木耳10g，冬菇2粒，红灯笼椒30g，冬瓜30g，竹笋10g，枸杞子10g，香菜15g，葱2根，生姜15g，黄酒15g，酱油10mL，麻油5mL，食盐5g。

功能：健脾和胃，利水化湿，生血养血，祛瘀排毒。

适应证：产后体虚，贫血水肿，小便不利，疲倦腹胀，大便不畅，乳汁稀少，恶露排出不畅。

制法：①金凤鱼（或鲤鱼）宰杀，去鳞，洗净，两面切花刀，用黄酒、酱油、食盐涂抹腌制10～15分钟备用；黄花菜、木耳、冬菇泡发，捡去杂质，黄花菜切段，木耳、冬菇切丝；玫瑰花洗净，放入小碗，用温水少许浸泡备用；红灯笼椒、冬瓜、竹笋洗净，切丝；香菜摘去黄叶、老叶，洗净，切段；枸杞子洗净，捡去杂质；葱去皮，洗净，切成葱丝；生姜去皮，洗净，切成姜丝。②将鱼放入蒸盘，黄花、木耳、冬瓜、灯笼椒、冬瓜、竹笋及姜丝同放在鱼上，然后倒入玫瑰花及汁液。③锅内加水适量，大火煮滚后，放入鱼，大火急蒸10～15分钟，鱼熟后取出，撒上葱丝、香菜即成。

食法：配饭食用，午餐、晚餐均可。

（31）荷叶姜丝蒸茄子

配料：茄子2粒（250～300g），荷叶1片，葱1根，生姜10g，大蒜2～3瓣，麻油10mL，酱油5mL，食盐3g，柠檬10g。

功能：健脾和胃，利湿消肿，清热解毒，消脂减肥。

适应证：产后腹胀腹痛，不思饮食，困倦乏力，小便不利。

制法：①茄子洗净，去蒂，纵向劈成两半，每半切成3～4块；葱去皮，洗净，切成葱花；生姜去皮，洗净，切成薄片；大蒜去皮，洗净，切成蒜米；柠檬洗净，剖成两半。②将荷叶洗净，铺在蒸碗底部，然后将茄子放于碗内。③麻油倒入炒锅内，烧热后放入姜片，快速翻炒至变黄，然后将姜片及麻油收入小碗内备用。④蒸锅内加水适量，大火煮滚后，将蒸碗放入锅内，大火快蒸10～15分钟后取出，立刻将蒜米、葱花放入碗内，加入酱油、食盐、麻油及姜片，以筷子搅匀后即可食用。

食法：每日1次，配餐食用。

（32）三子百合药菜香

配料：鲜山药150g，田七叶60g，鲜百合30g，白果10粒，枸杞子10g，黑豆30g，生姜

10g，食用油15mL，酱油5mL，食盐3g。

功能：活血养血，滋阴补肾，益气补肺，养心安神。

适应证：产后体弱，疲倦乏力，腰酸背痛，失眠健忘，心烦气短。

制法：①山药去皮，洗净，切成长片，放入清水中浸泡10分钟后捞出沥干备用；田七叶捡去杂质、老叶，洗净；鲜百合洗净，掰成小瓣；黑豆洗净，用清水浸泡2个小时后捞出备用；白果去壳，洗净；枸杞子捡去杂质，洗净；生姜去皮，洗净，切成姜片。②将黑豆、百合、白果同放入蒸碗，加入清水少许，放入蒸锅蒸10分钟左右，至黑豆熟软后取出备用。③将食油倒入锅内，烧至五成热时，放入姜片炒香，加入山药片略炒后，再加入黑豆、百合、白果、田七叶、枸杞子快速炒熟，然后加入食盐、酱油，翻炒入味即成。

食法：配饭食用，午餐、晚餐均可。

（33）归芪茯苓炖老鸭

配料：鸭腿2只（200～300g），冬瓜50g，冬虫夏草3～5只，当归片5g，黄芪片15g，茯苓10g，龙眼5粒，红枣5粒，葱1根，生姜10g，黄酒10mL，酱油5mL，食盐3g。

功能：益气补血，养心安神，滋补强壮，活血利水。

适应证：生产之后，疲倦体弱，头晕耳鸣，腰酸腿软，手脚麻痹，尿频腹胀，面色萎黄，或见下肢水肿。

制法：①鸭腿除毛，洗净，切块，投入沸水中氽烫3～5分钟后捞出备用；冬瓜洗净，切成块；冬虫夏草、当归片、黄芪片、茯苓、龙眼、红枣同洗净，沥干水分备用；葱去皮，洗净，切成葱花；生姜去皮，洗净，切片。②将鸭腿与冬虫夏草、当归、黄芪、茯苓、龙眼、红枣、生姜等物料同放入锅内，加入清水800～1000mL，大火煮滚后，加入黄酒，改用小火慢炖1个小时左右，至鸭腿熟烂后盛入碗内，撒上葱花，加入食盐、酱油适当调味即可。

食法：食肉喝汤。一次吃不完可分两次食用。

（34）三参麦冬炖猪心

配料：猪心1个（300～500g），人参3～5g（或党参10g），丹参5g，玄参5g，麦冬5g，茯苓5g，炒枣仁5g，生姜10g，黄酒10mL，酱油5mL，食盐3g。

功能：益气补血，养心安神，健脾补脑，增进记忆功能。

适应证：产后气虚血亏，疲倦乏力，失眠健忘，心慌气短，面色萎黄。

制法：①人参（或党参）、丹参、玄参、麦冬、茯苓、炒枣仁同洗净，沥干水分备用；生姜去皮，洗净，切成姜片。②猪心洗净，去除血块，然后将人参、丹参、玄参、麦冬等药材同装入猪心内。③将猪心放入炖锅，加入黄酒、姜片及清水800～1000mL，大火煮滚后，改用小火慢炖1个小时左右，至猪心熟烂后捞出，切片；然后再将猪心放回锅内，大火煮滚后，加入食盐、酱油适当调味，即可盛出食用。

食法：食肉喝汤。一次吃不完可分两次食用。

（35）贵妇花生米酒虾

配料：草虾150g，花生50g，黄豆50g，当归5g，川芎3g，山楂5g，党参5g，枸杞子5g，黑枣5粒，陈皮3g，生姜10g，黄酒30mL，酱油5mL，食盐3g。

功能：益气补血，温阳利水，健脾开胃，活血通乳。

适应证：产后体虚，食少腹胀，头晕疲倦，面色萎黄，畏寒怕冷，乳汁稀少。

制法：①草虾洗净，去除肠泥；花生、黄豆洗净，捡去杂质、霉变颗粒；当归、川芎、山楂、党参、陈皮洗净，同装入布袋；枸杞子洗净，捡去杂质；黑枣洗净，去核；生姜去皮，洗净，切成姜片。②将花生、黄豆、黑枣及药袋同放入砂锅，大火煮滚后改用小火续煮 30 ~ 40 分钟，黄豆、花生熟烂后去除药袋，收取花生、黄豆、黑枣及汤汁备用。③将草虾、米酒、生姜、枸杞子、花生、黄豆、黑枣及汤汁同放入锅内，大火煮至草虾变色后，加入食盐、酱油调匀即成。

食法：每日 1 次，食料喝汤，单食、配餐均可。

（36）参芪豆炒梅花肉

配料：梅花肉（即猪肩颈部的肉，质地较嫩）或里脊肉 150g，黑豆 50g，红色、黄色泡椒各 20g，党参 5g，黄芪 10g，杜仲 5g，当归 3g，生葱 1 根，生姜 10g，黄酒 5mL，食用油 10mL，酱油 5mL，麻油 5mL，食盐 3g。

功能：滋阴补血，益肾养肝，补气健脾，收缩子宫。

适应证：产后体弱，头晕疲倦，下肢无力，畏寒腰酸，腹肌松弛，子宫收缩缓慢。

制法：①黑豆洗净，捡去杂质及霉变颗粒；党参、黄芪、杜仲、当归同洗净，放入砂锅，加入清水 250mL，大火煮滚后，改用小火煎煮 30 分钟，保留药汁，去除药渣不用；将黑豆放入药汁，大火煮滚后，改用小火煮至豆熟汁尽，收取黑豆备用。②梅花肉或里脊肉洗净，切片备用；红色、黄色泡椒洗净，切片；生葱去皮，洗净，切成段；生姜去皮，洗净，切成片。③锅内倒入食油，烧至五成热时，投入、姜，炒香，然后放入肉片，快速翻炒至熟后，将红、黄泡椒及黑豆倒入锅内，加入食盐、黄酒、酱油、麻油，快速拌炒至熟即可。

食法：配饭食用，午餐、晚餐均可食用。

（37）山地归枣炖羊排

配料：羊肉或羊排骨 150g，鲜山药 50g，生地黄 10g，当归 3g，小茴香 1g，花椒 1g，红枣 10 粒，生葱 1 根，生姜 15g，黄酒 10mL，麻油 5mL，酱油 5mL，食盐 3g。

功能：益气补血，温中暖胃，活血祛瘀，收缩骨盆。

适应证：产后气虚血亏，子宫复旧缓慢，畏寒怕冷，腹部隐痛，疲倦面黄，恶露量多。

制法：①羊肉或羊排骨洗净，切块，用滚水余烫后捞出备用；鲜山药去皮，洗净，切块；红枣去核，洗净；生地黄、当归、小茴香、花椒洗净，装入布袋；生葱去皮，洗净，切段；生姜去皮，洗净，切片。②将羊肉、山药、红枣、葱段、姜片及药袋同放入炖锅，加入黄酒及清水 1000 ~ 1500mL，大火煮滚后，改用小火慢炖约 2 个小时，至羊肉烂熟后捞出布袋，加入食盐、酱油适当调味后，盛出即成。

食法：食肉喝汤，单食或配餐食用均可。

（38）营养滋补鳗鱼卷

配料：鳗鱼肉 200g，肥猪肉 30g，鸡蛋 3 粒，紫菜 3 张，湿淀粉 20g，面粉 20g，怀山药 5g，茯苓 5g，山楂 5g，炒扁豆 3g，薏苡仁 3g，黄芪 5g，莲子 3g，党参 3g，枸杞子 10g，生葱 1 根，生姜 15g，黄酒 10mL，酱油 5mL，食盐 5g，胡椒粉适量。

功能：益气补血，健脾养心，祛风活血，强筋健骨。

适应证：产后体弱，疲倦腰酸，筋骨酸软，手脚麻痹，汗多怕冷，食少腹胀，面色苍白。

制法：①将怀山药、茯苓、山楂、炒扁豆、薏苡仁、黄芪、莲子、党参八味药材同洗净，烘干，打成细粉，称取10g备用（剩余药粉留下次再用）；枸杞子洗净，捡去杂质；生葱去皮，洗净，切碎；生姜去皮，洗净，切成姜末。②鳗鱼肉去皮，洗净，与肥猪肉一起剁成肉泥，加入葱末、姜末、湿淀粉及黄酒、酱油、麻油、食盐、胡椒粉适量，搅打均匀。③鸡蛋打入碗内搅匀，加入面粉、黄酒、食盐、酱油及胡椒粉适量，搅拌均匀；炒锅烧热，涂上少许食油，然后将蛋液分3次舀入，摊成3张蛋皮。④将蛋皮铺在案板上，均匀地抹上一层鱼泥，撒上枸杞子；将紫菜盖在鱼泥上，于紫菜上面再均匀地抹上一层薄薄的鱼泥，然后将蛋皮由两端向中间卷起，并于汇合处涂上少许鸡蛋液，做成鳗鱼卷，放入盘内备用。⑤向蒸锅内加入清水适量，大火煮滚后，将鱼放入，以大火蒸约20分钟，鱼卷熟后取出，晾凉，切块，码入盘内即成。

食法：每日1次，单食或配餐食用均可。

（39）花芪杜仲炖牛筋

配料：牛蹄筋100g（或牛腱150g），花生50g，黄芪10g，杜仲5g，桑寄生3g，怀牛膝5g，怀山药5g，当归3g，红枣5粒，生葱1根，生姜10g，黄酒10mL，酱油5mL，食盐3g。

功能：补气养血，活血祛瘀，祛风除湿，补肾健骨。

适应证：产后体弱，头晕疲倦，腰腿酸软，畏寒怕冷，手脚麻痹。

制法：①牛蹄筋洗净，放入锅内，加入清水适量，大火煮滚后改用小火慢煮2～3小时，至蹄筋涨发后捞出切段备用（若用牛腱，则仅需洗净，切块即可）。②花生洗净，捡去杂质、霉变颗粒；黄芪、杜仲、桑寄生、怀牛膝、怀山药、当归洗净，同装入布袋；红枣洗净，去核；生葱去皮，洗净，切段；生姜去皮，洗净，切片。③将牛蹄筋或牛腱投入沸水中氽烫后捞出，然后将牛蹄筋、红枣、葱、姜及药袋同放入锅内，加入黄酒及清水1000～1500mL，大火煮滚后，改用小火慢炖约2个小时，至蹄筋（或牛筋）烂熟后将布袋捞出，向锅内加入食盐、酱油，适当调味后即可盛出食用。

食法：食肉喝汤，每日1次。

（40）木瓜黄花猪尾汤

配料：猪尾巴1只，青木瓜150g，黄花菜30g，花生30g，豌豆或青豆30g，芡实20g，荔枝核15g，生葱1根，生姜15g，黄酒20mL，麻油3mL，酱油3mL，食盐3g。

功能：滋阴补血，催乳下奶，补肾健骨，丰胸养颜。

适应证：产后体弱，奶水量少，疲倦腰酸，面色萎黄，骨节酸痛，手脚麻痹。

制法：①猪尾巴洗净，切段，投入沸水中氽烫后捞出备用；青木瓜洗净，切块；黄花菜洗净，打结；花生、豌豆（或青豆）、芡实、荔枝核洗净，捡去杂质；生葱去皮，洗净，打结；生姜去皮，洗净，切成片。②将猪尾、青木瓜、黄花菜、花生、豌豆或青豆、芡实、荔枝核及葱，姜等物料同放入砂锅内，加入清水适量，大火煮滚后，以汤勺撇去浮沫，加入黄酒，继续以大火煲煮30分钟，然后改用中小火慢炖一个至一个半小时，至肉烂汤浓时加入食盐、麻油、酱油等适当调味即可。

食法：每日1次，食肉喝汤，连食1～2周。

（41）清炒黄花荷兰豆

配料：荷兰豆200g，鲜黄花菜50g（或黄花菜干30g），冬菇2粒，红、黄灯笼椒各20g，腐竹20g，生葱1根，生姜10g，食用油15mL，麻油5mL，鸡汤30mL，湿淀粉10g，酱油5mL，食盐 3g。

功能：理气通乳，益气和胃，化湿解毒，利水消肿。

适应证：胸闷乳胀，乳汁不下，腹胀食少，大便不畅，口干口渴，小便不利。

制法：①荷兰豆摘除茎丝，洗净，切片；鲜黄花菜洗净，或黄花菜干泡发，洗净；冬菇泡发，洗净，去除硬蒂，切片；红、黄灯笼椒洗净，切片；腐竹泡发，洗净，切片；生葱去皮，洗净，切段；生姜去皮，洗净，切成薄片。②食油倒入炒锅，烧至五成热时投入姜片、葱段爆香，然后加入荷兰豆、黄花菜、冬菇、灯笼椒及腐竹，煸炒片刻后，加入麻油、酱油、食盐及鸡汤少许，快速翻炒入味后，加入湿淀粉，勾薄芡即成。

食法：每日 1 次，配餐食用，午餐或晚餐均可。

（42）豌豆萝卜炒鳕鱼

配料：青豌豆（豌豆仁）150g，鳕鱼 150g，白萝卜 50g，胡萝卜 30g，冬瓜 50g，白果 6 粒，生姜 10g，食用油 15mL，麻油 5mL，食盐 3g。

功能：益气补血，健脾和胃，行气通乳，利湿消肿。

适应证：疲倦乏力，乳汁量少，胸闷腹胀，食欲不佳，下肢水肿，小便不利。

制法：①鳕鱼洗净，去皮，去骨，切成丁；豌豆仁洗净，萝卜、胡萝卜洗净，切丁；冬瓜洗净，切丁；白果去壳，洗净；生姜去皮，洗净，切成片。②炒锅内加入食用油，烧至五成热时投入姜片爆香，然后倒入豌豆仁、胡萝卜、萝卜及冬瓜，煸炒片刻后倒入鳕鱼丁和白果，快速翻炒至鱼熟后，加入酱油、食盐、麻油，拌炒入味即可。

食法：每日 1 次，配餐食用。

（43）三瓜牛奶催乳饮

配料：木瓜 150g，丝瓜 50g，冬瓜 50g，番茄 50g，鲜橙 50g，胡萝卜 30g，鲜牛奶 250mL，生姜 15g，米酒 5mL，蜂蜜 10mL。

功能：健脾益胃，生津润肺，通乳下奶，利水通便。

适应证：产后乳汁稀少，胸闷乳胀，口干疲倦，腹胀便秘。

制法：①木瓜、丝瓜、冬瓜、胡萝卜洗净，去皮，切块；番茄洗净，切块；鲜橙洗净，去皮；生姜去皮、洗净。②先将木瓜、丝瓜、冬瓜、胡萝卜、番茄、鲜橙、生姜等物料相继放入果汁机内打成果瓜汁，然后将果瓜汁倒入砂锅内，加入牛奶、米酒，大火煮沸，加入蜂蜜搅匀即成。

食法：一日 1 剂，一次喝完，或分 2 ~ 3 次喝完。

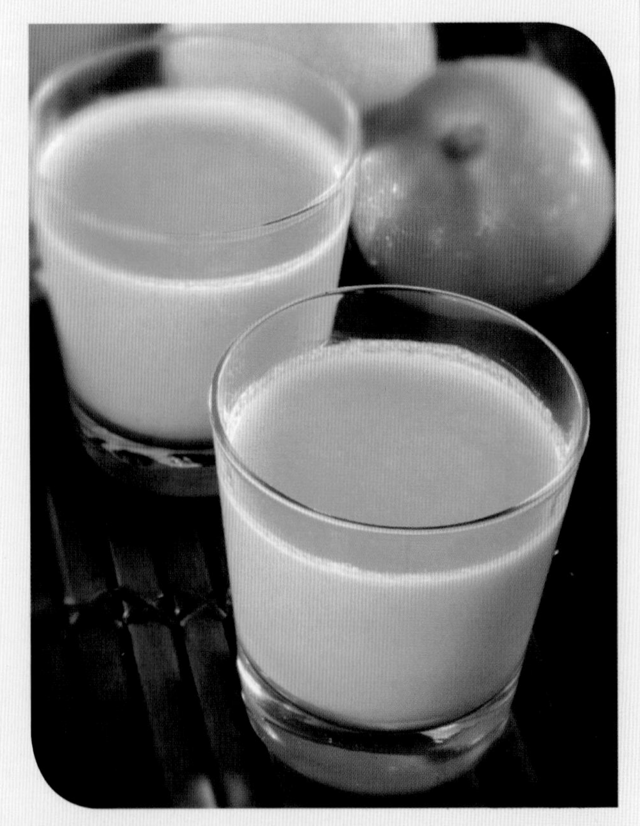

（44）木瓜豆腐烧带鱼

配料：带鱼250g，青木瓜250g，豆腐50g，红枣10粒，生葱1根，生姜15g，黄酒20mL，酱油10mL，食盐3g。

功能：养阴补血，健脾和胃，催乳下奶，利水消肿。

适应证：产后血虚阴亏，奶水量少，手脚麻木，头晕面黄，疲倦乏力。

制法：①带鱼洗净，去腮，除内脏，切成3cm长的段；青木瓜洗净，去皮，去瓤，切成3cm长的块；豆腐洗净，切块；红枣洗净，除去内核；生葱去皮，洗净，切段；生姜去皮，洗净，切成片。②砂锅内加入清水约500mL，大火烧滚后放入带鱼、木瓜、豆腐、红枣，再次烧滚后以汤勺撇去浮沫，加入葱、姜、黄酒、酱油、食盐，改用中小火烧至鱼熟即成。

食法：每日1次，食肉喝汤，产后第2～3周食用。

（45）红薯黑米陪月粥

配料：黑米50g，糯米50g，新鲜红薯150g，菠菜50g，枸杞子15g，红枣6粒。

功能：补气养血，调理脾胃，益肝补肾，调养身心。

适应证：产后体弱多汗，容易疲倦，面色苍白，睡眠不佳，腹胀食少，身体复原缓慢。

制法：①黑米、糯米淘洗干净，捡去杂质备用；红枣洗净，除去内核；枸杞子洗净，捡去杂质；红薯去皮，洗净，切块；菠菜摘去黄叶、老叶，洗净，切碎备用。②锅内加入清水1000～1200mL，大火煮滚后，放入黑米、糯米、红枣、枸杞子及地瓜，大火煮滚后，改用中火熬粥，粥成后下入菠菜碎，改用大火稍煮片刻即成。

食法：一日1～2次，早、温热食用。

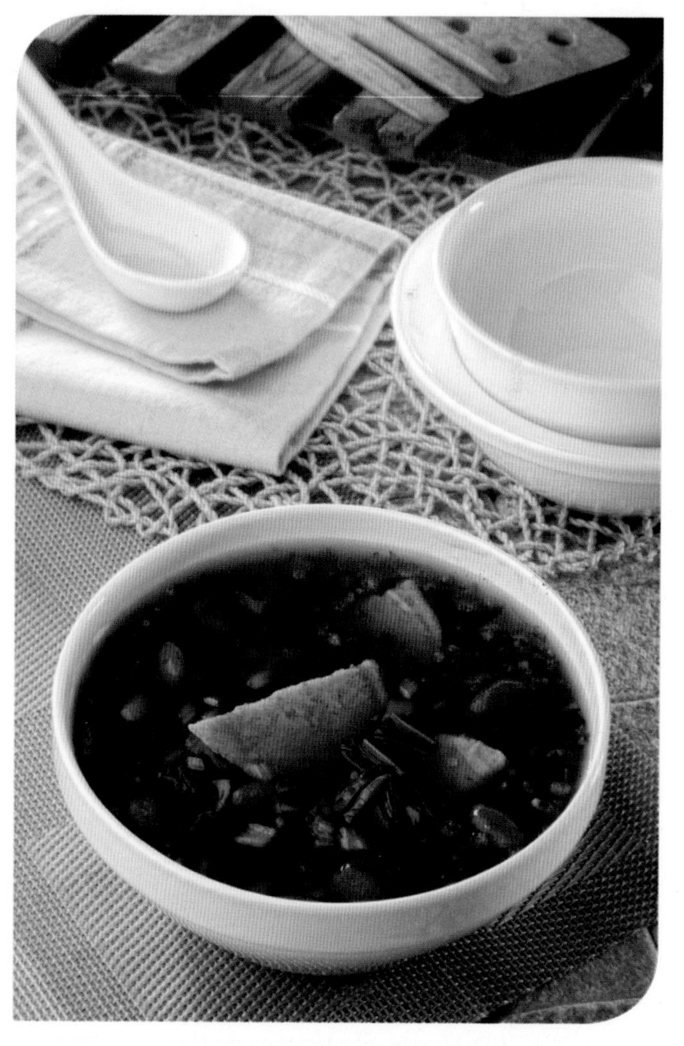

（46）红白豆腐干捞面

配料：面条100g，白豆腐干30g，红豆腐（猪血或鸡血）30g，黄瓜30g，豆芽30g，菠菜30g，生葱1根，香菜10g，鸡汤或排骨汤50mL，酱油10mL，麻油5mL，米醋3mL，芝麻酱3g，食盐1g。

功能：益气补血，健脾养胃，营养滋补，促进产后身体复原。

适应证：生产之后，疲倦乏力，面色萎黄，腹胀食少，身体复原缓慢。

制法：①豆腐干、红豆腐洗净，同放入沸水中余煮片刻后捞出，切成片或条备用；黄瓜洗净，去皮，切成丝；豆芽洗净，菠菜洗净，切成段或丝，两者同放入沸水中烫熟备用；葱去皮，洗净，切成葱花；香菜洗净，切碎。②将芝麻酱、酱油、麻油、米醋、食盐同放入小碗，加入鸡汤（或排骨汤）调搅成味汁备用。③将面条下入滚水中，大火煮熟后捞出放入盘内，撒上葱花及香菜，加入调味汁，快速拌匀，然后放上红豆腐、白豆腐、黄瓜、豆芽及菠菜，即可上桌食用。

食法：每日1～2次，当作主食食用。

（47）桂圆益母茶香蛋

配料：鸡蛋2枚，桂圆肉10g，益母草15g，杜仲10g，花椒3g，干姜2g，八角1g，小茴香2g，肉桂1g，黄酒15mL，酱油5mL，食盐2g。

功能：益气补血，养心安神，活血化瘀，补骨强身。

适应证：产后腹痛，恶露量少，或者淋漓不断，腰酸疲倦，手脚麻痹，头晕面黄，多梦善忘。

制法：①鸡蛋洗净，用清水浸泡20～30分钟。②桂圆肉、益母草、杜仲、花椒、干姜、八角、小茴香、肉桂等药材同洗净，与鸡蛋一起放入砂锅内，加入清水约600mL，大火煮滚后，加入黄酒、酱油及食盐，改用小火煮至蛋熟；然后将鸡蛋取出，敲破蛋壳，再放回药汁中，继续煲煮约30分钟即成。

食法：每日1次，当早点食用。

（48）高钙营养蛋炒饭

配料：白米饭2碗，鸡蛋2枚，胡萝卜15g，青豆15g，嫩豆腐或豆腐脑30g，芹菜或菠菜30g，生葱1根，生姜10g，麻油10mL，酱油5mL，食盐3g。

功能：健脾益胃，养心安神，补钙补铁，滋阴养血。

适应证：疲倦乏力，多梦健忘，体虚多汗，皮肤干燥，手脚麻痹、抽筋。

制法：①胡萝卜洗净，去皮，切丁，青豆洗净，两者同放入滚水中余烫后捞出，沥干水分；

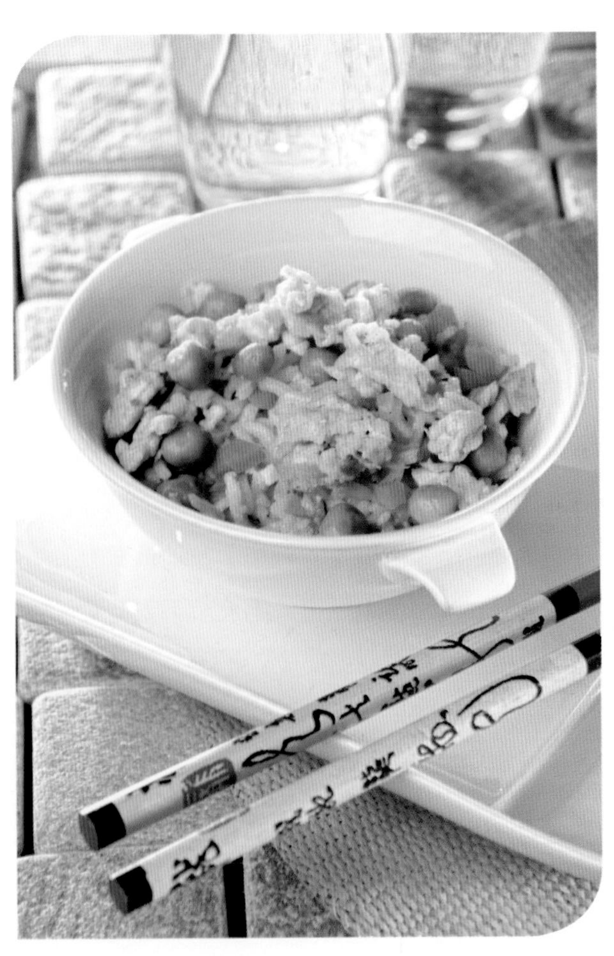

芹菜或菠菜洗净，切段，以果汁机打碎或绞碎取汁备用；生葱去皮，洗净，切成葱花；生姜去皮，洗净，切成姜丝。②将鸡蛋打入碗内搅匀，然后放入豆腐、芹菜或菠菜汁，再次搅匀。③麻油倒入炒锅，烧热后投入姜丝爆香，加入蛋液快速翻炒，蛋熟后加入白饭、酱油及食盐，翻炒入味后，撒上葱花即成。

食法：每日1次，当作早餐或午餐食用。

（49）三鲜藕菜馄饨汤

配料：面粉100g，猪肉150g，鲜虾100g，鲜莲藕50g，鲜山药50g，菜心或小白菜150g，凤尾菇或平菇50g，黄花菜15g，黄豆芽30g，生葱1根，生姜15g，淀粉10g，黄酒15mL，酱油10mL，麻油10mL，食盐3g。

功能：滋阴补血，健脾补肾，催乳下奶，补铁补钙。

适应证：生产之后，疲倦怕冷，容易出汗，乳汁量少，贫血面黄。

制法：①猪肉洗净，剁成肉泥；鲜虾去壳，洗净，拍破，切成虾泥；鲜莲藕、鲜山药去皮，洗净，切碎或用果汁机打碎；菜心或小白菜摘去老叶、黄叶，洗净，投入沸水中氽烫后捞出，切成菜碎；凤尾菇（或平菇）、黄花菜、黄豆芽洗净，沥干水分；葱去皮，洗净，切成葱花；生姜去皮，洗净，切成姜末。②将肉泥、虾泥同放入碗内，一起搅打成胶状后，加入莲藕、山药、菜碎、淀粉、葱花、姜末、黄酒及酱油、麻油、食盐适量，同调搅成馅。③面粉内加入清水适量，揉成面团，擀制成馄饨皮，然后包入馅料，制成馄饨。④锅内加入清水适量，大火煮过后，放入凤尾菇（或平菇）、黄花菜及黄豆芽稍煮，然后下入馄饨，煮熟后加入酱油、麻油、食盐，适当调味即成。

食法：每日1次，当作早餐或午餐食用。

（50）金瓜土豆糯米糕

配料：糯米粉250g，南瓜100g，土豆60g，红枣150g，枸杞子10g，松子仁10g，芝麻5g。

功能：益气补血，健脾和胃，滋阴补肾，养心安神。

适应证：产后体弱，疲倦乏力，面色萎黄，多梦健忘，腹胀食少，时常脱发。

制法：①南瓜洗净，切成大块，土豆、红枣洗净；枸杞子、松子仁、芝麻洗净，沥干水分。②将南瓜、土豆、红枣同放入蒸笼蒸熟后取出，南瓜、土豆去皮，去子，同压成细泥；红枣去核，切碎。③将糯米粉、南瓜泥、土豆泥同放入盆内搅匀，加入滚开水少许，揉搓成团后均匀地分成10小块，然后在每一块内包入红枣馅，以手捏成或以模具制成10个糯米糕，点上枸杞子、松子和芝麻。④ 将糯米糕放入蒸笼，以中火蒸约10分钟即成。

食法：一日1～2次，当作早餐或点心食用。

（51）鱼蛋山药夹面包

配料：全麦面包4片，鳗鱼肉100g，鸡蛋1枚，鲜山药50g，生葱1根，生姜10g，淀粉10g，食用油10mL，黄酒10mL，酱油5mL，麻油5mL，食盐3g。

功能：益气补血，健脾利湿，润肤养颜，滋补心肾。

适应证：生产之后，疲倦腰酸，体弱

多汗，面色萎黄，腹胀食少，皮肤干燥，记忆力减退。

制法：①鳗鱼肉洗净，切成鱼泥；鲜山药去皮，洗净，切成山药泥；葱去皮，洗净，切成葱花；生姜去皮，洗净，切成姜末。②将鱼泥、山药泥同放入碗内，打入鸡蛋，加入淀粉、黄酒、酱油、麻油、食盐，调均匀。③食油放入炒锅内，加入葱、姜，炒香后，倒入鱼泥，快速翻炒至熟后盛入盘内。④ 将面包放入烘炉，烘热后取出，一片作底，一片当面，加入炒熟的鱼泥即成。

食法：一日1～2次，当作早餐或点心食用。

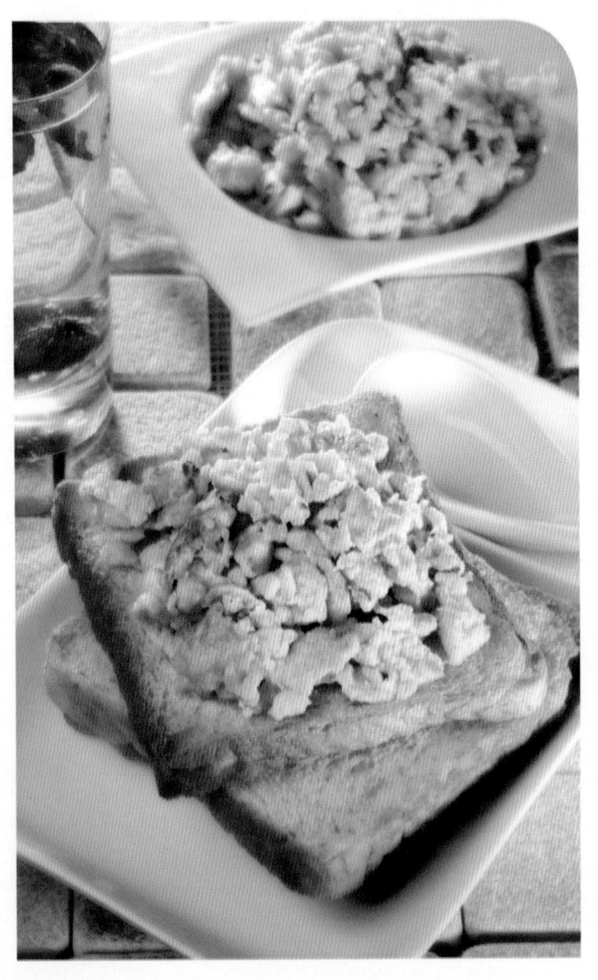

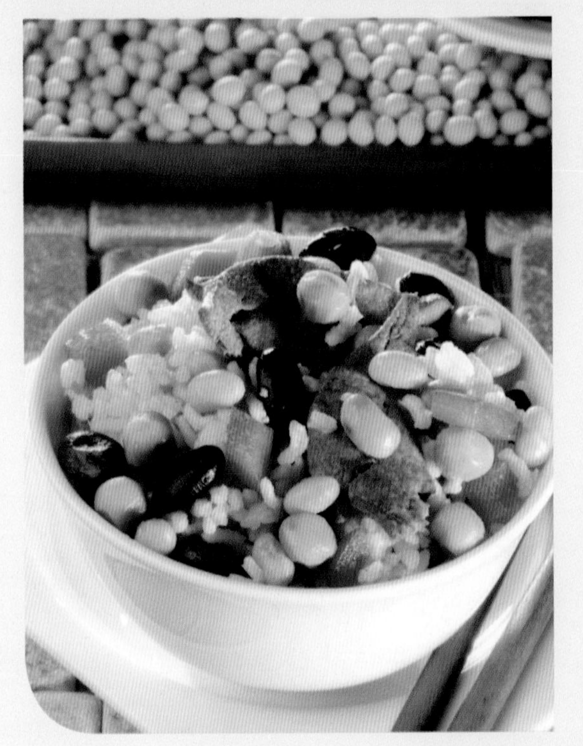

（52）三色豆炒猪肝饭

配料：白米饭1碗，猪肝100g，黄豆50g，黑豆50g，青豆30g，红泡椒20g，生葱1根，生姜10g，食用油15mL，酱油5mL，食盐3g。

功能：健脾养血，滋补肝肾，润肤生发，强筋健骨。

适应证：身困乏力，面色萎黄，腰酸脱发，皮肤粗糙，手脚麻痹，奶水量少。

制法：①猪肝洗净，切片；黄豆、黑豆洗净，加入清水适量，浸泡3个小时后，捞出，蒸熟备用；青豆洗净，红泡椒洗净，切丁；生葱去皮，洗净，切成葱花；生姜去皮，洗净，切成姜丝。②食油倒入炒锅，烧热后投入姜丝爆香，加入猪肝快速炒熟，然后加入白饭、黑豆、黄豆、青豆、泡椒丁、酱油及食盐，翻炒入味后，撒上葱花即成。

食法：每日1次，当作早餐或午餐食用。

（53）滋补调养葱花饼

配料：面粉300g，鸡蛋2枚，生葱3只，怀山粉10g，茯苓粉10g，薏苡仁粉5g，山楂粉5g，莲子粉3g，芡实粉3g，菊花5g，玫瑰花3g，麻油10mL，食盐3g。

功能：益气补血，健脾养心，营养滋补，调理肠胃，促进产妇身体复原。

适应证：月子期身体虚弱，体力差，精神差，身体复原缓慢。

制法：①将菊花、玫瑰花放入碗内，冲入滚水约300mL，盖上盖子，浸泡30分钟后收取液体，放温备用；葱去皮，洗净，切成葱花，鸡蛋打入碗内，加水少许，搅成均匀的蛋液。②将面粉放入盆内，加入怀山粉、茯苓粉、薏苡仁粉、山楂粉、莲子粉、芡实粉搅匀，然后倒入蛋液，加入温热的菊花玫瑰花水，和成软面团（若面团太硬，可另外加入温水）。③先在案板上撒上少许面粉，然后将和好的面团放在案板上揉匀，擀成薄薄的圆饼，再将麻油、食盐均匀地涂在圆饼上，最后撒上葱花，将圆饼卷成卷，垂直的竖立在案板上，用手按扁，再擀成薄圆饼。④将圆饼放入锅内或鏊子上，以小火烙熟，两面呈金黄色时取出，切块装盘即成。

食法：一日1～2次，当作点心，温热时食用。

（54）好月子营养馅饼

配料：面粉300g，豆粉30g，鸡蛋2枚，豆腐200g，黄芽白菜（或小白菜）300g，粉丝50g，黄花菜50g，木耳30g，虾仁50g，生葱2根，生姜10g，麻油20mL，黄酒5mL，酱油10mL，食盐3g。

功能：营养滋补，调理心脾，补血生乳，补益元气，帮助产妇身体复原。

适应证：生产之后，疲倦乏力，乳汁量少，精神、体力较差。

制法：①将黄芽白菜（或小白菜）洗净，投入滚水中烫熟，捞出，沥干水分，切碎备用；粉丝洗净，泡软，切碎；黄花菜洗净，泡发，切碎；木耳洗净，泡发，切碎；虾仁洗净，切碎；葱去皮，洗净，切成葱花；生姜去皮，洗净，切成姜末；鸡蛋打入碗内，搅成均匀的蛋液；豆腐洗净，放入碗内以手抓碎。②将豆腐、白菜、粉丝、黄花菜、木耳、虾仁同放入小盆内，加入蛋液，葱花、姜末及黄酒、酱油、食盐等调味品，搅拌成馅备用。③将面粉和豆粉倒入盆内，加水适量，和成面团，揉匀后分成10块，擀成10个略大于小碗口的圆面皮。将一张平铺于案板上作底，上面均匀地放上一层馅子，然后在上面多盖一层面皮，将小碗扣在上面，用力下压，去掉边沿多余的部分即成馅饼。④锅内放入麻油适量，烧热后放入馅饼，以小火煎至两面呈金黄色时即成。

食法：一日1～2次，当作点心，温热时食用。

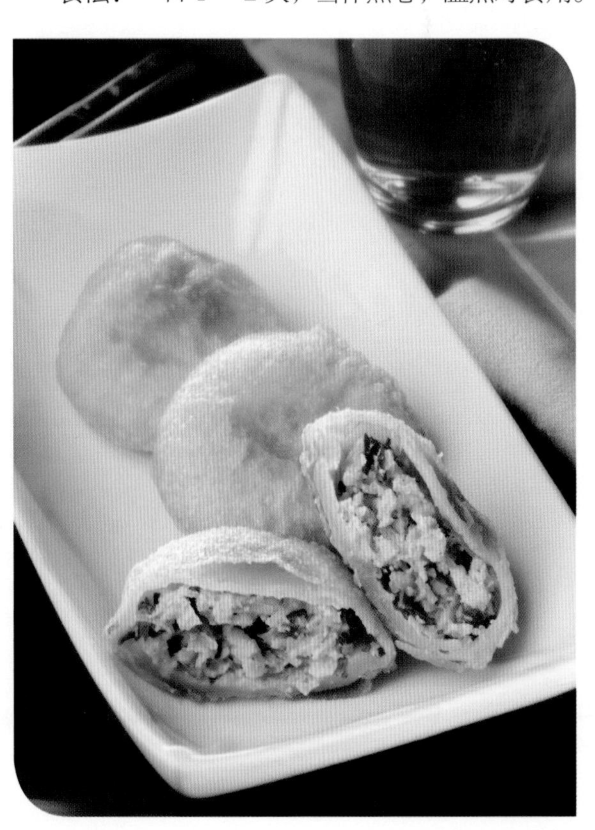

（55）鲜嫩蘑菇肉蒸饺

配料：面粉250g，猪肉200g（肥瘦各半），鲜蘑菇100g，鲜竹笋30g，虾肉30g，鸡蛋1枚，生葱2根，生姜10g，麻油5mL，黄酒5mL，酱油10mL，食盐3g。

功能：益气补血，滋阴补肾，滋补营养，促进产后身体复原。

适应证：生产之后，疲倦乏力，身体虚弱，腰酸怕冷，容易出汗。

制法：①将猪肉、虾肉洗净，剁成肉泥；蘑菇、竹笋洗净，投入滚水中氽烫后捞出，沥干水分，切碎备用；葱去皮，洗净，切成葱花；生姜去皮，洗净，切成姜末；鸡蛋打入碗内，搅打成均匀的蛋液。②将肉泥、蘑菇、竹笋同放入小盆内，加入蛋液，葱花、姜末及黄酒、酱油、食盐等调味品，搅拌成饺子馅备用。③将面粉倒入盆内，加入滚水适量，和成烫面，晾凉后揉匀，均匀地揪成10个面团，擀成饺子皮，包入馅子，捏成外形特出的花边饺子，放入盘内。④蒸锅内加入清水适量，大火煮滚后，将饺子放入蒸笼，蒸熟即成。

食法：每日1次，当作点心或主食，适量食用。

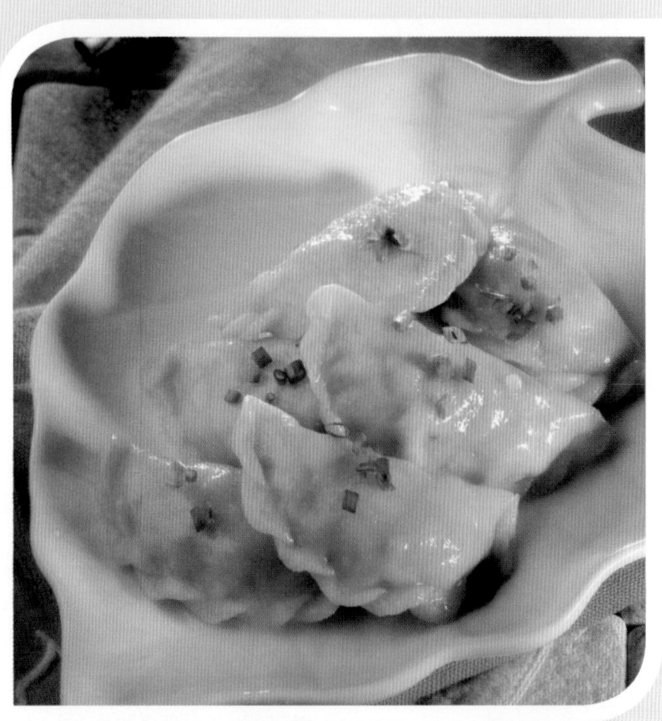

（56）月内养身八宝粥

配料：糯米150g，红豆20g，绿豆20g，莲子10g，芡实10g，花生仁10g，薏苡仁10g，龙眼10g，红枣6粒，枸杞子15g，松子仁10g，葡萄干10g，红糖或白糖30g。

功能：益气补血，养心安神，培元补气，促进产后身体复原。

适应证：产后疲倦乏力，容易出汗，腰酸怕冷，面色萎黄，腹胀气短，容易伤风。

制法：①糯米淘洗干净，捡去杂质备用；红枣洗净，除去内核；枸杞子、龙眼、葡萄干、松子仁洗净，捡去杂质。②红豆、绿豆、莲子、芡实、花生仁、薏苡仁同洗净，同放入锅内，加入清水约1200mL，大火煮滚后，改用小火煮至物料软烂，然后将糯米、红枣、龙眼、松子、枸杞子及葡萄干下入锅内，以常法煲粥，粥成后加入红糖或白糖，搅匀即成。

食法：一日1～2次，温热时食用。

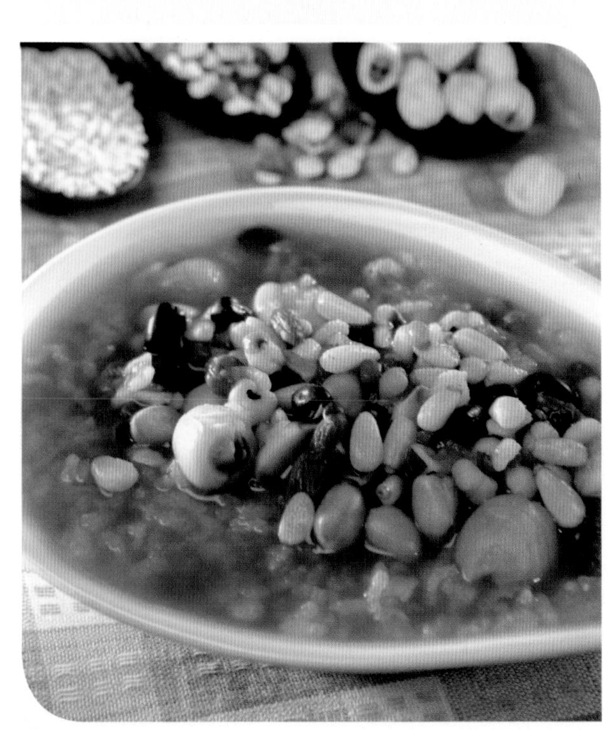

(57)三红薏苡仁甜汤圆

配料：汤圆10粒，桂圆肉20g，红豆50g，红枣8粒，红枸杞子10g，薏苡仁15g，白果5粒，新鲜嫩玉米30g，生姜10g，柠檬10g，冰糖20g。

功能：健脾补血，养心安神，通乳利水，滋补肝肾。

适应证：产后疲倦乏力，面色萎黄，多梦心烦，失眠健忘，奶水量少。

制法：①桂圆肉、红豆、红枣、红枸杞子、薏苡仁、白果、玉米粒同洗净，捡去杂质；生姜去皮，洗净，切片；柠檬捣碎，取汁备用。②将桂圆肉、红豆、红枣、红枸杞子、薏苡仁、白果、玉米粒及生姜同放入锅内，加入清水约1200mL，大火煮滚后，改用小火炖煮1个小时，然后加入汤圆，改用大火再煮3～5分钟，汤圆熟后，加入冰糖及柠檬汁，边煮边搅至冰糖完全溶解即成。

食法：温热时食用。一次吃不完可分两次食用。

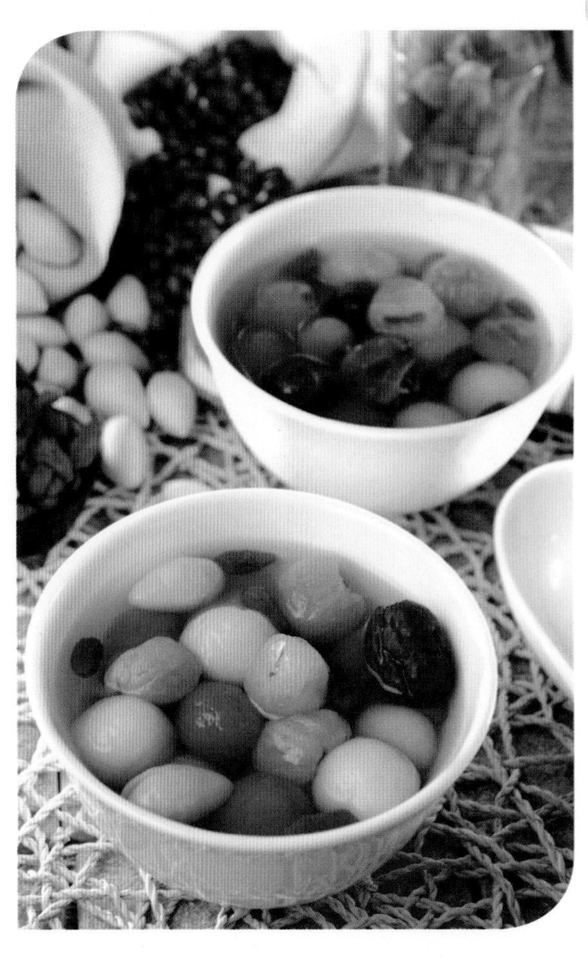

(58)百合木瓜甜薯汤

配料：百合30g，青木瓜300g，甜红薯（甘薯）150g，黑枣10粒，桂圆15g，枸杞子10g，老姜10g，红糖20g。

功能：补气养血，滋养安神，通乳下奶，缩腹丰胸。

适应证：产后腹痛，恶露排出不畅，疲倦乏力，面色萎黄，失眠多梦，奶水不足。

制法：①百合、黑枣、桂圆、枸杞子洗净，捡去杂质；青木瓜洗净，去皮，去瓤，去籽，切成大小约2cm的块；甜红薯去皮，洗净，切成约2cm的块；老姜去皮，洗净，切片。②将百合、黑枣、桂圆、枸杞子及姜片同放入锅内，加入清水约1000mL，大火煮滚后，改用小火炖煮30～40分钟，然后加入甘薯、木瓜，转用中火再煮15～20分钟，至木瓜、甘薯熟烂后，加入红糖，搅至红糖完全溶解即成。

食法：温热食用，一日1～2次。

（59）产妇营养水饺汤

配料：面粉 200g，怀山粉 10g，杜仲 10g，猪肉或鸡肉 100g，白菜或小白菜 50g，黄花菜干 20g，生葱 2 根，生姜 10g，鸡汤 500mL，酱油 5mL，麻油 10mL，食盐 5g。

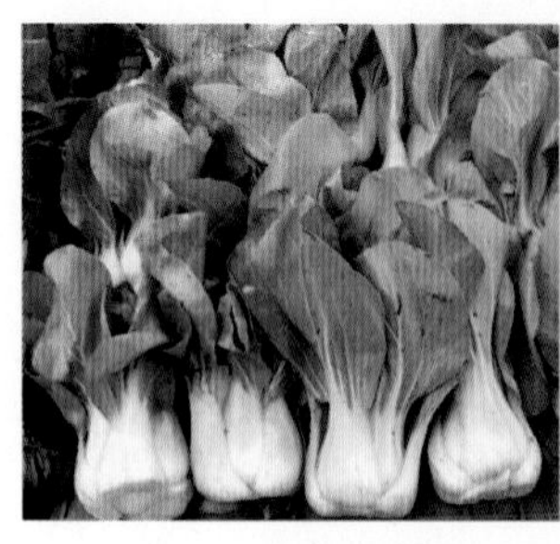
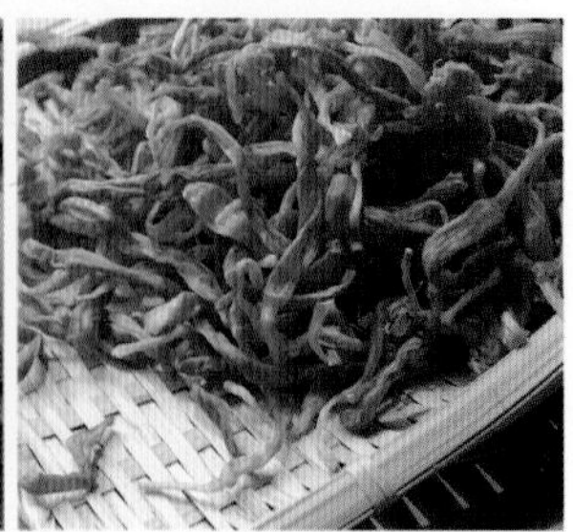

功能：健脾养血，滋补肝肾。

适应证：生产过后，身体虚弱，精神差，体力差，亟待调养。

制法：①将杜仲放入砂锅，加入清水 150mL，煎煮 30 分钟后，去渣留汁备用。②白菜或小白菜拣去老叶、黄叶，洗净，切碎；黄花菜干捡去杂质，洗净，泡发后切碎；葱去皮，洗净，切成葱花；生姜去皮，洗净，切成姜茸。猪肉或鸡肉洗净，剁成肉泥，与菜碎、葱花、姜茸一起，加入酱油、麻油、食盐适量，搅拌成馅子备用。③将面粉、怀山粉一起搅匀，加入杜仲汁适量揉成面团，如常法做成饺子皮（饺子皮不可太厚），包入馅心，做成水饺。④锅内倒入清水适量，大火煮沸后，下入水饺，煮至饺子八成熟时捞出，放入煮沸的鸡汤里，再煮 3 ~ 5 分钟，至饺子熟后，加入食盐、麻油、酱油等适当调味，投入葱花，即可盛出食用。

食法：每日 1 ~ 2 次，当作主食食用。产妇常食，可增进营养，有利于身体复原。馅料中的猪肉和鸡肉也可用炒鸡蛋和豆腐代替。

（60）祛瘀养血生化粥

配料：粳米或小米 100g，当归 6g，川芎 5g，桃仁 6g，炮姜 5g，甘草 3g，红枣 5 粒，山楂 5g，红糖 15g。

功能：养血活血，化瘀止痛，收缩子宫，排除恶露。

适应证：产后腹痛腹胀，恶露不下，或者恶露淋漓量少，颜色暗红。

制法：①粳米或小米淘洗干净，捡去杂质备用；红枣洗净，除去内核；当归、川芎、桃仁、炮姜、甘草、山楂等药材同洗净，放入砂锅内，加入清水 1200mL，大火煮滚后，改用小火煎煮 30 分钟，弃渣留汁备用。②将药液倒回锅内，大火煮滚后，投入粳米（或小米）和红枣，如常法熬至粥成后加入红糖，搅至完全融化即可。

食法：产后第一天开始，早、晚上温热食用，连食 5 ~ 7 天。

（61）姜丝山药炒肚片

配料：猪肚一个（200 ~ 300g），鲜山药 30g，枸杞子 10g，陈皮 4g，山楂 10g，砂仁 3g，花椒 3g，干姜 5g，红枣 3 粒，生葱 1 根，生姜 10g，麻油 20mL，酱油 5mL，食盐 3g。

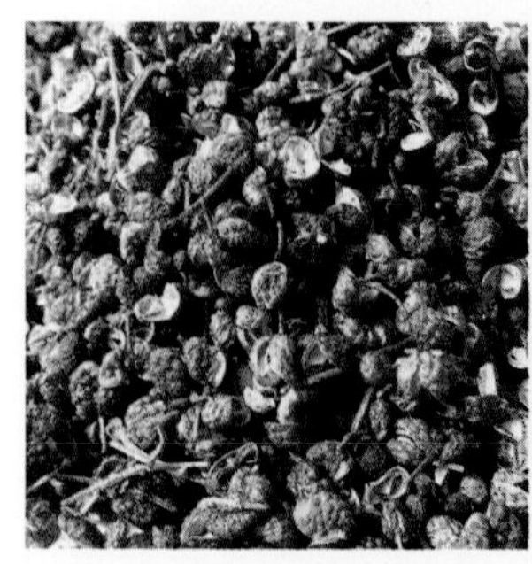
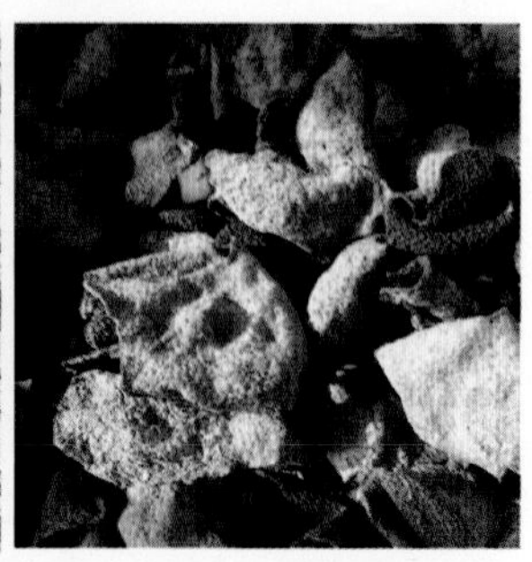

功能：健脾暖胃，疏肝理气，益气补血，消食化痰。

适应证：产后体弱，畏寒怕冷，胃脘冷痛，

消化不良，腹胀腹痛，胸闷气短。

制法：①陈皮、山楂、砂仁、花椒、干姜、红枣洗净，生葱去皮、洗净、切段备用；山药洗净，去皮，切成小片；生姜去皮，洗净，切成姜丝；枸杞子洗净，捡去杂质。②猪肚洗净，将陈皮、山楂等药物与葱段一起装入猪肚，然后将猪肚放入汤锅，加入清水约1500mL，大火煮滚后改用小火炖煮1个小时，至猪肚熟烂后捞出，去除药材，沥干水分，切成肚条备用；猪肚汤收取，盛入小碗。③将麻油倒入炒锅，烧至五成热时，投入姜丝爆香，倒入山药片，快速翻炒至熟后，倒入肚片和枸杞子，加入酱油、食盐，快速拌炒入味，即可盛出食用。

食法：配饭食用，一次或分两次食完，同时饮用猪肚汤，效果更佳。

（62）凤肝鸡心炒莲藕

配料：鸡肝80g，鸡心80g，莲藕100g，荷兰豆30g，番茄30g，豆腐干20g，生葱1根，生姜10g，食用油15mL，麻油5mL，鸡汤或清水30mL，酱油5mL，食盐3g。

功能：益气补血，养肝明目，安神补心，促进伤口复原。

适应证：疲倦乏力，头晕眼蒙，失眠健忘，皮肤干燥，产后身体复原缓慢。

制法：①鸡肝、鸡心洗净，投入沸水中氽煮2～3分钟后捞出切块备用；莲藕去皮，洗净，切块；荷兰豆摘除茎丝，洗净，切片；番茄洗净，切片，豆腐干洗净，切片；生葱去皮，洗净，切段；生姜去皮，洗净，切成薄片。②将食油倒入炒锅，烧热后投入姜片、葱段爆香，然后加入莲藕块、豆腐干，翻炒片刻后倒入鸡汤，加入麻油、酱油、食盐略烧后，再加入鸡肝、鸡心、番茄及荷兰豆，快速拌炒片刻，即可装盘食用。

食法：午餐或晚餐时，配饭食用，每日1次。

（63）芥蓝木耳炒虾仁

配料：芥蓝50g，木耳15g，虾仁100g，腰果20g，玉米笋30g，鸡蛋1枚，生葱1根，生姜10g，淀粉2g，食用油20mL，麻油5mL，黄酒5mL，酱油5mL，食盐3g。

功能：养血活血，强筋健骨，补肾利水，去湿排毒。

适应证：产后体弱疲倦，腰酸背痛，下肢无力，尿频夜尿，手脚麻痹，乳汁缺少。

制法：①芥蓝洗净，切段；木耳泡发，拣去硬蒂、杂质，切片；腰果洗净；玉米笋洗净，切片；鸡蛋敲破，取蛋清备用；生葱去皮，洗净，切段；生姜去皮，洗净，切成姜片。②虾仁去肠，洗净，沥干，加入蛋清、黄酒及淀粉腌制15～20分钟备用。③将食油倒入炒锅内烧热，投入腰果，用小火炒至变色后捞出，然后再将虾仁投入锅内，过油后捞出。④炒锅再次烧热，投入姜片、葱段

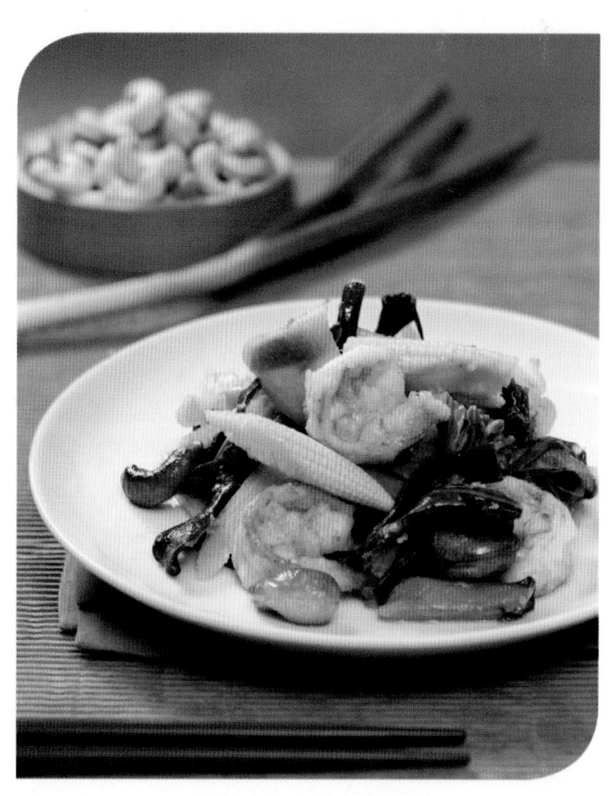

爆香，倒入芥蓝、木耳、玉米笋，翻炒片刻后，倒入虾仁和腰果，加入麻油、酱油、食盐，快速拌炒入味即成。

食法：配饭食用，午餐、晚餐均可。

（64）红豆蛋炒田七叶

配料：红豆30g，田七叶250g，鸡蛋1枚，枸杞子5g，生葱1根，生姜10g，食用油10mL，麻油10mL，黄酒5mL，鸡汤30mL，酱油5mL，食盐3g。

功能：养肝明目，滋阴补肾，补血养血，活血润燥。

适应证：产后体弱，头晕疲倦，贫血腰酸，手脚麻痹，皮肤干燥，面色萎黄。

制法：①红豆洗净，捡去杂质，用清水浸泡3个小时后捞出，放入碗内，用蒸锅蒸熟备用；田七叶、枸杞子洗净，捡去杂质；鸡蛋打入碗内，加入食盐、黄酒、酱油及鸡汤少许，搅匀；生葱去皮，洗净，切段；生姜去皮，洗净，切成姜片。②将食油倒入炒锅内烧热，倒入鸡蛋，用小火炒至蛋熟后盛出。③将麻油倒入炒锅内烧热，投入姜片、葱段爆香，倒入田七叶、红豆、枸杞子，加入鸡汤、麻油、酱油、食盐，翻炒片刻后，倒入鸡蛋，快速拌炒即成。

食法：午餐、晚餐均可食用。

五、常见月子病的食疗

月子期是一个特殊的生理时期，月子期间产妇的多个生理器官都会发生一系列的恢复性变化，复原至妊娠前的生理状态。如果护理调养得当，产妇的身体可能调养得比怀孕前的状态更好；反之，如果护理调养不当，不仅复原不好，还有可能引发多种严重的月子病，甚至出现产后大出血、败血症等危重症情，危及产妇的生命。

坐月子是中国人的一种传统习俗，通过坐月子，可以对产妇的身体进行一次全方位的调理，防病保健，为日后的身体健康打下坚实的基础。分娩以后，产妇的身体非常虚弱，稍有不慎就有可能患上月子病。月子病是对产妇月子期间所患的，与分娩和哺乳有关的多种疾病的总称，其病种、涉及范围非常广，包括产后恶露不净、恶露不下、贫血、缺乳、乳汁自出、自汗、盗汗、便秘、小便不畅、发热、身痛、腹痛等多种疾病。除了生殖系统以外，泌尿系统、神经系统、运动系统、呼吸系统、内分泌系统等多个系统都有牵连。月子病的治疗比较困难，由于多数产妇还肩负着采用母乳哺养宝宝的重任，过多使用药物，或者使用药物不当，还会影响宝宝的健康，这就使治疗变得更为不易。

食疗具有悠久的历史，采用食疗药膳治疗月子病，不仅具有很好的疗效，而且美味可口，基本没有毒副作用，不会对产妇和宝宝健康造成伤害。在此介绍一些常见月子疾病的食疗药膳方法，供坐月子的女性参考选用。

1. 产后贫血

贫血是月子期时常发生的一种疾病，主要临床表现为头晕疲倦，面色萎黄，心慌气短，失眠健忘，腹胀食少，皮肤干燥，经期推后，经血量少，畏寒怕冷，手脚麻木。导致产后贫血的原因很多，缺铁是其中的一个重要因素。生产时生殖器官的损伤和出血，导致铁元素大量流失，再加上产后哺乳时胎儿对铁元素的大量需求，产妇对铁的需求量很大，每日大约需要 25mg 的铁元素。如果月子期不注重饮食调养，膳食中铁元素的含量过低，或者因产妇的消化吸收能力较弱，对铁元素的吸收较差，则很容易出现产后贫血。

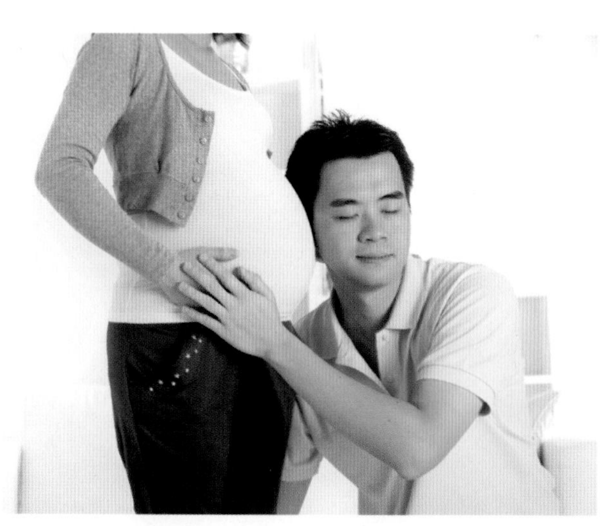

日常食物中铁元素的含量并不很高，而且铁元素的吸收率又很低。研究发现，以铁元素含量较为丰富的动物类食品烹煮成的肉食，其铁元素的吸收率不超过 15%，而以铁元素含量较少的谷类和根茎类食物为主烹制成的素食，其铁元素的吸收率则更低，仅仅只有 5% 而已。再加上植物性食物中含有植酸、草酸及磷酸盐等成分，还会影响和干扰人体对铁元素的吸收。因此，如果产妇偏食、挑食或一味吃素，则很容易出现贫血，这也正是多数妇女生产之后，都有不同程度贫血现象的原因所在。

贫血会严重影响产妇的身体恢复，而采用药物治疗费时费力，效果不甚理想。但如果通过适当的饮食调理，改变不合理的饮食结构，保证热量和蛋白质的供应，饮食中提供充足的铁元素和丰富的维生素 C，却能有效预防和纠正产后贫血，而且疗效要比使用药物要更好、更快。

补铁是治疗贫血的关键，产妇应该多食铁元素含量丰富的食物，以增加铁元素的供应。动物肝脏、蛋类、乳类、猪血、瘦肉、豆类、菠菜、苋菜、芹菜等食物，铁元素的含量都很丰富，产妇应适当多食。医学研究发现，肉类、动物肝脏及动物血液中所含的铁能够与人体内的血红蛋白直接结合，在消化吸收过程中不会受到植物性食物中植酸和草酸的影响，很容易被人体吸收利用。肉类、动物肝脏和血液中所含有的蛋白质，还能帮助铁的吸收，动物肝脏中的维生素 B_2，对铁的吸收还有一定的促进作用。蔬菜、水果能够有效预防和治疗产后贫血，产妇应适当多食。西红柿、柑橘、桃子、芹菜、萝卜等新鲜蔬菜水果，含有丰富的水溶性维生素，维生素 C 能够与铁元素结合形成可溶性的螯合物，使铁元素在碱性环境下仍呈溶解状态，很容易被人体吸收利用。

叶酸和维生素 B_{12}，是防治贫血的重要营养物质，叶酸广泛存在于各种动物和植物食品之中，其中以动物内脏、蛋类及酵母中的含量最为丰富。维生素 B_{12} 主要存在于动物肝脏、肉类、蛋类和贝类食品中，因此，为了防治产后贫血，产妇每日都要食用一定量的动物类食品，尤其是动物内脏类食品，切忌盲目吃素。如果能将食物与药物结合起来烹制成药膳，防治产后贫血的效果将会更好。下列食疗药膳，能够有效防治产后贫血，产妇可参考食用。

（1）归芪母鸡补血汤

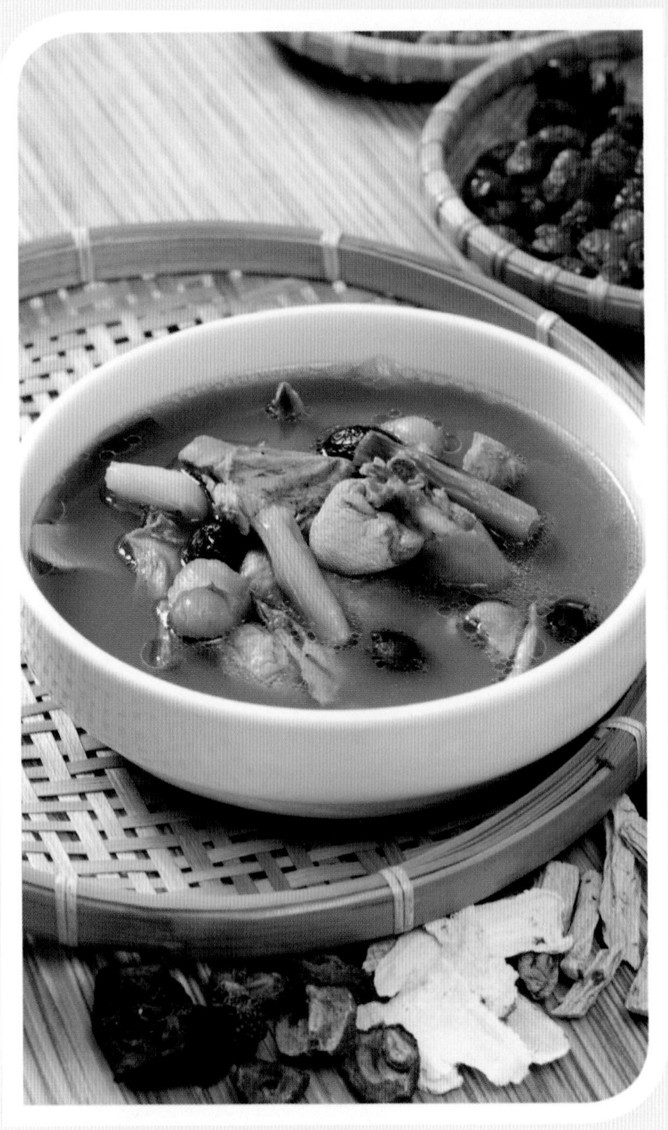

配料：老母鸡半只（500 ~ 600g，也可用乳鸽 1 只代替），当归 8g，黄芪 15g，熟地黄 6g，党参 6g，川芎 5g，龙眼 10g，焦山楂 10g，红枣 6 粒，生姜 10g，葱 1 根，米酒 30mL，食盐 3g。

功能：益气补血，健脾和胃。

适应证：产后贫血，头晕面黄，腹胀纳差，失眠健忘，畏寒怕冷，手脚麻木。

制法：①当归、黄芪、熟地黄、党参、川芎、焦山楂同洗净，放入砂锅内，加入清水 4 碗，大火煮滚后改用小火煎煮 30 分钟，弃渣留汁备用。②老母鸡（或乳鸽）洗净，切块；龙眼洗净；红枣洗净，去核；生姜洗净，切片；葱去皮，洗净，切段。将老母鸡、龙眼、红枣同放入砂锅内，加入药汁（若嫌药汁过少，可另加清水补足），大火煮滚后撇去浮沫，再煮大约 5 分钟。然后将鸡和汤一起倒入蒸盆内，加入米酒、姜片、葱段，盖上盖子，放入蒸笼内蒸约 2 个小时，至鸡肉熟烂后取出，加入食盐适当调味即可食用。

食法：每日 2 次，食肉喝汤，每次食肉 150 ~ 200g。

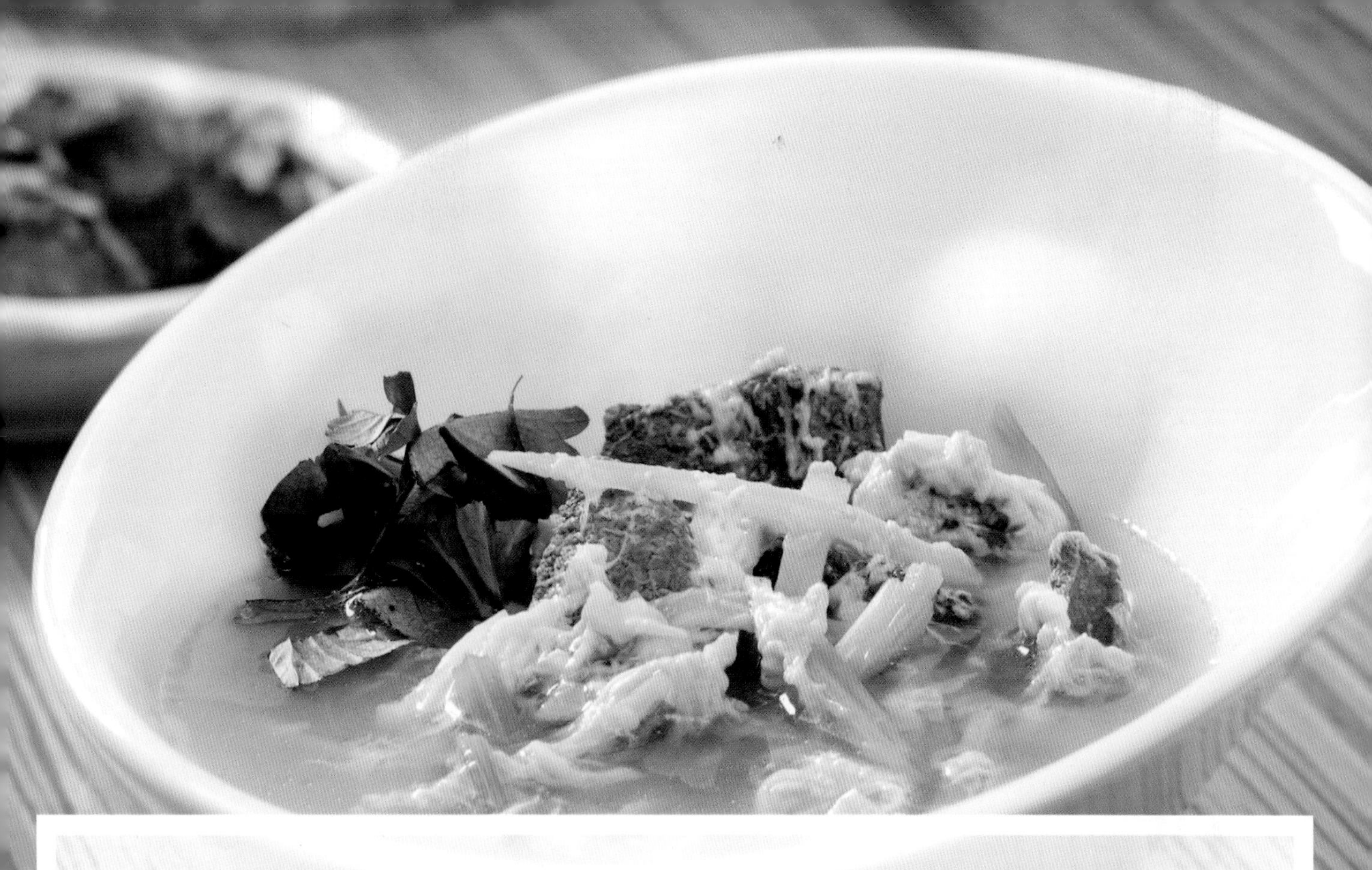

（2）芹菜鸡蛋养血汤

配料：芹菜（不可去叶）200g，鸡蛋2枚，猪肝或鸡肝50g，鸡汤300g，生姜10g，米酒10mL，麻油3g，食盐3g。

功能：益气补血，养肝明目。

适应证：产后贫血，头晕面黄，疲倦乏力，多梦健忘，耳鸣腰酸，手脚麻木。

制法：①芹菜摘除老叶、黄叶，洗净，切成约2长的段；生姜去皮，洗净，切成细丝；猪肝或鸡肝洗净，切成薄片，投入沸水中氽煮3～5分钟后捞出，沥干水分；鸡蛋打入碗中，快速搅匀备用。②将鸡汤倒入锅内，大火煮滚后，倒入猪肝（或鸡肝）和芹菜，加入米酒，汤滚后再煮2～3分钟，然后改用中火，慢慢倒入鸡蛋液，蛋花出现后，加入麻油、食盐适量调味即成。

食法：每日1次，食菜喝汤。

（3）龙眼红枣黑米粥

配料：黑米或紫米100g，糯米100g，龙眼10g，红枣10粒，山楂10g，菠菜50g，红糖或白糖15g。

功能：补气养血，健脾养心。

适应证：产后贫血，头晕心悸，气短乏力，面色苍白，腹胀纳差。

制法：①龙眼、红枣、山楂洗净，同放入小锅，加入清水200mL，大火煮滚后，改用小火煎煮20～30分钟，取出龙眼、红枣和山楂，汁液留取备用；山楂除去种子，红枣剥皮，去核，与龙眼一起放入果汁机打成细泥状。②将黑米（或紫米）、糯米淘洗干净，菠菜摘除老叶、黄叶，洗净，切成菜碎。③锅内加入清水1000mL，大火煮滚后，下入黑米、糯米，大火煮滚后加入药汁及龙眼红枣山楂泥，搅匀，如常法煮至粥熟，粥成后，下入菠菜碎，并加入白糖，边搅边煮，至糖完全融化即成。

食法：每日1～2次，早上或晚上温热时食用。

2. 产后恶露不净

生产之后，产妇子宫内的血液、黏液之类的余血和浊液会经阴道排出体外，这些余血和浊液就是人们通常所说的恶露。一般情况下，恶露会在三周之内排干净，如果恶露超过20天以上仍未排净者，则称为恶露不净，又称恶露不绝，或者恶露不止。一般来说，恶露不净是子宫复旧不全的表现。

恶露不净的发生，与产后感染、胎盘残留、子宫收缩恢复不良等多种疾病有关。恶露迁延日久，不仅严重影响产妇身体的恢复，而且还有可能引发其他危重症候。一旦发现恶露不止，应尽快请医生进行检查和治疗。食疗药膳是治疗产后恶露不净的一种有效方法，恶露持续两周不止者，即可采取食疗药膳方法治疗。

（1）莲藕鸡脚止露汤

配料：鸡脚6只，莲藕50g，花生50g，红枣6粒，生姜10g，米酒20mL，麻油3g，食盐3g。

功能：益气补血，活血止血，催乳缩宫，强筋健骨。

适应证：产后恶露不净，子宫缩复不良，头晕面黄，失眠健忘，畏寒怕冷，腰膝酸软。

制法：①鸡脚洗净，剪去爪尖；莲藕洗净，切成薄片；花生洗净，捡去杂质和霉变颗粒；红枣洗净，去核；生姜去皮，洗净，切片。②将鸡脚、莲藕、花生、红枣、姜片等同放入砂锅内，加入清水600g，大火煮滚后用汤勺撇去浮沫，加入米酒，盖上锅盖，小火慢煮2个小时，至鸡脚熟烂时取出，加入麻油、食盐等适当调味后即可食用。

食法：每日2次，食肉喝汤。

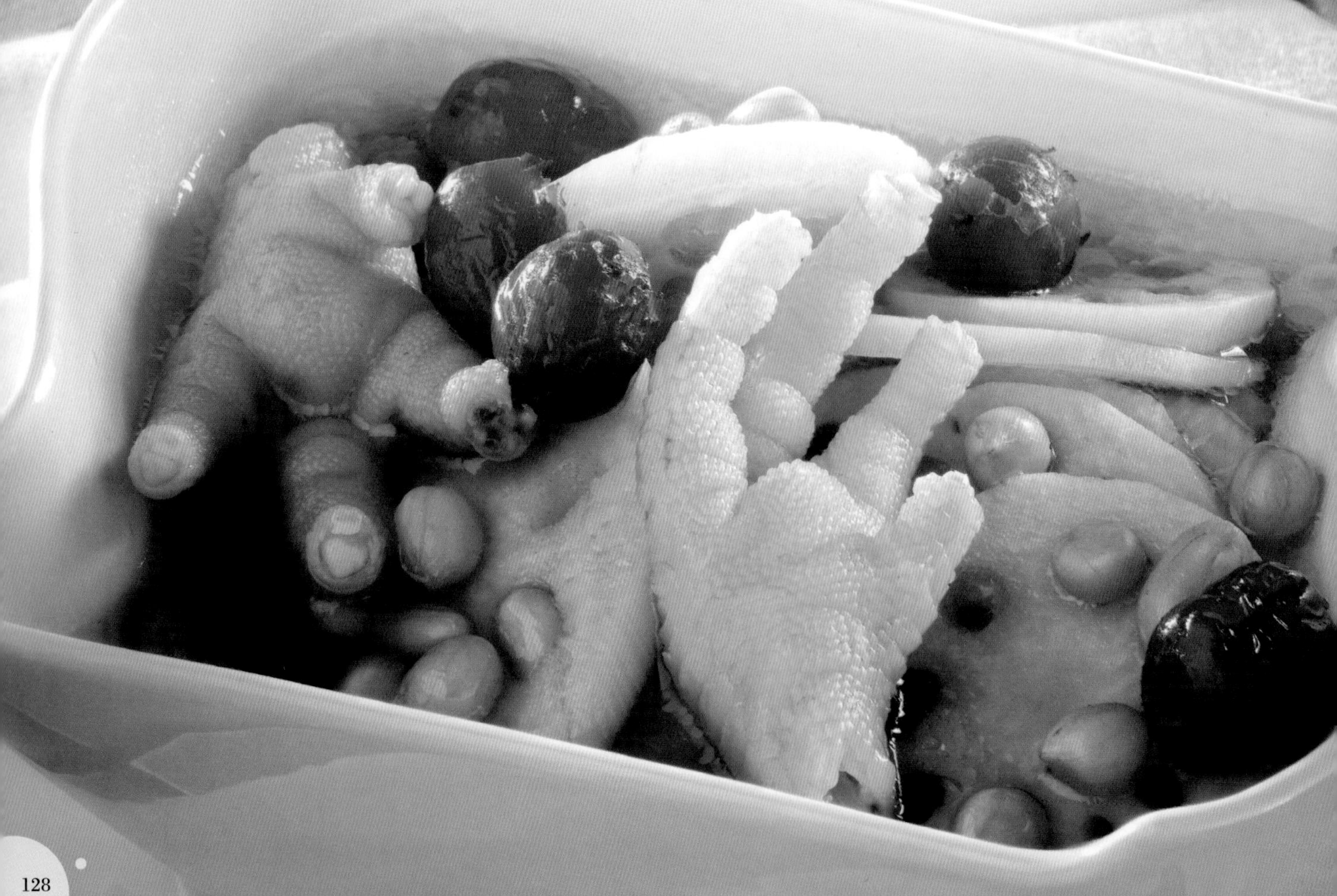

（2）黑豆益母净露汤

配料：黑豆 50g，黑木耳 20g，益母草 30g，生地黄 15g，白糖 20g。

功能：活血化瘀，养血止血。

适应证：产后血虚，恶露量多，经久不止。

制法：①黑豆洗净，捡去杂质；黑木耳洗净，泡发，撕成小片；益母草、生地黄用清水冲洗干净，同装入布袋备用。②将黑豆、黑木耳和药袋同放入砂锅，加入清水 600mL，大火煮滚后，改用小火煎煮 30 分钟，取出药包，加入白糖，边搅边煮，至糖完全溶化即成。

食法：每日 1 ~ 2 次，食料喝汤，温热时食用。

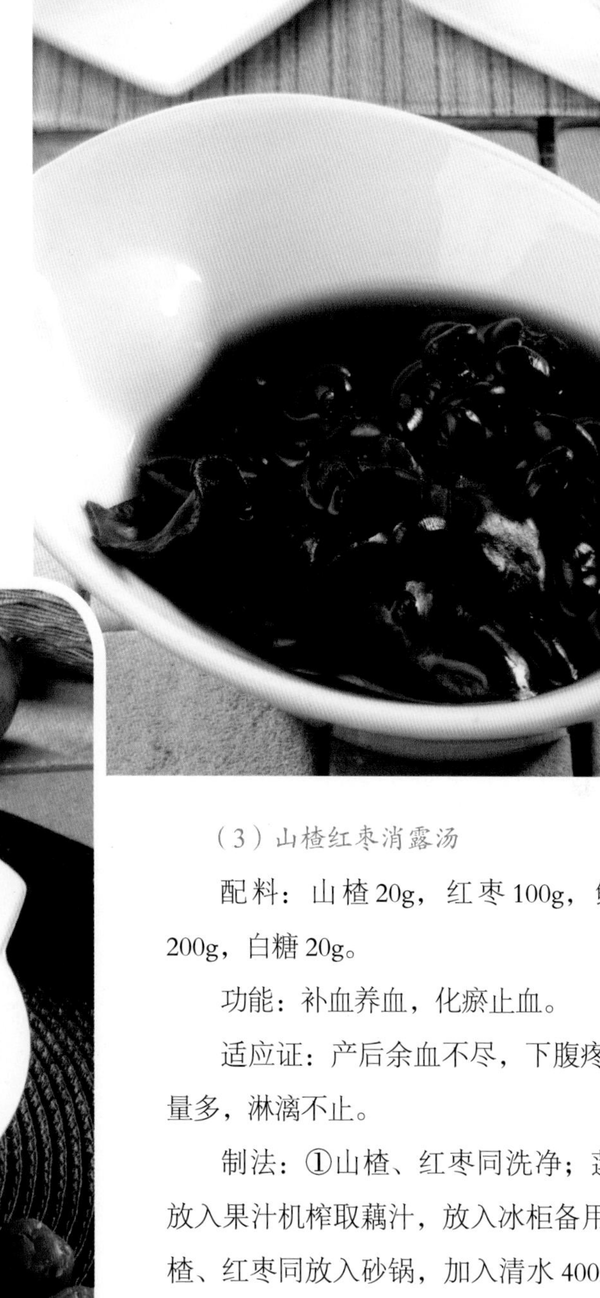

（3）山楂红枣消露汤

配料：山楂 20g，红枣 100g，鲜嫩莲藕 200g，白糖 20g。

功能：补血养血，化瘀止血。

适应证：产后余血不尽，下腹疼痛，恶露量多，淋漓不止。

制法：①山楂、红枣同洗净；莲藕洗净，放入果汁机榨取藕汁，放入冰柜备用。②将山楂、红枣同放入砂锅，加入清水 400mL，大火煮滚后，改用小火煎煮 30 分钟，然后加入藕汁，改用大火煮滚，加入白糖，搅溶化即成。

食法：每日 1 ~ 2 次，食枣喝汤，温热时食用。

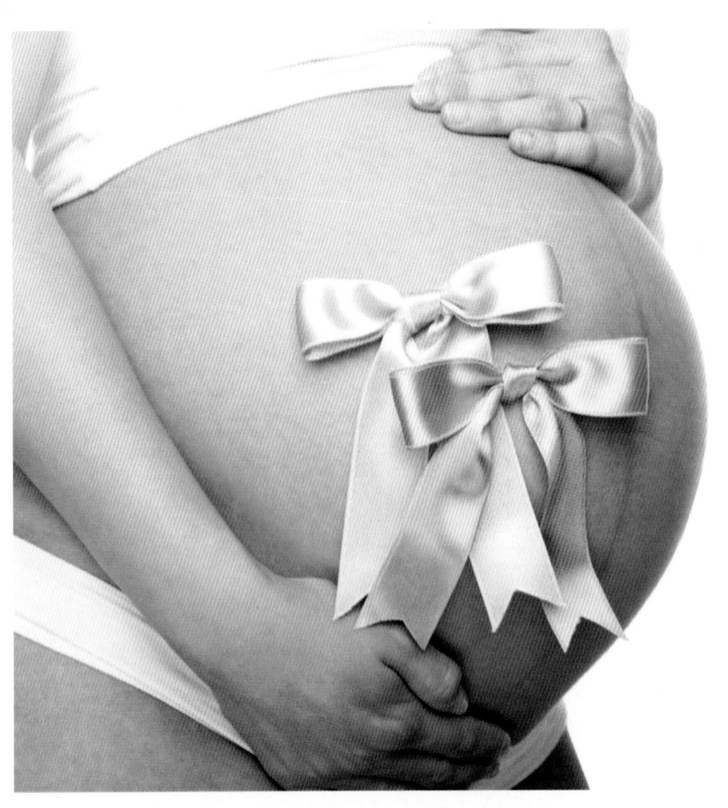

3. 产后恶露不下

胎儿娩出以后，产妇子宫内的恶露会自然排出体外，如果恶露滞留不下，或者排出甚少，就是所谓的恶露不下。恶露不下形成的主要原因是气血运行不畅，产时或产后产妇心情不畅、抑郁恼怒，以及进食冷物、外感风寒等原因都可导致气滞血瘀，气血运行受阻，使瘀血停留体内，以致恶露不下。

恶露停留体内，如果得不到及时治疗，还会引起产后腹痛、产后发热等疾病。

（1）豆花田七化瘀汤

配料：红小豆60g，红花10g，田七粉3g，柠檬30g，米酒150mL，红糖20g。

功能：活血化瘀，利水排浊。

适应证：产后恶露不下，或者排出甚少，下腹胀痛，胸胁不适。

制法：①红小豆洗净，捡去杂质；红花洗净，放入砂锅，加入清水100mL，大火煮滚后，改用小火煎煮10分钟后倒出，捡出红花不用，将田七粉倒入红花汁内搅匀备用；柠檬洗净，连皮榨汁备用。②将红小豆放入锅内，加入清水300mL，大火煮滚后，加入米酒，改用小火煮至红豆熟烂，然后加入柠檬汁和红花田七水，再用大火煮滚，加入红糖，边搅边煮，至红糖完全溶化即成。

食法：每日1～2次，食豆喝汤，温热时食用。

（2）桃红糯米排露粥

配料：糯米或黑糯米100g，桃仁6g，红花10g，当归10g，川芎6g，丹参10g，香附6g，红枣6粒，红糖20g。

功能：活血化瘀，排除恶露。

适应证：产后腹胀腹痛，恶露不下，或者排出不畅。

制法：①将桃仁、当归、川芎、丹参、香附洗净，同放入砂锅，加入清水600mL，大火煮滚后，改用小火煎煮30分钟后，去渣留汁备用。②红花洗净，放入茶杯，冲入滚水100mL，盖上盖子，浸泡30分钟后弃渣留汁备用。③将糯米淘洗干净，红枣洗净，两者同放入锅内，加入药汁（若药汁过少，可另加适量清水），如常法煮粥，粥成后加入红糖及红花水，搅至红糖溶解即成。

食法：每日1～2次，温热时食用。

（3）乌鸡黑豆排露汤

配料：乌鸡 300g，黑豆 30g，山楂 15g，当归 6g，川芎 6g，炮姜 6g，益母草 10g，生姜 15g，米酒 150mL，麻油 3g，食盐 3g。

功能：补血活血，化瘀排浊。

适应证：产后恶露不下，或者量少色暗，下腹胀痛拒按。

制法：①乌鸡洗净，切块；黑豆洗净，捡去杂质；山楂、当归、川芎、炮姜、益母草洗净，装入布袋；生姜去皮，洗净，切片。②将乌鸡、黑豆、姜片和药袋同放入砂锅内，加入清水 1000mL，大火煮滚后以汤勺撇去浮沫，加入米酒，再煮 10 分钟，然后改用小火炖煮 30 ~ 40 分钟，鸡肉熟烂时去除药包，加入麻油、食盐适当调味后即可食用。

食法：每日 1 剂，分 2 ~ 3 次，食肉喝汤，宜温热食用、饮用。

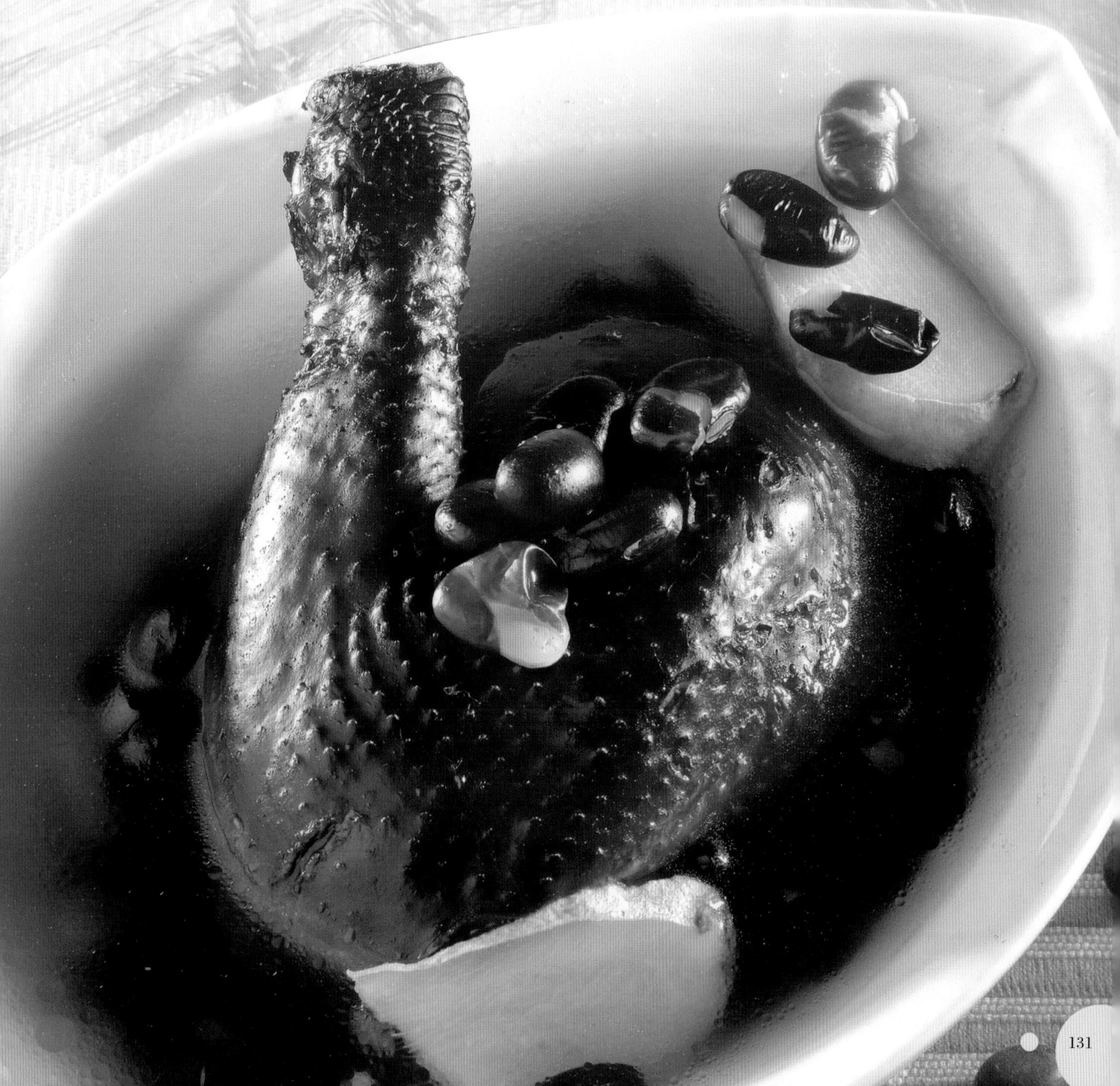

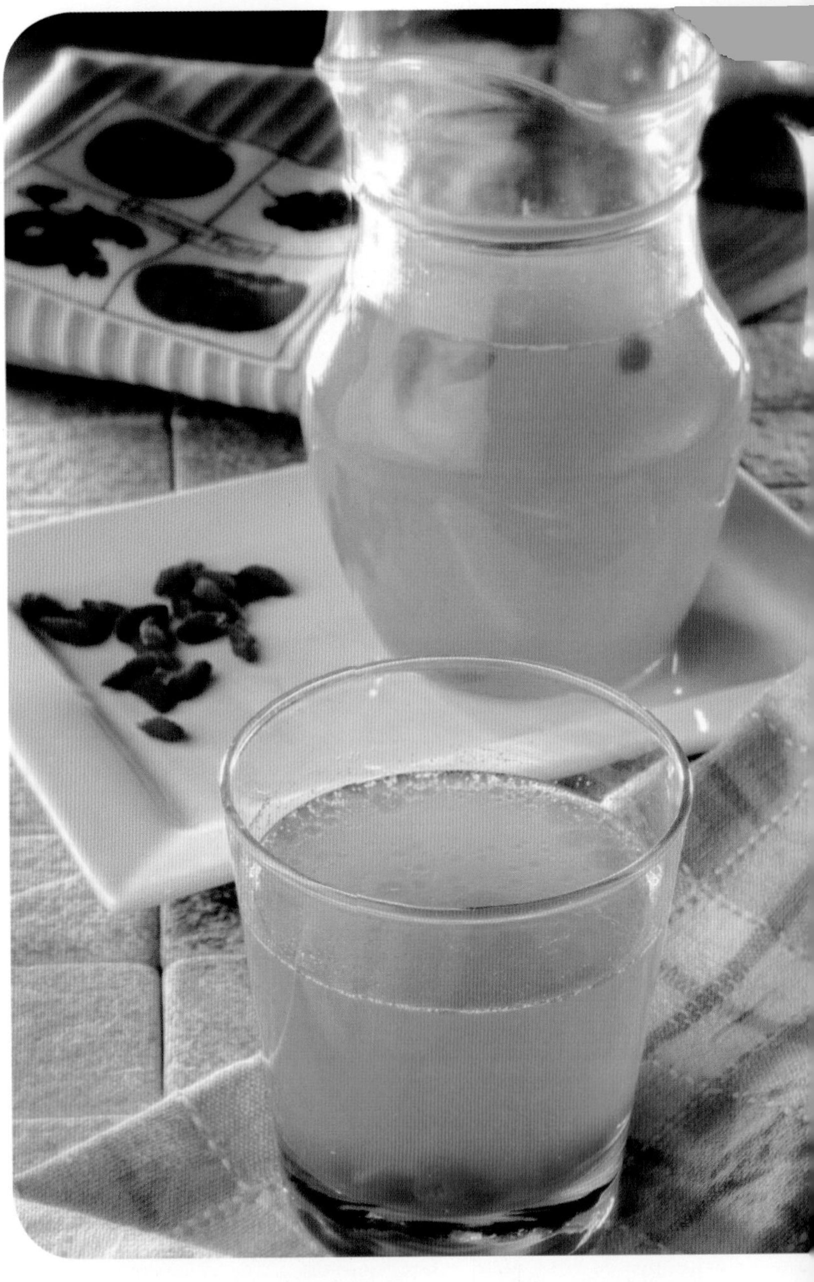

4. 产后便秘

产后便秘是指产妇生产之后饮食正常，但大便却数日不解，或者排便时干涩疼痛，难以解出。生产之后，约30%的产妇会出现便秘的症状。便秘发生的主要原因，与生产之时失血过多，产后大量出汗，产妇胃肠张力减弱，肠道蠕动减慢，以及会阴部伤口、痔疮疼痛等因素有关。

产后便秘如果没有及时治疗，会引发痔疮、肛裂、肛瘘、子宫脱垂等疾病。为了防止便秘，产妇应尽早下床活动，多吃蔬菜、水果，多喝开水，忌吃油腻、煎炸、辛辣刺激性食物。尽早下床活动，能够促进肠道蠕动，有利于大便的排解。

发生便秘以后，可用热水袋温敷下腹部，或者服用蜜糖水、水果汁以帮助排便。下面几道食疗药膳具有防止便秘的作用，产妇可适当食用。

（1）麻油猪肝炒菠菜

配料：猪肝100g，菠菜300g，胡萝卜30g，葱1根，生姜10g，植物油30mL，米酒15mL，酱油10g，鸡汤30mL，麻油3g，食盐3g。

功能：滋阴养血，润肠通便。

适应证：产后便秘不畅，贫血面黄，头晕眼花，疲倦口干。

制法：①菠菜去根，摘去黄叶、老叶，洗净，切成3cm长的段；胡萝卜洗净，切片；猪肝洗净，切成薄片，加入米酒、酱油、食盐少许，腌制10～15分钟；葱去皮，洗净，切成葱花；生姜去皮，洗净，切成薄片。②将菠菜投入沸水中，焯煮2～3分钟后捞出备用。③向炒锅内倒入植物油适量，大火烧至五成热时，放入姜片，快速煸香后，投入猪肝，加入米酒少许，快速翻炒至变色后取出；锅内再次放入植物油适量，烧至五成热时，投入葱花和姜片，煸香后放入菠菜和猪肝，加入鸡汤、酱油、麻油、食盐适量，翻炒入味后盛出装盘即成。

食法：每日1次，当作午餐食用。

（2）五仁养脏润肠粥

配料：粳米100g，松子仁20g，核桃仁20g，甜杏仁15g，黑芝麻10g，紫苏子10g，食盐3g。

功能：滋阴养脏，润肠通便。

适应证：产后大便不畅，眼睛干涩，皮肤粗糙，腰酸疲倦。

制法：①将松子仁、核桃仁、甜杏仁、黑芝麻、紫苏子洗净，捣碎研磨或用果汁机打碎成泥，然后倒入碗中，加水100mL搅匀。②粳米淘洗干净，放入锅内，加入五仁汁及清水适量，如常法煮粥，粥成后加入食盐适当调味即成。

食法：每日1～2次，当作早餐或午餐，温热时食用。

（3）麻油乌杞蜜糖饮

配料：制何首乌20g，枸杞子15g，蜂蜜30g，麻油30g。

功能：滋阴养血，乌发通便。

适应证：产后大便秘结，排出不畅，疲倦腰酸，头发脱落。

制法：①将制何首乌、枸杞子洗净，同放入砂锅，加入清水500mL，大火煮滚后改用小火煎煮30分钟，弃渣留汁。②将药汁倒入锅内，大火煮滚后，加入麻油和蜜糖，改用小火继续煎煮2～3分钟即成。

食法：每日2次，早上和晚上温热饮用。

5. 产后小便不畅

一般产妇于产后4～6小时内，都能自动排尿，如果超过6个小时仍然不能排尿，甚至出现小腹胀急、疼痛等症者，则应尽快采取治疗措施，必要时应尽快导尿，以防止尿潴留的发生。产后小便不畅的发生，主要与分娩时使用催产素，会阴、阴道部伤口肿胀疼痛，产妇恐惧排尿，导致膀胱过度充盈，张力下降所致。

产后尿量增多，分娩后应消除产妇对排尿疼痛的顾虑，尽早鼓励产妇自解小便。如果出现排尿困难，应用热水熏洗外阴，或者直接用温开水冲洗尿道口，以诱导排尿。另外，也可采用热水袋热敷下腹，以刺激膀胱肌肉收缩，帮助排尿。如果上述方法无效，则应尽快请求医生诊断治疗。

中医认为，产后小便不通是因产妇素体虚弱，生产之时耗气伤血，肺气虚弱，不能通调水道，或者肾气不足，失于固摄，导致膀胱气化不利所致。下述食疗药膳可有效防治产后小便不畅，有需要的产妇可适当选用。

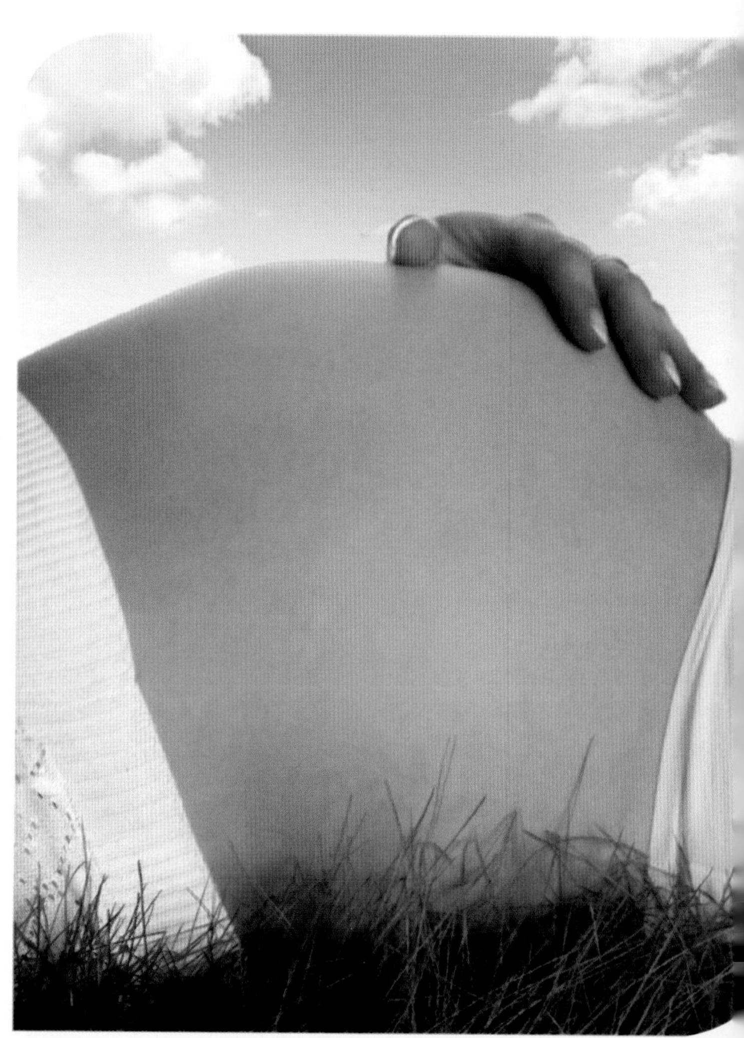

（1）黄芪茯苓鲤鱼汤

配料：鲤鱼（也可用鲫鱼、鲳鱼、金凤鱼）1尾（250 ~ 350g），生黄芪30g，茯苓15g，木瓜10g，葱2根，老姜（连皮）15g，米酒20mL，麻油3g，食盐3g。

功能：补气利水，下气通乳。

适应证：产后小便不通，头晕疲倦，乳汁稀少，出汗量多。

制法：①将黄芪、茯苓、木瓜洗净，同放入砂锅，加入清水1000mL，大火煮滚后改用小火煎煮30分钟，弃渣留汁备用。②鲤鱼宰杀，去鳞、去腮、取出内脏，洗净；葱去皮，洗净，1只切段，1只切成葱花；生姜洗净（不可去皮），切成细丝。将鲤鱼、葱段、姜丝同放入砂锅内，加入药汁，大火急煮15 ~ 20分钟，鱼肉熟烂后撒入葱花，加入麻油、食盐适当调味，即可食用。

食法：每日1 ~ 2次，食肉喝汤，温热时食用。

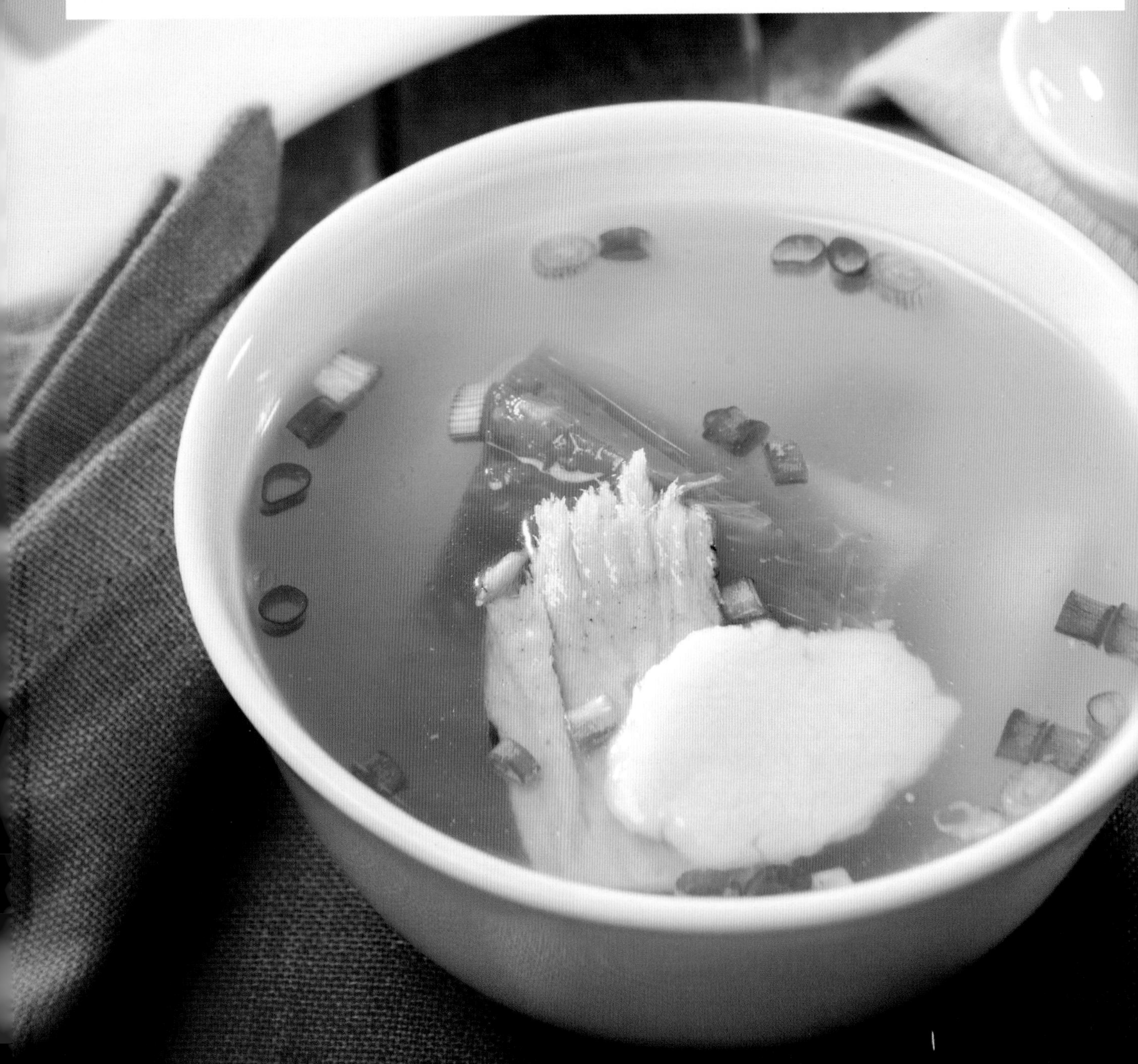

（2）鲜虾葱白气化粥

配料：粳米100g，鲜虾5只，葱白5根，生姜10g，食盐2g。

功能：益气补肾，温阳利尿。

适应证：产后小便不畅，畏寒怕冷，头晕耳鸣，腰膝酸痛。

制法：①鲜虾洗净，去头、去尾、去除外壳，捣成虾泥；葱白去皮、洗净，切成小段；生姜洗净，捣取汁。②粳米淘洗干净，放入锅内，加入清水适量，如常法煮粥，粥成后加入虾泥和葱白，再煮1～2分钟，然后加入姜汁、食盐，适当调味即成。

食法：每日1～2次，温热时食用。

（3）海蜇干贝莴笋汤

配料：海蜇皮100g，干贝30g，海带30g，莴笋（或生菜）250g，葱1根，生姜15g，米酒20mL，麻油3g，食盐3g。

功能：补肾利水，通乳下奶。

适应证：产后小便不畅，疲倦乏力，乳汁稀少。

制法：①海蜇、海带洗净，切成3cm长的细丝；干贝洗净；莴笋去皮，洗净，切成细丝；葱去皮，洗净，切成葱花；生姜洗净（不可去皮），切成细丝。②将海蜇、海带和干贝，同放入砂锅内，加入清水600mL，大火煮滚后，加入姜丝和米酒，改用小火慢煮30分钟，然后下入莴笋，改用大火再煮3～5分钟，加入葱花、麻油、食盐适当调味后，即可食用。

食法：每日1次，食料喝汤。

6. 产后发热

产后1～2日，由于生产时耗血伤阴，阴血骤虚，无以敛阳，阳气浮越于外，会出现轻微

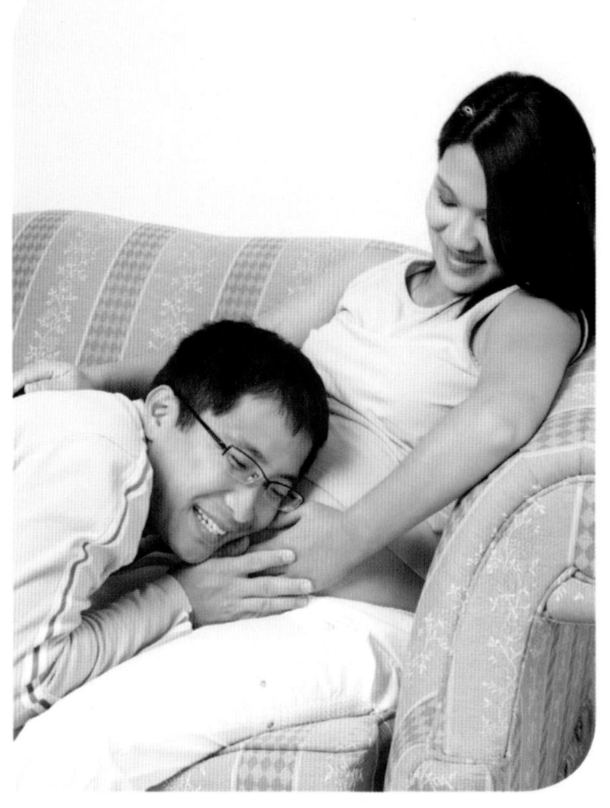

发热。另外，产后3～4天内，乳房充盈，乳汁排出不畅，体温也可能稍微升高，但不会超过38℃，而且随着奶水的排出，体温很快就降至正常。这种发热为正常生理现象，不属病态，但若发热持续不退，或者突然高热，伴有腹痛拒按，恶露不下，或者恶露量多、气味臭秽，咳嗽咽痛，烦渴便秘等症者，则称之为产后发热。

产后发热多与产褥期感染、尿路感染、乳腺炎、体虚贫血、感冒等疾病有关。生产之后，子宫口松弛，阴道受损，宫腔内的余血和浊液经阴道持续排出，因而为细菌的入侵和繁殖创造了条件。如果产前、产后不注意卫生，于接近预产期时进行性行为，或者接生时消毒不严格，都有可能导致产褥感染而引起产后发热。产褥感染的主要临床表现为发热、腹部压痛、恶露量多、臭秽，毒性强的细菌还有可能引起严重的腹膜炎和败血症。产褥感染若不及时治疗，也有可能转化为麻

烦的慢性腹膜炎，病情缠绵难愈。

生产后，产妇抵抗力下降，如果喝水少、排尿少，或者时常忍尿，外阴部的细菌很容易逆行向上，引起泌尿系感染而导致产后发热。此外，如果生产时产程过长，膀胱受压过久，膀胱黏膜会发生充血、水肿，如果殃及膀胱三角区，可能因排尿不畅、尿潴留而导致泌尿系感染。泌尿系感染的主要临场表现为发热、尿急、尿频、尿痛、小便出血。泌尿系感染的主要致病菌为大肠杆菌，临床上80% ~ 90%的泌尿系感染均由大肠杆菌引起。产妇排便后，抹屁股或冲洗肛门时应从前向后，切忌由后向前，以防止细菌感染。

乳腺炎多由乳汁排出不畅，乳腺内的乳汁淤积成块所导致。如果乳头受损，外部细菌便会乘机入侵人体，并大量繁殖，导致乳腺发炎而引起产后发热。乳腺炎的主要临床表现为发热、乳房肿块、红肿疼痛。为了防止乳腺炎的发生，产妇应于产前清洗乳头，产后揉散乳腺内的结块，防止乳头损伤。发生积乳时，应用吸奶器帮助排乳，防止乳腺炎的发生。

产妇坐月子期间，身体很虚弱，抗病能力很差，如果夏天贪凉喜冷，或者冬天不注意保暖，便很容易因伤风感冒而引起产后发热。夏天天气炎热，如果产妇衣着太厚，或者房间太热、通风不好，就有可能引起产褥期中暑而导致发热。产褥期中暑所致的发热常表现为发热无汗、头痛头晕、恶心呕吐。

生产时耗气伤血，如果失血过多，或者月子期不注意营养，消化吸收不良，或者患有其他消耗性疾病，便很容易发生贫血，并因贫血而导致产后低热不退。贫血所致的产后发热，常伴有头晕耳鸣、潮热多汗、失眠多梦、心悸气短等症。

中医认为产后发热的发病，与感染邪毒、外感风寒、瘀血停滞、阴血虚弱等因素有关。食疗药膳是治疗产后发热的一种有效疗法，轻微发热，单用饮食疗法便可获得显著疗效。但若发热严重，或者采用饮食疗法无效，则应尽快请医生进行检查和治疗，以免延误病情。

（1）黄花木耳拌豆芽

配料：绿豆芽300g，黄花菜30g，木耳20g，生姜10g，米酒5mL，麻油5g，酱油10mL，醋5mL，食盐3g。

功能：清热排毒，生津止渴，祛瘀通便，清利小便。

适应证：产后发热，下腹疼痛，恶露量多，口渴心烦，大便秘结，小便短赤。

制法：①绿豆芽洗净；黄花菜洗净，泡发；

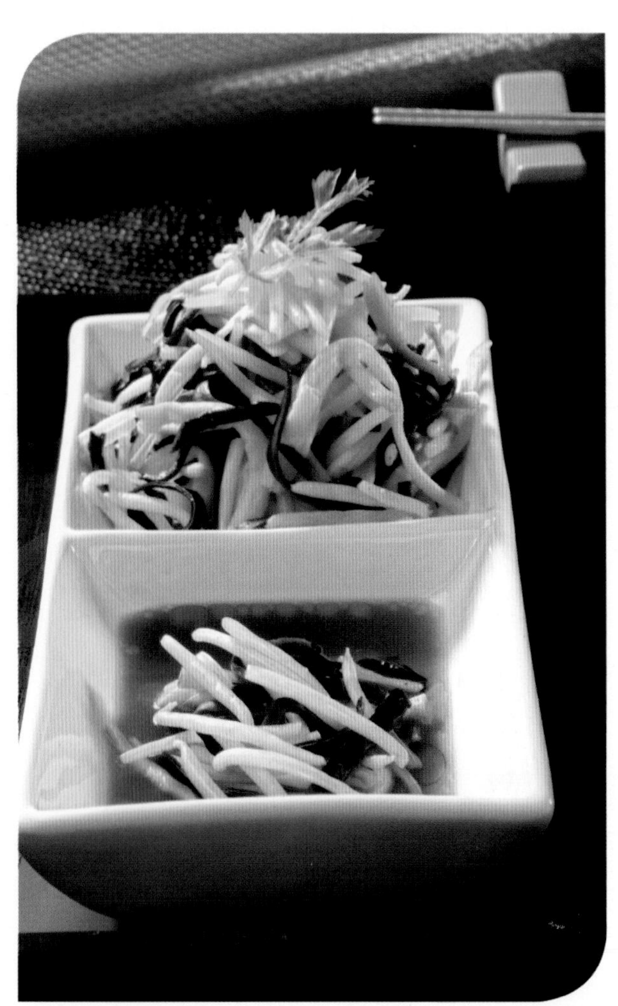

木耳洗净，泡发，切成丝；生姜洗净，捣烂取汁，与米酒、麻油、酱油、醋、食盐一起搅匀，配成调味汁备用。②将绿豆芽、黄花菜、木耳一起投入滚水内焯熟，捞出沥干水分后倒入盘内，加入调味汁拌匀即成。

食法：每日 1 次，单食或配饭食用。

（2）祛瘀解热桃藕粥

配料：粳米 100g，桃仁 15g，鲜莲藕 100g，白糖 15g。

功能：清热止渴，活血化瘀。

适应证：产后发热，口干心烦，下腹疼痛，恶露不净。

制法：①桃仁洗净、捣烂，加水适量滤取汁备用；莲藕洗净，用果汁机绞取汁备用。②粳米淘洗干净，放入锅内，加入清水适量，如常法煮粥，粥将成时加入桃仁汁、莲藕汁，再煮 10 ~ 15 分钟，加入白糖，搅至白糖完全溶化即成。

食法：每日 1 ~ 2 次，温热时食用。

（3）理虚退热母鸡汤

配料：老母鸡 1 只（500 ~ 600g），红枣 5 粒，枸杞子 15g，黄芪 40g，当归 8g，党参 6g，麦冬 6g，茯苓 6g，甘草 3g，熟地黄 15g，陈皮 6g，葱 2 根，生姜 15g，米酒 30mL，麻油 5g，食盐 5g。

功能：益气补血，理虚退热。

适应证：产后体虚，身体微热，头晕面黄，疲倦乏力，心悸多汗，手脚麻木。

制法：①老母鸡宰杀、去毛，从腹部开膛，洗净；红枣洗净，去核；枸杞子洗净，捡去杂质；黄芪、当归、党参、麦冬、茯苓、甘草、熟地黄、陈皮等药材同洗净，装入布袋；葱去皮，洗净，打结；生姜去皮，洗净，切片。②将老母鸡、红枣、枸杞子、葱结、姜片和药袋同放入砂锅内，加入清水 1500mL，大火煮滚后以汤勺撇去浮沫，加入米酒，改用小火慢煮 40 ~ 50 分钟，至鸡肉烂熟后，去除药包即成，食前加麻油、食盐适量调味。

食法：每日 2 ~ 3 次，食肉喝汤，温热时食用。

7. 产后汗证

女性分娩之后，由于气血虚弱，腠理不密的原因，身体很容易出汗，尤其是于进食、活动和睡眠时出汗更多，这种表现属于一种正常的生理现象，一般于数日之内就会自行缓解，不作病论。如果汗出量多，持续一周以上仍然不会自动停止，则称之为产后汗证。

产后汗证包括产后自汗和产后盗汗两种情况，前者多于白天出汗，活动时更甚，伴有畏风怕冷、面色苍白、疲倦气短等症，后者常于睡眠时出汗，醒则汗止，伴有头晕耳鸣、面色潮红、心烦口干、腰膝酸软等症。

自汗多因气虚腠理失密，卫表不固，津液外泄所致；盗汗多因内热炽盛，迫津外泄而起。自汗、盗汗，均可采用适当的饮食疗法加以调治，而且疗效并不比药疗逊色。

（1）黄芪红枣止汗粥

配料：糯米 100g，黄芪 30g，红枣 10 粒，牡蛎 30g。

功能：益气固表，敛阴止汗。

适应证：产后汗证，动则益甚，疲倦乏力，心慌气短。

制法：①将黄芪、牡蛎同放入砂锅，加入清水 600g，大火煮滚后改用小火煎煮 30 ~ 40 分钟，去渣留汁备用。②粳米淘洗干净，红枣洗净同放入锅内，加入药汁，如常法煮粥食用。

食法：每日 1 ~ 2 次，早晚温热食用。

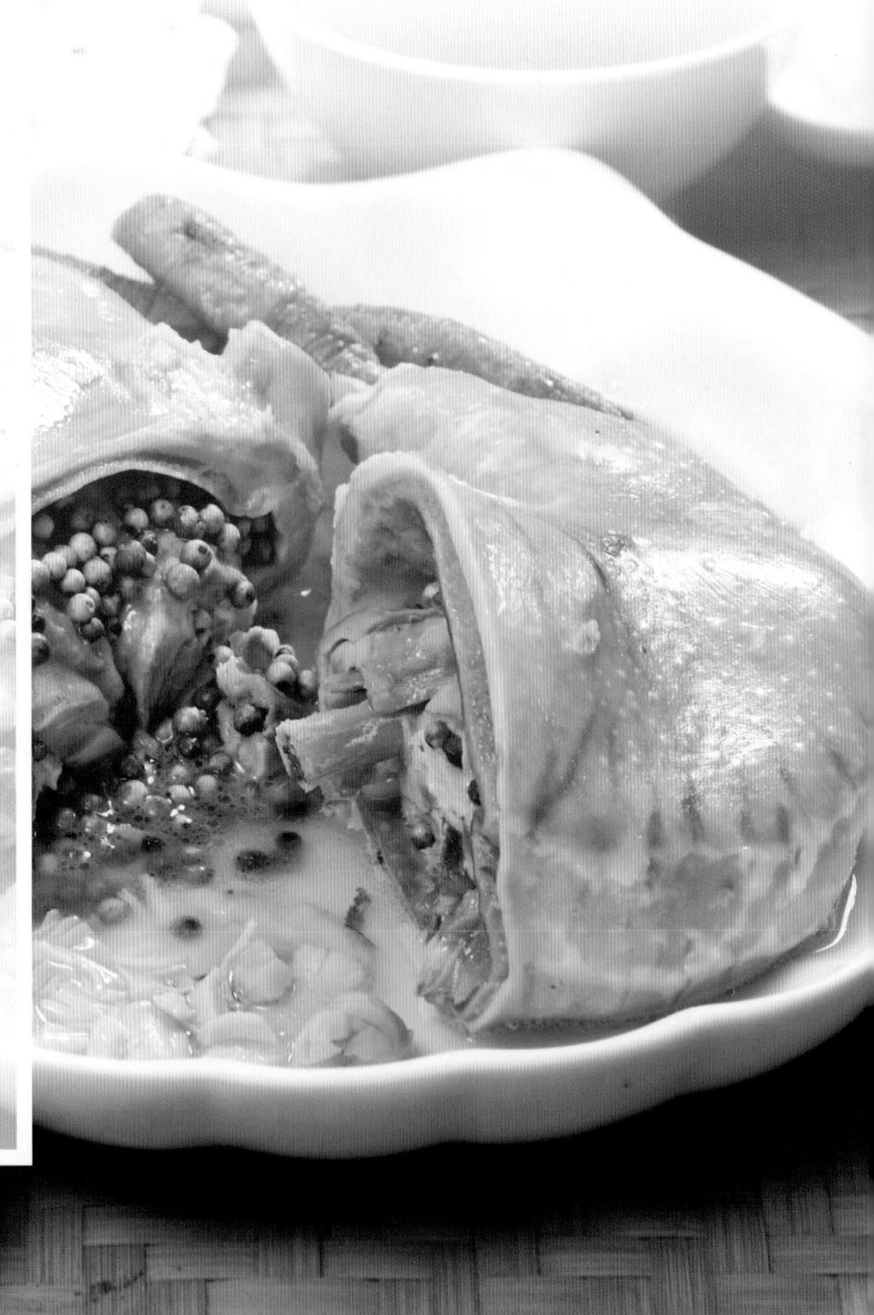

（2）黑豆糯米猪肚汤

配料：猪肚1个，糯米300g，黑豆50g，干贝或蚝豉30g，米酒30mL，葱1根，生姜10g，食盐3g。

功能：益气补中，养阴止汗。

适应证：产后汗证，疲倦乏力，心悸气短，肢体酸软。

制法：①将粳米淘洗干净，黑豆洗净，捡去杂质，干贝（或蚝豉）洗净；葱去皮，洗净，打结；生姜去皮，洗净，切片。②猪肚洗净，然后将糯米、黑豆和干贝（或蚝豉）同装入猪肚，以线扎紧后放入砂锅内，加入清水约1000mL，大火煮滚后以汤勺撇去浮沫，加入米酒，改用小火慢慢炖至猪肚烂熟即成，食前加适量食盐调味。

食法：每日1～2次，食猪肚喝汤，糯米、黑豆可煮粥或当饭食用。

（3）黑豆麦味红枣汤

配料：黑豆30g，小麦100g，麦冬15g，人参6g，五味子10g，生地黄10g，红枣10粒，牡蛎30g，白糖20g。

功能：益气养阴，生津敛汗。

适应证：产后汗证，入睡后出汗，醒则汗止，伴有头晕耳鸣，心烦口干，面红潮热，腰膝酸软。

制法：①将麦冬、五味子、生地黄和牡蛎同放入砂锅，加入清水600g，大火煮滚后改用小火煎煮30～40分钟，去渣留汁备用。②黑豆、小麦洗净、捡去杂质，红枣洗净，去核，人参洗净，切片，同放入砂锅，加入药汁，大火煮滚后改用小火煎煮40～50分钟，加入白糖搅溶即成。

食法：每日1～2次，早晚温热食用。

8. 产后缺乳

产后缺乳，又称“乳汁不足”，或者“乳汁不下”，是指产后乳汁很少，或者一点都没有的一种病症。泌乳是在神经体液调节下的一种复杂的神经反射活动，当婴儿吮吸乳头时，会反射性地引起催乳素和催产素的分泌，刺激乳腺分泌乳汁。

产妇身体虚弱、健康不佳、饮食不当，精神抑郁、情绪紧张，疲劳过度、太过操劳，使用雌激素、孕激素、多巴胺、儿茶酚胺等影响乳汁分泌的药物，乳房疾病、乳房发育不良、胸罩使用不当，以及哺乳方法错误、婴儿吮吸能力过差等多种因素，都可导致乳汁缺少。

中医认为，乳汁是由产妇的气血所化，如果产妇身体虚弱，气血化源不足，或者肝郁气滞，乳汁运行不畅，都有可能导致产后缺乳。下述食疗药膳具有催乳通乳的作用，产后缺乳的女性，可根据情况选择食用。

（1）菇菠丝瓜猪蹄汤

配料：猪前蹄 1 只，丝瓜 100g，波罗蜜种子 100g，冬菇 5 粒，黄花菜 15g，黄芪 30g，当归 6g，葱 1 根，生姜 10g，米酒 150mL，食盐 5g。

功能：益气补血，通乳下奶。

适应证：产后缺乳，或者乳汁稀少，头晕疲倦，面色萎黄。

制法：①将猪前蹄洗净，切块；丝瓜去皮，洗净，切块；波罗蜜种子洗净；冬菇、黄花菜泡发，洗净；黄芪、当归洗净，同装入布袋备用；葱去皮，洗净，打结；生姜去皮，洗净，切片。②将猪前蹄、丝瓜、波罗蜜种子、冬菇、黄花菜、葱结、姜片和药袋同放入砂锅内，加入清水约 2000mL，大火煮滚后以汤勺撇去浮沫，加入米酒，改用小火慢炖 2 ~ 3 小时，至猪肚烂熟为度，食前加适量食盐调味。

食法：每日 1 剂，食料喝汤，可分 2 ~ 3 次食完。

（2）瓜子生鱼催乳汤

配料：南瓜子 50g，西瓜子 50g，丝瓜仁 30g，乌鳢（或用鲤鱼、鲫鱼、鲢鱼、带鱼）300 ~ 500g，鲜山药 100g，葱 1 根，生姜 15g，米酒 100g，鸡汤或猪骨汤 1500mL，花生油 30mL，麻油 5g，食盐 5g。

功能：益气补血，通乳利水。

适应证：产后缺乳，乳汁稀少，头晕疲倦，腹胀食少，水肿尿少。

制法：①南瓜子、西瓜子去壳，洗净；丝瓜仁洗净，捣烂；乌鳢洗净，切块；山药去皮，洗净，切块；葱去皮，洗净，切成葱花；生姜去皮，洗净，切片。②将花生油倒入锅内，烧至五成热时投入姜片，煸至姜片两面变成褐色，然后放入乌鳢块煎香；将鸡汤或猪骨汤倒入锅内，同时放入山药、南瓜子、西瓜子和丝瓜仁，大火煮滚后，加入米酒，改用小火煎煮 20 ~ 30 分钟，撒入葱花，加入麻油、食盐适当调味后，即可盛出食用。

食法：每日 1 剂，食肉喝汤，宜温热时食用。

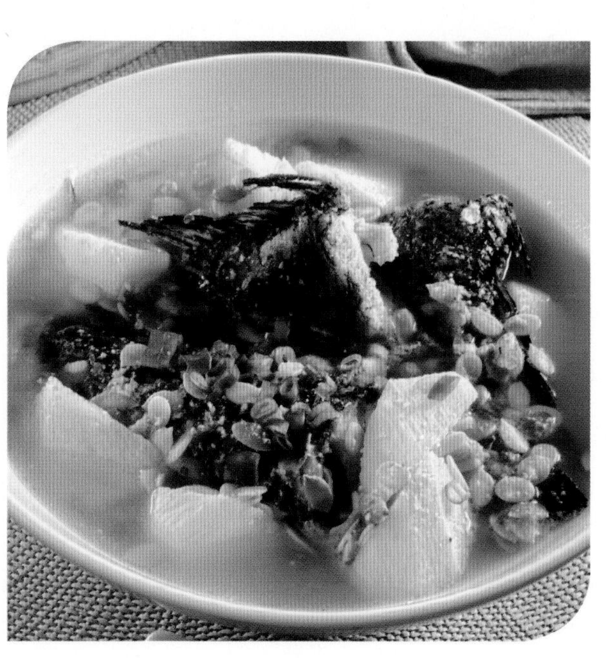

（3）花生木瓜通乳汤

配料：木瓜400～500g，花生100g，柠檬30g，青皮6g，香附6g，生姜20g，米醋（或米酒）500mL，白糖15g。

功能：行气疏肝，丰胸通乳。

适应证：产后缺乳，甚或乳汁全无，胸胁满闷，情志抑郁，心烦急躁，腹胀食少。

制法：①木瓜洗净，去皮、去子，切块；花生洗净，捡去杂质和霉变颗粒；柠檬去皮，洗净，切块；青皮、香附洗净，同装入布袋；生姜去皮，洗净，切片。②将木瓜、花生、柠檬和药袋同放入砂锅，加入米醋或米酒，大火煮滚后改用小火慢煮20～30分钟，去除药袋，加入白糖搅溶即成。

食法：每日1剂，食料喝汤，可分2～3次食用，连服3～5剂。

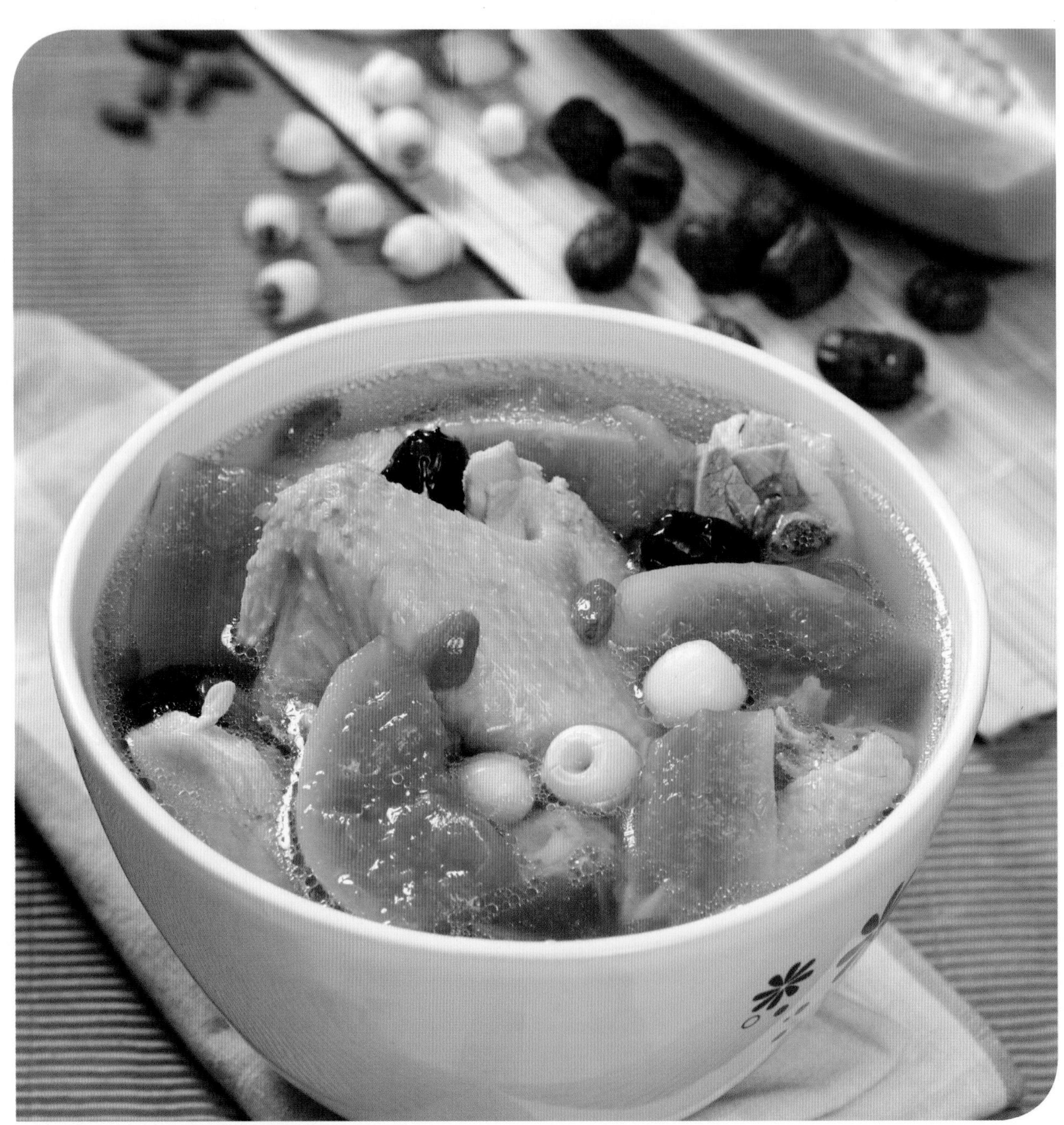

9. 产后乳汁自出

产后乳汁自出，又称产后溢乳，是指产妇乳汁不经婴儿吮吸而自然流出的一种病症。如果产妇体质壮健，气血旺盛，乳汁充盈，乳房蓄积过多，婴儿吮食不及时乳汁也会自然溢出，这种情况不属病态，产妇无需太过紧张。但若产妇体弱，乳汁并不充盈，甚至奶水不足，却频频溢乳者，则属病态，应尽早加以治疗。

中医认为，乳汁的形成和摄纳与肝胃二经的功能有关。如果产妇气血虚弱，中气不足，胃气不固，无力摄纳乳汁，或者肝经火旺，疏泄太过，迫乳外泄，都可导致乳汁自出。乳房柔软，乳汁清稀、量少而溢出者，属气血虚弱，摄纳无力所致；乳房胀痛，乳汁稠浓，产妇烦躁抑郁而溢乳者，则与肝经郁热，迫乳外泄有关。产后乳汁自出可采用下述食疗调理治疗。

（1）黄芪母鸡摄乳汤

配料：老母鸡 1 只（500 ～ 600g），黄芪 30g，当归 6g，芡实 15g，五味子 10g，党参 6g，茯苓 6g，龙眼 15g，炒枣仁 10g，红枣 5 粒，肉桂 2g，葱 1 根，生姜 10g，米酒 15mL，食盐 5g。

功能：益气补血，摄纳乳汁。

适应证：产后乳汁自出，量少、质稀，乳房柔软、无胀感，伴有头晕疲倦，面色萎黄等症。

制法：①老母鸡宰杀、去毛，除去内脏，洗净，切块；龙眼洗净，红枣洗净，去核；黄芪、当归、芡实、五味子、党参、茯苓、龙眼、炒枣仁、肉桂等药材同洗净，装入布袋；葱去皮，洗净，打结；生姜去皮，洗净，切片。②将鸡块、龙眼、红枣、葱结、姜片和药袋等同放入砂锅内，加入清水 1500mL，大火煮滚后以汤勺撇去浮沫，加入米酒，改用小火慢煮 40 ～ 50 分钟，至鸡肉烂熟后，去除药袋，加麻油、食盐适当调味即成。

食法：每日 1 剂，鸡汤宜分 2 次喝完，鸡肉可随量食用。

（2）红莲黄芪摄乳粥

配料：小米或大米 100g，红枣 10 粒，莲子 15g，黄芪 30g，党参 10g。

功能：益气养血，摄乳防溢。

适应证：产妇体弱，气血不足，乳汁自出，量少、质稀。

制法：①将黄芪、党参、莲子同放入砂锅，加入清水 600g，大火煮滚后改用小火煎煮 30 ～ 40 分钟后，捞出莲子，留取药汁，黄芪、党参弃之不用。②粳米淘洗干净，红枣洗净与莲子同放入锅内，加入药汁，如常法煮粥食用。

食法：每日 1 ～ 2 次，早晚温热食用。

（3）柠檬玫瑰蔬果粥

配料：小米或粳米 60g，柠檬 30g，玫瑰花（干）5g，苹果 60g，芹菜 100g，香附 6g，芡实 10g，夏枯草 10g，生牡蛎 20g，白糖 15g。

功能：行气疏肝，健脾摄乳。

适应证：产后乳汁自出，稠浓量少，伴有烦躁抑郁，口干口苦，胸闷胁胀，乳房胀痛等症者。

制法：①将香附、芡实、夏枯草、生牡蛎同放入砂锅，加入清水 500g，大火煮滚后改用小火煎煮 30 ～ 40 分钟，去渣留汁备用。②将柠檬、苹果洗净，去皮，切块；芹菜摘去黄叶、老叶，洗净，切成小段，与柠檬、苹果一起放入果汁机，打成蔬果汁备用。③粳米淘洗干净，玫瑰花洗净同放入锅内，加入药汁，如常法煮粥，粥成后加入蔬果汁，再煮 5 ～ 10 分钟，加入白糖搅溶即成。

食法：每日 1 ～ 2 次，早晚温热食用。

10. 产后腹痛

产后腹痛，又称“儿枕痛”，是指产妇生产之后所发生的以小腹疼痛为主证的一种病症。分娩之后，产妇的子宫会发生强烈收缩，以促使子宫内壁胎盘附着面上的伤口停止出血，并将宫腔内的恶露排出体外。哺乳和按摩子宫，均能引起子宫收缩，都对子宫的恢复和恶露的排出有利。

子宫收缩时会产生轻微的腹痛，医学上称为宫缩痛。宫缩痛多于产后 6 ~ 9 天内逐渐消失，不需特别处理。产后腹痛以已经生育过的经产妇较为多见，而且疼痛也更为剧烈。以手轻轻按摩小腹，或以热水袋温敷下腹部，都有减轻和缓解产后腹痛的作用，产后腹部疼痛者可适当使用。但若疼痛剧烈，伴有恶露量少，排出不畅，影响产妇休息睡眠者，则应尽快请医生进行检查和治疗。

产后腹痛可因气虚血亏，冲任空虚，胞脉失养，筋脉挛缩，或者正气不足，寒凝胞脉，以及气滞血瘀，瘀血停滞胞脉等原因所致。气虚血亏所致的产后腹痛，主要表现为小腹隐痛，喜温喜按，恶露量少，颜色淡红；寒凝血瘀所致的产后腹痛，主要表现为下腹疼痛、拒按，恶露量少，色紫有块。饮食疗法治疗产后腹痛，具有确切的疗效，产后腹痛者宜首先选择疗法，具体可选用下述食疗配方。

（1）当归生姜羊肉汤

配料：羊肉 200 ~ 300g，当归 10g，怀山药 10g，花椒 3g，小茴香 5g，高良姜 3g，砂仁 2g，肉桂 2g，葱 1 根，生姜 20g，米酒 30mL，食盐 5g。

功能：益气补血，温中止痛。

适应证：产后小腹隐痛，喜温喜按，恶露量少、颜色暗红，伴有面色苍白，畏寒肢冷等症。

制法：①羊肉洗净，切块；当归、花椒、小茴香、高良姜、砂仁、肉桂等药材同洗净，装入布袋；怀山药洗净，葱去皮，洗净，打结；生姜去皮，洗净，切片。②将羊肉放入沸水锅内，氽煮 2 ~ 3 分钟后捞出，与怀山药、葱结、姜片和药袋一起放入砂锅内，加入清水 1000mL，大火煮滚后以汤勺撇去浮沫，加入米酒，改用小火慢煮 40 ~ 50 分钟，至羊肉烂熟后，去除药袋，加入食盐适当调味后食用。

食法：每日 1 次，食肉喝汤，宜温热时食用。

（2）红怀黄芪乌鸡汤

配料：乌鸡 1 只（500 ~ 600g），黄芪 30g，怀山药 10g，红枣 5 粒，当归 6g，人参 6g，熟地黄 10g，甘草 3g，白芍 2g，肉桂 2g，葱 1 根，生姜 10g，米酒 30mL，食盐 5g。

功能：补气养血，缓急止痛。

适应证：产后小腹隐痛，喜温喜按，恶露量少、颜色淡红，伴有头晕耳鸣，面色萎黄等症。

制法：①乌鸡宰杀、去毛，从腹部开膛，除去内脏，洗净；人参洗净，红枣洗净，去核；黄芪、怀山药、当归、熟地黄、甘草、白芍、肉桂等药材同洗净；葱去皮，洗净，打结；生姜去皮，洗净，切片。②将黄芪、怀山药、当归、熟地黄、甘草、白芍、肉桂等药材，与葱、姜同装入乌鸡腹内，然后与人参、红枣一起放入有盖的盆内，加入米酒和清水 1000mL，盖上盖子，放入蒸笼，大火蒸炖一个半小时左右，至鸡肉烂熟后取出，加入食盐适当调味即成。

食法：每日 1 剂，食肉喝汤，汤宜分 2 次喝完，肉可随量食用。

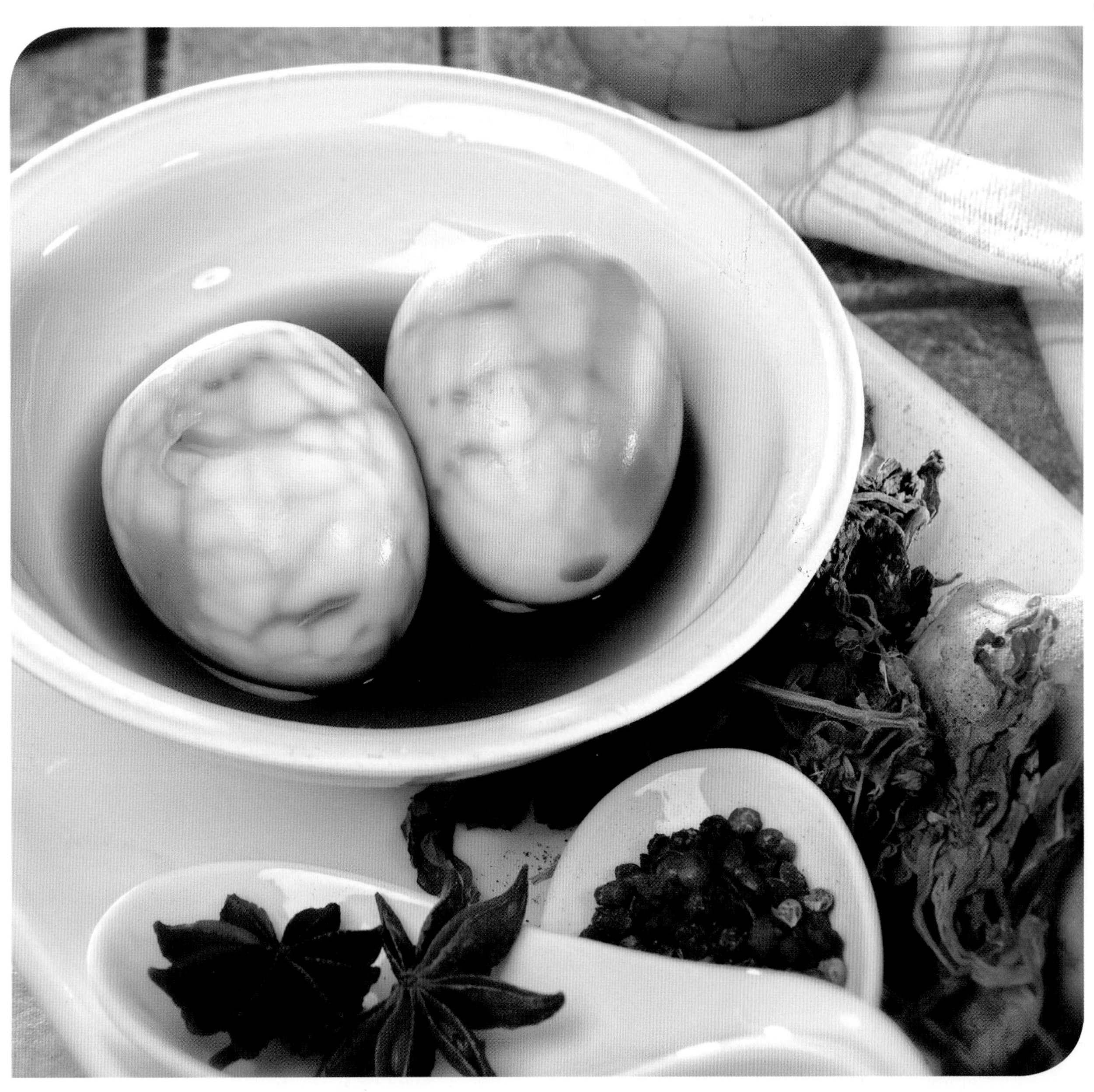

（3）三橘益母鸡蛋汤

配料：鸡蛋2枚，益母草30g，青皮5g，陈皮5g，枳实5g，山楂10g，川芎5g，生姜30g，米酒30mL，红糖20g。

功能：行气活血，散寒止痛。

适应证：产后小腹疼痛、拒按，得热稍减，恶露量少、色紫有块，排出不畅，伴有胸胁胀痛，手脚冰凉等症。

制法：①鸡蛋放入冷水中，加热煮熟后剥去外壳；益母草、青皮、陈皮、枳实、山楂、川芎等药材，同用清水洗净；生姜去皮，洗净，切片。②将鸡蛋与益母草、青皮、陈皮、枳实、山楂、川芎等药材同放入砂锅内，加入清水800 ~ 1000mL，大火煮滚后加入米酒，改用小火慢煮40 ~ 50分钟后，去除药渣不用，向锅内加入红糖搅溶即成。

食法：每日1剂，食蛋喝汤，宜温热时食用。

11. 产后身痛

产后身痛，又称产后关节痛，是指产妇于分娩之后产褥期内所出现的以全身肌肉和关节疼痛酸楚、麻木重着为主要临床表现的一种疾病。

产后身痛可因产后血虚，四肢百骸、筋脉关节失于濡养所致，也可因产后体虚，营卫失调，腠理失密，肌肉关节松弛，容易伤风着凉，风寒湿邪乘虚而入，痹阻经络、关节，导致气血运行受阻而成。血虚所致的产后身痛，主要表现为全身肌肉关节疼痛、酸楚、麻木，伴有头晕疲倦、气短乏力、面色苍白等症；外感风寒湿邪所致的产后身痛，主要表现为周身肌肉关节疼痛，屈伸不利，或者痛无定处，到处游走，或痛如锥刺刀割，疼痛难忍，或关节肿胀，麻痹重着，活动、行走不便。

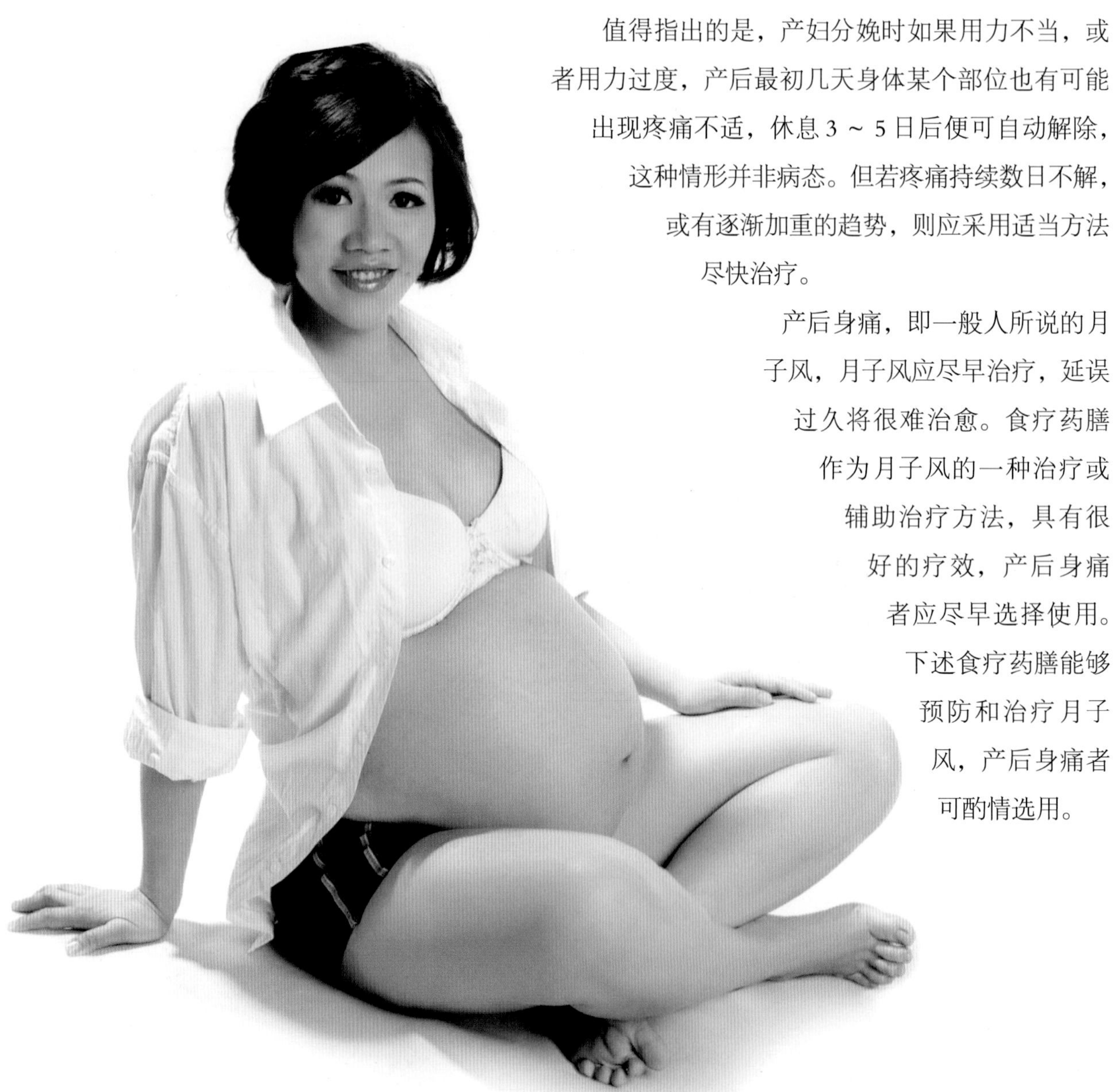

值得指出的是，产妇分娩时如果用力不当，或者用力过度，产后最初几天身体某个部位也有可能出现疼痛不适，休息3 ~ 5日后便可自动解除，这种情形并非病态。但若疼痛持续数日不解，或有逐渐加重的趋势，则应采用适当方法尽快治疗。

产后身痛，即一般人所说的月子风，月子风应尽早治疗，延误过久将很难治愈。食疗药膳作为月子风的一种治疗或辅助治疗方法，具有很好的疗效，产后身痛者应尽早选择使用。下述食疗药膳能够预防和治疗月子风，产后身痛者可酌情选用。

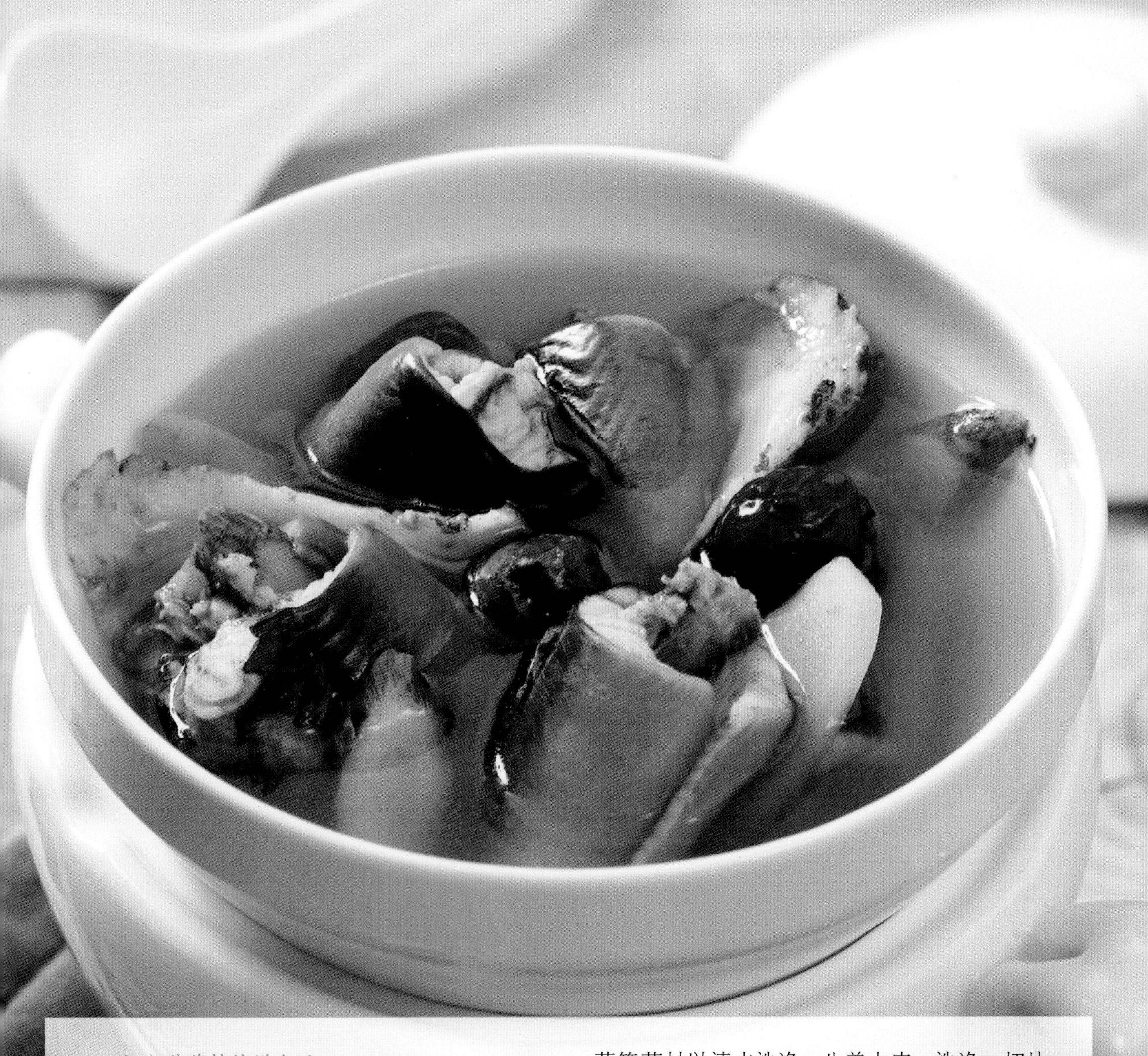

（1）黄芪桂枝鳝鱼汤

配料：鳝鱼 2 ～ 3 条（或鳗鱼 200 ～ 300g），黄芪 15g，当归 5g，桂枝 2g，白芍 2g，鸡血藤 5g，红枣 5 粒，葱 1 根，生姜 20g，鸡汤或排骨汤 300mL，米酒 30mL，食盐 5g。

功能：补气养血，温经通络。

适应证：产后身体一处或多处肌肉和关节疼痛、麻木、酸软无力，伴有头晕疲倦，面色苍白，心慌气短等症

制法：①将黄芪、当归、桂枝、白芍、鸡血藤等药材以清水洗净，生姜去皮，洗净，切片，然后同放入砂锅，加入清水 500 ～ 600mL，大火煮滚后改用小火煎煮 30 ～ 40 分钟，去渣留汁备用。②将鳝鱼（或鳗鱼）洗净，切成 3cm 长的段（或块）；葱去皮，洗净，切成葱花。③将鳝鱼（或鳗鱼）放入砂锅内，加入药汁和鸡汤，大火煮滚后加入米酒，改用小火慢煮 20 ～ 30 分钟，至鱼肉烂熟后，撒入葱花，加入适量食盐调味即成。

食法：每日 1 次，吃鱼喝汤，宜温热时食用。

（2）当归杜仲牛筋汤

配料：牛蹄筋150g，花生60g，黄芪15g，桑寄生10g，当归6g，杜仲10g，怀山药10g，怀牛膝6g，川芎6g，肉桂2g，红枣5粒，葱1根，生姜10g，米酒30mL，麻油5mL，食盐5g。

功能：补气养血，强筋健骨。

适应证：产后关节筋骨疼痛麻木、酸楚，伴见腰膝酸软，下肢无力，尿频夜尿等症。

制法：①将牛蹄筋洗净，切块；花生洗净，捡去杂质和霉变颗粒；红枣洗净，去核；黄芪、桑寄生、当归、杜仲、怀牛膝、怀山药、川芎、肉桂等药物，以清水洗净，同装入布袋；葱去皮，洗净，切段；生姜去皮，洗净，切片。②将牛蹄筋、花生、红枣、葱段、姜片和药袋同放入砂锅，加入清水1500mL，大火煮滚后加入米酒，改用小火炖煮2～3小时，至牛筋熟烂、汤汁变浓时取出药袋，加入麻油、食盐适当调味即成。

食法：每日1剂，1次或分2次食完，宜温热时食用。

（3）黑豆通络止痛汤

配料：黑豆100g，薏苡仁30g，当归6g，川芎15g，益母草10g，鸡血藤5g，生姜15g，米酒30mL，红糖20g。

功能：祛湿散寒，活血止痛。

适应证：产后周身肌肉关节疼痛，屈伸不利，得热则减轻，遇风寒则加重，伴有疲倦乏力，手脚不温等症。

制法：①将当归、川芎、益母草、鸡血藤同放入砂锅，加入清水1000mL，大火煮滚后改用小火煎煮30～40分钟，去渣留汁备用。②黑豆、薏苡仁洗净，捡去杂质；生姜去皮，洗净，切片。将黑豆、薏苡仁、生姜同放入砂锅，加入药汁，大火煮滚后，加入米酒，改用小火慢煮40～50分钟后，至黑豆、薏苡仁熟烂时，向锅内加入红糖搅溶即成。

食法：每日1剂，趁热喝汤，吃黑豆、薏苡仁。

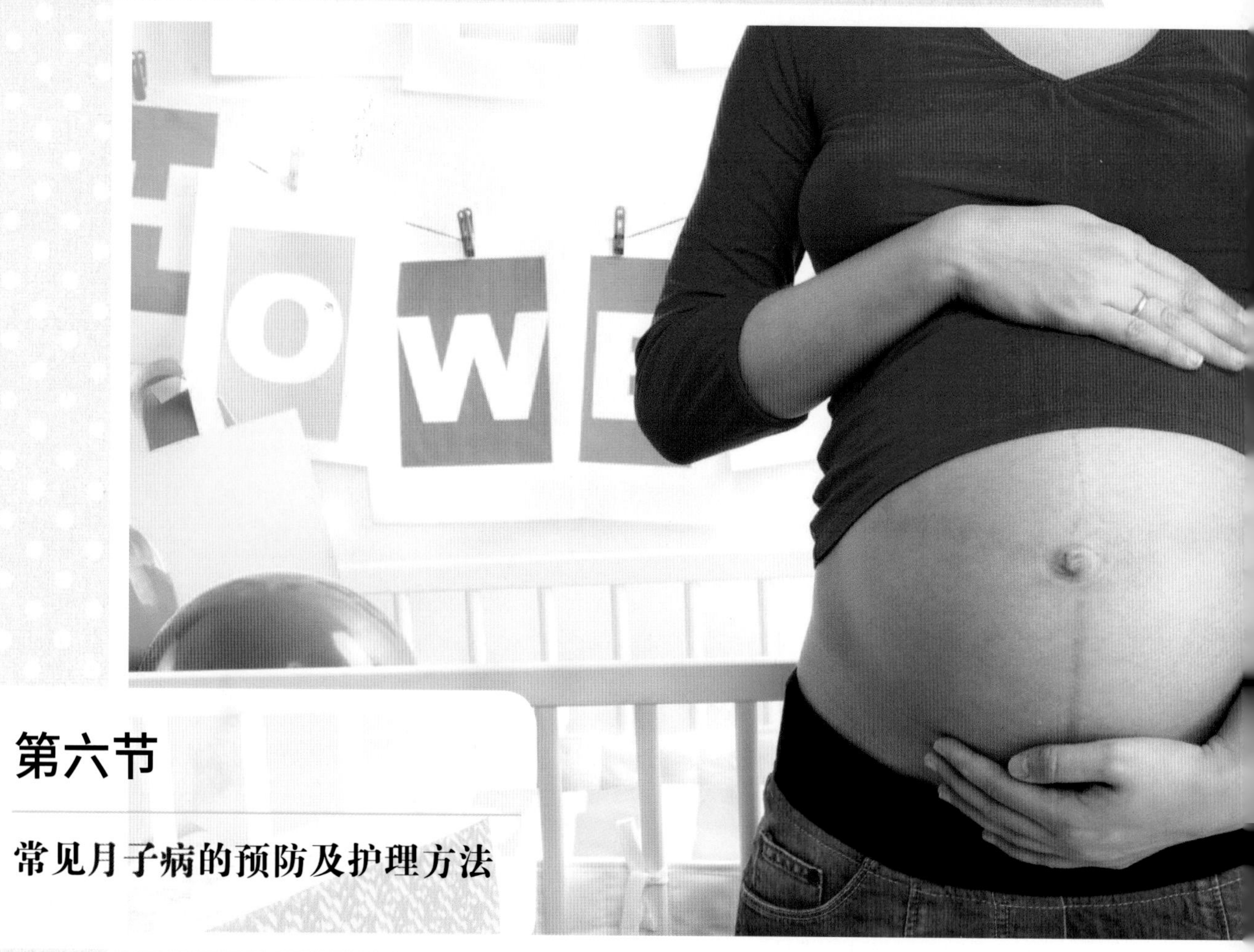

第六节

常见月子病的预防及护理方法

女性怀孕期间，为了适应胎儿生长发育的需要和十月怀胎后分娩的需求，很多组织器官会发生一系列的生理和解剖形态上的变化。分娩之后，这些发生变化的组织器官会逐步复原，恢复到怀孕前的原始状态。整个恢复过程是一个相当复杂而漫长的生理变化过程，而且绝大多数变化都会在产褥期，也就是月子期内完成。

妥善的休息与照顾，良好的营养，是产褥期内各种组织器官复原的前提条件。如果产妇营养不良，休息睡眠不足，护理照顾不当，各种组织器官的复原就会受到严重影响，甚至终生无望恢复，更甚者还会出现子宫后倾、子宫增大、阴道松弛、妊娠纹等多种恢复不良性病症。

月子期间所发生的，与妊娠、分娩，以及产后调养、照顾不当有关的多种疾病，统称为月子病。月子病的成因很多，表现非常复杂，治疗起来也往往比较棘手，对产妇日后的健康影响很大。因此，产妇坐月子期间，产妇自己还有关心疼爱她的丈夫和家人，都必须认真对待月子病，严加防范月子病的发生。

生产时由于失血、失液，产妇体力消耗极大，生产之后产妇体内激素水平发生重大变化，免疫功能严重下降，防病抗病能力不足，为各种病菌的入侵提供了可乘之机。生产时子宫内壁受到了严重的创伤，阴道和外阴受到了一定程度的损伤，子宫的门户宫颈口大开，与阴道直接相通，为各种有害细菌的入侵提供了前所未有的“便捷通道”。正常情况下，女性外阴即已寄生了大量的细菌，生产之后由于大量的恶露经阴道持续排出，产妇一天 24 小时都要使用卫生棉、卫生垫，如果没有及时更换，或者穿着不洁的衣物，使用不干净的用品，又会增加外阴部细菌的种类和数量，进一步壮大了致病菌的势力。同时，阴道内不断排出的恶露还为这些致病菌的繁殖生长提供了源源不断的能源和物质基础，使得这些致病菌能够更快地增长繁殖。产妇月子期间很容易发生外阴炎、阴道炎、子宫内膜炎、子宫肌炎、盆腔炎、腹膜炎、血栓性静脉炎、膀胱炎等多种产褥期感染性疾病，严重时还会发生败血症，甚至失血性休克，危及产妇性命。

由于哺乳的因素，产妇乳腺管开通，乳腺内分泌的乳汁经乳腺管源源不断地向外排出，以满足宝宝的需要。如果乳汁排出不畅，便会蕴结成块，导致乳腺发炎。乳头表面藏有大量的细菌，如果哺乳前后不注意卫生，或者宝宝吮吸不当，导致乳头受损，细菌便会大量繁殖，并经由受损之处进入乳房，导致乳腺发炎。

分娩之后，产妇激素的水平发生了重大改变，关节囊及其附近的肌肉、韧带张力下降，关节软骨松弛。如果产妇过早接触冷水，或者持重、抱孩子太久，从事繁重的家务活动，都有可能加重肌肉、关节、韧带的负担，导致肌肉关节劳损，引发手指痛、手腕痛、肩膀痛、腰背痛、膝关节痛、脚跟痛、子宫下垂等月子病。

怀孕以后，孕妇的生理和心理都进入了一个特殊的过渡时期，发生了一系列连续不断的复杂改变。心理变化由最初知道怀孕时的喜悦，到对十月怀胎的渴望；由怀孕过程中的疑虑和担忧，到对分娩的期盼和恐惧；由生产时的痛苦和紧张，到成功分娩后的欣喜与释怀；由月子期开始的抑郁、困惑、角色转换，再到坐月子后的紧张无奈和没完没了的烦恼与压力。每一个环节都是一个复杂的情感体验，幸运者“过五关，斩六将”，“其乐无穷”，不幸者经受了严重的心理考验，留下来的都是痛苦。如果心理适应性较差，还会患上产后抑郁等严重的产后精神疾患。

生产之后，产妇体内的雌激素、孕激素突然减少，能够使孕妇产生愉悦感的内啡肽等物质急剧减少，很多产妇都会出现不同程度的情绪波动，时常烦躁、焦虑、没有耐心、郁闷、猜忌、易哭啼。欧美相关调查显示，1/3 ~ 1/2 的初产妇于产后第 3 天到第 10 天会连续一周出现焦虑抑郁、情绪低落的症状。中国大陆的相关调查也显示，50% ~ 70% 的初产妇会出现失眠焦虑、容易哭啼、情绪低落、过度担心婴儿、注意力不集中等抑郁症的表现，有些人甚至还有离婚和轻生的念头。不过，这些抑郁症表现多于一周后自然消失。但是如果产妇长时间得不到家人的关心，尤其是丈夫的关爱，而又没有进行适当的心理辅导，很容易患上产后抑郁症。产后抑郁症的发生，除了与产妇体内激素的变化有关外，还与分娩前后的紧张恐惧，分娩时的疼痛、精神刺激，生产后的角色转换，家庭重心转移，以及产后出现的各种疾病、生活负担、工作压力等因素有关。另外，产妇的家庭背景、文化教育程度、生活居住环境，以及遗传等因素，也与产后忧郁症的发生密切相关。

生产时耗气伤血，产妇的体力消耗很大，抵抗力严重下降。如果冬天天气寒冷，或者夏天贪图凉爽，过度使用冷气，则可能会因感受风寒而引起伤风感冒、咳嗽气喘。生产后产妇腠理失密，骨缝开裂，肌肉关节松弛，风寒湿邪很容易侵袭肌肉关节，引起风湿，导致关节肌肉疼痛麻痹。传统观念认为产妇体弱、不能受寒，因而很多产妇于月子期间常常将衣服穿得厚厚的，门窗捂得严严的，房间内密不透风。这种情况在冬天倒还没有什么大碍，但在夏天，或者天气热的地方，则很容易因过度受热而引起中暑。

饮食营养是产妇身体复原的物质基础，但是如果天天姜酒鸡、麻油饭，顿顿猪蹄汤、母鸡汤，营养太过丰富，产妇可受不了，轻则损伤肠胃，引起消化不良，重则导致肥胖症、脂肪肝、心脏病、高血压、糖尿病等疾病的发生。如果产妇挑食偏食，盲目吃素，或者因偏信蔬菜、水果太凉而一味忌口，也会引起贫血、营养不良、便秘等疾病。

月子病种类繁多，症状表现非常复杂，引起月子病的原因不仅多，而且千变万化，令人防不胜防。一位健康快乐的年轻女性，怀孕之前身体状况良好，怀孕之后也没有任何不妥，但在生产后的第一个月子坐出来，却判若两人，患上了难缠的月子病，原本健康自信、快乐可爱的倩影消失得无影无踪。月子病依据其病因的不同，可分为外感型、营养失当型、操劳劳损型、废用退化型和精神心理型等五种类型；依其临床表现的不同，可归纳为疼痛型、感染型、出血型、恢复不良型及精神心理型等五种类型。

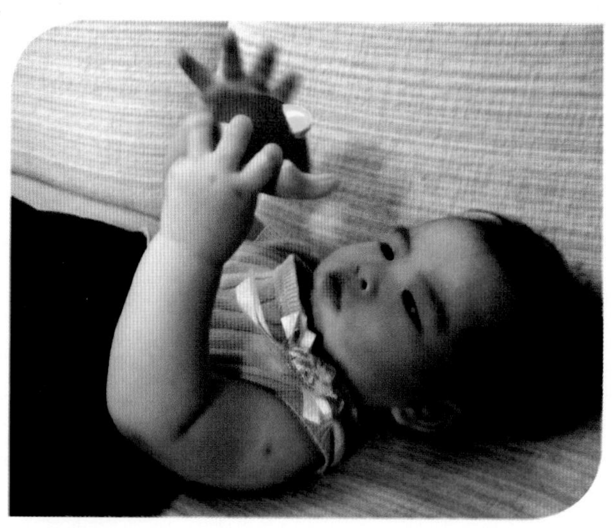

月子病的治疗并非易事，但预防月子病的发生却并不困难，而且人人都可以做到。本章简要介绍一些常见月子病的预防和护理方法，供即将坐月子的产妇和家人学习参考，已经患上月子病的产妇，也可以从中找到辅助治疗的方法。

一、产褥感染与产褥热

产褥感染是一种常见的月子疾病，是指产妇于生产时，或产褥期内所发生的生殖道感染，为产妇分娩死亡的四大原因之一。

产褥热多发生于分娩后的24小时至10天之内，热度多在38℃以上，严重者可高达40℃。产褥热是因分娩时或在产褥期内产妇生殖道遭受病原体的侵袭而引起的局部和全身炎症反应，多数发生于产后10天以内，仅少数发生于产褥期之末。能够引发产褥感染的原因很多，产妇生产之后抵抗力下降、生殖系统受损是产褥感染的主因。孕期患有贫血、营养不良等慢性疾病；孕晚期进行性生活、胎膜早破、羊膜腔内感染；生产时产程过长，手术操作不洁；产前产后失血过多，产后不注意卫生，穿着不清洁的内衣、内裤，或者使用受到污染的卫生棉、卫生垫、伤口敷料，床褥、被单不干净，都可成为产褥感染的诱因。另外，陪同人员的不洁护理，或者接触患病的探视者，也是引发产褥期感染的一个常见和重要原因，产妇和家人不可不予以重视。

正常妇女的外阴、阴道和宫颈内即寄生了大量的细菌，但是由于女性生殖道的天然防御功能和自净能力，多数不会致病。生产之后，子宫壁上的胎盘附着面处留下了一个很大的伤口，宫颈、阴道和外阴也遭受不同程度的损伤，再加上生产时失血耗液，产妇体力过度消耗，以及分娩之后激素水平的骤然下降等因素的影响，产妇抵抗力严重下降，原本“守以待战”的各种致病细菌便会伺机侵袭产妇生殖道，引发产褥感染。

产褥感染的临床表现非常复杂，由于感染的部位不同，具体的表现也不尽相同。外阴、阴道裂口或会阴侧切口感染时，通常仅仅会出现伤口局部红肿、热痛、化脓、压痛、拆线后刀口裂开等症状，很少出现发热等全身反应。如果细菌进一步内侵，由胎盘剥离面侵入子宫，则会导致子宫内膜炎和子宫肌炎，引起发烧、腹痛、恶露量多、气味臭秽等症状，热度多在38℃左右。如果治疗及时恰当，感染可就此控制，并逐渐退热；如果治疗不当，或者细菌毒性过强，则会出现高热、寒战、头痛等症，体温可高达40℃。细菌继续向前、向上、向内推进，可导致子宫旁组织感染，引起盆腔结缔组织炎、急性输卵管炎、腹膜炎、血栓性静脉炎等疾病。急性输卵管炎失治误治，会演变为慢性输卵管炎，导致日后不孕，或发生宫外孕。发生腹膜炎时会出现高烧寒战、呼吸急促、心跳加快等全身中毒症状。如果细菌进入血液，引起菌血症、脓毒血症、败血症，甚至感染性休克时，则会危及产妇生命。

发生产褥感染后，细菌也可进入血液，引起血栓性静脉炎。血栓性静脉炎多发生于下肢，并因血液回流受阻而导致下肢水肿、疼痛、颜色苍白，或者发绀、发紫，局部温度升高，发炎静脉有压痛感，触之如硬索。血栓性静脉炎多发生于产后2～3周，一般并不严重，但若血栓不幸脱落进入血液循环，则有可能引发严重的后果。血栓进入腹部，则会导致剧烈腹痛和严重腹胀；血栓进入肺、脑、肾等重要脏器以后，还会于局部形成脓肿，甚至引起脏器栓塞而导致产妇死亡。

生产48小时以后，如果出现发热，小腹疼痛、恶露增多、有臭味，甚至出现高热、寒战、腹部压痛、反跳痛等症状，说明已经发生产褥感染，应尽快请求医生治疗，以免因病情延误而危及产妇生命。产褥热对产妇的健康影响极大，甚至会危及生命，为了防止产褥感染的发生，产妇应采取以下预防措施。

1. 注意个人卫生，保持外阴清洁

生产之后，恶露会持续一段时间，产妇应注意个人卫生，保持外阴部清洁。每次如厕后应用温开水冲洗外阴，并及时更换卫生棉、卫生垫。勤换、勤洗内衣和内裤，衣服要经常洗晒。床单、被褥也要保持清洁，勤洗、勤晒。坐月子前一定要准备好清洁卫生的被褥、床单，数量充足的个人换洗的衣物与卫生用品，以备月子期使用。

2. 保持伤口干燥，防止伤口感染

产妇应保持伤口清洁。会阴部有伤口时，产妇每次如厕后应用温开水清洗伤口，并用清洗消毒过的干布抹干，保持伤口清洁干燥。伤口未愈合时每日应用热水擦拭，并防止脏水污染伤口或进入阴道。剖宫产的产妇，前7～10天应采用热水擦凉，10天之后才可使用淋浴的方式。伤口肿胀、疼痛时可用1∶5000的高锰酸钾溶液坐浴，以防伤口感染。

3. 尽早下床活动，加强体质锻炼

产妇应尽早下床活动，并适当做些体能锻炼，以增强体质，促进血液循环，促进身体早日恢复。

4. 注意饮食营养，保证休息足够

产妇应注意饮食营养，保证蛋白质和维生素的摄取，增强抵抗力。产妇要有足够的睡眠和休息，以恢复体能，增强免疫功能。如果体力应付不来，应将婴儿交给家人照顾，以减轻产妇的负担。

5. 禁止夫妻同房，避免采用盆浴

妊娠末期及生产之后应避免盆浴，并暂时停

止性生活，以防感染。产妇坐月子期间，应尽量避免过多的或不必要的阴道检查和肛门内诊，保持阴部清洁。

6. 尽早就医治疗，防止病情延误

如果产后发热还伴有腹痛、恶露量多、有臭味，应尽早请求医生诊断治疗。一旦确诊为产褥感染，应在医生指导下，立即采用抗生素等药物进行及时彻底的治疗，防止病情恶化。千万不要自作主张，或者听信非专业医生的意见。

为了尽早发现产褥感染，产后 1 周内，产妇应该于每天早上和下午分别测量体温 1 次，发现低热应即刻采取有效治疗措施，以免病情进一步加重，产生严重的后果。产褥热如果治疗不及时，可能会导致日后很难怀孕，或者出现宫外孕。

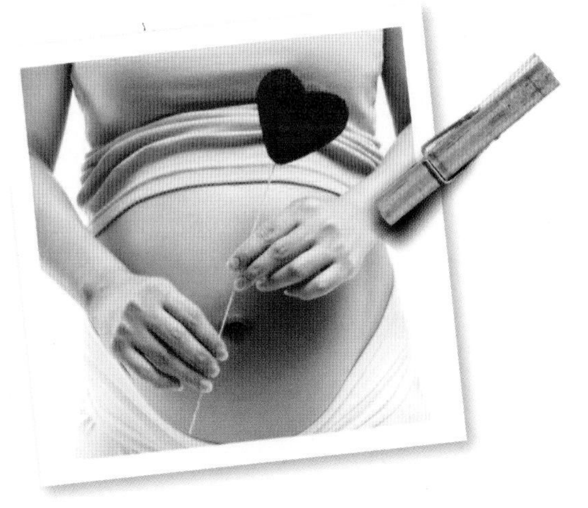

二、子宫脱垂

子宫脱垂，是指子宫由正常位置沿阴道下降，以致宫颈外口低于坐骨棘水平，甚至完全脱出阴道口之外的一种病症。

分娩过程中，当胎儿经过产道时，会将盆底肌肉和筋膜向左右两侧严重推挤，导致肌肉、筋膜松弛，甚至部分撕裂。阴道壁也因此过度扩张，失去了原有的弹性和紧张度，变得松弛而容易扩张。分娩还会导致会阴部裂伤，引起阴道口松弛变大。所有这些变化都会导致骨盆底部的紧张度和承受能力变弱，尽管这些变化会于生产之后得到一定程度的恢复和改善，但骨盆底部的紧张度和承受能力却很难恢复到怀孕以前结实牢固的状态，这就为子宫脱垂的发生埋下了隐患。生产之后，如果产妇休息不足，久站、久蹲，过早参加劳动，尤其是从事重体力活动，或者饮食不当，缺乏营养，又或者卧床过久，缺少运动，这些因素都还会影响和妨碍盆底组织结构和功能的复原。由于生产之后，盆底组织变得比较松弛薄弱，当有咳嗽、便秘等慢性疾病导致腹压增大时，就会引起子宫脱垂。

子宫脱垂的临床症状表现比较复杂，轻则仅觉腰骶疼痛和腹部有下坠感，久站、久蹲、走路、负重后加重，休息后减轻；重则影响小便、大便，导致尿频、尿急、尿潴留、小便失禁，甚至引起泌尿道感染，严重时患者甚至不能正常行走，只能爬行。子宫脱垂早期，程度轻微时休息后可自动回复，程度稍重时可用手还纳。但若进一步加重，发生子宫嵌顿、水肿时，则无法用手还纳，只能采用手术治疗。

子宫脱垂的治疗比较费时费力，但预防却并不困难。为了预防子宫脱垂的发生，生产之后如无特殊情况，应尽早下床活动。如扶着床沿在床边走动，或在医生指导下做一些简单的康复体操，加强产后锻炼，增强提肛肌的力量，以促进盆底组织的复原。产妇休息时如果不注意卧床的姿势，很容易引起子宫后倾，而后倾的子宫更容易发生子宫脱垂，因此产后应注意休息。

产妇休息时最好采取卧位，并时常变换体位，侧卧、仰卧、俯卧交替进行，避免一直采取仰卧，防止子宫后倾和子宫脱垂。

产后可适当做些家务活动，但不可过早劳动或太过操劳，更不可过早干重活，参加重体力劳动。

做家务时最好坐着，避免长时间站立、行走，避免蹲着做工，如蹲着洗衣、择菜等。

不要提举重物，不要长时间抱孩子，不要过早跑步。

多吃纤维素含量丰富的蔬菜、水果，养成定时排便的习惯，防止便秘。

积极治疗咳嗽、腹泻等疾病，防止因腹压增高而导致子宫脱垂。

产后应注意加强营养，以促进产妇盆底组织早日恢复。

婴儿吮吸母乳，可刺激子宫收缩，帮助盆底组织复原。产后采用母乳喂养宝宝能够有效防止子宫脱垂。

产后应尽量穿着宽松的衣裤，不要因为急于恢复体形而过早使用强力束腹带。不要进行高强度的身体锻炼，以免因腹压增大而影响盆底组织恢复。

产妇每日大、小便排空后，应坚持做胸膝卧位锻炼 1 ～ 2 次，以帮助子宫复位。具体方法为：松开裤袋，双膝跪于硬板床上，身体前俯，将胸部尽量贴在床上，臀部尽力抬高，使大腿和床板垂直形成 90° ，每次坚持 10 ～ 15 分钟即可。

三、急性乳腺炎

急性乳腺炎，又称“奶疮”，是由金黄色葡萄球菌、链球菌等病原菌进入乳房所引起的急性化脓性感染，是乳腺管内和周围结缔组织炎症。

急性乳腺炎以正在哺乳的产妇较为多见，多发生于产后 1 ～ 4 周，初产妇发病概率要比经产妇多出一倍以上。初产妇乳头娇嫩，婴儿吮吸时容易导致乳头组织损伤，形成乳头裂口，尤其是乳头短小、突出不良者，更容易形成裂口。乳头裂口形成以后，当婴儿再次吮吸乳头时，产妇会因剧痛而缩短哺乳时间，以致乳汁在乳腺内大量淤积并逐渐分解，分解后的乳汁非常适合细菌生长。正常产妇的乳头、乳头颈和乳晕表面皮肤褶皱不平，藏有很多细菌，婴儿口腔内也常常会含有多种病菌，当婴儿吮吸乳头时，乳头、乳晕表面及婴儿口腔内的病菌，会通过乳头上的裂口进入乳房，引起乳头、乳晕、乳腺发炎。

乳头炎的早期表现多为乳头皲裂，裂口细小且成放射状排列。裂口较深时可有少量出血，婴儿吮吸乳头时产妇会有刀割样疼痛感，过后乳头表面出现渗血、渗液，并于干燥后结痂。如未及时治疗，渗血、渗液和结痂可反复发生，裂口也会逐渐增大。乳头炎多无明显全身症状，但很容易发展为乳腺炎。

乳晕炎多发生于乳头炎之后，常在乳晕深处引起蜂窝织炎，局部可见红肿热痛，也可出现轻微发热等全身症状。

乳腺炎的早期表现多为乳头皲裂、疼痛，而且于哺乳时加重，产妇常因害怕或拒绝哺乳而导致乳汁淤积，引起乳房胀痛不适，并形成结块。乳房局部红肿热痛，压痛明显，或有痛性肿块，严重时肿块增大，并形成脓肿。腋下淋巴结肿大、疼痛，压痛明显。全身可见高热、寒战、头痛、头晕等症。浅部脓肿多有波动感，脓肿常可自行穿破。深部脓肿多无波动感，脓肿常深入乳房之后形成乳房后脓肿。脓肿牵连及乳腺大导管时，也可导致乳瘘，或引起脓性乳汁。

急性乳腺炎的形成与致病菌、乳汁淤积及产妇免疫力低下等三个因素有关，因此，预防乳腺炎也应从消除病原菌、防止病原菌侵入、防止乳汁淤积及提高产妇抵抗力等多个方面着手。

1. 保持乳头清洁

怀孕6个月以后，每日应用温水、干净的湿布或湿毛巾清洗双侧乳头，洗后应及时擦干，并可涂上少许麻油或其他植物油。清洗乳头时应避免使用肥皂水，也不要使用酒精涂擦。乳头内陷者要及时纠正，每次清洗后应将乳头向外提拉。每次哺乳前后都要用温开水清洗乳头，清洗过后应用清洗消毒过的干布擦干，以保持乳头清洁，防止细菌感染。内衣、胸罩应经常洗换，以保持清洁卫生。

2. 防止乳头皲裂

哺乳期的产妇，应预防乳头皲裂，防止病菌由裂口进入乳房而导致乳腺炎。每次哺乳前，应先按摩乳房，并挤出少量乳汁涂敷于乳头、乳晕上，使乳头变软变滑，以防止婴儿吮吸时损伤乳头。哺乳时应采取坐位，并注意婴儿含接乳头的方式，及时纠正不正确的含接方式。

每次哺乳时，应让婴儿张开大口，将乳头和大部分乳晕（或全部乳晕）含入口中。避免婴儿采用不正确的吮吸方法，如只是用力吸住乳头而导致乳头破损。哺乳时不要让婴儿含着乳头睡觉，以免婴儿于睡眠中牵拉、咬伤乳头。

如果不慎被婴儿吸破乳头，应即刻纠正婴儿的含接方式，并进行及时有效的治疗。轻度乳头皲裂者，仍可继续哺乳，但每次哺乳时，应先让婴儿吮吸损伤程度较轻的一侧，然后再换为损伤较重的一侧。乳头皲裂严重时应暂停哺乳1～2天，并将乳房内的乳汁定时用手挤出或者用吸奶器吸出喂给婴儿，等到伤口愈合后，再开始正常哺乳。皲裂伤口经久不愈者，每次哺乳后可用10%的复方苯甲酸酊，或者10%的鱼肝油铋剂涂敷乳头，并于下次哺乳前清洗干净。发现乳头皲裂时，乳母也可暂时采用乳头罩间接哺乳。

哺乳期间，产妇应尽量穿着舒适宽大的衣服，避免乳房时常受到挤压，防止乳头皲裂的发生。乳母的内衣、胸罩应时常清洗更换，以保持乳房部的清洁卫生。

3. 防止乳汁淤积

产后要尽早开乳，尽量让婴儿多吮吸，以保持乳汁通畅。产后30分钟即可让婴儿吮吸乳头，此时虽然并不一定会有乳汁排出，但婴儿的吮吸动作却可促使乳腺管开放，及时排出乳汁，减少乳汁淤积。哺乳前也可用热毛巾热敷乳房，以使乳汁更容易排出。每次哺乳时应两侧乳房交替进行，尽量让婴儿将两侧乳汁吸净，如果婴儿吃不完可用手将剩余的奶水挤净，或以吸奶器吸净，以防止乳房内的乳汁因淤积过久，发生分解，而助长细菌的繁殖生长。一旦发现乳房肿块，应暂时停止哺乳，及时用热毛巾局部外敷（每天热敷2～3次，一次热敷20～30分钟），以促使肿块软化、消散，并用吸奶器将乳房内的乳汁吸空。

4. 增强免疫功能

产妇尽早下床活动，适当锻炼身体，以增强体质、增强免疫和抗病能力，防止感染性疾病的发生。注意饮食营养，避免食用辛辣刺激的食物，适当多食蔬菜、水果，以增强免疫功能。

5. 尽早积极治疗

发现乳腺发炎，应尽早采取积极有效的治疗措施。首先应暂停哺乳，并用手将乳汁挤净，或用吸奶器将乳汁吸空，以防止残留乳汁引发新的感染。局部可用蒲公英50g，野菊花30g，金银花15g，地丁草15g，鱼腥草15g，煎水外敷，每日2～3次。病情严重，局部红肿、热痛者，应尽早请求专业医生检查治疗。

四、产后尿潴留

产后尿潴留，是指产妇分娩后所出现的一种暂时性排尿功能障碍，以第一次生产的初产妇较为多见。通常产妇多于分娩后2～4小时之内自行小便，如果超过8个小时，产妇膀胱充盈，却无法自解小便，这就是所谓的产后尿潴留。

产后尿潴留的发病原因比较复杂，与生理、病理以及产妇的心理等多种因素有关。生产时产程过长，膀胱受压时间过久，膀胱与尿道黏膜充血、水肿，膀胱肌肉收缩功能减弱；产后腹压下降，张力减弱，膀胱容易增大，对内部压力增加的敏感性减低，无法引起排尿反射；会阴部伤口疼痛，产妇精神紧张，因担心小便引起伤口疼痛而憋尿时间过久；产妇不习惯卧床小便，躺在床上小便排不出来，这些因素都会导致产后尿潴留的发生。

产后尿潴留的主要表现为膀胱胀满却没有尿意，或者虽有尿意，但排尿困难，小便淋漓不畅，无法全部解出，甚至完全无法解出。发生产后尿潴留后，患者常常感觉下腹不适，胀痛难忍，甚至痛苦不堪。产后尿潴留既可导致尿路感染，体内毒素、代谢产物大量蓄积，也可影响子宫收缩，引起产后出血，甚至失血性休克。

为了防止产后尿潴留的发生，分娩之后，最好2～3小时小便1次，如果超过产后7个小时后还没有排尿，应尽早请医生进行检查和治疗。下述方法可以帮助排尿，能够有效防治产后尿潴留。生产之后，如果小便不出，出现尿潴留者，可选择使用。

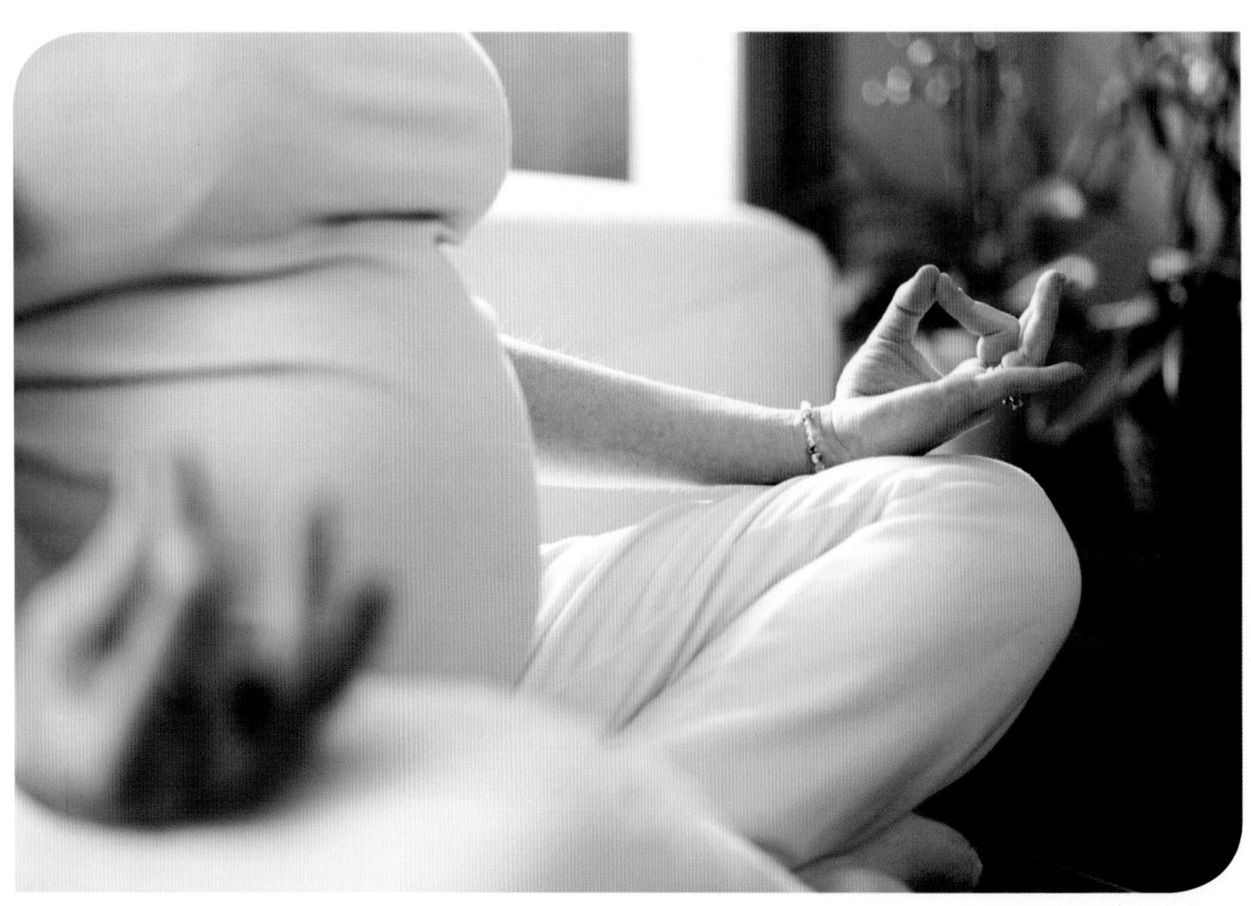

1. 放松心情，改变排尿体位

消除产妇有紧张恐惧心情，医者应让产妇树立信心，放松心情，不要太过紧张。如果产妇无法习惯在床上小便，则可下地或去厕所采取自己习惯的蹲位或坐位方式小便。但在起床小便时一定要有家人陪伴，以防晕厥、虚脱的情况发生。如果家人凑巧不在旁边，起床后有眩晕不适感觉时应即刻平躺休息，等到没有任何不适时再起床小便。

2. 物理刺激，诱导产妇排尿

发生尿潴留以后，应首先采用无痛、无伤害的诱导疗法予以治疗。如打开水喉（或水龙头），让产妇听流水声，并用温水冲洗外阴部和尿道口，以解除尿道括约肌的痉挛，刺激排尿；或用热水袋热敷下腹正中，刺激膀胱肌肉收缩，促进排尿。

3. 推拿针灸，促使产妇排尿

以逆时针方向推拿位于肚脐与耻骨联合连线中点处的利尿穴（经外奇穴），并以先轻后重的手法由脐部向耻骨联合方向间歇性推压，每次 5 ~ 15 分钟；或者针刺关元、气海、三阴交等穴位，以刺激排尿。

4. 药物注射，刺激膀胱收缩

采用西药新斯的明 0.5mg 双侧足三里穴位封闭，或者臀部肌内注射，以兴奋膀胱逼尿肌的功能，促进排尿。

5. 尿管导尿，恢复排尿功能

普通防治措施无效时，应由医护人员放置导尿管，每隔 2 ~ 4 个小时放尿 1 次，1 ~ 2 天后拔出导尿管，产妇多可恢复自行排尿功能。导尿期间，如果尿量过多，放尿速度不可过快，也不可一次排空，以免膀胱压力骤减，导致黏膜血管破裂出血。另外，导尿时也应注意无菌操作，严格消毒，防止引起尿路感染。

五、产后尿失禁

生产之后，产妇常常会于咳嗽、大笑、弯腰、提举重物，或者打喷嚏时不自主的排出小便，或者总有小便排不完的感觉，这种情况称为产后尿失禁。

分娩过程中，胎儿经过软产道时会导致阴道裂伤，支配提肛肌的神经血管断裂，引起盆底肌肉筋膜松弛、萎缩，失去弹力；另外，生产过程中胎头也会挤压膀胱，导致膀胱过度膨胀，以致尿道括约肌收缩力减弱，这些因素都可引起产后尿失禁。

产后尿失禁是一种会令人感觉非常尴尬的疾病，为了防止产后尿失禁的发生，产褥期内产妇既要注意休息，避免太过操劳，不要过早负重和从事重体力劳动，也要注意适当活动，以促进肌肉韧带恢复弹性。咳嗽、便秘会影响盆底肌肉筋膜和尿道括约肌的恢复，因此，产后出现咳嗽、便秘时，应尽早加以治疗。

下述方法能够增强盆底肌肉韧带的功能，恢复尿道括约肌的收缩力，可以防止产后尿失禁的发生，产妇可适当采用。

1. 缩阴功

产妇仰卧于床上，双腿屈膝并稍微分离，双膝距离约一个拳头，深吸一口气，然后收紧肛门、会阴和尿道 3 ~ 5 秒钟，然后放松，呼吸 2 次，再深吸一口气，收紧肛门、会阴和尿道 3 ~ 5 秒钟，重复 8 ~ 10 次即可。此功也可于站立或坐下时练习。缩阴功能够增强盆底肌肉组织的力量，促进膀胱括约肌的功能，防治尿失禁。

2. 屈膝抬臀操

屈膝，双脚踩在床上，将臀部抬高，然后放下，有规律地做7～8次。此操能够促进盆底肌肉组织的恢复，防治尿失禁。

3. 仰卧缩腹功

仰卧屈膝，双手放于大腿上，深吸一口气，收缩腹部，并将头部及肩部抬起离开床面，维持3～5秒，然后放下，如此重复7～8次。此功可以增强腹部肌肉的力量，防止产后小便失禁。

4. 仰卧举腿操

产妇仰卧于床上，双臂放在身体两侧，先将左腿举起，使其与身体垂直，然后慢慢放下，再将右腿举起，使其与身体垂直，然后慢慢放下，双侧交替进行，重复7～8次即可。此功可以锻炼腹部肌肉的力量，防止产后小便失禁。

5. 食疗药膳方

产后尿失禁的产妇，除了应加强锻炼之外，还应注意饮食营养，如此才能更为有效地促使盆底组织和尿道括约肌尽快恢复。食疗药膳是防止产后尿失禁的一种有效方法，产妇可适当选用。

①黄芪母鸡补气汤：老母鸡1只（500～600g），黄芪30g，当归6g，甘草5g，陈皮3g，党参10g，红枣5粒，生姜10g，葱1根，米酒30mL，炖汤食用。每日1剂，分2次食肉喝汤，汤要喝完，肉一次吃100～150g即可，不必一次性吃完。此汤适合治疗中气不足所致的产后小便失禁。

②虫草水鱼补肾汤：水鱼或乌鸡1只（300～500g），冬虫夏草3～5g，怀山药10g，枸杞子10g，熟地黄10g，茯苓6g，肉桂2g，制附片3g，党参10g，生姜10g，葱1根，黄酒15mL，炖汤食用。每日1剂，分2次食肉喝汤，汤要喝完，肉一次吃100～150g即可，不一次性必吃完。此汤适合治疗肾气虚弱所致的产后小便失禁。

六、产后腰腿痛

产后腰腿痛是因产妇骶髂关节韧带劳损，或者骶髂关节损伤而致的一种常见病症，主要临床表现为腰部、臀部、腰骶部疼痛不止，部分患者还会伴有一侧下肢内侧或者外侧疼痛，也有的患者会出现双侧下肢沉重、酸软无力。

产后腰腿痛的发生，与分娩时骨盆韧带损伤，生产后产妇休息睡眠不足，饮食营养不良，受损肌肉韧带恢复不良，久坐、久站，过早负重，过早参加劳动，或者抱孩子、做家务时姿势不对、用力不当，导致腰骶闪挫，以及产妇患有先天性腰骶疾病等多种因素有关。

妊娠时由于子宫逐渐膨大，导致骶髂关节韧带过度伸张，张力降低。分娩以后如果产妇休息睡眠不足，饮食营养不当，又过早长时间站立、行走，或者久蹲、久坐，而影响骶髂关节韧带复原，导致骶髂关节韧带劳损而引起腰腿疼痛。分娩时发生损伤的骨盆韧带会于产后慢慢修复，修复期间，如果产妇过早负重，或者参加重体力劳动，很容易导致骶髂关节损伤，引起关节囊周围组织粘连，妨碍骶髂关节的正常活动而引起腰腿疼痛。分娩后产妇的骨盆韧带和腹壁肌肉仍然处于松弛状态，很容易因弯腰而受到损伤，偏偏照料宝宝需要时常弯腰，如果产妇性子过急，突然弯腰拾捡物品，或者久蹲、久坐，则很容易导致韧带进一步受损而引起腰腿疼痛。产后起居不慎，跌仆闪挫，也很容易导致腰骶扭伤，引起腰腿疼痛。如果产妇患有隐形椎弓裂、骶椎裂等腰骶部先天性疾病，生产之后会更容易出现腰腿痛。

分娩后产妇的腹部肌肉和骨盆肌肉韧带处于一种不稳定的松弛状态，腰背组织失去了肌肉韧带的有力支撑，弯腰用力时很容易导致腰背组织受伤，而照顾宝宝又需要时常弯腰，因此，产后稍有不慎，便会导致腰背肌肉劳损，引起腰背疼痛。为了防止产后腰腿痛的发生，产妇应采取以下防治措施。

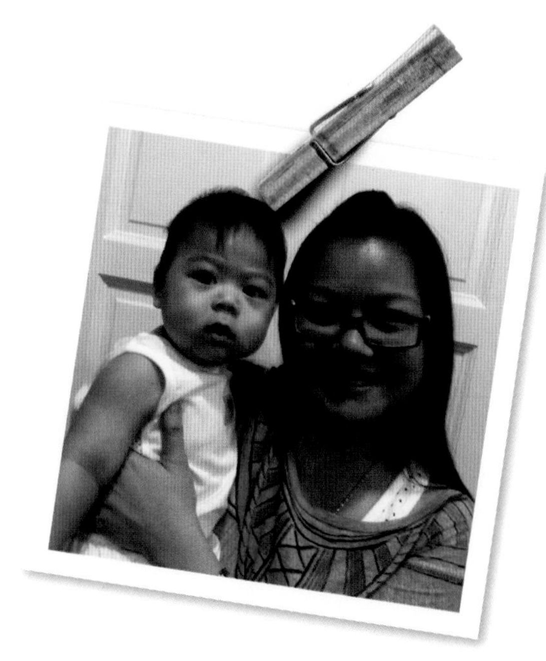

1. 避免久站、久坐，避免过早操劳

产妇应注意休息，避免久站、久坐，避免过早操劳，不要过早负重和参加体力劳动。如果必须较长时间站立时，应一腿站直，一腿膝盖微曲，并不时轮换两腿姿势。如果需要较长时间坐着，宜将枕头、坐垫之类的柔软物体垫在腰部，以减轻腰部负荷。产后最好不要长时间坐着看书、看报、看电视，尽量不要做提和举的动作。坐着的时间超过半小时，就应起身活动一下放松腰部，以缓解腰部疲劳。

2. 注意保暖，避免感受风寒

产后应注意保暖，避免腰、背、腹部、腿部受凉或感受风寒。下床活动时应穿着柔软轻便的布鞋、布袜，不要穿高跟鞋，不要穿裙子，避免穿短裤或者低腰的裤子。

3. 尽量避免弯腰

为婴儿洗澡、换尿布及换衣服时，应将宝宝放在较高的台上，尽量减少弯腰的幅度和时间。给宝宝哺乳时应采取坐位与卧位交替进行的方法。采取坐位姿势喂奶时应在腰部、背部及肘部放上枕头等柔软的支撑物，同时在膝上放个柔软的枕头将宝宝抬高，以减轻腰部、腿部承受的负荷。喂奶时尽量不要盘腿而坐，更不要站着为宝宝喂奶，尽量避免做弯腰的动作。抱宝宝时尽量避免一直站着，应让宝宝岔开双腿，坐在产妇的骨盆上，以避免腰部过度后伸。哄婴儿睡觉时最好将其放入摇篮中，轻轻摇动摇篮，以便哄婴儿入睡，而不要抱着婴儿走来走去，以免导致腰部、腿部肌肉劳损而引起腰腿疼痛。平时应将尿布、奶粉、纸巾等时常要用的东西放在一个高度合适、触手可及的地方，用后放回原处，避免拿取时需要弯腰。童车、童床也要调整到合适的高度，避免抱、放婴儿时需要弯腰。扫地、拖地等需要弯腰去做的家务应尽量交给家人或者保姆，尽量少让产妇弯腰。

4. 采用正确的弯腰姿势

产妇弯腰时应采取正确的弯腰姿势，即先将两腿分开，使其距离与两肩宽度相同，双膝弯曲，腰部挺直。将婴儿抱起时应尽量采用手臂和腿部的力量，避免过度倚靠腰部、背部的力量。

5. 坐、卧、起、站以及行走的姿势要正确

产妇睡眠时可以平躺，也可以侧卧，侧卧时应保持双膝弯曲，睡床不可过软，如果太软应铺上较硬的垫子。产妇无论是行走、站立，还是坐着，都应缩紧臀部，收紧小腹，以免引起腰腿疼痛。产妇应尽量避免过早穿高跟鞋，以免因脊柱压力增加而导致腰痛。

6. 坚持做保健操

产妇应从产后第 2 周开始，坚持每日做产后保健操（要在医生的指导下进行），以增强腰背和腹部肌肉的力量，加强腰部的稳定性，防止产后腰腿痛的发生。

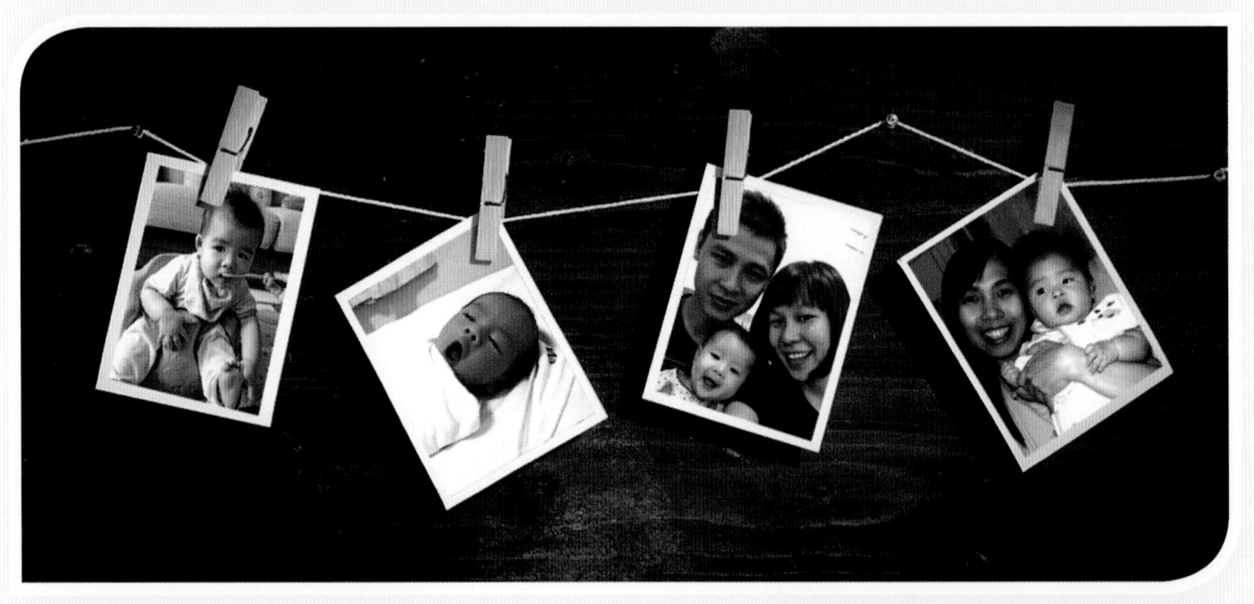

7. 控制体重

产妇应适当控制体重，防止因肥胖、体重过重而导致腰部负担过重，引发腰腿疼痛。

8. 注意饮食营养，适当补钙

产妇应注意饮食营养，多吃牛奶、豆腐、虾皮、米糠、麸皮、胡萝卜等钙质和维生素含量丰富的食物，注意钙质的补充，避免因骨质疏松而引起腰痛。

9. 及时治疗，避免延误病情

产妇一旦出现腰腿疼痛，应尽早采取积极有效的治疗措施，以免因延误治疗而导致病情加重，缠绵难愈。按摩、针灸、局部热敷，以及热水洗澡等方法，都有促进血液循环，增强腰部、腿部力量，防治腰腿疼痛的作用。产后腰腿痛的产妇，均可适当采用。

产后出现腰腿酸痛时可先将双手搓热，然后使用一个或两个手掌由上至下推搓腰部，连推 7 ~ 8 次；或者使用双手由上到下，交替推摩腰骶部，连续做 7 ~ 8 次，以皮肤出现温热感为度。如果采用这些方法治疗无效，或效果不甚理想，则应尽早请医生进行检查和治疗。

七、产后手腕痛

产后手腕痛是一种常见的产后病症，可由桡骨茎突狭窄性腱鞘炎、伸腕肌腱炎及腕管综合征等多种疾病引起。

分娩之后由于内分泌的影响，产妇的腠理疏松，皮肤毛孔大开，关节松弛，骨缝开张，再加上产后气血虚弱，产妇抵抗力下降，风寒湿邪很容易侵袭滞留于肌肉、关节之中，导致手腕部肌肉、关节疼痛。生产之后，产妇又不停地抱婴儿，为婴儿哺乳、换衣服、换尿布，这些工作虽然并不是重体力劳动，但却是一直长时间重复进行的工作，致使腕部肌腱时常在腱鞘内来回滑动，很容易引起腱鞘充血、水肿、增厚、粘连，导致肌腱炎、神经炎及狭窄性腱鞘炎的发生。

桡骨茎突狭窄性腱鞘炎的主要临床表现为腕部疼痛或者酸胀不适。

伸腕肌腱炎的发病率很高，常表现为大拇指与手腕交界处疼痛明显，腕部疼痛或者酸痛，而且常于握拳或拇指伸展时疼痛加重，写字、拿筷子、拿奶瓶等动作都会受到影响，有时手臂上会出现条索状肿物。

腕管综合征是因腕管内的手臂正中神经受到发炎肿胀的肌腱压迫所致，主要临床表现为手指疼痛麻木。起病初期以手指刺痛的症状表现为主，产妇常于夜晚睡眠中被痛醒，活动手指后刺痛很快消失。如果治疗及时恰当，疼痛可很快痊愈，反之数月之后则会因神经性营养不良而导致手掌内外侧肌肉萎缩。

为了防止产后手腕痛的发生，产妇应注意以下事项。

1. 尽量避免手部长时间重复单一动作

合理安排工作和家务，尽量避免重复单一动作的时间太长。如果手腕部感觉酸胀不适时，应停止有关工作，适当休息一会，并用双手交替按摩两侧手腕，直至酸胀不适感消失，然后转换进行另外一种工作。

2. 注意手部保暖，避免手腕受寒

产妇应注意保暖，避免手腕受寒，避免接触冷水、冷物。洗衣和洗刷碗碟时应尽量使用温水，尤其是冬天或天冷时更应注意水温，避免接触冷水。不可直接用手在冰柜中拿取冷藏、冷冻的物品。避免洗涤、洗刷时间过久，每次洗涤、洗刷的时间以手腕部无酸胀不适感为度，操作时间不可过久。

3. 手腕疼痛时应尽快治疗

产妇一旦感觉手腕疼痛，应尽量减少腕部活动，不要让手腕和拇指用力。要注意手部保暖，可戴上手套，避免冷水、冷气刺激，尤其是腕部肿胀时更应严加注意，并尽快请求医生治疗。手腕疼痛时，产妇本人不要用力按摩或推拿患处，以免节外生枝，雪上加霜。为了减轻疼痛，可于局部热敷，或者用红花油涂擦患处，每日 4 ~ 5 次，若无效则应尽快请医生进行检查和治疗。

4. 忌喝冷饮，忌食生冷

产后手腕痛患者，应适当忌口，尽量少吃生冷及刚从冰柜里拿出的寒凉食物，不要喝冷水、汽水和啤酒。

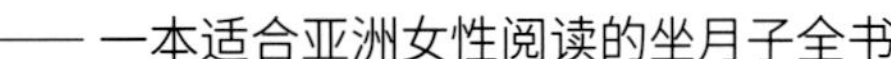

八、产后手足关节痛

产后手足关节痛，是指产妇生产之后所出现的以手脚关节疼痛麻木为主要临床表现的一种疾病。

生产之后及哺乳期间，由于产妇体内激素水平的变化，肌腱、肌肉的弹性力量明显减弱，关节囊和关节附近韧带的张力下降，以致关节松弛。产妇坐月子期间如果不注意休息，过多从事家务活动，很容易导致手脚肌肉关节劳损。产妇清洁洗刷时使用冷水，寒冷刺激会导致手脚关节肌腱和韧带受损，引发肌腱炎和腕管炎，导致手足关节疼痛麻木。如果孕前产妇身体虚弱，妊娠期失于调养，分娩时耗气伤血、失血过多，产后很容易因气血不足，筋脉失养而导致手脚关节疼痛。寒性凝滞，风寒刺激会容易导致人体气血凝滞，筋脉失养，肌肉关节活动不利；风寒湿邪侵袭、滞留肌肉关节，痹阻筋脉，会导致筋骨关节疼痛。产后体弱、气血运行不畅，抵御风寒的能力很差，如果产妇过早接触冷水，或者吹风、吹冷气，风寒刺激会引起手脚关节疼痛。分娩之后，产妇腠理、毛孔大开，关节松弛，身体非常虚弱，抵抗力很差，如果产妇不慎伤风着凉，风寒湿邪也会侵袭、滞留肌肉关节，导致手脚关节疼痛。生产之后，产妇不停地忙着为宝宝哺乳、冲洗、换衣、换尿布，手足部的肌肉筋膜关节很容易因劳损而发生疼痛。

妊娠期胎盘增大及胎儿的生长发育需要大量的钙，月子期产妇的身体恢复和为宝宝哺乳也需要大量的钙，如果产后饮食中钙的含量过低，或者产妇的消化吸收较差，则很容易发生缺钙，缺钙也是导致产妇手脚麻木疼痛的一个常见因素。

为了预防产后手足关节痛的发生，产妇于月子期间应注意以下事项。

1. 注意休息

产妇应注意休息，不要过早干重活、累活，不要做粗工，不要做过多的家务，避免过多和长时间使用手指和手腕。为婴儿冲凉时应有家人或保姆的协助，应避免让产妇经常一个人一手托住婴儿的头部，一手为婴儿洗澡。

2. 注意忌口

产后应忌食冷水、冷饮及寒凉食物，饭菜食物都应尽量温热食用，以防止引起手足关节疼痛，或导致疼痛加重。

3. 注意手脚部保暖

产妇应注意手脚部保暖，不要接触冷水、冷物，不要将手脚对着冷气、冷风吹，不要用冷水冲凉，不要将手脚长时间泡在水中。洗涤衣物、尿布，以及为宝宝冲凉时一定要用温水，同时应避免一次冲洗时间过久。

4. 注意手脚部运动

产妇平时应注意运动手和脚，经常活动手脚以促进血液循环。做完家务后，也应做手部、脚部的放松活动，尤其是腕部的放松运动，以防止手足关节疼痛的发生。

5. 热敷、按摩止痛

产后如果不慎感觉手脚关节疼痛，可用局部热敷，或者按摩的方式止痛。

①热敷：将毛巾放在热水中浸湿扭干，趁热放在疼痛部位，然后以干布或干毛巾包住，毛巾不热时用热水浸过后再敷。也可用热水袋直接外

敷，但应注意毛巾和热水袋的温度不可太高，以免引起烫伤。每次热敷的时间不可太久，以 15 ~ 20 分钟为宜。

②按摩：首先寻找痛点，找到后，在痛点处按压，先轻后重，30 秒后放开，休息 10 ~ 15 秒后再按，重复进行 10 ~ 15 分钟。按摩时应注意不可揉捏，以免反而导致疼痛加重。

6. 食疗药膳调养

产妇感觉手足关节疼痛时，应尽早采用食疗药膳方法调理治疗，但若疼痛时间过久或者调理治疗无效，则应尽快请求专业医师治疗。

①黑豆通络养筋汤：黑豆 60g，花生 30g，红枣 5 粒，当归 6g，川芎 10g，桂枝 3g，桑枝 10g，杜仲 10g，熟地黄 10g。煲汤食用。每日 1 剂，分早晚 2 次，食料喝汤（药材不必食用），连用 5 ~ 7 剂。

②乌鸡养血补骨汤：乌鸡 1 只（300 ~ 500g），当归 6g，川芎 6g，党参 10g，怀山药 10g，枸杞子 10g，红枣 5 粒，熟地黄 10g，黑木耳 10g，生姜 10g，葱 1 根，米酒 30mL。炖汤食用。每日 1 剂，汤分两次温热饮用，肉可不必食完，一次吃 100 ~ 150g 即可。

③核桃芝麻养血粥：粳米或糯米 60g，核桃仁 20g，黑芝麻 10g，枸杞子 15g，红枣 5 粒，红糖 15g。将核桃仁干炒至皮色焦黄，去皮，捣成泥状；黑芝麻炒香，捣成粗粉；红枣洗净，去核；枸杞子洗净，捡去杂质。诸料同放入砂锅内，加入清水适量，如常法煮粥，粥成后加入红糖搅匀即可。每日 1 ~ 2 次，温热食用，连食 1 ~ 2 周。

九、产后脚跟痛

产后脚跟痛，是指产妇于生产之后自觉脚跟疼痛，而且每遇寒冷或潮湿时疼痛加重，休息后减轻，站久或走多时疼痛更为严重的一种常见病症。其发病与生产之后，产妇脚跟脂肪垫的失用性萎缩引起的特异性炎症有关。

生产之后，由于产妇下床活动的时间减少，脚跟部的脂肪垫便会发生失用性萎缩，变得比较松脆薄弱，产妇正式下地行走时，退化的脂肪垫就会因为无法承受体重的压力和缓冲强烈的振动而充血、水肿，产妇也会因此而感觉脚跟疼痛。生产之后，产妇关节松弛、骨缝开裂，身体非常虚弱，如果产后不注意休息，或者不懂得保养，时常赤脚、穿着拖鞋、凉鞋，不注意避寒、避湿，寒湿邪气很容易侵袭、伤害脚部筋膜关节，引起脚跟疼痛。为了有效防止产后脚跟痛的发生，分娩之后产妇应注意以下事项：

1. 尽早下床活动

分娩之后，产妇在休息调养的同时，也要注意尽早适当下床活动。适当下床活动不仅能够防止脚跟脂肪垫萎缩，还能有效控制体重，防止体重过度增加，能够有效防止产后脚跟痛的发病。另外，产后尽早下床活动，还能增进食欲，改善睡眠，调节神经功能，对产妇的身体恢复极为有益。

经阴道自然分娩的足月妊娠产妇，产后 6 ~ 12 个小时内即应起床稍微活动，可以坐在床边，扶床慢慢行走。生产第 2 天后可在房内随意走动，并可适当做些产后保健操。如果分娩时有进行会阴侧切，或者经剖宫产，可推迟至产后第 3 日开始下床稍微活动。等到拆线后，伤口不再疼痛时，产妇便可在房间内来回走动，并开始适当做些产后保健操。产后第2～3周以后，产妇应经常下床走动，但应注意保暖，也不可太过疲劳，更不能干重活、累活，直接接触冷水、冷物。

2. 注意脚部保暖

产后应注意脚部保暖，不要光脚，穿鞋不要穿拖鞋、穿凉鞋，最好穿上袜子，穿上布鞋，不要让脚部受寒、受湿，避免吹到冷风、冷气。

3. 多用热水泡脚

热水泡脚可以祛风散寒，促进血液循环，增加脚部血液供应，消除肌肉、神经疲劳，能够有效防治脚跟疼痛。产妇每天可用热水泡脚1～2次，每次15～20分钟。泡脚时应注意控制水温，以产妇感觉很热，但又可忍受为度，不可太高，也不可过低。水温太高会烫伤脚部，过低则不但无益，还有可能导致脚痛。泡脚时也可在热水里加适量的食盐，或者米酒、米醋2～3汤匙，以增加疗效。

4. 足浴疗法治脚痛

产妇如果感觉脚跟疼痛，也可采用下述足浴方洗浴脚部，以祛风散寒，活血通络。通常，使用足浴方3～5天后脚跟痛就会逐渐消除，但若疼痛持续加重，则应请求专业医生检查治疗。

产后脚痛足浴汤：当归10g，川芎15g，乳香10g，桂枝10g，桑寄生30g，干姜10g，细辛6g，防风10g。

以上草药同放入锅内，加入清水2～3L，大火煎煮15～20分钟后倒入脚盆或桶内，再额外加入开水3～4L搅匀，制成浴汤，然后将脚放在盆上熏洗，待温度适宜时将脚放入药盆（或药桶）内，洗浴浸泡15～20分钟。每日1～2次，连续3～5天。

十、产后颈背酸痛

产后颈背酸痛，是指产妇生产之后，因哺乳姿势不当等原因所致的一种以颈背酸痛为主要临床表现的产后疾病。由于疼痛常在为婴儿哺乳不久后出现，而且随着哺乳时间的延长，疼痛逐渐加重，因此医学上又将此病称为“哺乳性颈背酸痛症”。

哺乳性颈背酸痛症与女性颈部肌肉、韧带的生理特点，哺乳时的不良习惯和不恰当姿势，以及产妇的职业、营养等多种因素有关。

1. 不良的哺乳习惯和不当的哺乳姿势

多数母亲，尤其是生育第一胎的年轻母亲，在为婴儿哺乳时都喜欢低头一直看着婴儿吃奶。由于婴儿每次吃奶都要花上较长的一段时间，而且一天要吃好多次奶，同样的动作长期重复后，产妇颈背部的肌肉就会因为劳损而疼痛不适。为了便于照顾婴儿，很多产妇习惯于晚上采用一个固定的睡眠姿势，时间一长也会引起颈椎侧弯，导致一侧颈背肌肉紧张而引起颈背酸痛。

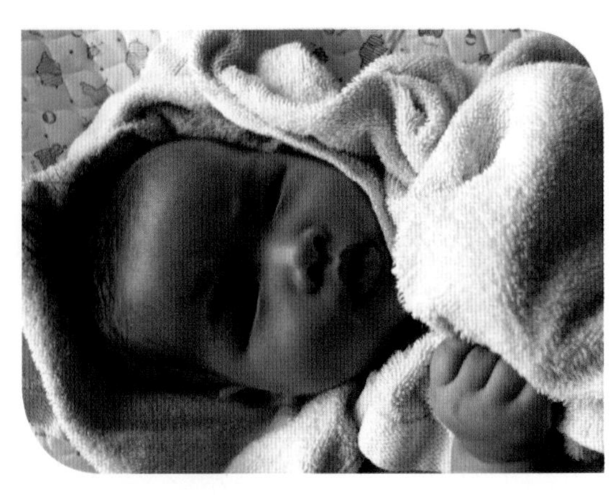

2. 女性的生理和职业因素

由于生理的因素，女性颈部肌肉、韧带的张力远较男性薄弱，尤其是那些于生产之前长期从事会计、编辑、秘书等文书工作，或者时常伏案写作、使用电脑，或者从事缝纫、画图等伏案工作的女性，她们颈部肌肉、韧带的张力会更加薄弱。如果产妇平常体质较差，产后又不注重调养，营养不良，休息、睡眠不足，哺乳期间将会更容易出现颈、肩、背部肌肉韧带劳损，引起颈背疼痛、酸胀不适。

3. 乳头内陷和颈椎疾病

有些产妇，由于乳头内陷，哺乳时婴儿时常含不稳乳头。为了能够确保婴儿吮吸到奶水，产妇便不得不一直低头注意，并不时调整婴儿的头部，时间久了，就很容易因颈背部肌肉劳损而感觉颈背酸痛。另外，如果产妇患有颈椎疾病，低头哺乳也很容易加重颈部神经的受压程度，引起颈背酸痛，肩部、臂部、手指会感觉麻木酸胀，严重时还有可能出现头晕、恶心、心悸、全身无力等症。

哺乳性颈背酸痛症并不是一种严重的身体机能性疾病，而是由哺乳时的不良习惯和不恰当的哺乳姿势等多种复杂因素所导致的一种哺乳期常见症状。哺乳性颈背酸痛症严重影响产妇的工作和心情，对产妇的哺乳和身体复原极为不利。为了预防哺乳性颈背酸痛症的发生，月子期内产妇应采取以下预防措施。

（1）养成良好的哺乳习惯

产后应采用正确的哺乳或喂奶方法，养成良好的哺乳习惯，不要一直看着宝宝，避免长时间低头哺乳。

（2）时常活动颈部，避免采用固定睡姿

产妇应时常活动颈部，为婴儿喂奶时要不时将头后仰，并左、右转动，避免维持同一姿势时间过久。睡眠时应时常变换姿势，避免采用固定睡眠姿势，避免长期向同一个方向侧睡，防止颈背部肌肉、韧带劳损。平常也应适当运动，以增强颈部肌肉、韧带的功能。

（3）尽早防治乳头内陷和颈椎疾病

怀孕以后，应及早纠正乳头内陷。如果有颈椎疾病，也应尽量于孕前和产前治愈，或基本控制，避免哺乳性颈背酸痛症的发生。

（4）注意颈部保暖，避免颈部受寒

产后应注意颈部保暖，尤其是夏天应避免风扇或冷气直接对着产妇头部和颈项直吹，防止颈项、背部受寒着凉，避免因风寒侵袭而产后颈背酸痛。

（5）注意饮食营养

产妇应注意饮食营养，保证蛋白质的摄取，尤其是肉类、乳类、鱼虾等动物类蛋白质的摄取。适当多食蔬菜、水果，保证维生素和矿物质的摄取，尤其是钙和铁的摄入。

（6）适当进行颈部按摩

感觉颈背酸痛时，产妇可用单手或双手自己按摩颈部，以解除疲劳，促进颈部、背部和肩部的血液循环。产妇自行按摩颈部时，应注意手法不可太过强烈，以免导致颈项、背部肌肉损伤。必要时，应请有经验的专业人士按摩，以期获得更好的治疗效果。

十一、产后骨盆疼痛

骨盆是连结脊柱和下肢之间的盆状骨架，由后方的骶骨、尾骨（脊柱最低的两块骨）和左右两髋骨连接而成的完整骨环。骨盆的前面由耻骨联合相连，耻骨联合系由纤维软骨所构成的半关节，耻骨联合的上下附有韧带，骨盆的后面有成对的骶髂关节。由于分娩的需要，女性骨盆的形态既浅又宽，而且其出口和入口也均较男性为大。

产后骨盆疼痛是指产妇于分娩时因胎儿过大、用力不当等多种原因导致骨盆受损，或者结构异常而引起的一种疾病，主要临床表现为阴阜或下腰部疼痛不适，并可向腹股沟内侧、大腿内侧、臀部或大腿后部等处放射，引起腹股沟内侧疼痛、大腿内侧疼痛、臀部疼痛、大腿后部疼痛等。妊娠期间由于体内激素的变化，促使耻骨联合逐渐分开，韧带逐渐松弛。分娩时体内激素的进一步变化，又会促使耻骨联合处的软骨溶解，当产妇强烈用力时，耻骨联合便会发生分离，以便胎儿顺利通过。如果胎儿过大，分娩时产程过长，产妇姿势不正，用力不当，或者骨盆上的关节异常，都有可能导致骨头、韧带、关节损伤，或者发生异常改变而引起骨盆受损。骨盆受损的常见表现包括耻骨联合分离、尾骨受损、耻骨软骨炎、骶髂关节错位等。

分娩之后韧带的恢复需要一段时间，如果产后过早进行剧烈运动，承担繁重的体力劳动，或睡醒时猛然起坐等，都有可能因外力的作用而导致耻骨联合分离。分娩时如果产妇的骨盆比较狭窄，胎儿的头部又相对较大，当胎儿通过产道时很容易使产妇肌肉拉伤，引起尾骨受损。

耻骨联合分离所引起的骨盆疼痛主要表现为耻骨联合处持续疼痛，产妇常因下蹲、排便、持重，或者行走时疼痛发作或加重。行走时由于两侧髋关节的轮流上升，导致分离的两侧耻骨上下移动，犹如剪刀般相互摩擦而致使疼痛加重，严重时患者甚至于行走时迈不开腿，用不上力。

尾骨受损的主要表现为骶尾部疼痛（即脊椎骨最下端疼痛），而且疼痛于仰卧、坐立、排便用力时发作或加重，特别是坐在较硬的东西上时疼痛更为严重或明显。由于排便时粪便的挤压可导致疼痛加重，因此产妇常因怕解大便而导致便秘。

耻骨软骨炎是因耻骨联合受损，导致局部血液循环不良而引起的无菌性炎症，其主要临床表现为阴阜部疼痛，但无红肿，而且疼痛常向大腿内侧放射，站立、行走及髋关节内旋时疼痛加重。

1. 计划怀孕时的注意事项

为了预防产后骨盆疼痛的发生，女性从计划怀孕时就应开始注意进行预防工作。

（1）患有风湿、骨骼软化、关节结核等骨关节疾病的女性，应先将疾病治愈，然后再怀孕。

（2）怀孕后应注意休息，避免参加剧烈的劳动和体育运动，不要过度屈伸大腿，不要做大幅度扭动臀部、腰部的动作。妊娠期间如果感觉耻骨联合处疼痛，应尽量减少活动量，必要时应卧床休息。

（3）如果胎儿过大，重量超过 4kg，或者产妇骨盆太过狭窄，应尽量考虑剖宫产，以免引起耻骨联合分离及韧带组织严重受损。

（4）产后应多休息，避免过早从事剧烈运动及重体力劳动，不要下蹲、行走、站立时间过久，不要做剧烈扭动臀部和腰部的动作。尽量不要上下楼梯，尽量避免走斜坡路。平常走路应尽量放慢速度，切忌快步行走，更不可过早开始跑步，走路的步子也不要跨得太大，以免导致耻骨损伤

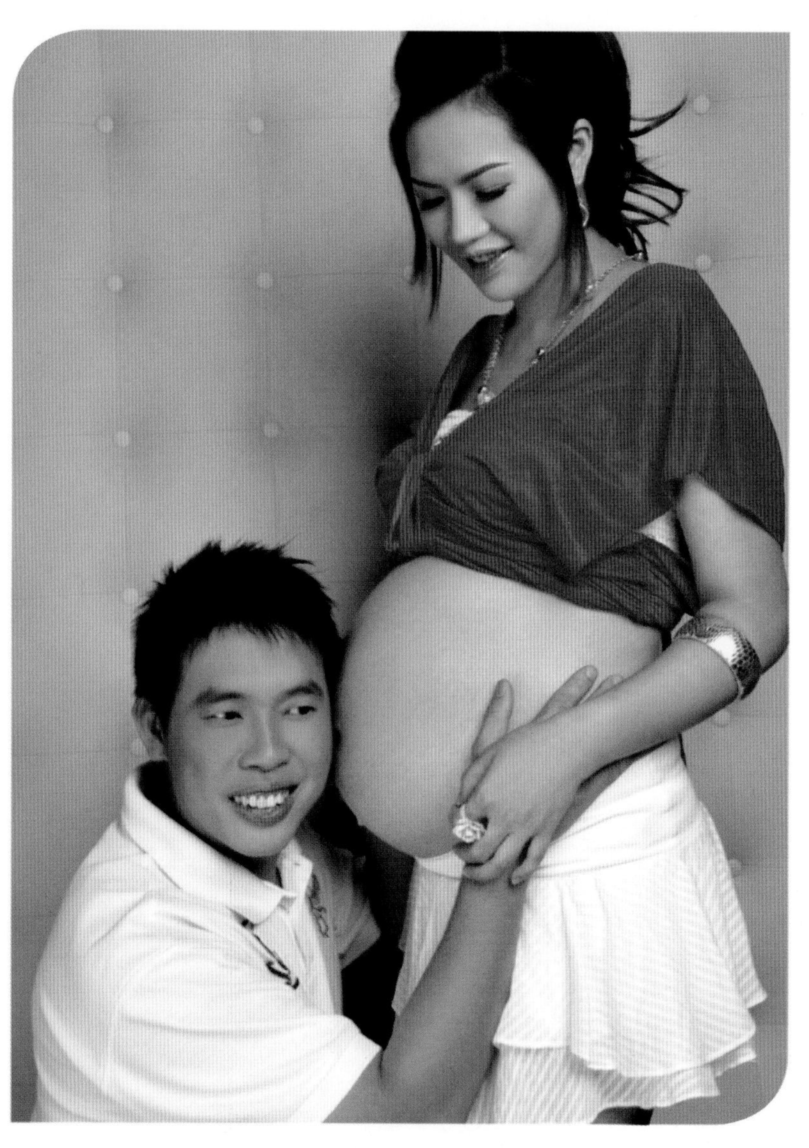

或加重耻骨损伤的程度。

（5）注意饮食营养，适当多吃芝麻、黑豆、虾类、蚝豉、牡蛎、海参、猪腰、羊腰、枸杞子、杜仲等补益肝肾的食物和药物。平时应多喝水、多吃蔬菜、水果，以保持大便通畅。出现便秘或大便不畅时，可适当服用麻仁丸、清肠茶等药品或保健品，以帮助通便。

2. 生产后的注意事项

生产之后，如果不幸因患有耻骨联合分离、尾骨受损、耻骨软骨炎等疾病导致骨盆疼痛，可采取以下措施尽早治疗，防止病情进一步加重。

（1）产后耻骨联合部疼痛

产后耻骨联合部疼痛的产妇，应采取侧卧与仰卧交替进行的睡眠方式。另外，也可使用弹性腹带或宽布带缠绕固定骨盆，以减轻疼痛，促进损伤愈合。如果疼痛严重或者采取此法治疗无效，则应在专业医生的指导下，采用帆布兜带悬吊或骨盆夹板治疗。一般来说，产后耻骨联合部疼痛，经过适当的休息和治疗后，疼痛多于2个月内消失。

（2）产后骶尾部疼痛

产后骶尾部疼痛的产妇，休息睡眠时最好采取侧卧位，尽量避免让疼痛部位接触硬物。仰卧或坐位时，可在疼痛部位放个软垫或塑胶气垫，以减轻疼痛。坐下时，尽量选择窄长的凳子，将疼痛部位悬空以减轻疼痛。疼痛发作时也可用热毛巾热敷局部，以帮助改善血液循环，促进损伤愈合。如果休息调养得当，产后骶尾部疼痛多可于1个月内痊愈。如果满月后仍然疼痛不止，或者越来越重，应尽早请医生进行检查和治疗。

（3）阴阜部疼痛

产后阴阜部疼痛多因耻骨软骨炎所致，阴阜部疼痛的产妇应注意多休息，并适当采用局部按摩、热毛巾外敷等方法治疗，必要时也可选择阿司匹林、扑热息痛等具有消炎止痛作用的西药治疗。如果疼痛无法解除，最好还是请专业医生检查治疗。

十二、产后全身酸痛

产后全身酸痛，又称产后身痛、产后关节痛，是指产妇于产褥期间所出现的以全身肌肉、关节酸痛为主要临床表现的一种疾病。

产后全身酸痛多因产后血脉空虚，气血运行不畅，四肢百骸、筋脉关节失于濡养所致。产后体弱，抵抗力下降，风寒湿邪很容易侵袭人体，使产妇伤风着凉。如果风寒湿邪痹阻经络、关节，便会引起全身酸痛。产妇产后身体虚弱，骨缝开裂，肌肉、关节松弛，如果过早参加劳动，或太过劳累，很容易导致肌肉、关节劳损，并引起全身酸痛。

产后全身酸痛是一种常见的产后病，引发该病的原因很多，治疗也比较费时。为了防止产后全身酸痛的发生，产妇应从衣、食、住、行等多个方面加以防范。

1. 注意身体保暖

产妇应注意保暖，穿着纯棉缝制的长衣长裤，必要时还应穿袜子、戴手套。床铺、衣被要保持干燥、清洁，并经常洗换。出汗后，应及时换上干净的衣服。

2. 注意饮食营养

产妇应注意饮食营养，尤其应注意保证蛋白质和维生素的摄入，坚持少量多餐，避免太过饥饿，忌食生冷寒凉之品。血虚、阴虚者宜多食鸡肉、猪肉、鸡肝、猪肝、猪血、鸡蛋、龙眼、红枣、红豆、枸杞子、当归、菠菜等补血之品；气虚、阳虚者宜多食羊肉、羊腰、猪腰、虾肉、鳝鱼、牛肉、猪肚、牛奶、羊奶、黑豆、芝麻、豆腐、干姜、人参、党参、怀山药、茯苓等补气温阳的食品和药品；外感风寒者应适当食用生姜、香茅、葱白、红糖、荆芥等祛风散寒的食品和药品。

3. 保持室内通风干燥

产妇的房间应保持通风干燥，温度适宜，阳光充足。冬天要注意保暖，夏天要注意降温。产妇应特别注意夏天或天热时不可贪凉喜冷，不可直接吹风扇、吹冷气，更不可用冷水冲凉。

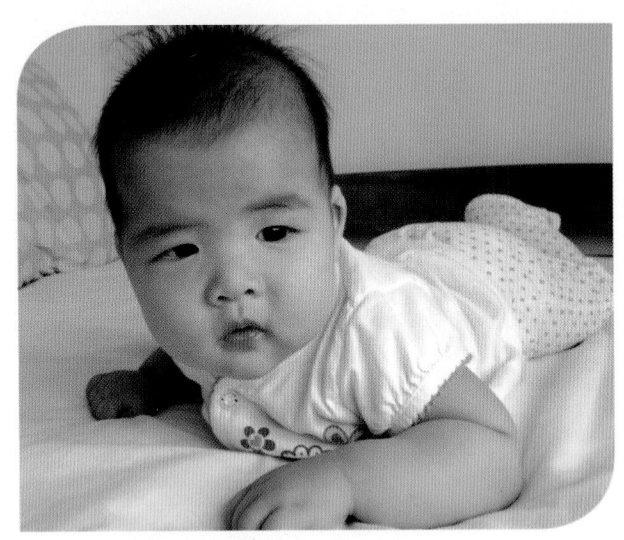

4. 保证足够的休息和睡眠

产妇应保证足够的休息和睡眠，但也要尽早下床活动，增强机体抗病能力，防止风寒邪气的侵袭。下床活动及从事家务劳动应量力而行，避免太过操劳及从事繁重的体力劳动，以免因筋骨劳损而导致全身酸痛。产妇一旦感觉全身酸痛，应尽量卧床休息，及时采取有效的治疗措施，防止月子风的发生。

十三、产后肌肉关节痛

产后肌肉关节痛，是指产妇因体弱、抵抗力低下，风寒湿邪趁虚侵袭肌肉关节，而引起的一种以局部肌肉关节疼痛麻木为主要表现的产后病。分娩时由于产妇长时间极度用力，很容易导致肌肉、韧带、关节劳损。分娩时耗气伤血，损失了大量的血液和体液，以致产妇的抵抗力严重下降。生产时由于体内激素的特殊变化，产妇的肌肉、关节松弛，骨缝开裂，腠理毛孔打开，风寒邪气很容易趁虚侵入产妇体内，导致局部肌肉关节疼痛。女性大腿内侧处于特殊的敏感位置，长期在衣着方面受到特殊照顾，“娇生惯养”“弱不禁风”，相对比较虚弱，分娩时由于大腿长时间暴露于冷风、冷气之中，没有任何遮盖，很容易遭受风寒侵袭，因此产后产妇大腿间的肌肉更容易发生疼痛，而且疼痛也往往更为剧烈。为了有效防止产后肌肉关节疼痛的发生，产妇应注意以下几个方面。

1. 注意保暖，避免吹风、吹冷气

产妇在产后应注意保暖，避免直接吹风、吹冷气；不要用冷水洗刷、清洗；不要将手脚长时间泡在水中。产妇冲凉、洗澡时应使用热水，以避免肌肉、关节因受寒而疼痛不适。

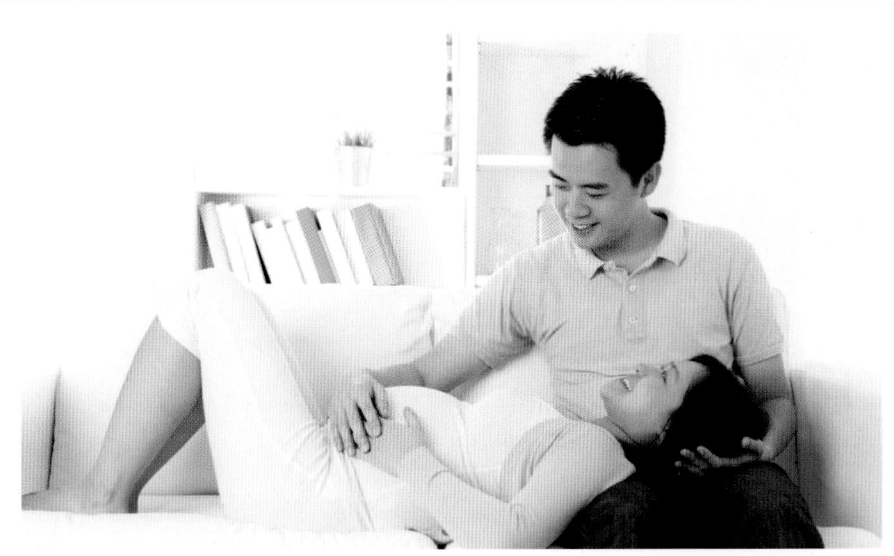

2. 注意饮食营养

产后应注意饮食营养，适当食用一些能够益气补血、祛风散寒的食物和药物，如生姜、大葱、香茅、红枣、龙眼、党参、干姜、当归、荆芥、桂枝、防风、猪肝、鸡肝、羊肉、红糖、米酒等。生化汤具有养血活血、化瘀止痛的作用，产后可适当服用，能有效解除肌肉关节疼痛。

3. 按摩、热敷，及时治疗

肌肉关节疼痛时，可采用按摩、热毛巾外敷局部、红花油涂擦局部等方法，促进血液循环，促使引起疼痛的代谢产物尽早排出体外，以解除疼痛。但若疼痛持续不止，或者局部关节红肿酸痛，遇风寒更甚者，则应尽早请医生进行检查和治疗，以免延误病情。

十四、产后肌风湿

肌风湿，又称肌纤维组织炎，是因产妇体弱，抵抗力下降，风寒湿邪乘虚侵袭肩部、腰部等处肌肉组织，痹阻经脉，导致气血运行不畅而致的一种产后病。肌风湿的主要临床表现为肩部和腰部肌肉疼痛僵硬、发紧发凉、酸胀不适，而且常常于阴雨天，或局部吹风、受寒时加重。

产后肌风湿并不是一种严重的疾病，但比较难治疗，会给产妇的身心健康造成严重的困扰。为了防止产后肌风湿的发病，产后应采取以下防治措施。

1. 防止风寒侵袭

产后应注意保暖，预防风寒侵袭。生产之后，产妇应尽量不要出门，避免风吹日晒，霜打雨淋。冬天应注意保暖，夏天应避免直接对着冷风、冷气。产妇应穿着长袖衣衫，避免腰部、背部受寒，出汗后应尽快换上干净衣服，不可马上冲凉（洗澡）。冲凉、洗衣应使用温水，不要使用冷水，以免遭受风寒邪气的侵袭。

2. 注意饮食营养

分娩时产妇失血耗液，体力消耗很大，抵抗力严重下降，生产后应注意饮食营养，注意蛋白质、脂肪、维生素、矿物质等各种营养物质的补充，增强抵抗力，促进产妇身体早日恢复。

3. 尽早积极治疗

产后肩部、腰部酸痛僵硬不适时可采用局部按摩、推拿、热水袋外敷等方法及时治疗。也可将麸皮或食盐炒热后装入布袋，于疼痛不适部位热敷，每日 1 次，每次 20 ~ 30 分钟。另外，也可采用针灸、拔罐、红外线照射以及超短波等理疗方法治疗产后肌风湿。

十五、产后会阴伤口痛

会阴部分布着大量的神经末梢，感觉非常敏感，如有伤口出现，疼痛会非常明显，如果伤口发生感染，或者因局部组织肿胀而导致会阴部伤口缝线嵌入皮下，疼痛将更为严重。

分娩时如果会阴部保护不当，或者会阴部过长、过紧，或者胎儿太大，都有可能会导致会阴部撕裂。分娩时为了确保产妇和婴儿的安全，医生常常会将产妇的会阴部切开，虽然过后会将切口缝合，但肯定会于会阴部留下伤口。可见，经阴道自然分娩的产妇，无论是顺产还是手术助产，大多都会在会阴部留下程度不同的伤口。会阴伤口痛，是女性产后的一种常见症状，尤其是从未生产过的初产妇，生产之后大多会感觉会阴伤口痛。

分娩时要想会阴部不留任何伤口，机会非常渺茫，想要产后不会感觉会阴部伤口疼痛，也几乎不大可能。但是如果能够妥善处理会阴部伤口，促进伤口尽快愈合，就能最大程度的减轻伤口疼痛，缩短疼痛持续的时间。生产之后如果伤口缝合良好，大多会于 5 天内完全愈合。但若伤口缝合不良、缝线过密，或者对和不好、留有缝隙，又抑或是缝合用的羊肠线没有吸收，都有可能影响伤口愈合。如果伤口护理不当，还有可能导致伤口感染。为了防止会阴部伤口感染，促使伤口早日愈合，分娩后应采取以下预防保护措施。

1. 注意保持外阴清洁

自产后第 2 天开始，每日用 1 ∶ 5000 的高锰酸钾溶液或 10% 的洁尔阴液体冲洗或擦洗外阴部，早、晚各 1 次。每次大小便后，也应冲洗外阴和肛门，直至伤口愈合。每次冲洗时，应注意防止液体进入阴道。产妇应勤洗内衣裤，勤换卫生棉、月经垫，必要时应使用消毒过的会阴垫。

2. 注意睡眠及坐立姿势

产后睡眠应采取侧卧位，面部朝着与伤口相反的一面，即伤口在左，面部朝右，伤口在右，面部朝左，使伤口处于较高的位置，以保持伤口清洁，避免恶露污染伤口，防止伤口感染。坐卧或站立时，应尽量将身体的重心偏向不痛的一侧；采取卧位时，应尽量将臀部抬高，以减轻伤口承受的压力，缓解疼痛。

3. 保持大便通畅

产后应适当多喝水，多吃蔬菜、水果，以保持大便松软通畅，防止因便秘而导致会阴部伤口裂开。

4. 及时消肿止痛

生产之后如果伤口水肿疼痛，但其表面缝合良好，没有脓血、肿块，则可采用下述简便方法，及时消肿止痛。

①纱布蘸取75%的酒精湿敷，或者50%的硫酸镁湿热敷，每日2次，每次15 ~ 20分钟。

②将热水袋用干净的毛巾或浴巾包上，放在会阴部下面热敷，每次45 ~ 60分钟，每日3次。热敷的温度宜保持在50℃左右，过高可能烫伤皮肤，过低则达不到治疗的效果，甚至还有可能引起其他问题。

③用红外线或者普通60W的灯泡照射会阴部，每日2次，每次20 ~ 30分钟。

④采用1 ∶ 5000的高锰酸钾溶液坐浴，每日2次，每次15 ~ 20分钟。

5. 疼痛严重，应尽早就医

如果会阴部伤口疼痛严重，或者怀疑伤口感染时，应尽早请医生进行检查和治疗。疼痛严重，触摸时可发现肿块，可能是伤口出现血肿，医生确诊后，会将伤口拆开，止血后重新缝合。如果会阴部伤口疼痛剧烈，局部红肿热痛，有波动感，甚至伴有身体发热，说明伤口已经感染，医生会采用适当的抗生素治疗，必要时医生还会提前拆线，切开伤口排脓，并进行清创处理，以帮助伤口早日愈合。

十六、产后阴道痛

产后阴道痛，是指女性分娩以后时常感觉阴道疼痛，尤其是在大声说话，或者大笑时疼痛更为明显的一种疾病。

分娩时如果因为胎头过大，或者产妇姿势不正，用力不当，导致会阴部撕裂，阴道损伤，或者是医生助产时施行会阴部侧切手术，生产后感觉阴道不适，相信并不会有人大惊小怪。问题在于，很多产妇分娩时阴道和会阴并没有发生撕裂，医生也没有做过任何切口，生产之后却感觉阴道疼痛不适，有些产妇自然会对此百思不解。其实，好几千克重的胎儿从狭窄的阴道娩出，阴道组织过度伸展扩张，多多少少都会发生不同程度的瘀血和损伤，这就是产后阴道痛的真正原因所在。

通常，产后阴道痛会随着时间的推移逐渐减轻，并最终消失，但这也毕竟是让产妇最为苦恼的一种病症，欲抓不能抓，欲忍不能忍，那种很不舒服的感觉，没有经过的人根本无法体会。下述几种方法能够有效解除产后阴道疼痛，有需要的产妇可适当采用。

1. 局部温浴或毛巾热敷

①取滚水一盆，加入食盐 1 ~ 2 汤匙搅匀，同时放入干净的纱布或毛巾 1 条，等到温度适宜时（40 ~ 50℃），让产妇蹲坐于水盆上，以温水洗浴外阴部。每日 2 次，1 次 10 ~ 15 分钟。

②取温开水 1 盆，消毒毛巾 2 条，让产妇躺下或坐着，然后将毛巾放入水中，浸湿后取出拧去水分，待温度适宜时热敷疼痛部位，2 条毛巾交替使用。每日 2 次，一次 15 ~ 20 分钟。

温浴或热敷时，应注意避免将水弄进阴道，温浴过后还应注意保暖。

2. 避免久坐、久站，避免痛处受压

产后长时间站立或坐着，会加重阴道的疼痛感，因此产后应避免久坐、久站。产妇要坐着的时候，应在疼痛部位垫上软枕头，以减轻疼痛和不适的感觉。坐、卧、行走、活动或做家务时，应尽量避免采取会对疼痛部位产生压力的动作和姿势，以免使疼痛加重。睡眠时应尽量侧卧，并时常翻身，除非会阴部有伤口存在。

3. 时常做强阴保健操

生产之后，时常做有益阴部组织恢复的强阴保健操，可促进局部血液循环，能够有效减轻阴道疼痛。

保健操的具体操作方法：深吸一口气，然后紧缩阴部和肛门，保持 3 ~ 5 秒后，换气，然后再吸一口气，紧缩阴部和肛门 5 ~ 6 秒钟，然后换气。连续重复 8 ~ 10 次为一遍，每日 3 遍。强阴保健操可于坐、卧、站立、行走等任何体位练习，效果不受影响。

4. 适当采用药物治疗

阴道疼痛严重时，也可在医生指导下，适当服用阿司匹林、扑热息痛等副作用较小、性质比较平和的西药止痛。也可适当服用下述方剂，养血活血、祛瘀止痛。

当归 10g，白芍 10g，川芎 10g，熟地黄 10g，木香 8g，柴胡 8g，乳香 8g，甘草 6g。清水煎煮，每日 1 剂，连服 3 ~ 5 天。

十七、产后子宫痛

分娩之后，子宫会发生阵发性收缩，并迅速缩小以挤压子宫内的血管，迫使血管停止出血，同时促使宫腔内的积血和胎膜排出体外。子宫在阵发性缩复的过程中，会导致局部血液供应中断，组织缺血、缺氧，神经纤维受到强烈挤压，下腹部出现阵发性疼痛。同时下腹部也可见到隆起的子宫，触摸下腹部会发现子宫明显变硬。生产之后，因阵发性子宫缩复引起的这种下腹疼痛，称为产后子宫痛，又称后阵痛、儿枕痛、宫缩痛、产后腹痛等。随着后阵痛的发生，经阴道排出的恶露明显增多。

产后子宫痛以经产妇、产程过短的急产妇（从发动到分娩结束，整个过程不超过 3 个小时）较为多见，疼痛也会更为剧烈。生出双胞胎或巨大婴儿的产妇，疼痛远较普通产妇为重。相较之下，初产妇的疼痛会较为轻微。哺乳时，宝宝吮吸乳头产生的刺激，会反射性地引起子宫收缩，致使原本已经处于收缩状态的子宫收缩力度更大，因此产妇常常会于哺乳时感觉疼痛更为明显。随着生育次数的增多，子宫肌层所含有的弹性纤维平滑肌数量逐渐减少，取而代之的结缔组织逐渐增多。由于代替弹性纤维的结缔组织弹性很差，因此，整个子宫肌层的弹性大为降低，再次分娩后由于子宫收缩力的异常，很容易发生痉挛性收

缩，引起严重的宫缩痛。随着分娩次数的增加，这种宫缩痛还会进一步逐渐加重。

产后子宫痛是一种正常的生理现象，多发生于产后第1～2天，持续3～4天后逐渐好转，而且多于1周内自行消失，因而一般不需特别处理。但若疼痛严重，或者持续时间过久，则可采用下述措施进行治疗。

1. 下腹部热敷、热熨

产后子宫痛严重时，可用热毛巾或草药热敷、热熨于下腹部，以活血止痛，帮助子宫缩复。具体方法如下：

①取干净毛巾1条，装满热水的热水袋1个，热水1盆。将毛巾用热水浸湿后拧干，然后将热水袋用湿毛巾包住，放在产妇下腹部热敷、热熨。每日2次，每次15～20分钟。注意温度不可太高，以防皮肤烫伤。

②用艾叶30g，当归10g，小茴香20g，干姜10g，肉桂10g，香茅20g，花椒10g，吴茱萸10g。加水适量拌湿，放入锅中炒热，然后装入布袋，趁热于下腹部热熨，冷后炒热再用。每日2次，每次10～15分钟。

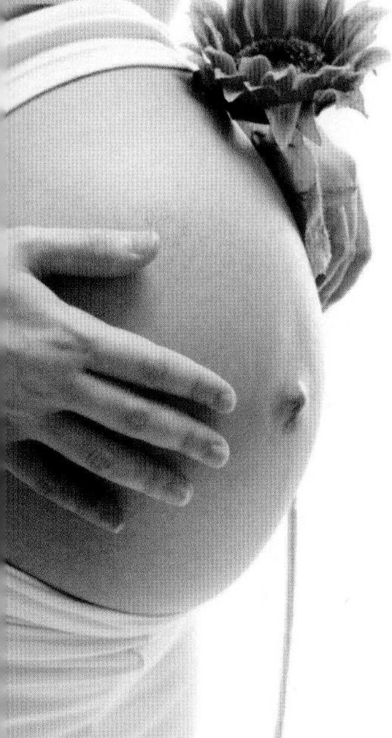

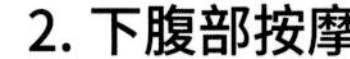

2. 下腹部按摩

将双手搓热，在手掌上涂适量甘油或红花油，擦匀，然后将手掌放在产妇心口（胃脘），自心口向耻骨联合部沿顺时针方向按摩，边按摩边向下移动，至肚脐时沿脐周按摩8～10圈，然后继续向下按摩，至耻骨联合时做圆形按摩8～10圈，然后将手掌放于痛处做圆形按摩8～10圈。然后再将手掌放回心口处，沿逆时针方向重新开始按摩，如此反复，连续按摩10遍即可，早晚各按摩1次。

3. 食疗药膳疗法

采用食疗药膳治疗产后子宫痛，具有很好的疗效，产妇可根据自己的情况酌情选用。

①红糖山楂饮：山楂15g，红糖20g，生姜10g。水煎当茶饮用，每日2～3次。

②当归生姜羊肉汤：羊肉200～300g，当归10g，生姜10g，小茴香10g，肉桂2g，葱1根，米酒20mL，加水适量，炖汤，分早晚2次温热食用。

③莲藕益母汤：莲藕150g，益母草20g，红枣5粒，红糖20g，加水适量，炖汤，分早晚2次温热饮用。

④甘香烤地瓜：地瓜200～300g，烤熟，于疼痛时趁热食用。

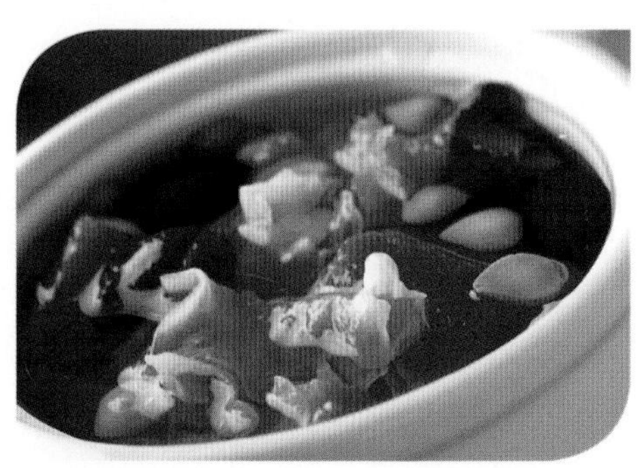

4. 药物治疗

产后子宫疼痛严重者，可在医生指导下使用中药生化汤，或者西药止痛片止痛。如果疼痛剧烈，或者持续时间过久，超过1周以上仍然不能缓解，可能是子宫内有胎盘、胎膜残留，或者宫腔内有血块内积，应尽快请医生进行检查和治疗。

十八、产后腹痛

产后腹痛，是产妇生产之后所出现的一种以小腹疼痛为主证的常见病症。分娩之后，妊娠期膨大的子宫会立刻开始缩复，并逐渐缩小至未孕时的大小。子宫缩复过程中，多数产妇都会感觉到不同程度的小腹疼痛，尤其是经产妇和产程过短的急产妇，下腹疼痛的感觉更为明显。这种疼痛属于正常生理现象，多于一周后自然消失，一般不需特别治疗。但若疼痛时间过久，时间超过一周以上，甚至半个月以后仍然感觉下腹疼痛，而且伴有发冷发热，恶露不绝等症者，则属病理性腹痛，应尽快检查治疗，以免延误病情。

产后腹痛多因产前气血不足，分娩时耗气失血过多，以致生产后气血亏虚，胞脉失养；或因产妇心情不畅，情志不遂，导致气滞血瘀，瘀血内停；或因产后饮食起居不慎，贪凉喜冷，外感风寒，以致寒凝血瘀，寒瘀内停胞脉；或者产后久蹲、久站，坐卧休息过久，缺少运动，导致气血运行不畅等原因所致。

气血不足所致的产后腹痛，多表现为下腹隐痛，绵绵不止，伴有恶露量少，质稀色淡，头晕疲倦，面色萎黄，耳鸣眼花，大便秘结等症。

瘀血停滞所致的产后腹痛，多表现为下腹疼痛坠胀，伴有恶露量少，色暗有块，胸闷胁痛，腰酸腰痛，骶尾部疼痛等症。

另外，子宫肌瘤红色变性、卵巢囊肿扭转破裂、急性胆囊炎、急性阑尾炎、坏死性胰腺炎等多种疾病，也有可能于产后发作并引起腹痛，因此产后腹痛严重者，应立刻请医生进行检查和治疗，不要盲目止痛，以免延误病情。

为了防止产后腹痛的发生，产妇应注意以下事项。

1. 保证足够的休息与睡眠

产后应注意休息，保证休息与睡眠时间充足。不要太过操劳，避免久坐、久蹲、久站。睡眠和卧床时应时常变换体位，不要采用同一种睡卧姿势。另外，产后也要注意适当活动，不可长时间躺在床上休息。

2. 注意饮食营养

产妇的身体恢复，需要蛋白质、脂肪、碳水化合物、维生素、矿物质等多种营养物质的共同参与，缺一不可。因此，产妇生产之后应

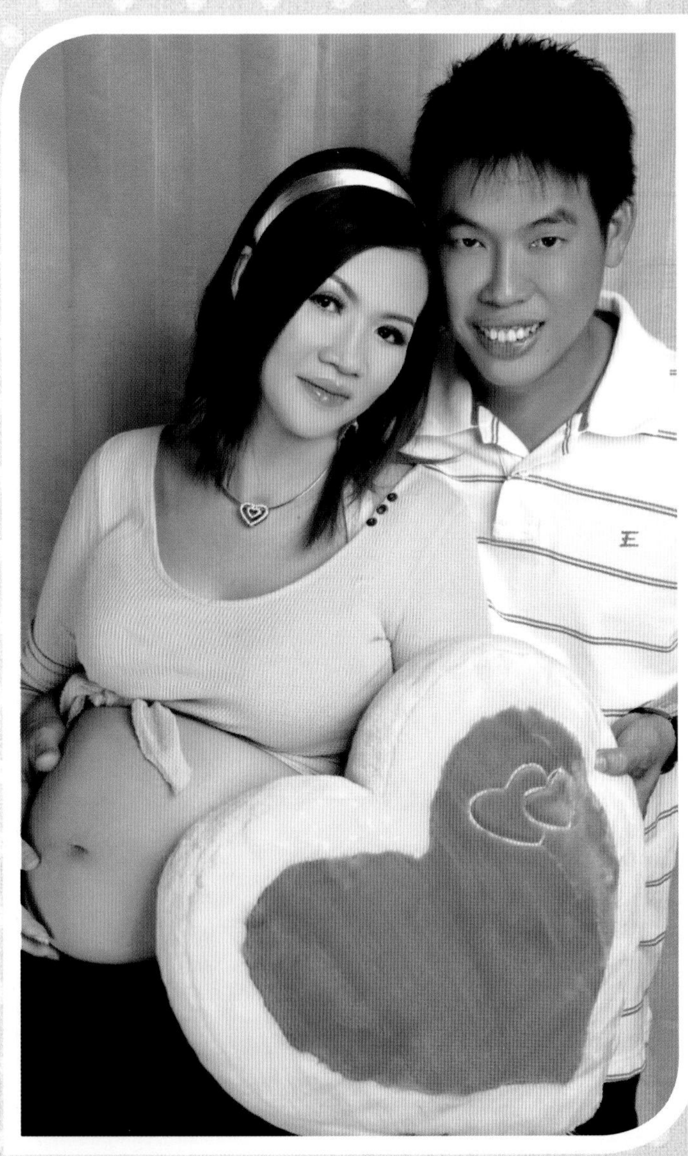

注意饮食营养，保证每日摄取足够的营养物质，避免挑食、偏食，以及盲目不恰当的忌口。产妇应适当食用羊肉、猪腰、羊腰、小米、红枣、生姜、糯米、当归、党参、鲫鱼、鳝鱼、红糖、鸡蛋、龙眼、醪糟等性温补血的食物，避免进食冰水、冷饮及性质过于寒凉的食品，以免引起产后腹痛。

3. 注意保暖

产妇应注意保暖，尤其是下腹部的保暖，腹部应时常用衣被盖好，避免受寒。不要直接对着冷风、冷气吹，更不要用冷水冲凉，以免伤风着凉。

4. 保持心情开朗

产妇应保持心情开朗，不要生气，不要想太多令人烦恼的事情，丈夫及家人应体贴关心产妇，不要给产妇太大压力。

5. 保持大便通畅

产妇应多喝水，适当多吃菠菜、苋菜、香蕉、西红柿等蔬菜水果，以保持大便通畅。

6. 适当按摩腹部

腹部疼痛时，产妇可适当按摩腹部，必要时也可用热毛巾、热水袋于下腹部热敷、热熨。

7. 严重腹痛应尽早求医

产后如果腹痛严重，或者疼痛时间过久，恶露增加，或者伤口流血不止者，应尽早请医生进行检查和治疗。

十九、子宫复旧不全

分娩以后，膨大的子宫体逐渐缩小，并最终恢复至妊娠前的原状。一般来说，产后第一天子宫底降至与脐相平或脐下一横指；产后一周，子宫底降至耻骨联合上方；产后第10天，子宫完全降入骨盆腔，腹部检查时已无法扪及子宫底。与此同时，子宫腔内因胎盘剥离而形成的创面也在逐渐修复，并最终恢复到未孕前的状态。生产之后，子宫体积的恢复，以及分娩时子宫腔内胎盘附着部位所留下的创面的完全修复，需要6～8周的时间。分娩之后，子宫的这一修复过程，被称为子宫复旧，或者子宫复原。

子宫复旧的快慢与产妇的年龄、健康状况、分娩次数、产程长短，以及产后是否哺乳等多种因素有关。如果产妇年龄较大，身体健康状况较差，分娩次数较多，以及多胎妊娠者，产后子宫的复原过程就会相对较慢。如果分娩时产程较长，或者难产，尤其是剖宫产者，其子宫的复原过程也往往较长。生产之后，如果采用母乳喂养婴儿，将会反射性地加速子宫复原。临床上，也有很多因素会影响子宫的收缩复原，导致子宫复旧不全。胎盘或者胎膜残留于子宫腔内，子宫蜕膜剥离不全，合并子宫内膜炎、盆腔炎、子宫肌壁间肌瘤，子宫过度后屈以致恶露不易排出，以及产后排尿不畅、膀胱过度充盈，这些影响子宫降入骨盆的多种因素都会导致子宫复旧不全。

子宫复旧不全的主要临床表现为血性恶露明显增多，持续时间明显延长，可达7～10天（正常情况仅为3～4天）甚至更长的时间，有时恶露浑浊、带有臭味，也有可能发生大出血。血性恶露停止后，类似白带的白色恶露增多，有时也会伴有腰痛、小腹坠胀、疼痛等症。子宫检查可见子宫又大又软，且有轻度压痛，宫颈口松弛，子宫位置后屈。

子宫复旧不全如果没有得到及时的纠正治疗，将会引发子宫增大、子宫纤维化等永久性子宫病变，影响子宫的收缩功能，以致日后出现月经过多、经期延长，甚至不孕等病。为了防止子宫复旧不全的发生，产后应采取以下预防措施。

1. 注意阴部卫生，防止生殖道感染

产后应注意保持外阴部的清洁卫生，勤换卫生棉、卫生垫，时常洗换内衣裤。注意保护会阴部伤口，大小便后应用温开水清洗外阴，防止伤口感染。

2. 及时排尿，避免膀胱过度充盈

产后应及时排尿，避免膀胱过度充盈或时常处于膨胀状态，以免影响子宫复旧。

3. 尽早下床活动，促进子宫复原

产后 6 ~ 8 个小时，疲劳已经消除，没有头晕等不适感觉时，即应起身在床上坐一会。产后第 2 天开始即应适当下床活动，促使子宫复旧及宫腔内的恶露排出体外，以助身体早日恢复。

4. 避免长时间仰卧，防止子宫后倾

产后休息睡眠时应尽量侧卧，并时常变换体位，避免长时间仰卧，防止子宫向后倾屈。如果子宫已经后倾，每日应做膝胸卧位 2 ~ 3 次，每次 10 ~ 15 分钟，以纠正子宫的位置。

5. 采用母乳哺养宝宝，促进子宫复旧

产妇应尽量采用母乳喂养宝宝。母乳喂养宝宝不仅不会影响产妇的身材，反而还会消耗体内过多的脂肪，帮助产妇恢复身材。更重要的是宝宝吮吸乳头时，会反射性地引起子宫收缩，能够促使子宫早日恢复。

6. 采用中草药，促进子宫复旧

如果产后恶露量多，长期不止，甚至恶露浑浊，带有臭味，可在医生指导下适当服用一些具有养血补血、活血化瘀功效的中草药，或者食用食疗药膳来辅助治疗子宫复旧不全。下述配方能够促进子宫复原，有需要者可适当选用。

①山楂红枣益母汤：山楂 10g，红枣 10 粒，益母草 30g，红糖 20g。将山楂、红枣、益母草同放入砂锅，加水 3 碗，煎煮 30 ~ 40 分钟后，将益母草捞出，加入红糖，继续煮至红糖完全融化即成。早、晚各 1 次，温热饮用。

②黄芪益母生化汤：黄芪15g，益母草20g，当归10g，川芎10g，桃仁10g，炮姜5g，炙甘草5g，红枣5粒。清水煎煮，每日1剂，早、晚各1次，温热服用，连服5 ~ 6天。

如果产后阴道长期出血，无论是大量还是小量，都应尽快去找医生检查治疗，通过B超、HCG定量检查、妇科检查，医生很容易确诊，并及时采取有效的治疗方案。而如果没有及时诊断治疗，最终可能会有被迫切除子宫的风险。

二十、产后外阴发炎

外阴是婴儿出生的门户，分娩时经过惊天动地的“较量”，外阴部或多或少会留下一些伤口。分娩后“打扫战场”及“恢复生产”的过程中，需要排出大量的恶露，为了防止恶露的污染，外阴部需要左一层，右一层地加上密不透风的防护垫（月经棉或卫生垫），以致局部空气流通受阻，缺乏氧气，细菌很容易繁殖生长。恶露是细菌最好的培养基，大量的恶露停留于外阴部，会为细菌的繁殖提供绝佳的营养。因此，如果产后调养、护理不当，很容易导致细菌感染而引起外阴发炎。

急性外阴炎发生时，产妇常常会出现发烧、外阴部疼痛、腹股沟淋巴结肿胀、压痛等症状，如果治疗及时恰当，可以很快痊愈，但若因症状轻微而疏于治疗，则有可能转变为慢性外阴炎，导致外阴瘙痒、局部皮肤粗糙，严重时甚至影响产妇的工作、学习、休息和睡眠。为了防止产后外阴发炎的发生和恶化，产后应采取以下预防和治疗措施。

1. 注意保持外阴部清洁

产后应保持外阴部清洁，勤换卫生棉、卫生垫，经常洗换内裤（产妇的内裤宜选择舒适透气的纯棉制品）。每天早上和晚上应用1 ∶ 5000的高锰酸钾溶液清洗外阴1次。大小便后应用卫生纸擦净，并用温开水清洗外阴。大小便后擦屁股时应从前向后，最后才抹肛门，以防细菌进入阴道。外阴部有损伤或伤口时，应用消炎药膏外涂，以保护伤口，防止伤口感染。

2. 尽早下床活动

产后若无明显不适，应尽早下床活动。适当下床活动，不仅能够帮助子宫收缩复原，促使恶露排出，而且还可增强产妇的抵抗力，防止产后外阴发炎的发生，促进产妇身体早日恢复。

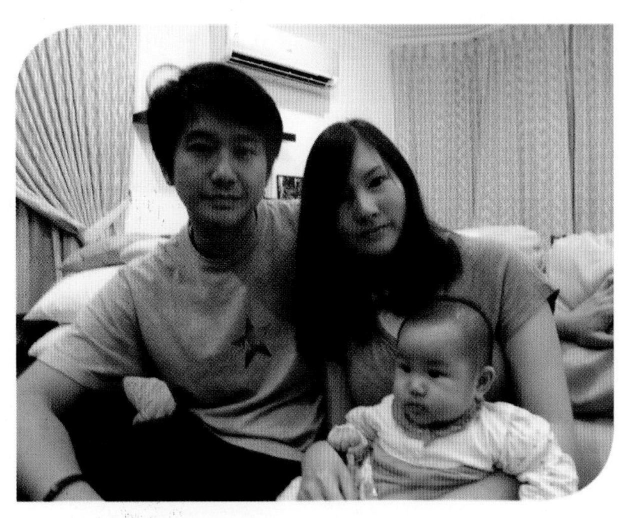

3. 注意睡眠姿势

分娩过程中，如果外阴撕裂或有手术切口，产后休息睡眠时宜尽量侧卧，面朝向没有伤口的一侧，使伤口处于高位，防止恶露流入伤口引起感染。

4. 注意饮食营养

产后应注意饮食清淡，保证蛋白质、脂肪、维生素等多种营养素的摄入，以增强产妇的抗病能力，促进产妇身体尽快复原。戒食辛辣刺激、油腻煎炸及生冷寒凉之品，慎食醪糟等发物，防止伤口感染。

5. 尽早治疗急性外阴病变

产后如果外阴部出现红色疹点、脓疮，或者局部出现红、肿、热、痛等症状时，应尽早采用中西药物治疗，防止引发外阴炎。

6. 坐浴治疗慢性外阴炎

患有慢性外阴炎者，局部皮肤粗糙，外阴瘙痒时可用 1 ∶ 5000 的高锰酸钾溶液坐浴，或者用土茯苓 15g，蒲公英 30g，野菊花 20g，地肤子 15g，黄柏 15g，苍术 10g，金银花 15g，苦参 10g，加入清水 2000mL，煎煮 20 ~ 30 分钟后倒入盆内坐浴。每日早、晚各 1 次，连续 5 ~ 7 天。坐浴时应注意避免使用热水烫洗外阴，勿使皮肤受伤。

二十一、产后恶露不净

恶露是指产妇分娩以后，经阴道排出的含有血液、坏死蜕膜组织及宫颈黏液等分泌物的余血与浊液。正常恶露具有血腥味，但无臭味。

产后 1 ~ 4 天所排出的恶露，量多、色鲜红，有时带有血块，与月经非常相似，主要成分为血液、蜕膜组织和黏液，医学上称之为血性恶露。产后 4 天以后，随着子宫内膜的逐渐修复，出血量的逐渐减少，恶露的颜色慢慢转变为暗红色或淡红色，血液的含量减少，黏液及阴道分泌物的含量增加，医学上称之为浆液性恶露。产后 2 周以后，恶露的颜色转变为白色或者淡黄色，状如白带，但比白带量多，其中含有大量的白细胞、蜕膜细胞及细菌，医学上称之为白色恶露，产后 2 ~ 3 周排净。

红色恶露持续时间超过 20 天以上仍然淋漓不断者，称为产后恶露不净，或者产后恶露不绝。产后恶露不净是女性生产之后的一种常见病、多发病，其发病原因与产后子宫复旧不全、胎盘胎膜残留、宫腔感染等多种因素有关。据中国相关统计资料显示，每年近 2000 万的产妇当中，约有 70% 的产妇会在产后的自然恢复过程中出现程度不同的子宫复旧不良，而其他国家产妇的产后子宫复旧不良的现象也有逐步上升的趋势。

产后恶露不净，是一种严重影响产妇身心健康的产后病，如果治疗不当，不仅会对产妇身体恢复不利，甚至还会影响母乳喂养，对宝宝的生长发育也很不利。为了预防产后恶露不净的发生，孕期及产后应注意以下事项。

1. 孕期内应禁止性生活

妊娠前 4 个月及后 3 个月内，孕妇应绝对禁止性生活。妊娠中期虽可勉强行房，但也应注意动作不可太过粗暴，时间不可过久，以免引起胎膜早破。

2. 胎膜早破，应积极治疗

怀孕期间，一旦发现羊水早破，应立刻请医生进行检查和治疗，以防止感染的发生。

3. 注意保持会阴部清洁

分娩之后，应注意保持会阴部的清洁和干燥。每日可用棉球蘸取碘酒消毒会阴 2 次，每次大小便后应用温开水清洗外阴。冲凉及清洗外阴时，应避免脏水进入阴道，更不可采用盆浴，以防阴道炎和宫腔感染的发生。

分娩时会阴部有撕裂，或者有手术切侧口缝合时，产后应注意防止会阴部伤口感染，每日早晚可用 1 ： 5000 的高锰酸钾溶液清洗外阴 1 次。睡眠躺卧时，面部应朝向与伤口相反的方向。

4. 尽量用母乳喂养宝宝

产妇应尽量采用母乳喂养宝宝，哺乳时宝宝对乳头的吮吸，可以反射性地刺激产妇子宫收缩，促进子宫的恢复，并促使宫腔内的恶露排出体外。

5. 恶露异常应尽早治疗

产褥期间，如果发现恶露量多、持续不止，或者带有臭味，且伴有下腹部疼痛、压痛，体温明显升高者，说明宫腔已经发生感染，应尽早请医生进行检查和治疗，以便及时控制感染。

二十二、产后出血

胎儿娩出以后，子宫腔的容积突然明显缩小，附着于子宫壁上的胎盘因不能随之相应缩小而与子宫壁发生错位、剥离。胎盘剥离时，剥离面上的毛细血管破裂出血，并形成胎盘后血肿。由于子宫的持续收缩，导致胎盘的剥离面积逐渐增加，并最终迫使胎盘完全剥离，排出体外。胎盘排出前后，积留于血肿内的血液会经阴道流出体外。

分娩时，胎盘剥离及排出的方式有两种。一种是希氏（Schultze）式，即胎盘由中央开始剥离，然后向周围延伸。这种剥离的特点是阴道出血量少，而且出血发生于胎盘排出之后，临床上也以这种形式较为多见。另一种形式较为少见，即顿氏（Duncan）式，胎盘从边沿开始剥离，血液也沿着剥离面同时流出。其特点为出血量较多，而且发生于胎盘排出之前。一般来说，分娩后最初的 2 个小时内出血量较多，约占产后 24 小时出血总量的 80.5%，其中又以胎儿娩出到胎盘娩出时出血最多。

产后阴道出血是一种正常的生理现象，但是无论如何，胎儿娩出 24 小时之内的出血总量不应超过 500mL，如果超过 500mL，即可诊断为产后出血，或者产后大出血。

产后出血的发病率不高，占分娩总人数的 1% ～ 2%，但却是产妇死亡的重要原因之一，甚至在某些国家高居产妇死亡原因的首位。产后出血多发生于产后 2 小时以内，如果突然大量出血，产妇可能发生休克。抢救不及时的话，将会导致产妇死亡。若抢救及时，产妇虽可脱离危险，但如果休克时间过久，则会因脑垂体缺血坏死而患席汉综合征。产后出血会导致产妇抵抗力下降，引起产褥感染。

导致产后出血的原因很多，包括子宫收缩乏力、软产道裂伤、胎盘异常、凝血功能障碍等，其中，产后宫缩乏力是引起产后出血的主要原因。

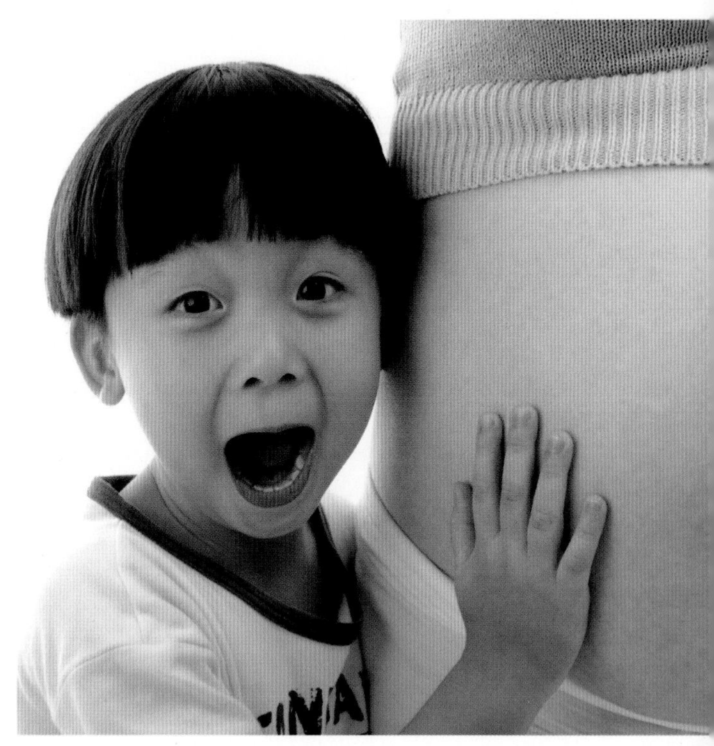

分娩时产妇精神过度紧张，使用镇静剂、麻醉剂过多，产程过长导致产妇体力衰竭，子宫肌发育不良，或者合并子宫肌瘤、贫血、妊娠高血压综合征等疾病，双胞胎、巨大儿、羊水过多等原因导致子宫过度膨胀，以及子宫肌纤维过度伸展等因素，都可导致产后子宫收缩乏力。宫缩无力所致的产后出血特点为：胎盘娩出后出血量多。

软产道裂伤，是产后出血的一个重要原因，以初产妇较为多见。软产道裂伤包括宫颈裂伤、阴道壁裂伤、会阴部裂伤等。分娩时，如果胎儿过大、产程过快，往往会导致子宫颈或者阴道壁撕裂。如果助产时会阴保护不当，没有及时行会阴部侧切手术，或者手术切口过小，或是医生使用产钳牵引术时宫颈尚未完全扩张等，都有可能导致会阴部严重裂伤。宫颈裂口可发生于两侧，也可发生于上下左右，呈花瓣样。阴道裂伤多发生于会阴的侧壁、后壁及会阴部，裂口的形状多不规则。软产道裂伤所导致的产后出血，其特点为出血常发生于胎儿娩出以后，而且出血时宫缩良好。

胎盘异常包括胎盘剥离不全、胎盘滞留、胎盘嵌顿、胎盘植入、胎盘粘连、胎盘胎膜残留、胎盘前置、胎盘早期剥离等多种表现。胎盘异常所引起的产后出血，临床表现比较复杂，出血量可多可少，出血时间可发生于整个产褥期内。

凝血功能障碍与血小板减少、白血病、再生障碍性贫血、凝血因子Ⅻ、减少等血液病，以及重症肝炎、妊娠高血压综合征、羊水栓塞、胎盘早剥等多种疾病有关。凝血功能障碍所引起的产后出血，出血量较多，而且不易止血，不过临床上因这种原因所致的产后出血比较少见。

为了防止产后出血的发生，产妇及助产医生应注意以下几个方面。

1. 早做妊娠检查

妊娠后应尽早去医院检查，发现血液病及其他不适合怀孕的疾病，应尽早终止妊娠，并采取必要的避孕措施，防止再次妊娠。

2. 产妇应与医生密切配合

生产过程中，产妇应与医生密切配合，遵从医生的指导，避免大喊大叫。产妇应注意休息，不要太过紧张，不要胡乱用力，不要浪费体力。

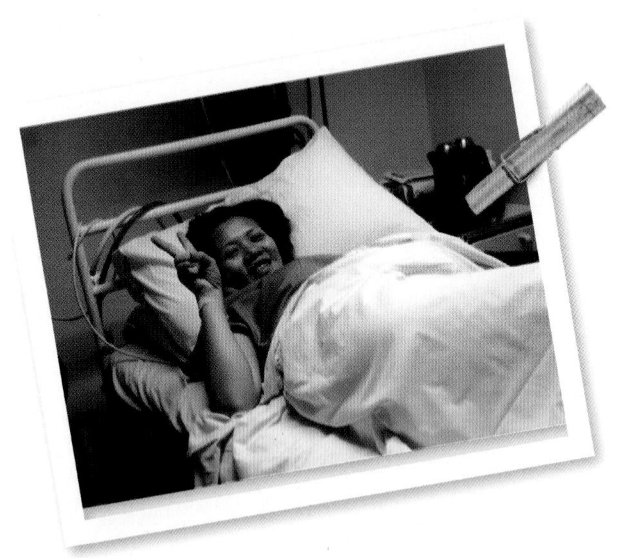

3. 适当注射缩宫素

对于子宫收缩乏力的产妇，待胎儿娩出后，医生应立刻为产妇注射缩宫素，以促进子宫收缩，减少子宫出血。

4. 防止软产道损伤

胎儿过大、会阴部发育不良，以及急产或者手术助产时，应注意防止软产道裂伤，必要时应于会阴部行适当大小的侧切口，以防止软产道损伤。若有裂伤，应尽快缝合止血。

5. 避免膀胱过度充盈

产后应及时排尿，避免膀胱过度充盈，以免影响子宫收缩而导致产后出血。

6. 适当按摩子宫，防止产后出血

生产之后，产妇可请家人或有经验的专业人士适当按摩子宫，促进子宫收缩复原，防止产后出血。按摩子宫的具体方法如下。

操作者先将双手用热水洗净，然后在手掌涂上适量甘油或其他按摩用润滑油。双手手指伸直，四指朝向产妇头部，将掌心放在产妇耻骨联合上缘轻轻按压下腹中部，并将子宫轻轻向上推，同时以手掌轻轻按摩子宫底部，并间断性地将宫腔内的积血和血块向外挤出。每次以 8 ~ 10 分钟为宜，每次按摩 1 ~ 2 遍。

7. 尽早哺乳，促使子宫收缩

产后应尽早哺乳，以刺激子宫收缩，减少子宫出血。

8. 防止胎盘、胎膜滞留

胎盘、胎膜滞留，或者残留，是产后出血的一种常见原因。一些产妇，尤其是曾经多次流产的产妇，分娩时可能会发生胎盘滞留，或者部分胎盘残留。分娩时，胎盘娩出后，医生应仔细检查胎盘胎膜是否完整及有无副叶胎盘的可能，并及时采取协助剥离、刮宫等适当治疗措施。

9. 早发现、早治疗

分娩时医护人员应准确测量出血量，避免低估产后出血的总量。产后出血量约为 80%，均于产后 2 小时内发生。因此，胎盘娩出以后产妇应继续留在产房，让医生至少观察 2 个小时，以免发生产后大出血。产后 2 个小时后，产妇可离开产房，进入休息室休息，但医生还应定期巡视，产妇及家人也应提高警惕，密切注意阴道出血的情况，以免发生意外。产后出血量多，产妇出现头晕、心慌、出冷汗、脉搏细弱、血压下降等表现时，应为失血性休克的先兆，应及时采取抢救措施。产后失血过多，应及早补充血容量。临床实践证明，补充同等剂量的血容量，早补的效果远较迟补的好得多。

二十三、晚期产后出血

晚期产后出血是指产妇分娩 24 小时以后，至整个产褥期间所发生的一种以阴道大量出血为主症的产后病。晚期产后出血以产后 1 ~ 2 周较为多见，少数产妇也可迟至产后 6 ~ 8 周。

晚期产后出血的出血量可多可少，出血时间可持续不止，也可时断时续，有时也可突然大量出血，并引起失血性休克。另外，长期大量产后出血，也会引起贫血、感染等疾病。正常产妇，产后阴道出血的时间为 3 ~ 5 天，一般不会超过 1 个星期，而且出血总量也不会超过 500mL。如果产后出血量多，或者出血时间过久，则应考虑晚期产后出血的可能。

近年来，随着剖宫产的增多，晚期产后出血的发生率也在明显增加。临床上，能够引起晚期产后出血的原因很多，比如胎膜残留、子宫附着部位复原不全、宫内感染、滋养细胞肿瘤、子宫黏膜下肌瘤、子宫颈癌等多种疾病，还有剖宫产后伤口缝合不佳，产褥期性行为等因素，均可引起晚期产后出血。不同原因所致的晚期产后出血，其临床表现不尽相同，出血的时间也有所差异。胎盘、胎膜残留是引起晚期产后出血的一种最为常见的原因，因其所致的晚期产后出血，主要特

点为子宫出血多于产后10天左右发生，而且多次、反复出血，甚至突然大量出血，大出血发生前，也有可能出现阴道少量、持续出血，但一般不会出现腹痛等其他明显不适的感觉。

生产之后，如果子宫修复期间不慎发生宫内感染，将会影响子宫收缩，并最终导致子宫复旧不全，或者胎盘附着部位复原不全，从而引起晚期产后出血。分娩时助产人员不注意卫生，忽视无菌操作，接生器具不洁；生产之后产妇不注意个人卫生，使用不洁的卫生棉、卫生垫，忽视外阴部的清洁护理，或者采用盆浴洗澡（冲凉），诸多因素都可导致宫内感染。胎盘附着部位复原不全所致的晚期产后出血，多于产后2周左右发生。采用清宫方法刮出子宫内的积存组织，通过病理检查，即可明确诊断，同时刮宫还可治疗因产后胎盘附着部位复原不全所致的子宫出血。

剖宫产的产妇，如果切口缝合不佳，伤口愈合不良、感染裂开，或者伤口处产生血肿，即使手术过程中已将胎盘、胎膜全部取净，也会导致产后子宫出血。剖宫产所致的产后出血常常出现较晚，甚至可发生于产褥期末，出血特点多为急性反复出现的大出血。

产后并发子宫胎盘部位滋养细胞肿瘤、子宫黏膜下肌瘤、子宫颈癌等疾病，如果侵及血管，也有可能导致产后子宫出血，而且其出血特点为不规则的阴道出血。产褥期内，如果发现阴道不规则出血，应尽快请医生抽血检验，一旦发现绒毛膜促性腺激素含量过高，则应警惕滋养细胞肿瘤的可能，应尽快住院检查治疗，以免延误病情。

晚期产后出血的发生多与医护人员的经验、技术水平、责任感，以及医院的设备、条件等医源性因素有关，因此产妇生产时应尽量选择设备齐全、条件较好，拥有丰富经验、技术水平较高医护人员的专科医院，或者综合大型医院。

晚期产后出血可能会引起贫血、感染等多种疾病。突然短时间大量出血，常常会引起出血性休克，如果治疗抢救不及时，很容易导致产妇死亡。为了防止晚期产后出血的发生，产妇及医护人员应注意以下事项。

1. 防止胎盘、胎膜残留

接生时，当胎盘、胎膜娩出后，医护人员应仔细检查胎盘、胎膜的完整性，发现或怀疑有部分胎盘、胎膜残留子宫，应立刻进行宫腔探查，及时取出残留组织。产妇也应密切配合，强忍短暂的痛苦，以免日后发生产后大出血。

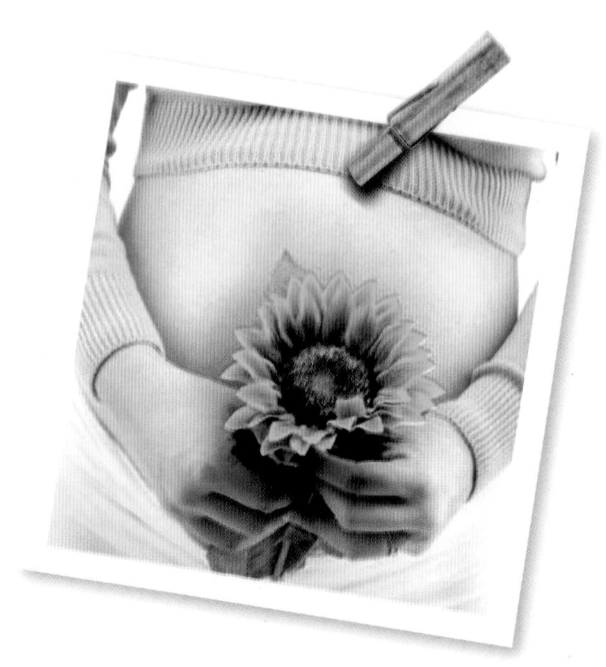

2. 防止宫腔感染

分娩时医护人员应注意无菌操作，防止引起宫内感染。分娩后产妇应注意产褥期卫生，勤换内衣、内裤，勤换卫生棉、卫生垫，注意保持外阴部清洁，防止伤口感染。清洗外阴及冲凉（洗澡）时，应注意避免脏水进入阴道，更不可采取盆浴。产褥期内夫妻应避免进行性行为，以免导致子宫、阴道损伤及宫腔感染，防止产后大出血的发生。

3. 剖宫产时应注意切口缝合

剖宫产后缝合子宫切口时，应注意看清楚切口上的出血点，先将血管结扎，然后才缝合子宫。缝合时应注意松紧适度、针距适宜，避免太紧、太松、过疏、过密，同时还应注意防止伤口感染。

4. 及早治疗肿瘤和产后异常出血

产后如果发现滋养细胞肿瘤或者其他肿瘤，应及时采取有效治疗措施。产妇及家人也应提高警惕，发现阴道出血异常，如出血量多、出血时间过长，或者不规则出血，甚至伴有异味时，应尽早去医院检查治疗。如有可能，应尽量回到分娩时的医院，并找回同样的医生诊断治疗。

二十四、阴道松弛

阴道是女性的一个重要生殖器官，是一种前后略扁的肌性管道，为女性进行性行为、接受精液、排出经血、分娩胎儿的通道。阴道的上端较宽，形成向上突起，围绕整个子宫颈阴道部周围的阴道穹窿部。阴道穹窿部包括前、后及左、右两侧部，其中以阴道后穹窿向上的凹窝最深。阴道后穹窿与子宫直肠陷凹紧密相邻，两者之间仅以阴道后壁、腹膜及少量的结缔组织相隔。阴道的下端较窄，并以阴道口开口于阴道前庭后部。阴道腔由前后两壁组成，前壁较短，后壁较长，前壁长约6cm，后壁长约7.5cm。阴道的前壁与膀胱及尿道相邻，后壁与直肠相邻，前、后两壁平时紧密相贴。阴道壁由黏膜层、肌层和纤维层组成，虽然不厚，但因密布大量横纹皱襞，并外覆弹性纤维，而具有较大的伸展性和扩张性。

阴道是女性的性行为器官，进行性行为的过程中，阴道具有储存精液的功能。阴道后穹窿处所形成的精液池正好对着宫颈口，精子可经此以最短的距离迅速通过子宫颈管，直接进入子宫腔，并上行至输卵管寻找与卵子结合的机会。如果精子有幸与卵子成功结合而形成受精卵，新的生命将由此产生。受精卵到达子宫后，经过40个星期的成功孕育，胎儿将会“瓜熟蒂落”，最后经阴道娩出。进行性行为时阴道的收缩和对阴茎的紧握能力，能使夫妻双方获得最大程度的满足和快感。

分娩时胎儿经阴道自然娩出的过程中，阴道和外阴会发生极度扩张，阴道组织和会阴部也会因此而出现裂伤。有时，为了分娩的需要，助产医生还会于会阴部施行侧切手术，以方便胎儿娩出。因此，生产之后女性的阴道会变得非常松弛。当然，经过适当的产后调养，大多数产妇的阴道组织都会恢复正常，但是阴道的收缩力和紧握力却很少能够恢复到尚未生育前的状态。

阴道松弛是女性产后的一种常见症状，会使性行为时阴道对阴茎的紧握能力下降，以致夫妻进行性行为时因双方性器官无法得到充分、紧密的结合而导致性生活的快感下降。一般来说，女性的性高潮必须在其接触的欲望得到充分满足以后才会出现，阴道松弛会严重影响女性接触欲望的满足，会导致女性性生活的快感下降，长期下去也很容易导致女性性冷感。阴道松弛也会导致性行为时大量的空气进入阴道，以致发出很大的如同拉风箱一样的响声。这种响声会对双方产生很大的心理压力，不仅影响性生活的快感，久而久之也可能会导致夫妻感情淡漠，甚至最终导致婚姻破裂。阴道松弛严重时，会变得较为薄弱，甚至丧失对其前后两面组织器官的支撑能力，膀胱、尿道、直肠等器官也会因为失去了阴道壁支持而向阴道内膨出，以致出现尿失禁、排便困难等病症。

阴道本身具有一定的自我修复功能，生产之后阴道于分娩时所出现的扩张、松弛现象，通常会于3个月内逐步恢复。但是，由于分娩时胎儿的过度挤压，阴道壁内的肌肉组织常常会因过度扩张而撕裂、损伤，以致阴道弹性的恢复需要更长时间，甚至永远无法恢复。为了防止产后阴道松弛的发生，女性于生产之后，应采取以下预防治疗措施，以促进阴道组织早日复原，增强阴道的弹性和紧实度。

1. 加强营养，促进阴道组织复原

产后阴道组织的恢复需要足够的蛋白质、脂肪、糖类、维生素等多种营养成分，缺乏足够的营养，将会影响阴道组织的修复，导致阴道松弛。因此，产后应加强营养，防止偏食及盲目忌口，不要因为担心肥胖而过分节食。

2. 适当做些能够增强 PC 肌功能的运动

阴道松弛的病理因素很多，但主要与耻骨到尾骨之间呈带状的肌肉群——PC 肌的松弛、薄弱有关。PC 肌是人体提肛肌群中作用最大的肌肉群，负责托起骨盆内脏，并保持软组织的张力。正常 PC 肌的厚度约有3指，而松弛薄弱者的 PC 肌则会变得又薄又窄，可细得像铅笔一样。PC 肌与近端尿道壁括约肌相互交错，并延伸为耻骨阴道肌的1/3。

PC 肌具有控制直肠和阴道下端收缩的功能，排便动作的控制，以及阴道“紧握”力量的强弱，均与 PC 肌的功能和强度有关。产后适当锻炼 PC 肌的功能，能够影响防止产后阴道松弛，增强阴道的弹性和收缩功能。

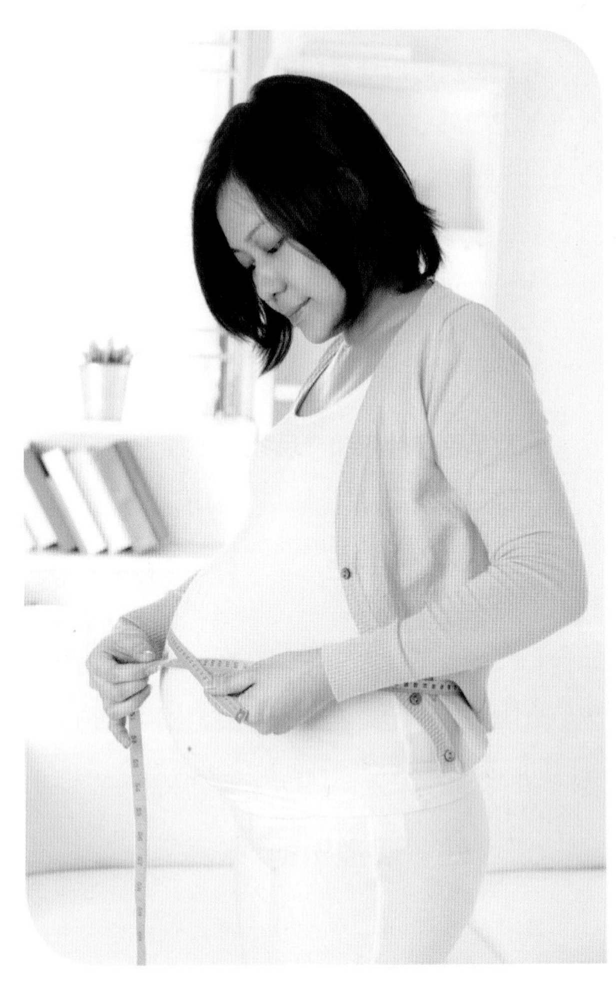

（1）收缩阴道运动

要做锻炼 PC 肌的运动，首先必须了解 PC 肌的准确位置。PC 肌位于双腿之间，阴道及肛门周围，收缩肛门及阴道时会感受到这块肌肉的运动。锻炼 PC 肌的具体做法如下。

将双手洗净，然后仰卧于床上，身体尽量放松。将一个手指轻轻插入阴道（手指事先应清洗消毒干净），然后主动收缩阴道夹紧手指，此时手指会有受到吮吸的感觉。收缩放松阴道肌肉时应注意调整呼吸，收缩肌肉时吸气，放松肌肉时呼

气；收缩时保持 3 ~ 5 秒，放松时同样保持 3 ~ 5 秒，反复重复 5 ~ 6 遍后将手指拿出，继续做收缩、放松阴道肌肉的动作。运动时应集中精力，全神贯注，注意感受肌肉的收缩和放松。开始运动时每天至少要做 3 次，每次至少要做 10 遍，之后应逐渐增加每次收缩肌肉的次数及强度，一次可做 200 ~ 300 遍，一次收缩肌肉的时间也可增加至 10 秒钟以上，每日运动的次数也可增加为 8 ~ 10 次。如果能够收放自如，可转变为连续收缩、放松的快速运动，即在 1 秒钟内完成收缩、放松的动作各 1 次。此运动也可在站立、蹲坐、行走、驾车或坐车时进行，当然不必再将手指插入阴道。锻炼 PC 肌的运动应至少坚持 6 周以上，阴道松弛的现象才能得到改善。

（2）中断小便运动

排尿时有意识的中断尿流，停止 2 ~ 3 秒后继续排尿，然后再中断尿流 2 ~ 3 秒钟。每次排尿时中断、再排、中断、再排，像开关水龙头一样，反复多次。坚持 3 ~ 4 周后，阴道周围肌肉的张力将会得到一定程度的改善。

（3）忍便提肛运动

当有便意出现时，不要急着排解，先忍住大便，并做提肛运动 8 ~ 10 次，每次 3 ~ 5 秒，然后才去排解，如能坚持多做几次，效果更好。经常反复进行，可增加盆腔肌肉的弹性和强度。

（4）站立收臀运动

双腿站立，并稍微分开，用力收缩两侧臀部肌肉使其紧密相夹，然后收缩阴部，尽量使阴道上提，3 ~ 5 秒后放松阴部，然后再将阴道上提，如此反复进行 8 ~ 10 遍。每日 2 ~ 3 次，坚持一段时间，可增强阴道的紧实感，防止阴道松弛。

（5）绷腿行走运动

走路时，有意识地将大腿内侧和会阴部的肌肉绷紧 3 ~ 5 秒，然后放松，如此反复进行，连续至少 8 ~ 10 次，每日至少 2 ~ 3 次。坚持 2 ~ 3 个月，可防止阴道松弛，增强夫妻进行性行为时阴道的紧握感，改善性生活的品质，防止女性性冷感。

（6）卧床伸膝抬腿运动

臀部坐在床沿，然后将上半身仰卧于床上，双腿放在床下，双手握住床沿，以防滑下，然后将双膝伸直，双腿合拢，慢慢向上举起，并向上半身靠拢，当双腿举至身体上方时，以双手抱住双腿，并使之尽量靠近腹部，双膝仍应保持伸直的姿势，然后将双手放回床沿，双腿慢慢放回床下，上半身仍旧躺在床上，如此连续重复 8 ~ 10 遍。每日 1 ~ 2 次，可连续锻炼 2 ~ 3 个月。

（7）端坐缩阴运动

产妇坐在床上或椅子上，深吸一口气，由后向前缓慢用力收缩 PC 肌，维持 3 ~ 5 秒，然后从前向后逐渐放松，如此反复进行 8 ~ 10 遍。每日最少 2 ~ 3 次，坚持 4 ~ 6 周。

（8）仰卧抬臀运动

产妇仰卧于床上，双手伸直，掌心向下，上肢平放于身体两侧，然后以头部和双脚为支撑点，将臀部用力抬高，同时收缩阴道和肛门，维持 3 ~ 5 秒后将臀部放下，同时放松阴道及肛门周围的肌肉。休息片刻后，重复再做，每次至少重复 8 ~ 10 遍。每日 2 ~ 3 次，坚持 4 ~ 6 周。

3. 阴道紧缩手术

阴道松弛严重时，也可请求专业医生进行阴道紧缩手术，对阴道松弛现象进行适当的纠正。手术过后，很多女性都会感到性生活的品质明显提高。

二十五、产褥期中暑

产褥期中暑，又称产后中暑、产褥中暑，是指产褥期间，产妇因房间温度、湿度过高，通风不良，以致体内余热不能及时散发而引起的一种以中枢性体温调节功能障碍为特征的急性热病，多发生于天气炎热的夏季及热带地区，以产褥早期较为多见。

尽管产褥期中暑的发病与天气过于炎热有关，但是传统坐月子的不良习俗，也是产褥期中暑的一大帮凶。妊娠期间孕妇体内潴留了大量的水分，生产之后过多的水分急需排出体外，除了频繁小便以外，大量出汗也是身体排出过多水分的一条重要途径。分娩以后，产妇皮肤排泄功能旺盛，大量水分通过皮肤源源不断地排出体外，产妇时常大量出汗，而且以睡眠及刚刚睡醒时更为明显。这种情况本来是一种再正常不过的生理现象，不用过于担心。可是，不正确的传统坐月子习俗，却将这种极为普通的生理现象误认为产妇身体太过虚弱，皮肤毛孔开张所致。担心风邪会侵入产妇体内，导致产妇生病，甚至还有人杞人忧天地将产后出汗与麻烦的“月子风”相提并论（当然也不排除少数产妇出汗过多，确实与身体过于虚弱有关，但也不能一概而言），并因此而要求产妇于月子期间“全副武装”，穿上长衣、长裤、厚袜子，甚至包头、蒙被，还要将衣袖、裤脚都扎起来；门窗紧闭，甚至还要用床单、衣被连窗隙、门缝都堵上，生怕产妇感受风寒。这种做法在天气寒冷的冬天倒还没有什么大碍，但若遇到天气炎热的夏天，或者发生在湿度、温度较高的热带地区，由于气温闷热、潮湿，再加上产妇体弱，散热功能较差，人还被包在厚衣、厚被之中密不透风，房间也通风不良，产妇体内的热量将会大量蓄积，无法散出，并最终导致产妇体温调节中枢功能异常，引发产褥期中暑，出现高热，水、电解质功能紊乱，以及神经系统功能损害等产褥期中暑症状，甚至导致产妇死亡。

产褥期中暑的特点为发病急剧，病情危重，死亡率较高。临床上以其病程进展及病情轻重的不同，产褥期中暑可分为中暑先兆，轻度中暑和重度中暑等三种类型。

1. 中暑先兆

炎热的夏天，如果气温较高，房间通风不良，会导致产妇出现口渴、多汗、头晕、乏力、胸闷、心慌、恶心、呕吐、皮肤湿冷，甚至发热等中暑先兆症状。出现中暑先兆时，应立刻采取积极有效的通风降温措施。如果处理得及时恰当，病情多在短时间内即可好转，相反，如果治疗处理不当，病情将会进一步发展、加重。

2. 轻度中暑

产妇体温突然上升，可高达 40℃，皮肤干燥、无汗、痱子满布，全身关节肌肉疼痛、痉挛、呼吸急促、心率加快、烦躁、口渴、面色潮红。如果没有尽快采取有效的治疗措施，病情将在短时间内进一步加重，并迅速发展为重度中暑。

3. 重度中暑

体温持续上升至 41 ~ 42℃，同时伴有昏迷、谵妄、抽搐、腹痛、腹泻、呕吐、面色苍白、血压下降、皮下及胃肠道出血、呼吸急促、脉搏细数、瞳孔缩小、对光反射减弱的症状，如果没有及时治疗或抢救，患者往往会因呼吸、循环衰竭而于数小时内死亡，即使有幸存活下来，也会因中枢神经系统损害而留下严重的后遗症。

为了预防产后中暑的发生，夏季生产，或者是在热带地区坐月子的产妇应采取以下预防措施。

（1）保持室内空气流通

高温、高湿是产后中暑的一个重要原因，夏天坐月子的产妇一定要时常打开门窗，保持室内空气新鲜、流通，但应注意挂上窗帘、门帘，并钉上窗纱、蚊纱，以防蚊虫进入室内。

（2）时常冲凉、洗头，保持皮肤清洁

产妇应每日采用热水（或温水）擦洗全身，或者采用淋浴的方法冲凉（洗澡），以保持皮肤清洁，促进汗腺分泌通畅。但应注意，每次冲凉后应立刻以清洁的干毛巾或浴巾抹干身上的水分，并及时换上干净清洁的衣服，以免伤风着凉。

洗头是一种很好的散热方法，产妇可时常洗头，但每次洗头后应尽快使用干净的浴巾或者毛巾将头发擦干，并用热风筒吹干头发、头皮上的水分。

（3）衣着宽大舒适，并时常洗换

宽大舒适、清洁干爽的纯棉衣服具有良好的通风散热性能，对产妇体内热量的散发非常有利。产妇应尽量穿着宽大、舒适的纯棉衣服，并且时常洗换。夏季出汗过多，产妇应时常换衣，即使出汗不多，也应至少每日换衣一次。夏季坐月子的产妇，还应注意避免包住额头，不要穿着太厚的衣裤，不要使用太厚的被子，以免影响身体的正常散热功能，防止产后中暑的发生。

（4）采取安全有效的降温防暑措施

风扇既可促使室内空气流通，又可降低室内温度，使用风扇是夏天产妇坐月子的最好降温散热方法。但应注意，风扇应对着产妇的侧面或者反方向吹，不可直接对着产妇和婴儿吹，以免导致产妇伤风着凉。

冷气虽然会有很好的降温防暑作用，但是长时间持续使用冷气会导致房间空气不新鲜，很容易引起空调病。因此使用冷气应间断开启，避免让冷气连续运转，影响产妇和婴儿的健康。产妇的房间温度应控制在 26 ~ 28℃，避免因房间温度过低而导致产妇受寒。

（5）注意饮食休息，增强产妇体质

大热天坐月子时，产妇应注意饮食清淡，多喝水，并适当吃些西瓜、黄瓜、番茄之类的食物以生津解暑。夏天产妇坐月子时还应注意休息，要保证足够的睡眠时间以增强体质，增强产妇的抗病能力。一般来说，产妇每日至少要有 8 小时的睡眠时间。

（6）选择良好的居住环境

产妇应选择良好的居住环境，如果条件允许的话，产妇应尽量选择环境幽雅，面向朝南，通风状况良好的房间。应注意的是，不可让风直接吹到产妇和婴儿的睡床，不要让产妇直接吹到“过堂风”，以免引起月子病。

产褥期间，应尽量减少进入房间探视的人员，以免影响产妇休息，或将病菌带入室内。

（7）采取有效措施，及时治疗产后中暑

产妇坐月子期间，发现产妇中暑，应立刻采取有效的治疗措施，防止病情进一步加重，及产妇生命。

①中暑先兆：出现中暑先兆时，应立即打开门窗，松开产妇衣裤，并将产妇移到通风凉爽处，用电风扇人工通风，加速散热速度。同时，让产妇饮用凉茶、加盐加糖的凉开水，以清热解暑，并让产妇安静休息。

②轻度中暑：发生轻度中暑时，除了应采取上述救治措施以外，还应给产妇内服仁丹、十滴水等清凉解暑药物，外擦清凉油、风油精。体温过高时，可采取湿毛巾冷敷头部，放置冰袋等物

理方法降温，同时使用合适的西药或中药以解热退热。

③重度中暑：发生重度中暑时，应立刻将产妇移至凉爽通风处，以冰水或酒精擦浴全身，并在产妇的头、颈、腋下、腹股沟等浅表大血管分布区内放置冰袋，迫使体温下降，同时应尽快将产妇送往医院进行抢救，以免因呼吸循环衰竭而导致产妇死亡。

人参具有补气固脱、回阳救逆的作用，产后出现轻度或重度中暑时，可用人参 10g，麦冬 10g，五味子 10g，清水 4 碗，煎煮 30 ～ 40 分钟，给产妇饮用，以生津止渴，益气解暑。

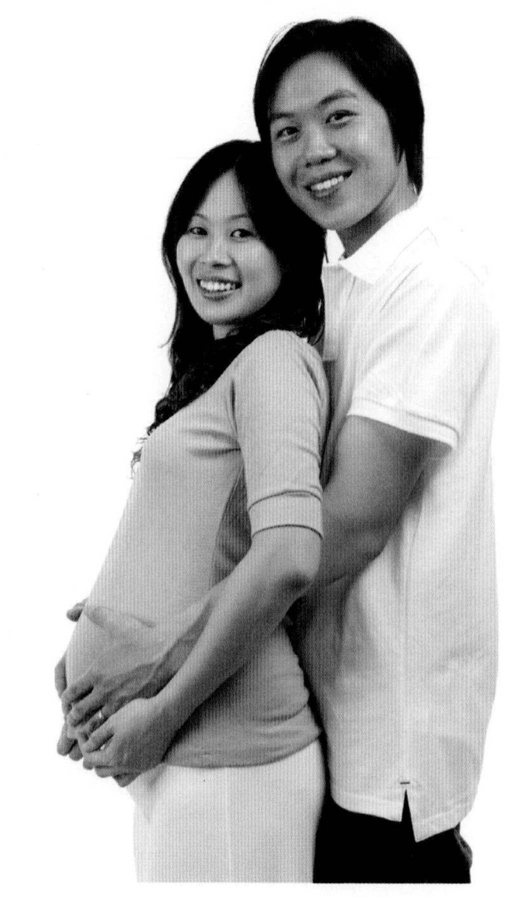

二十六、产后血栓性静脉炎及静脉血栓

产后血栓性静脉炎及静脉血栓，是产妇分娩之后很容易发生的一类疾病。

正常孕妇阴道内寄生有大量的细菌，生产时如果医护人员处理不当，或者孕妇本身不注意个人卫生，沿用盆浴方法洗澡，或者仍然继续进行性行为，还有休息睡眠时间不足、没有摄取足够的饮食营养、患有某些慢性疾病等多种原因，都可引发不同程度的产道感染。如果细菌进一步上行，引起子宫内膜和胎盘剥离面感染发炎，则有可能导致子宫静脉、盆腔静脉、卵巢静脉、肾静脉、下肢静脉、肠系膜静脉、肺静脉等静脉血管发生感染。如果感染没有得到及时的控制和治疗，则很容易引发血栓性静脉炎。通常，血栓性静脉炎以盆腔静脉和下肢静脉较为多见。

1. 盆腔血栓性静脉炎

常于产后 1 ～ 2 周发生，主要临床表现为持续性高热，一侧下腹部有时会出现程度不同的压痛。采用阴道 B 超、彩色超声波及核磁共振成像等检查方法，可以帮助本病的确诊。一般来说，单纯采用抗生素治疗盆腔血栓性静脉炎，效果并不理想，必须配合适当的抗凝药物或溶栓制剂同时治疗，才可获得明显疗效。

2. 下肢血栓性静脉炎

该病多发生于产后 7 ～ 9 天，主要临床特征为患者一侧下肢疼痛、肿胀、活动不便，同时伴有程度不同的低热、心率加快等症状。由于血栓形成部位的不同，下肢血栓性静脉炎患者的疼痛肿胀位置也不尽相同。一般来说，股静脉血栓常因大腿部的血液回流障碍而导致整个下肢肿胀、疼痛，血液回流严重受阻时，还可因下肢严重水肿而导致皮肤发白，引起“股白肿”现象。小腿部位出现静脉血栓时，常常会导致脚底及小腿后侧疼痛、压痛。由于小腿深部静脉所形成的血栓很容易发生脱落，并沿着静脉游走、上行，因此很容易引起肺栓塞，甚至导致产妇猝死。

为了防止产后血栓性静脉的发生，女性于妊娠及月子期间应注意以下事项。

怀孕期间，孕妇应注意个人卫生，勤换内衣、内裤，时常保持身体清洁，妊娠晚期应避免盆浴和夫妻性行为。孕妇应注意饮食卫生，保证摄取足够的蛋白质、脂肪、维生素等各种营养成分。注意休息，保证足够的休息睡眠。适当运动，增强机体免疫功能，防治各种慢性疾病的发生。

生产时应尽量选择医疗技术水平高，设备环境良好的医院和产房。医护人员也应谨慎小心，防止产道损伤和产后出血的发生。对于胎膜早破、产程延长及手术助产的产妇，应采用适当的抗生素治疗，严格防止细菌感染的发生。

生产之后，产妇应选择良好的坐月子环境，注意保持外阴部清洁，时常更换卫生棉、卫生垫，并选择使用经过消毒的，品质良好的卫生垫或卫生纸以防细菌感染。

3. 产后静脉血栓

是产妇时常发生的一种疾病，以下肢静脉较为多见，门腔静脉、肠系膜静脉、卵巢静脉、肾静脉、肺静脉等静脉血管，也有发生栓塞的可能。产后静脉血栓与血管壁的粘连状况并不十分牢固，很容易发生脱落而沿着血行游走，从而导致肺栓塞，甚至引发严重后果。

产后静脉血栓的发生，除了与孕产期的感染等因素有关以外，还与孕妇的血液长期处于高凝状态，以及血液流动速度减慢等因素有关。妊娠之后，孕妇血液中的凝血因子增多，溶血因子减少，血液长期处于高凝状态，并一直延续至产褥期后的一段时间。怀孕以后，由于持续增大的子宫不断压迫下腔静脉，导致血液回流受阻，血液流动速度减慢。另外，如果产妇患有某些疾病，或者剖宫产后长期卧床休息，缺乏运动，还有可能导致血液运行速度进一步减慢，从而引发静脉血栓。

下肢静脉出现血栓时，产妇常感觉下肢疼痛、行走困难；盆腔静脉发生血栓时，会出现腹痛、发烧、下肢压痛、水肿、局部皮肤发红等症状；肺静脉发生栓塞时，产妇会感觉胸痛、呼吸困难。由于深部静脉内所形成的栓子常常体积较小，很容易脱落，并向别处游走，如果出现肺动脉阻塞，则很容易导致产妇猝死。

早治疗、早预防，是防治产后静脉血栓的最佳方法。产前产后、产褥期间，应严密观察产妇的身体状况，一旦出现发热等感染性症状，应立刻采用抗炎、抗菌等药物及时治疗，防止血栓性静脉炎的发生。发现下肢肿胀、疼痛、发紫、发凉等下肢静脉血栓症状时，应立刻采取有效措施，及时治疗。

如果能于静脉血栓形成的早期，及时采取抗凝药物进行有效治疗，血栓多数可于短时间内逐渐消失，完全不必手术治疗。但若失治误治，延误治疗时机，到后来就会不得不采用痛苦的手术方法将血栓取出。

运动可促使深部静脉内的血液加速运行，有效防止血栓形成。妊娠期间及生产以后，女性应坚持适当运动，即使是妊娠末期行动不便，也应坚持时常散步，适当做些力所能及的家务活动，以防止产后静脉血栓的形成。

产后的第一个星期是静脉血栓形成的高发时期，自然分娩者应于产后 24 小时后开始下床，做些简单轻微的活动；剖宫产者，也应于产后在床上做些力所能及的翻身等动作，以活动肢体，产后 3 ~ 4 天以后，如果情况允许，则应尽早下床活动。

二十七、产后痔疮、肛裂

痔疮、肛裂，是妇女产后的一种常见肛门疾病。痔疮多为妊娠时期留下的“后遗症”，肛裂则多为饮食不当、躺卧休息过久、大便干硬难解所导致。

产后痔疮、肛裂的主要临床表现为肛垫松弛肥大、出血，甚或脱垂，肛管皲裂、溃破，久不愈合，而且常于排便时及便后肛门剧烈疼痛。

分娩之后，产妇妊娠期间所患痔疮，一般都会程度不同的加重。原因在于分娩时产妇腹部向下用力，致使盆腔充血，胎头下降、胎儿娩出时，又会引起肛门部的血管曲张、充血，导致痔疮形成或者进一步加重。

生产之后的第 2 ~ 3 周，痔疮时常红肿、疼痛，产妇也常因恐惧疼痛而不敢大便，以致大便停留大肠时间过久，变得更加坚硬难解，致使痔疮进一步加重，导致恶性循环。

对于患有痔疮的孕妇，医护人员在接生时应妥善处理，防止痔疮加重。胎头先露时，接生人员在保护会阴的同时，也应以手压迫肛门，防止痔疮和肛管脱出。万一发生痔疮脱出，接生人员应在胎儿娩出后迅速将脱出部分整复进肛门，并以消毒棉团和会阴垫紧压肛门，防止再度脱出。产妇排便后，如果痔疮再度脱出，医护人员应先将外阴和肛门及时清洗干净，并以同样方法将痔疮整复回纳，然后用消毒棉团和会阴垫压紧肛门。生产过后，产妇应及时治疗痔疮。排便后，如果痔疮充血、水肿，翻出过大，应在痔疮表面涂抹适量药膏，并及时将翻出部分还纳回去。通常，大约生产的一个月后，肿痛便会自然消退。

肛裂是指因肛管内齿状线以下的部位反复损伤、感染，导致皮肤全层裂开所形成的一种慢性感染性溃疡。排便时肛门疼痛，排便中或排便后肛门出血，或者粪便带血，是肛裂的主要临床表现。肛裂的疼痛特点为撕裂样，或者烧灼样疼痛，而且疼痛常于排便后出现为时数分钟的间歇缓解期。肛裂的疼痛具有特殊的周期性，医学上称之为肛裂疼痛周期。即排便时疼痛发作→排便后疼痛缓解（间歇）→数分钟后疼痛再次发作，持续数分钟甚至数小时后消失。

肛裂疼痛周期发生的原因为排便时粪便通过肛管强烈刺激伤口底部的神经末梢，引起肛门剧烈疼痛，粪便排出后刺激解除，疼痛暂时缓解，而数分钟后肛门内括约肌开始痉挛，疼痛再度发作，直至数分钟或数小时后括约肌逐渐疲劳、肌肉松弛，这一轮的疼痛才得以缓解消失。肛裂虽然有出血，但出血量一般不会很大，有时仅于粪便表面出现少许血迹，有时只在大便后发现少许鲜血滴出，或者仅在手纸上看到少许血迹。

肛裂是产妇的一种高发疾病，产后半个月以内，发生肛裂的产妇约占一半以上。肛裂的成因非常复杂，妊娠之后，由于胎儿的发育，子宫逐渐增大，并持续向下压迫盆腔，致使盆腔静脉血液淤积，外周血液回流受阻，导致肛门周围组织充血水肿，并很容易受伤感染；生产之后，产妇腹压下降，肠腔舒张扩大，粪便于肠腔内滞留的时间延长，再加上产妇活动量较少，胃肠蠕动减弱，粪便很容易在肠道内停积干结；生产之后，产妇勤于进补，姜酒枣鸡、肉蛋精品进食过多，粗食杂粮、蔬菜、水果摄食过少，很容易引起便秘难解，种种这些原因，都使产妇月子期很容易发生肛裂。

为了有效防止痔疮、肛裂的发生，生产之后，产妇应注意以下事项。

1. 注意饮食营养

产妇的食物，除了肉蛋精品以外，还应注意适当摄取粗食杂粮和蔬菜、水果，戒酒戒烟，避免食用辛辣煎炸之品，多吃菠菜、芹菜，多喝鱼汤、猪蹄汤，补充足够的水分，以润滑肠道，防止便秘。

2. 尽早下床活动

产后尽早下床活动，可增强肠胃蠕动功能，防止粪便在肠道内滞留时间过久而发生便秘。必要时，产妇也可适当按摩腹部，以增强肠道的蠕动功能。

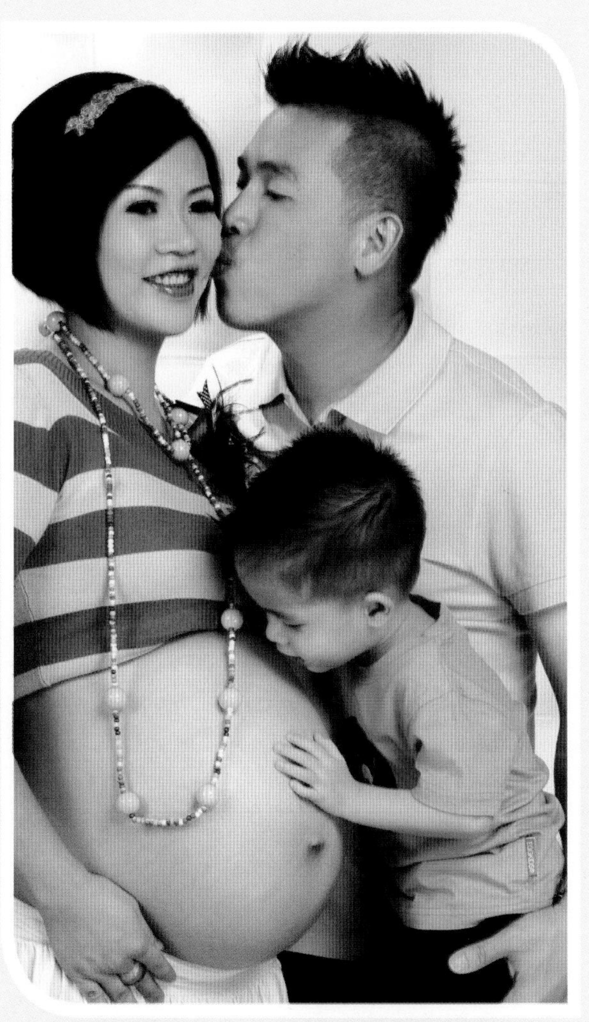

3. 避免久坐、久卧

久坐可导致肛门周围组织充血水肿，容易受伤；久卧可导致肠道蠕动功能减弱，容易引起便秘。久坐、久卧都可引起痔疮、肛裂，因此，产妇应避免久坐、久卧，必要时应时常做做提肛运动，以促进肛门周围的血液循环。

4. 保持肛门清洁

产妇坐月子期间，应勤换底裤，勤换卫生棉，时常洗浴，以保持外阴及肛门部清洁，避免恶露刺激、污染伤口。每次排便后，应用温水清洗外阴和肛门，以保持肛门清洁，防止伤口感染。

5. 尽早自然排便

生产之后，产妇应尽快自然排便，恢复生产前的排便习惯。产妇最好在产后24小时内自行排便一次，以防止便秘。

6. 避免努挣大便

如果发生便秘，大便难以排解，应在肛门内塞入甘油栓、开塞露等润滑药物，使大便容易排出，避免强力努挣，导致痔疮、肛裂。

7. 争取尽早治疗

患有痔疮、肛裂的产妇，应争取尽早治疗。每次大便后，可用温水，或者蒲鱼花煎剂，清洗坐浴10～15分钟，以清热解毒，帮助治疗痔疮、肛裂。

蒲鱼花煎剂：蒲公英60g，鱼腥草30g，野菊花30g，清水3000～5000mL，同放入锅内，大火煎煮20～30分钟即成。

二十八、产后便秘

产后便秘是产妇易患的一种常见的病，引起产后便秘的原因很多。

生产之后，产妇的腹壁和盆底肌肉松弛无力，腹压下降，肠腔扩大，以致粪便于肠道内滞留时间过久，水分吸收过多；会阴部伤口疼痛，或者剖宫产后手术伤口疼痛，产妇因害怕伤口疼痛、裂开而不敢用力大便；产后躺卧休息时间过多，活动太少，肠道蠕动减弱；产后饮食不当，肉类、蛋类等精细食物食用过多，粗粮、蔬菜、水果等纤维含量较多食物食用过少，导致肠道内容物减少等，所有这些因素，都可导致产后便秘。

产后便秘不仅会影响产妇的伤口愈合，而且还会导致痔疮、肛裂、子宫脱垂等多种疾病。为了防止便秘的发生，生产之后，产妇应注意以下事项。

1. 尽早下床活动

适当的运动既可增进食欲，增强肠道蠕动功能，防止便秘的发生，又可帮助产妇的身体早日恢复。生产之后，产妇应尽早下床活动。如果没有特殊情况，产后第一天即应在床上适当活动，第二天开始应下床在床边活动，并适当做产后保健操。体质较差，或者因行剖宫产手术，不能过早下床活动的产妇，应先在床上做些力所能及的活动。待体力恢复、伤口愈合后，应尽早下床活动。产后吃饭应坐着吃，尽量减少在床上躺卧的时间。

2. 注意饮食营养

产妇的食物应粗细搭配，荤素搭配，多吃蔬菜、水果，多用植物油，避免饮食太过单调。产后应多喝水，多喝汤，补充足够的水分，防止肠道太过干燥。地瓜、苹果、菠菜、芹菜、木瓜、香蕉、麻油、蜂蜜等食物具有润肠通便的作用，产妇应适当多食。

3. 每日定时排便

产妇应养成定时排便的好习惯，无论多忙、多紧张，也应按时排便。不要顾此失彼、因小失大，使粪便在大肠内滞留过久而引起便秘。

4. 保持心情愉快

不良的情绪刺激，会影响胃酸分泌，导致胃肠蠕动减慢。因此，产妇应尽量保持心情开朗，避免生气。

5. 巧用药物通便

产妇应避免使劲排便，以免引发痔疮、肛裂、子宫脱垂等病。如果 2 ~ 3 天仍未大便，应用开塞露塞入肛门，或者取中药番泻叶 2g，泡茶饮用，以帮助排便。

二十九、乳房胀痛

产后第 2 ~ 3 天，甚至产后 24 小时之内，产妇体内激素的水平发生急剧变化，乳房开始充血，腺泡内开始蓄积乳汁，但因乳腺管尚未通畅，乳汁无法顺利排出，因而会出现乳房胀痛、体温稍微升高等不适反应。腋窝下有副乳腺存在的产妇，还有可能出现腋下硬结肿胀、疼痛，这些情况就是人们通常所说的胀奶。胀奶是一种正常的生理反应，产妇大可不必紧张。但产妇也需注意，乳房胀痛也可能是多种产后疾病的征兆，乳房过度充盈、乳腺管阻塞，以及乳腺炎等病，都有可能引起乳房胀痛。

母乳是婴儿的最佳食粮，采用母乳哺养婴儿还可促进产妇的身体早日恢复，可乳房胀痛却常常严重影响产妇的哺乳信心。积极防治产后乳房胀痛，可确保母乳喂养的顺利进行。防治产后乳房胀痛，应从防止乳房过度充盈、乳腺管阻塞、乳腺炎等多个方面着手。

1. 防止乳房过度充盈

生产过后，如果哺乳方法不当，或者没有时常哺乳，乳房内的血液、体液和乳汁便会积聚过多，引起乳房过度充盈，导致乳房极度丰满、疼痛，乳晕肿胀。

乳房过度充盈的原因很多，如产后没有尽早哺乳，乳汁分泌过多，婴儿吸食不及；每次哺乳后没有排空乳房；哺乳姿势不对，导致乳头皲裂，产妇怕痛不敢哺乳；产妇自作聪明，没有坚持按需哺乳的原则，盲目定时定量等，这些原因都可导致过多的乳汁滞留于乳房，引起乳房过度充盈。

产后 24 ～ 48 小时以内，适当进行乳房护理，可防止胀奶反应，有效消除乳房过度充盈的症状。下述方法，可有效护理保养乳房，生产之后的产妇可参考使用。

（1）哺乳前用热毛巾温敷乳房

哺乳前用热水将毛巾弄湿，以热毛巾温敷乳房 3 ～ 5 分钟，然后用手轻轻按摩、拍打、抖动乳房，使乳汁容易排出。

（2）哺乳前挤出少许乳汁，使乳晕变软

哺乳前应用吸奶器吸出，或用手指挤出适量乳汁，使乳晕变软，以便哺乳时婴儿能牢固地含着乳头和大部分乳晕，容易吸出乳汁。

（3）尽早开乳，随需随哺

婴儿出生半个小时后即可开始哺乳，而且应随需随哺，频繁哺乳。只要婴儿有需要，或者产妇感觉乳房充盈，即应开始哺乳，不要人为地限定哺乳时间。

（4）及时挤出剩余乳汁

如果婴儿食量较小，无法将乳房吸空，则应在每次哺乳后，及时挤出乳房内的剩余乳汁。

2. 尽早纠正乳头生理缺失

妊娠之后，应尽早纠正乳头内陷、乳头内翻等生理缺陷，防止影响产后哺乳。

3. 避免盲目大量食用催乳食物

鸡汤、鱼汤、猪蹄汤、花生汤等具有明显催乳作用的食物，产妇可根据自身情况适当食用。但不可盲目食用，导致奶水产生过多，婴儿吸食不及而引起乳房过度充盈。

4. 冷敷乳房，收乳止痛

若乳汁分泌过多，而乳腺管又不十分通畅，可用冷水或冰水将毛巾弄湿，以毛巾在乳房周围冷敷。该法是一种快捷而有效的治疗方法，既能暂时缓解乳房疼痛，又能收缩血管，减少乳汁分泌，为乳房按摩及挤出乳汁赢取时间。

5. 慎选胸罩，改善乳房血液循环

哺乳期间，产妇应佩戴合适的胸罩，将乳房托起，改善乳房的血液循环，减轻或缓解乳房疼痛。

6. 防止乳腺管阻塞

乳腺管阻塞多因产前和哺乳前乳房失于护理，产后哺乳方法不当，以及乳房局部受压等原因所致，主要临床表现为一侧乳房的外侧乳腺管部位出现质硬、色红的结块。下述方法能够有效疏通乳腺管，防止乳腺管阻塞，有需要的产妇可适当采用。

（1）哺乳前用热毛巾湿敷患侧乳房

哺乳前，应用热毛巾湿敷患侧乳房 3 ~ 5 分钟，并轻轻按摩、拍打、抖动乳房。

（2）尽早哺乳、按需哺乳，莫留剩乳

产后应尽早哺乳、按需哺乳、频繁哺乳。哺乳后如果婴儿没有将乳房内的乳汁吸空，应将乳房内的剩余乳汁及时挤出。挤奶时可适当按摩乳房，通过刺激和压力，强迫乳腺管开放，将乳房内的乳汁强行排出。

正确的挤乳方法为：将四指并拢，且与拇指分开，将四指平放于乳房的下方或外侧，沿乳房基底部向胸壁方向轻轻用力，慢慢按摩乳房，促进乳房的静脉回流，然后将手指慢慢移动至乳晕部，如此反复挤压以促使乳腺内的乳汁向乳窦移动，最后将拇指和食指放在乳晕处向胸壁及乳头方向慢慢挤压，一挤一放，并一直变换方向，直至将每个乳腺管内的乳汁都完全挤出。

（3）采用正确的哺乳方法

宝宝饥饿时，吮吸的力量最大，因此每次哺乳时应让宝宝首先吸食阻塞的一侧乳房，以促使乳腺管开放，打通阻塞的乳腺管。哺乳时，应让宝宝含住乳头和大部分乳晕，让宝宝最大限度地发挥吮吸的力量。哺乳时应不时改变宝宝的姿势，以便宝宝能将所有乳腺管内的乳汁吸空。

7. 积极防治乳腺炎

产妇于哺乳期间发生的乳腺炎，又称产褥乳腺炎。产褥乳腺炎多由乳头皲裂、乳腺管阻塞，或者乳房过度充盈处理不当，导致病菌从乳头伤口侵入乳房所致。乳腺炎的早期症状为乳房局部皮肤红肿、灼热、疼痛，并有明显的压痛性硬块，腋下淋巴结有时会肿大、疼痛。全身可见畏寒、发热、食欲减退等反应，通常体温可达 38℃左右。病情严重时可见乳房脓肿，如果脓肿溃破，脓液可从乳头溢出。

产后 4 ~ 7 天是乳汁淤积的高发期，很容易引发乳腺炎。因此，产妇每次哺乳后应将剩余的乳汁全部挤出。发现乳房疼痛肿胀，有硬块出现等乳腺炎征兆时，应尽早请求医生诊断治疗，通常医生会采用抗生素和镇痛消炎等药物治疗乳腺炎。乳腺炎治疗初期，应时常挤乳，并用湿毛巾冷敷局部以减轻症状。值得指出的是，乳腺炎是乳腺管外结缔组织的炎症，并非乳腺管内发炎，因此乳腺炎早期时乳房所分泌的乳汁仍然是安全的，可放心让宝宝吮吸。突然断乳或者中断哺乳，不仅对病情无助，反而还会拖延病情，甚至导致并发症的产生。但若于 36 小时之后，病情仍未减轻，甚至越来越重，则应暂时停止为宝宝哺乳，并尽快寻找医生检查治疗。治疗期间，应定时用吸奶器将乳汁吸出，防止乳汁淤积于乳房。

乳腺炎多由乳房过度充盈、乳腺管阻塞，以及乳汁淤积处理不当演变发展而来，因此，只有积极有效地防治上述病症的发生，才能从根本上预防乳腺炎的发病。乳头损伤是乳腺炎发病的直接诱因，产妇应注意保持乳房清洁，重视乳房护理，防止乳头损伤，才能真正避免乳腺炎的发病。乳房的护理最迟应从产前 3 个月开始，产后开始哺乳后更应重视乳房的护理保养，并掌握正确的哺乳方法。

（1）乳汁淤积和乳头破损

乳汁淤积和乳头破损是乳腺炎发病的两大重要致病因素，淤积的乳汁提供了细菌生长繁殖的内在环境，破损的乳头则为细菌提供了良好的侵入途径。乳头、乳晕部的皮肤较薄，尤其是刚开始生第一胎的新妈妈，如果哺乳不得法，很容易导致乳头破损。孕妇于怀孕开始直至整个哺乳期间结束，每日都应用干净的湿毛巾擦洗乳房和乳头，以保持乳房清洁，增强乳头、乳晕部皮肤的弹性、韧性、耐损性和抵抗力。哺乳期间应保持乳头清洁，避免乳头受损。每次哺乳后都应将残余的乳汁吸空或者挤空，防止乳房中的乳汁因淤积过久而腐败变质，沦为细菌的滋生地。

（2）适当地按摩乳房

乳房按摩是每个产妇必须掌握的一门学问，不仅能够催乳生乳，让婴儿更容易吮吸到乳汁，而且可以丰胸挺乳，防止乳腺炎等多种乳房疾病的发生。妊娠 5 个月以后就应开始按摩乳房，适当地按摩乳房，能够改善胸部血液循环，促使乳腺组织大量增加，增强乳腺组织的泌乳功能，疏通乳腺管，防止产后乳房疾病的发生。产后的最初几天，产妇的泌乳功能与婴儿的吮吸能力尚未协调一致，适当地进行乳房按摩，既可促使乳汁排出，方便婴儿吮吸，又可防止乳汁淤积、乳腺炎、乳房胀痛等乳房疾病的发生。另外，每天坚持乳房按摩，还可有效防止乳房松弛、下垂，保持女性美丽曲线。按摩乳房，应掌握正确的按摩方法。

①按摩乳头：一手从乳房下面将乳房托起，另一手轻轻挤压乳晕，使其慢慢变柔、变软，然后以食指、拇指和中指将乳头垂直夹起，轻轻向外牵拉，连续 8 ～ 10 次。继续用手指垂直夹起乳头，并尽量夹紧，然后将乳头分别沿顺时针方向和逆时针方向旋转 180° ～ 360° 。

②按摩乳体：将手掌放在乳房外侧，手指放于乳房上，双手同时将乳房向中间推移，使两侧乳头尽量靠近，让乳房基底部得到更多的运动。四指合拢，拇指与四指分开，将拇指放于腋下，四指放在乳房下面横着托起乳房，然后尽量将两侧肘部向内收紧，让胸部挺起，两手捂住乳房，如揉面团般向手指方向揉动乳房。

如此重复进行，将乳头和乳房连续按摩 4 ～ 5 遍，每日 2 ～ 3 次。

按摩乳房时，应避免大力挤压，尤其要避免用力按压乳房的基底部（乳体部）和乳房外侧。乳房基底部的组织比较脆弱，强烈挤压时很容易受损，引起乳腺炎、乳房胀痛等疾病。哺乳期间，乳房外侧常常会有较多的奶水残留，强力用手压迫很容易导致该处乳腺组织损伤，引起乳腺炎等疾病。

（3）采用湿毛巾外敷乳房

采用湿毛巾外敷乳房，可以治疗乳腺炎等多种乳房疾病，是一种简便有效的治疗方法，但应注意热敷与冷敷效果的不同。乳汁过少，欲增加奶水分泌量，可用热毛巾外敷乳房；乳腺管阻塞、乳汁淤积、乳房过度充盈，出现乳腺炎、乳房胀痛时，则宜采用冷毛巾冷敷乳房，以缓解疼痛，暂时减少乳汁的分泌量，此时热敷则反而会加重病情。

三十、乳头皲裂

乳头皲裂是一种常见的产后哺乳期乳头疾病，以乳头内陷的产妇较为多见。患者乳头上常常会出现一个或者多个放射状小裂口，裂口深处会有出血现象，乳头表面可见渗血、渗液、结痂现象，若反复发作则会导致裂口增大。

乳头皲裂多因哺乳时婴儿含接乳头的方式不对，没有将大部分乳晕含入口中，用力不均以致乳头损伤。乳头皲裂患者常常会于宝宝吮吸乳头时出现刀割样疼痛，除此之外多无其他明显不适。乳头皲裂如果没有得到及时治疗，很容易引起乳腺炎等疾病。

为了预防乳头皲裂，怀孕期间和哺乳期间应采取下述预防措施。

1. 注意妊娠期乳房护理

妊娠开始即应纠正扁平内陷的乳头，时常保持乳房的清洁，每天用温水清洗乳头，并用干净的双手牵拉乳头，然后涂上凡士林，以增加乳头的坚韧度。乳头正常的孕妇也应最迟于妊娠 5 个月开始，每日用肥皂水擦洗乳头，然后用清水洗净，再擦干，涂上食用油。如此则既能保持乳房的清洁，又能使乳头部位的皮肤得到充分的锻炼而变得坚韧结实，以免哺乳时容易破裂。

2. 哺乳期注意保持乳房清洁

女性乳头、乳头颈及乳晕处的皱褶很多，汗腺、乳晕腺、皮脂腺也非常丰富，很容易藏有细菌。事实上，大多数乳母的乳头和乳晕部位都带有很多细菌。另外，研究发现约 40% 的婴儿口腔中含有致病菌。因此，乳母每次于哺乳前后，应用温开水或淡盐水将乳头清洗干净，哺乳后还应挤出少许乳汁涂抹于乳头上，下次哺乳前再清洗干净，以此保护乳头。

3. 尽早积极治疗乳头皲裂

哺乳期间，如果发现乳头疼痛，应立刻警惕，一旦发现乳头破裂，应尽早积极治疗，切勿以为是小事而失于治疗，使病情进一步发展为乳头皲裂。发现乳头破裂，也可先采用复方苯甲酸酊和乙烯雌酚磺胺油膏自行治疗，多数会很快痊愈。具体操作是先在乳头上涂些复方苯甲酸酊，然后再涂上乙烯雌酚磺胺油膏。每隔 2 ～ 3 小时涂药 1 次，连续 2 ～ 3 天。

三十一、生殖器官感染

女性生殖器官包括内生殖器官和外生殖器官两部分，前者包括子宫、阴道、输卵管、卵巢，后者包括大阴唇、小阴唇、阴蒂、阴阜、前庭球、前庭大腺和阴道前庭。生殖器官感染是对生殖系统多种感染的总称，包括外阴炎、阴道炎、宫颈炎、子宫内膜炎、盆腔炎、附件炎等多种感染性疾病。

分娩时产妇担惊受怕，耗尽体力，失去了大量的体液、血液和营养，生产之后产妇的身体非常虚弱，抗病能力极差，很容易感染各种疾病。分娩时阴道、子宫及外阴，受到了严重的创伤，再加上因助产的需要，医生还可能会在会阴部切口，这些伤口的愈合都需要相当一段时间，细菌很容易经此侵入血液。生产之后子宫内的污血和浊液会以恶露的形式经阴道缓慢排出，持续时间可长达 3 ～ 4 周。恶露中含有大量的细菌和营养物质，既是细菌的来源，也是细菌的温床。恶露附着在伤口上，很容易导致伤口感染。分娩之后出于卫生和护理的需要，产妇需要使用卫生棉、卫生垫，这些卫生物品固然起到了很好的护理的作用，但也阻碍了外阴部的空气流通，无形中扮演了细菌摇篮的角色，使细菌更容易生长和繁殖。如果这些卫生用品上的污浊太多，或者更换不及时，便很容易成为外阴部感染的幕后推手。月子期间阴道外口仍有不同程度的充血、水肿，阴道本身的弹性也尚未恢复，很容易撕裂，如果此时夫妻两个不够醒目，缺少定力的话，便会因贪图一时之快而勉强性行为，以致引发子宫出血、阴道撕裂，导致生殖器官感染等疾病，产妇甚至会因败血症、产后大出血、失血性休克而危及产妇生命，酿成千古之恨。

为了防止产后生殖器官感染的发生，月子期间产妇必须做到以下几点。

1. 增强抗病能力

产妇应注意饮食营养，避免饮食过于单调。产妇应适当运动，并保证充足的休息睡眠，增强机体抗病能力。

2. 注意清洁卫生

产妇应注意个人卫生，尤其是下半身的清洁卫生。每日早、晚及大小便后应用温开水清洗外阴，保持会阴部清洁，防止伤口感染。大便后用厕纸抹屁股时，方向应由前向后，切忌由后向前抹，以免将病菌带入前阴。大小便后还应用温开水冲洗肛门和外阴，避免伤口污染。生产时外阴部留下的伤口，无论是自然撕裂，还是手术切口，都需 3 ～ 5 天的时间才可愈合。因此，产后 1 周内，产妇每次大小便后最好用新洁尔灭消毒液，或者淡盐水擦拭冲洗外阴，以防止伤口感染。产妇坐月子期间，应勤换底裤，勤换卫生棉、卫生垫，防止湿透的护垫污染伤口。

3. 保护会阴部伤口

生产后，产妇坐立时身体的重心应偏向右侧，以减轻会阴部伤口所承受的压力。右侧卧位有助于伤口内积血的流出，能够避免血肿的形成，有利于伤口愈合。同时，采用右侧卧位还可防止恶露中的子宫内膜碎片流入伤口，避免日后子宫内膜异位症的发生。因此，产妇于分娩后的一个星期休息睡眠时，宜采取右侧卧位。分娩后的第 7 天之后，会阴部的伤口已基本愈合，恶露不再有可能流入伤口，此时可改为左侧位、右侧位交替使用的正常休息睡眠方式。卧位时，产妇应尽量将臀部抬高，以方便体液回流，减轻伤口的水肿和疼痛。

伤口发生水肿时，会将缝合线绷得很紧，以致疼痛加剧，此时可用蘸取 95% 浓度酒精的纱布，或者 50% 浓度的硫酸镁溶液局部热敷、湿敷，每天 2 ～ 3 次，以消肿止痛。会阴部切口裂开常发生于产后 1 ～ 2 个小时，因此产后 2 个小时内如果发现伤口越来越痛，应即刻请求医生检查并处理伤口。通常，伤口裂开多发生于拆线后的当日，因此产妇最好不要在拆线当天出院回家，以免出现不必要的麻烦。生产后产妇应慎防摔倒，避免大腿过度外展，避免做下蹲、用力的动作，以免会阴部伤口裂开。

排解大便时应先收紧会阴部和臀部，然后才坐在马桶上。产后 1 周内如果出现便秘难解，应使用开塞露或液体石蜡润滑肛门，切勿用力使劲排便，以免导致会阴部伤口裂开。

4. 防止伤口感染

产后如果发现会阴部伤口肿胀、疼痛，有硬结及脓性分泌物出现，应尽早请医生进行检查和治疗。通常医生会立刻拆线、排出脓液，并采用抗生素治疗。产妇也可在家里配合治疗，每天用 1 ： 5000 的高锰酸钾溶液，或者蒲鱼花煎剂（蒲公英 60g，鱼腥草 30g，野菊花 30g）温水坐浴，清洗伤口，每天 2 次，每次 15 ～ 20 分钟。也可采用台灯（旧式白炽灯泡）照射阴部，有促进伤口愈合的作用。有条件者可在家里每日用台灯照射 1 ～ 2 次，每次 30 ～ 60 分钟，以配合治疗。

5. 禁止性行为

生产之后，产妇应绝对禁止性行为。正常顺产的产妇在产后 3 个月内都不可有性生活；剖宫产者，则于产后 4 个月内禁止性生活。

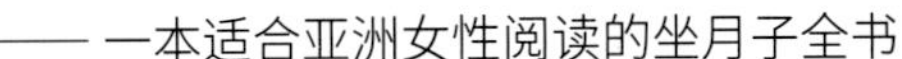

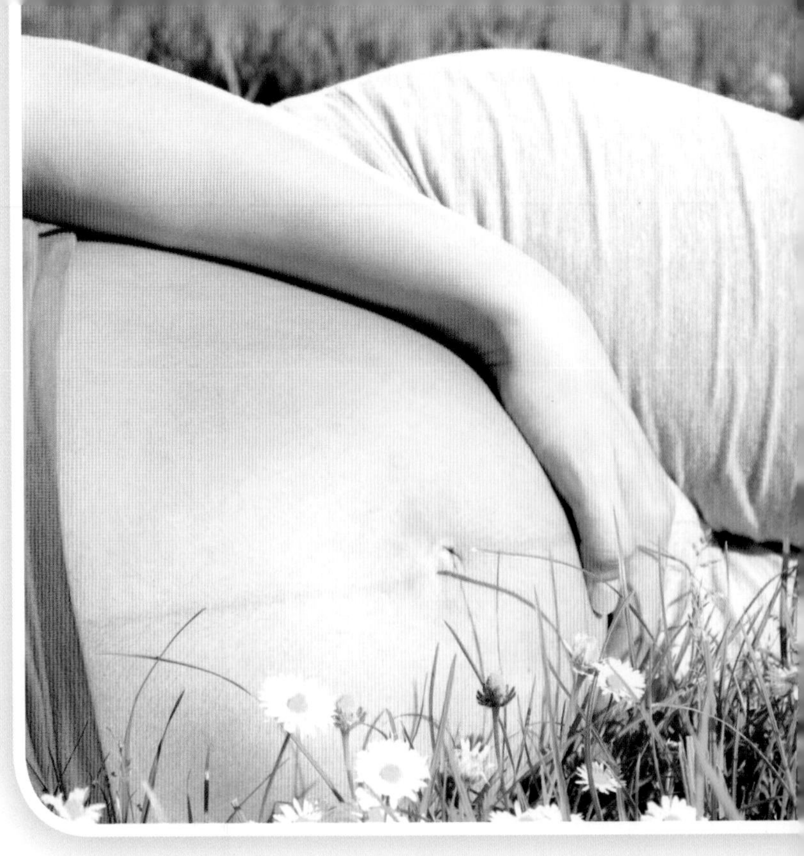

第七节

月子病的治疗

月子病是对产妇于月子期间所患的，或者因坐月子而得的各种疾病的总称。月子病的病因非常复杂，有人为的疏忽，也有生理的必然；有因贫穷而起，也有因富贵而生；有因被忽视而造成的，也有因太被宠爱而导致的；有因产妇和家人无知、麻痹大意引起的，也有因专业医护人员治疗、处理不当而形成的。月子病的症状表现非常复杂，牵连范围也很广，由上到下，从头到脚，由里到外，从内脏到四肢，无所不及。月子病可于月子期间突然发病，也可于月子之后，甚至数年、数十年之后才慢慢发病。

月子病早期病情较轻时，很容易治疗，有时2～3天内即可治愈，但若失治误治，迁延日久，转变成慢性病，则很难治疗，甚至无法根治。因此，月子病应早发现、早治疗、早预防，一旦发现月子病，应尽早进行治疗。对于症情严重，久治不愈的月子病，产妇和家人也要有一定的耐心、恒心、信心和决心，坚持治疗。

西药头痛治头，脚痛医脚，采用西药治疗月子病，见效快，但容易复发；中医治病求稳，讲究全身调理，采用中药治疗月子病，尽管有时见效慢，但能够治本。月子病千头万绪、复杂多变，只有采用中医、西医相结合，医生、患者相配合的方法，才能取得稳定、理想的疗效，获得良好的疗效。医生固然拥有丰富的专业知识，但不可能整天陪着患者，医生每次看患者的时间也并不会很长，也没有可能在有限的时间里将所有相关的专业知识都传授给患者，教患者自我诊断治疗的方法。因此，产妇和家人平时也要多学习和掌握一些有关坐月子和月子病的常识，以便与医生配合，共同预防和治疗月子病。

治疗月子病期间，产妇应适当忌口。忌口的内容包括因病忌口，因药忌口和因食忌口。有些食物会影响或加重产妇的病情，生病期间应避免食用。如产后腹痛、恶露不止者，应避免食用冷食、冷汤、冰水、沙拉、黄梨、柿子、柿饼、猕猴桃，以及各种油腻、煎炸、坚硬难消化的食物。产后便秘者，应忌食辣椒、胡椒。水肿、高血压患者，应戒食咸菜、咸蛋，少吃盐。有些食物会影响、降低药物的疗效，有些食物会使药物的作用太过强烈，或者引发药物的副作用，这些食物产妇也应避免食用。比如服用人参及各种补药时，应避免食用白萝卜、胡椒、辣椒、大蒜等食物和辛辣煎炸之品；服用清凉解热药物时，应避免食用羊肉、韭菜、生姜、荔枝、龙眼、红毛丹、榴梿等热性食物；服用温里散寒药物时，应避免食用各种生冷、油腻及寒凉之品。还有一些食物与别的食物一起食用，会妨碍某些营养的吸收，甚至产生致病因子而使产妇生病，如菠菜与豆腐一起食用会影响钙的吸收，这些食物产妇更应注意要禁止同时食用。产妇还应注意，如果吃某种食物时会感觉胃痛、不舒服，应停止食用这种食物，下次也不要再吃。

月子病应该月子治，这话一点不假，相信很多患过月子病的人都对此有深刻体会。月子病月子治的含义有两层：其一是指月子病应该于月子内治疗，出了月子则很难治愈；其二是指月子病如果没有治愈，到了下一次坐月子时再来治疗则会相对比较容易治疗。月子期间产妇骨骼筋膜开张，多个组织器官受伤，风寒邪气很容易侵入体内，月子过后，骨骼筋膜闭合，伤口修复愈合，风寒邪气被包藏于骨骼筋膜之内，肌肉关节之中，很难轻易排出。及至下次妊娠分娩以后，骨骼筋膜再次开张，风寒邪气这些妖魔鬼怪进出人体之门也重新打开，此时再来驱逐剿杀也相对比较容易一些。从这个方面来讲，月子病要月子治这种说法还确实很有道理，但产妇也要汲取上次泥足深陷的教训，要预先调养好身体，拥有足够的抵抗力来抵御外邪，不然反而可能会弄巧成拙，新邪旧寇一起来犯，“好果子还在后头”！月子后的日子将会更为难过，可能患上比上次更为严重，更加难缠的月子病。

因月子病常带有关节疼痛的症状，而极易被误诊为风湿或者类风湿，并当作风湿病或类风湿性关节炎来治疗。这样误治当然收效甚微，即使勉强见效，停药后也会很快复发，给产妇带来长期的困扰。

月子病于月子期间治疗固然比较容易，但也不能因为方便治疗就人为地再制造一次坐月子的机会，这样也不太现实，也没有这个必要，除非还打算多生一个孩子。根据笔者多年的临床经验，即使出了月子，月子病也还是照样可以治疗，只是治疗起来比较困难罢了。月子病只要仔细检查，认真分析，找出真正的原因，采用中医辨证论治的原则，多数可于3个月到6个月之内完成治疗。在此介绍一些常见月子病的中医治疗方法供读者参考。

一、产后恶露不止

【案例】

肖某，产后2个多月，阴道一直出血不止。起初排泄物为暗红色，夹有少量血块及坏死的胎膜组织，一个月过后，排泄物转为黄褐色，而且仍然夹杂少量血块及紫红色血液。西医诊断为“产后子宫复旧不良”。中医诊断为“恶露不绝”，认为其病因“气虚血亏、子宫虚弱”所致，经用八珍汤、十全大补汤、归脾汤等药治疗1个多月，病情有增无减。接诊时，除见恶露不止外，患者还有小腹隐痛，口干不欲饮，失眠心烦，食欲不振，手足不温等症。舌暗，可见瘀点瘀斑，脉象弦涩。辨证属瘀血内停，冲任阻滞，血不归经，横逆脉外所致。治以活血化瘀，调经止血之法。

药用：当归10g，川芎10g，桃仁10g，炮姜10g，甘草10g，丹参10g，益母草30g，香附12g，炒蒲黄（包）10g，延胡索15g，焦山楂15g，炒枣仁15g，远志10g，侧柏炭15g。清水煎煮，每日1剂。

食疗：益母草10g，生山楂30g，鸡蛋1枚，当归10g，红糖适量。煮汤食用，每日1剂。

两方连用五天后，患者恶露止，身体无明显不适。后方继用五天，以调理善后。

【分析】

恶露是指妇女分娩过后，经由阴道排出的余血浊液，包括宫腔内积血、宫颈黏液以及坏死的胎膜组织等。正常恶露多在产后 3 ～ 4 周内干净。如果产后 4 周之后，阴道仍有恶露排出者，则为恶露不绝，又称“恶露不止”“恶露不尽”等。西医认为本病多因产后子宫复旧不良，产褥期感染以及凝血机制障碍等疾病引起。中医认为，本病多因产妇素体虚弱，产后过早操劳，脾气受损，无力摄血；或因产妇平素阴血不足，生产时耗气失血过多，阴血更亏，以致虚热内生，热扰血海；或因胞脉空虚，寒邪内侵，血脉凝滞，瘀血内阻所致。故此，中医临床上常将本病区分为气虚血亏、血热妄行、瘀血内阻三种不同证型加以治疗。

1. 气虚血亏

产后恶露过期不止，量多、色淡红，质稀薄，无臭味，伴见下腹坠胀，隐隐作痛，头晕疲倦，心慌气短，面色苍白或者萎黄，食欲不振。舌淡胖，有齿痕，苔白润，脉虚弱无力。

治法：益气补血，升阳固摄。

药用：当归 10g，熟地黄 15g，白芍 10g，川芎 10g，黄芪 30g，党参 10g，茯苓 10g，白术 10g，炙甘草 10g，龙眼 10g，炒枣仁 15g，远志 6g，木香 6g，仙鹤草 15g，茜草根 10g，白及 10g。

食疗：乌骨鸡（或甘榜鸡）1 只（300 ～ 500g），花生米（连红衣）50 粒，当归 10g，川芎 10g，党参 10g，炙甘草 6g，黄芪 30g，陈皮 6g，炒枣仁 15g，焦山楂 15g，藕节炭 15g，红枣 10 枚，葱、姜适量，黄酒 15mL，炖汤食用。每日 1 剂，连用 7 ～ 10 天。

2. 血热妄行

产后恶露过期不止，量多色紫，质黏稠，有臭味，有时甚至可见脓性血带排出，下腹时有疼痛，或见口干发热，面色潮红，或见手足心热，心烦失眠。舌红，苔黄，脉滑数或细数。

治法：养阴清热，凉血止血。

药用：生地黄 15g，当归 10g，黄芩 10g，黄柏 10g，墨旱莲 15g，炒枣仁 15g，知母 10g，地榆炭 15g，栀子炭 15g，牡丹皮炭 15g，金银花 15g，川芎 10g，白芍 10g，乌贼骨 20g。

清水煎服，每日 1 剂，连服 5 ～ 7 天。

食疗：莲藕 150g（切片），生地黄 15g，甘草 6g，生山楂 15g，紫草 10g，白茅根 20g。煮汤食用。每日 1 剂，连用 5 ～ 7 天。

3. 瘀血内阻

产后恶露逾期不止，色暗红，伴见小腹隐痛，手足冰凉，失眠心烦，胸闷食少。舌暗红，可见瘀点瘀斑，脉弦细涩。

治法：活血化瘀，调经止血。

药用：当归 10g，川芎 10g，桃仁 10g，炮姜 10g，甘草 10g，丹参 10g，益母草 15g，香附 8g，延胡索 10g，焦山楂 15g，炒枣仁 15g，远志 10g，侧柏炭 15g。

清水煎煮，每日 1 剂，连服 5 ～ 7 天。

食疗：鸡蛋 1 ～ 2 粒，莲藕 50g，红枣 10 粒，益母草 10g，生山楂 30g，当归 10g，红糖适量，煮汤食用。每日 1 剂，连服 1 ～ 2 周。

二、产后腹痛

【案例】

生产过后，方某一直感觉下腹部隐隐作痛，持续二十多天不止。经医生详细检查后，确诊为“子宫复旧不良”。先后用西药及中药“生化汤”“八珍汤”“十全大补汤”等药物治疗两个多星期，疼痛始终未见明显好转。接诊时方某之病情表现为小腹隐痛，喜温喜按，畏寒肢冷，腹胀便溏，头晕耳鸣，多梦健忘，疲倦乏力，面色萎黄，恶露量少，色淡质稀。舌淡苔白，脉虚细弱。诊断其病属气血不足，冲任空虚，络脉失养，筋脉挛急所致之“产后腹痛”。治以益气补血，缓急止痛之法。

药用：当归10g，熟地黄15g，川芎10g，白芍10g，人参5g（或党参15g），怀山药10g，麦冬10g，桂枝10g，炮姜10g，木香10g，砂仁10g，枸杞子10g，焦山楂15g。清水煎煮，每日1剂。

食疗：羊肉500g，当归10g，生姜30g，黄芪15g，枸杞子15g，党参15g，龙眼肉10g，白术6g，芡实15g。炖汤食用。

药食连进5天之后，患者腹痛明显减轻，恶露干净。原方再服五天后，腹痛完全消失，身体无其他任何不适。

【分析】

产后腹痛是指妇女在生产过后所发生的一种以小腹疼痛为主要临床表现的疾病，又名“儿枕痛”。西医认为产后腹痛多因产后子宫收缩不良，胎盘滞留以及产褥期感染等疾病所致。中医认为其发病多因产妇气血阻滞，运行不畅而起。如平素气虚血亏，运行乏力，产时失血耗血过多，冲任空虚，产后起居不慎，寒邪内侵等原因都可导致产后腹痛。另外，产妇情志不畅，肝气郁结，气机阻滞，瘀血内停等因素也可引起产后腹痛。因此，临床上产后腹痛除见气血虚弱的表现之外，还可见到气滞血瘀及热毒外袭等证型。关于气血虚弱所致的产后腹痛，读者可参考上文案例所述之治疗方法。其他两型的具体辨治方法如下。

1. 气滞血瘀

产后小腹胀满，疼痛拒按，伴见胸胁胀闷，腹胀纳差，头晕面白，手足冰冷，恶露量少，色紫有块。舌暗苔白，脉沉弦紧。

治法：行气活血，散寒止痛。

药用：当归10g，川芎10g，桃仁10g，红花（后下）10g，炮姜15g，甘草10g，益母草15g，香附10g，郁金10g，木香10g，乌药10g，艾叶10g，肉桂6g，焦山楂15g，柴胡10g。

清水煎煮，每日1剂，连用5～7天为一疗程。

食疗：乌鸡半只或1只，当归10g，香附6g，陈皮10g，炮姜10g，乌药10g，益母草10g，炒麦芽15g，黄酒15mL，红枣5粒，生姜3片，炖汤服用。

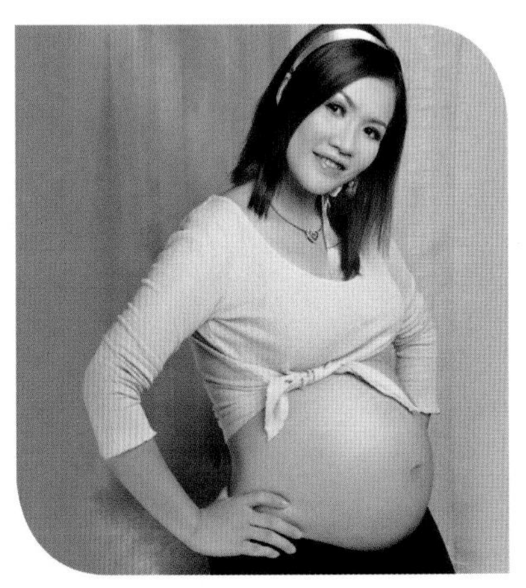

2. 热毒外袭

产后腹痛，胀满拒按，恶露量多，气味腥臭，伴见恶寒发热，头痛身痛，口干口渴，便秘尿赤等症。舌红，苔黄，脉弦滑数。

治法：清热解毒，缓急止痛。

药宜：金银花 15g，连翘 10g，牛蒡子 10g，薄荷 10g，甘草 10g，野菊花 10g，蒲公英 15g，地丁草 15g，鱼腥草 15g，白茅根 20g，槐花 15g，马齿苋 15g，大黄（另包）6g（服药后大便次数较多者，去大黄），牡丹皮 10g。

清水煎煮，每日 1 剂，连用 5 ~ 7 天。

食疗：绿豆 60g，赤小豆 30g，甘草 10g，蒲公英 15g，败酱草 15g，香附 6g，益母草 10g，红糖 15g。

煮汤食用，每日 1 剂，连用 3 ~ 5 天。

三、产后发热

【案例】

莫某，于产后第 3 天开始感觉发冷发热，头晕头痛，兼见小腹胀痛，恶露量多等症。医生诊断为“产褥期感染”，连服西药 3 天，发热停止。但事隔两天，患者再次感觉发冷发热，而且程度比初起时更重。接诊时，其病情表现为畏寒发热，体温：37.8℃，头晕头痛，口干口渴，咽喉干痛，伴见小腹胀痛拒按，恶露量多色紫如“豆酱”，气味腥臭，食少纳差，便秘尿赤等症。舌红，苔黄，脉弦滑数。治以清热解毒、凉血散瘀之法。

药用：金银花 15g，连翘 10g，野菊花 15g，蒲公英 15g，赤芍 10g，牡丹皮 10g，桔梗 10g，鱼腥草 15g，五灵脂 10g，地丁草 15g，天葵子 10g，益母草 15g，炒蒲黄（包）15g，黄柏 10g，生地黄 15g。清水煎煮，每日 1 剂。

食疗：绿豆 30g，粳米 30g，甘草 10g，马齿苋 15g，葛根 15g，败酱草 15g，红糖适量。煮粥食用。

药食连用三天后，患者不再感觉发热发冷，头不晕不痛，口干咽痛消失，胃口好转，小腹胀痛减轻，恶露无臭味。原方继进三剂后，患者恶露量少，身体无明显不适。

【分析】

通常，产妇会于分娩过后的 1 ~ 2 天内出现轻微的发热，一般不作病论。但若持续发热不退，或者突然发热，伴有头晕头痛、肢体酸痛、小腹胀痛、咳嗽喷嚏者，则属“产后发热”。

产后发热多因分娩时气血耗伤，正气虚弱，邪毒乘虚而入，邪正交争，营卫不和所致；也可因产后恶露不下，瘀血内停，气机阻滞；或者产后失血过多，正气耗伤，风寒邪气，乘虚而入；以及阴血亏虚，阳失所附，虚阳外越等原因所致。临床上，产后发热的以下几种证型较为多见。

1. 邪毒外感

产后发烧发冷，头晕头痛，咽干咽痛，疲倦乏力，食少纳差，便秘尿赤，小腹胀痛拒按，恶露量多，色紫，气味腥臭。舌红，苔黄，脉滑数。

治法：清热解毒，凉血散瘀。

药用：金银花 10g，连翘 10g，野菊花 15g，蒲公英 20g，柴胡 10g，黄芩 10g，桔梗 10g，板蓝根 15g，夏枯草 10g，地丁草 15g，薄荷 10g，益母草 15g，炒蒲黄（包）15g，黄柏 10g，甘草 10g。

清水煎煮，每日 1 剂，连服 5 ~ 7 天。

食疗：绿豆 50g，红豆 30g，薏苡仁 30g，甘草 10g。煮粥食用，连食 3 ~ 5 天。

2. 瘀阻化热

产后恶寒发热，恶露不下，或者下而甚少，紫黑有块，伴见下腹酸痛，胀满拒按（用手按压时疼痛更剧烈），口干咽燥，渴不欲饮。舌质紫暗，可见瘀点瘀斑，苔腻脉弦或涩。

治法：活血化瘀，清热排露。

药用：当归10g，川芎10g，桃仁10g，红花（后下）10g，牡丹皮10g，赤芍10g，金银花15g，连翘10g，生地黄15g，益母草15g，甘草10g，五灵脂15g，炒蒲黄（包）15g。

清水煎煮，每日1剂，连服5～7天。

食疗：乌鸡半只，当归10g，川芎10g，炒蒲黄（包）6g，甘草6g，益母草10g，熟地黄10g，丹参6g，生山楂10g，黄酒15mL，生姜1块。

炖汤食用，每日1剂，连食5～7天。

3. 外感风寒

产后恶寒发热，头痛身痛，肢体酸痛，口淡不渴，伴见鼻塞清涕，咳嗽痰白，恶风（怕吹风）无汗，小便清长。舌淡，苔薄白，脉浮弦或紧。

治法：养血祛风，散寒解毒。

药用：当归10g，熟地黄10g，白芍10g，川芎10g，羌活10g，桂枝10g，荆芥10g，防风10g，制半夏10g，紫苏叶10g，甘草10g，牛蒡子10g，苍耳10g，陈皮10g，生姜3片。

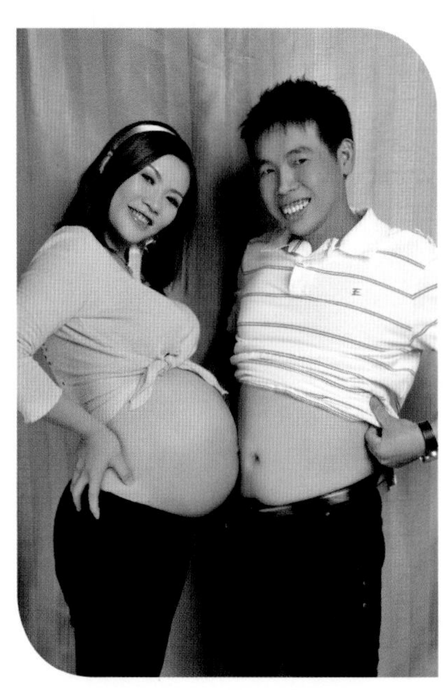

清水煎煮，每日1剂，连服5～7剂。

食疗：粳米50～100g，紫苏叶10g，生姜（拍破）15～20g，葱白3根，红糖15g。

煮粥食用。

4. 外感风热

发热，微恶风寒，伴见头痛身痛，咳嗽痰黄，口渴咽干，小便短赤。舌红，苔黄，脉弦浮数。

治法：疏风清热，辛凉解表。

药用：金银花15g，连翘10g，牛蒡子10g，薄荷10g，甘草10g，桔梗10g，黄芩10g，桑叶10g，菊花10g，芦根10g，紫菀15g，枇杷叶15g，神曲15g，甘草10g。

清水煎煮，每日1剂。

食疗：参见案例。

5. 血虚生热

因产时或者产后失血过多而出现身体微热，自汗乏力，伴见面色萎黄，头晕目眩，失眠多梦，心悸健忘，腹痛隐隐，恶露量少、色淡，手足麻木，腹胀纳差等症。舌淡苔白，脉细弱略数。

治法：益气补血，甘温除热。

药用：党参10g，茯苓10g，白术10g，炙甘草10g，当归10g，川芎10g，熟地黄10g，枸杞子10g，制黄精15g，知母10g，黄芪15g，浮小麦15g，炒枣仁15g，远志10g，红枣5枚，生姜3片。

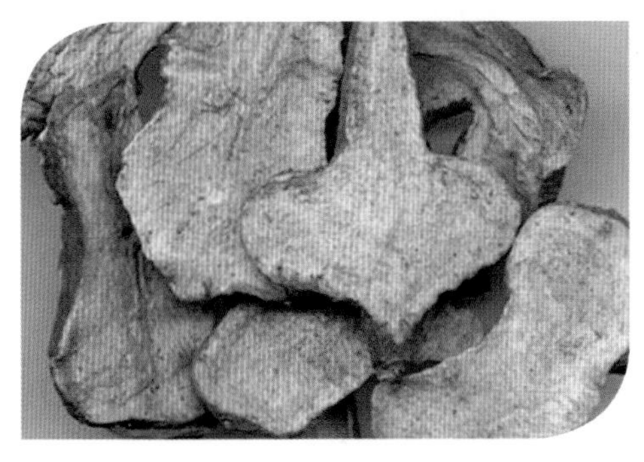

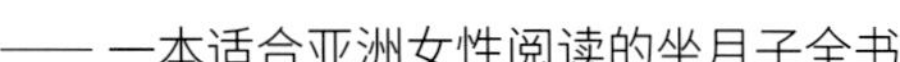

清水煎煮，每日1剂。连服5～7天。

食疗：甘榜鸡或老母鸡300～500g，黄芪15g，当归6g，党参6g，甘草6g，炒枣仁10g，茯苓6g，陈皮6g，莲子10g，龙眼10g，红枣10粒，生姜（拍破）10g。

炖汤食用，每日1剂，连服7～10天。

四、产后缺乳

【案例】

梁某，产后半个多月时，因得知丈夫在外另筑爱巢而受精神刺激，整日情绪低落，不想吃饭，乳汁慢慢变得越来越少，婴儿也只好加用牛奶喂养。可是，婴儿自从开始喝牛奶之后便时常生病，不是发烧，便是腹泻，经医生多方治疗，效果不佳。最后医生劝其继续改用母乳喂养宝宝，患者苦于无奈，不得不寻找“催乳下奶”之方。接诊时，患者乳房胀痛，乳汁稀少，伴见头晕疲倦、失眠多梦、口干口苦、腹胀纳差、胸胁满闷、心情不畅等症。舌淡红，苔薄白，脉象弦滑。据此诊断其病属肝气郁结，络脉阻滞所致之产后缺乳。治以疏肝解郁，通络下乳之法。

药用：柴胡10g，枳实10g，白芍10g，甘草10g，香附10g，陈皮10g，川芎10g，王不留行15g，漏芦10g，白芷10g，通草10g，木通10g，当归10g，焦山楂15g，炒麦芽15g，炒枣仁15g。清水煎煮，每日1剂。

食疗：猪蹄1只，豆腐100g，丝瓜100g，海带15g，花生米30g，佛手10g，青皮10g，党参15g。煮汤食用，一天内分2～3次食完。

连用三天后，患者乳汁增加。继食一周后，乳汁分泌充足，宝宝几个小时不吃时，奶水还会自动溢出来。宝宝改喂母乳以后，身体很快恢复了健康。长得又白又胖，逗人喜爱，且很少再生病。

【分析】

产后缺乳，又称“乳汁不行”“乳汁不足”等，是指妇人生产三天之后，仍然奶水稀少，甚或乳汁全无的一种病症。

现代医学认为，产后缺乳多因母体身体虚弱，乳腺发育不良；妊娠反应过重，营养不良；产时失血过多，脑垂体供血不足，垂体激素分泌受限；生产时过度紧张，情志不畅，以致垂体泌乳素分泌不足等原因所致。另外，急性乳腺炎患者，因其内分泌系统功能失调，也可反射性地引起产后缺乳。中医认为，乳汁为母体气血所化，如果母体平素体质虚弱，脾胃气血生化不足，或因产时失血过多，气血亏虚，乳汁化生无源，或者产时遭受精神刺激，情志不遂，肝郁气结，气郁不畅，导致经脉阻滞，乳液分泌受阻等，都可引起产后缺乳。临床上，中医常将本病区分为气血不足和肝郁气滞两种证型加以辨治，具体证治法如下。

1. 肝郁气滞

产后乳汁稀少，乳房胀痛，胸闷气短，心烦失眠，心情郁闷，烦躁易怒，头晕多梦，腹胀纳差。舌淡红，苔薄白，脉弦滑。

治法：疏肝解郁，通络下乳。

药用：柴胡10g，枳实10g，白芍10g，甘草10g，香附10g，陈皮10g，川芎10g，王不留行15g，漏芦10g，白术10g，通草10g，栀子10g，当归10g，焦山楂15g，茯苓10g，炒枣仁15g。

清水煎煮，每日1剂，连服5～7天。

食疗：猪蹄1只，豆腐100g，丝瓜100g，芹菜 30g，海带 15g，花生米 30，佛手 10g，青皮 6g。煮汤食用，分 2 ~ 3 次一日食完。

2. 气血不足

产后缺乳，乳房不胀，乳汁稀少，甚或乳汁全无，伴见头晕乏力，面色萎黄，心慌气短，腹胀纳差。舌淡苔白，脉沉细弱。

治法：益气补血，通络下乳。

药用：当归 10g，川芎 10g，黄芪 15g，龙眼 10g，炒枣仁 10g，党参 10g，茯苓 10g，白术 10g，炙甘草 10g，麦冬 10g，木通 10g，桔梗 10g，炒麦芽 15g，焦山楂 15g，王不留行 15g。

清水煎煮，每日 1 剂，连服 5 ~ 7 天。

食疗：老母鸡半只，当归 15g，川芎 10g，黄芪 15g，熟地黄 15g，党参 10g，冬菇 10 粒，炖浓汤。早晚食用，每日 1 剂。连食 5 ~ 7 天。

众所周知，母乳是婴儿的理想食物，母乳中含有婴儿所需的各种营养成分，而且新鲜清洁，方便卫生，温度适宜，极易被婴儿吸收利用。母乳中所含的各种抗体，能够增强婴儿的抗病能力，使之体质强壮，很少生病。一般来说，大多数妇女在生产过后的三天之内，便会有充足的乳汁分泌出来，供婴儿食用。但也有少数妇女，生产过后乳汁甚少，甚或点滴全无。为了帮助这些产妇解除烦恼，在此介绍几道食疗验方供有需要的产妇选用。

①通乳粥：粳米 100g，花生米 100g，党参 15g，怀山药 30g，木耳 6g，冰糖 10 ~ 15g。煮粥食用，连食 3 ~ 5 天。

②猪蹄下乳汤：猪蹄 2 只，花生米 100g，黄豆 50g，通草 5g，王不留行 15g，党参 15g。炖汤食用，连食 3 ~ 5 天。

③鲤鱼催乳汤：鲤鱼（或鲫鱼）1 尾（约 750g），猪肝 50g，花生米 50g，黄花菜（干品）10 ~ 15g，黄芪 20g，当归 10g，枸杞子 15g，红枣 10 枚。煮汤食用，连食 3 ~ 5 天。

五、产后关节痛

【案例】

郭某，36 岁，太平人。产后一周时，患者因过早从事室外活动而不慎伤风着凉，随后不久即开始感觉全身发冷发热，头晕头痛，胸闷气短，口干口渴，咳嗽痰多。经服西药治疗三天后，头晕口干、寒热咳嗽等症相继消失。但过后不到一个星期，患者开始感觉关节酸软、疼痛，活动不灵，腰背酸痛，左侧肢体麻痹无力，西医诊断其病为“产后风湿”。经用西药、中药、针灸、按摩等方法治疗两个多月，疼痛时轻时重。

接诊时患者症状为双侧肩部、肘部、腕部、膝部、踝部关节麻痹酸痛，左侧膝关节明显肿胀，腰背酸痛，转侧不利。而且疼痛每于夜间及阴雨天加重，有时心情不畅时疼痛也会加重。伴见左侧肢体麻木无力，头晕头痛，面色萎黄，疲倦乏力，畏寒恶风，胸闷气短，小便频多等症。舌淡胖，苔薄白，脉沉细弱。据此，笔者诊断其病属产后气血亏虚，腠理失固，风寒湿邪侵袭筋脉骨节，经络痹阻，血脉不通所致之“产后身痛”。随以用祛风散寒，除湿止痛之法治疗。

药用：当归 10g，熟地黄 15g，川芎 10g，白芍 10g，党参 10g，牛膝 10g，桑枝 15g，防风 10g，细辛 3g，秦艽 10g，忍冬藤 15g，络石藤 15g，石南藤 15g，威灵仙 15g，寻骨风 10g，茯苓 10g，桑寄生 10g，独活 10g，杜仲 10g。清水煎煮，每日 1 剂。分早晚两次，饭后服用。

食疗：排骨200g，杜仲15g，党参10g，桑寄生（包）10g，怀山药10g，枸杞子10g，薏苡仁15g，生姜20g（拍破），葱白5根，黄酒20mL。炖汤食用，每日或隔日1剂。

连续治疗两周后，患者病情明显减轻。继续坚持治疗一个多月后，疼痛完全消失。随访半年多，其病未再复发。

【分析】

产后关节痛，又名“产后身痛”“遍身痛”等，是指产妇于产褥期内，出现以全身肢体关节酸困疼痛，麻木重着，屈伸不利等症为主要临床表现的一种疾病。中医认为，产妇分娩时失血过多，体内气血不足，会导致筋脉关节、四肢百骸失于濡养，引起肢体麻木重着，甚或酸痛等症。产妇气血虚弱，血行不畅，瘀血滞留筋脉骨节时，也会因经脉阻滞而引起肢体关节疼痛。另外，生产之后，产妇气虚血弱，营卫不和，腠理失密，如果贪凉喜冷，不避禁忌，吹冷风、吹冷气，采用冷水冲凉，或者起居不慎，风、寒、湿邪就会乘虚而入，留滞产妇筋脉关节，导致风湿疼痛。关于本病的治疗，中医常采用养血活血、散寒通络、祛风除湿、宣痹止痛等法辨证治疗。

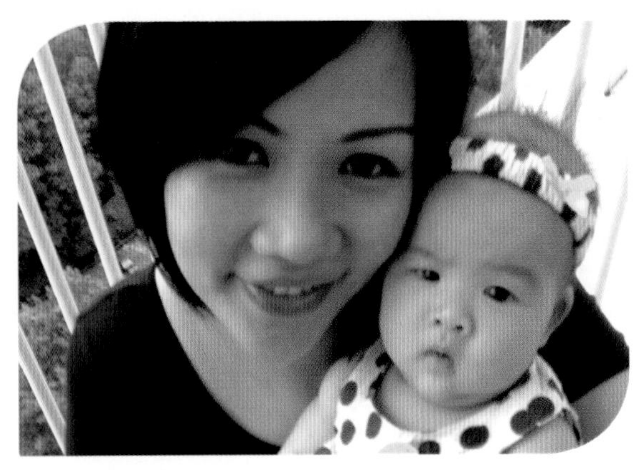

1. 风寒湿邪侵袭

生产之后，产妇全身或者局部关节麻痹、酸痛无力，活动不利，而且常于夜间或吹风、受寒时疼痛麻痹加重，伴有头晕头痛，面色萎黄，畏寒疲倦，害怕吹风，失眠多梦，胸闷气短，腹胀食少等症。舌淡胖，苔薄白，脉弦细弱。

治法：祛风除湿，散寒止痛。

药用：当归10g，熟地黄15g，川芎15g，白芍10g，党参10g，茯苓10g，甘草8g，牛膝10g，桑枝15g，防风10g，细辛3g，秦艽10g，忍冬藤15g，黄芪20g，石南藤15g，寻骨风10g，桑寄生10g，独活10g，杜仲10g。

清水煎煮，每日1剂。分早晚两次，饭后服用，连服1～2周。

食疗：排骨（或鳝鱼、鳗鱼）200～300g，丝瓜50g，杜仲15g，党参10g，怀山药10g，枸杞子10g，薏苡仁15g，生姜（拍破）20g，生葱5根，黄酒20mL。炖汤食用，每日或隔日1剂。

2. 血虚筋脉失养

肢体酸困，麻木重着，周身关节疼痛，伴见头晕胸闷，面色萎黄，心悸气短，疲倦乏力，多梦健忘，体弱多汗等症。舌淡苔白，脉沉细弱。

治法：补血养血，活络止痛。

药用：当归15g，川芎10g，熟地黄15g，黄芪30g，白芍10g，鸡血藤15g，秦艽10g，防风10g，桂枝10g，炒枣仁15g，夜交藤30g，甘草10g，党参10g，丝瓜络15g，茯苓15g，丹参15g，红枣5枚，生姜3片。

清水煎煮，每日1剂。

食疗：水鱼（或排骨）200g，当归10g，川芎10g，黄芪15g，枸杞子10g，肉桂3g，红枣5

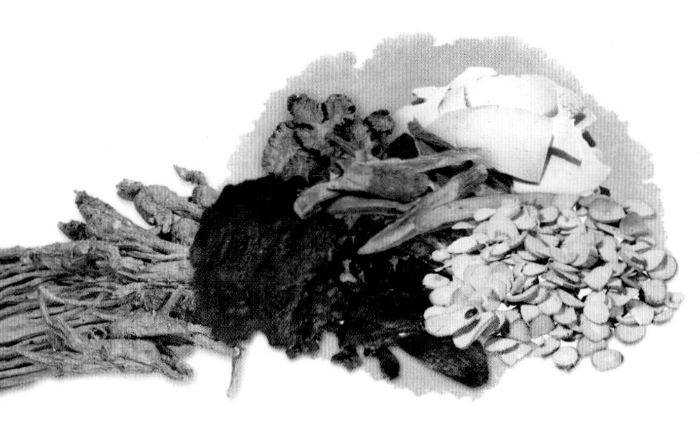

枚，葱白3根，生姜5片，黄酒20mL，胡椒粉少许，花椒5g。炖汤食用，每日或隔日1剂，连食1～2周。

六、产后排尿异常

产后排尿异常是指妇女分娩之后，出现小便闭塞不通，频数急迫或者小便失禁等症状的一种疾病。

中医认为，发生产后排尿异常的主要原因为肺气虚弱，水道失于通调；肾气不足，膀胱气化失司；接生不慎，手术损伤，膀胱失约，小便失于控制等。因此，治疗本病时应相应地采取补气调水、化气行水、固脬摄水等方法。在此介绍几个治疗产后排尿异常的配方供读者选用。

①党参10g，炙甘草15g，白术10g，当归10g，陈皮10g，升麻10g，黄芪30g，茯苓10g，木通15 g，车前子（包）15g，枳壳8g，柴胡10g，太子参10g，红枣5枚，生姜5片。

清水煎煮，每日1剂，连服3～5剂。

此方补脾益肺，通调水道。能够治疗肺脾两虚，水道不调所致的产后尿闭，小腹胀满，头晕疲倦，面色皖白，少气懒言，气短神疲等症。

②制附片10g，肉桂6g，怀山药20g，泽泻10g，茯苓10g，牡丹皮6g，山茱萸10g，木通6g，滑石20g，车前草20g，熟地黄15g，白茅根20g。

清水煎煮，每日1剂，连服3～5剂。

此方温阳补肾，化气利水。适合治疗肾阳不足，膀胱气化失司所致之产后尿闭，小腹胀痛，腰膝酸软，头晕耳鸣等症。

③党参10g，黄芪30g，当归10g，肉桂6g，桑螵蛸15 g，金樱子15g、覆盆子15 g，益智仁10g，怀山药20g，白果10g，芡实10g，山茱萸10g，熟地黄15g，升麻10g，生龙骨（先煎）20g。

清水煎煮，每日1剂，连服5～7天。

此方温阳补气，固脬摄水。适合治疗气虚肾亏，膀胱失约所致之产后尿频，遗尿失禁等症。

④黄芪30g，党参10g，当归10g，白术10g，甘草10g，丹参10g，白芍10g，仙鹤草15g，红花10g，白及6g，小蓟15g，藕节炭15g，红枣5枚。

清水煎煮，每日1剂，连服5～7天。

此方补气养血，固脬摄水。适合治疗分娩时膀胱受损所致之产后排尿异常，小腹疼痛，尿频滴沥，尿中带血等症。

七、产后胞衣不下

胞衣不下又称息胞，系指胎儿产出之后，胎盘较长时间不能娩出的一种疾病，西医称之为“胎盘滞留”。

胎盘滞留包括胎盘嵌顿、胎盘剥离后滞留、胎盘粘连及胎盘植入等多种类型。中医认为，其发病与产妇素体虚弱，元气不足，胞衣无力娩出体外，以及产时受寒，调摄失常，以致血道涩滞，胎盘无法娩出等因素有关。胞衣不下依其成因及临床表现的不同，可分为气虚及血瘀两种类型。

气虚型的主要临床表现为：产后胞衣不下，出血量多、色淡，少腹微胀，按之不痛，头晕心悸，面色㿠白，畏寒肢冷，神疲乏力。舌淡苔白，脉沉虚弱。

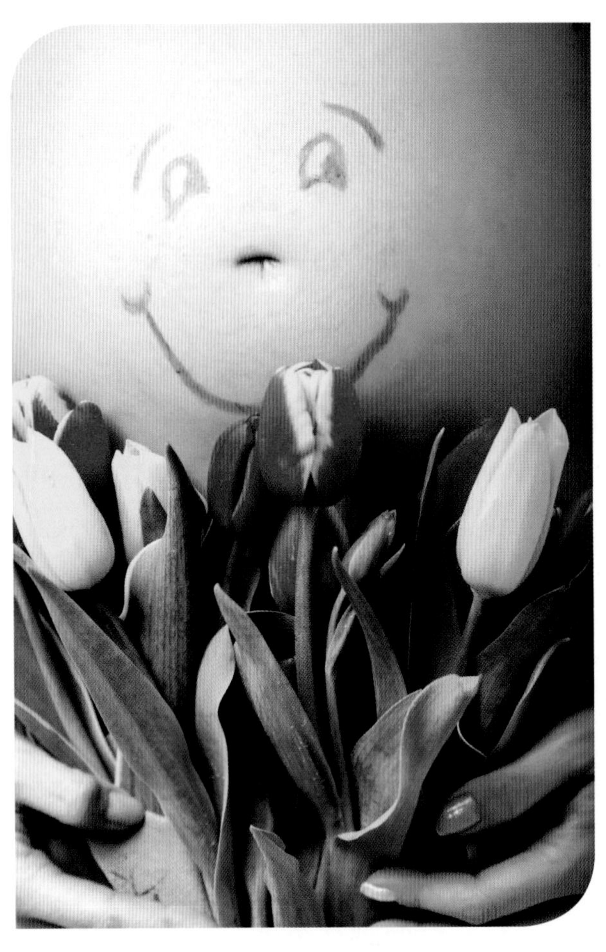

血瘀型的主要临床表现为产后胞衣不下，恶露量少、色暗，少腹疼痛，按之更甚，口唇发紫，面色滞暗。舌暗红，有瘀点，脉象沉弦或沉涩。

气虚型胞衣不下宜采用益气养血，化瘀除滞之法治疗；血瘀型胞衣不下则宜采用活血化瘀，排除滞胞之法处理，具体可选用以下配方。

①当归10g，川芎10g，桃仁10g，炮姜10g，甘草10g，黄芪15g，茯苓10g，白术6g，木香6g，人参6g（另炖），红枣5枚，陈皮10g。

清水煎煮，每日1剂，分2～3次服用，连服2～3天。

此方益气养血，化瘀除滞，适合治疗产后气虚血亏，胞衣经较长时间才下。

②当归10g，川芎10g，丹参15g，乳香6g，没药6g，血竭3g，白芍10g，生蒲黄10g，五灵脂10g，牛膝10g，黄芪15g，红花10g（后下）。

清水煎煮，每日1剂，分2～3次服用，连服2～3天。

此方活血化瘀，排除滞胞，适合治疗产后血瘀，胞衣较长时间滞留不下者。

③当归10g，川芎10g，熟地黄15g，白芍10g，肉桂6g，干姜6g，木香6g，砂仁6g，蒲黄10g，五灵脂10g，延胡索10g，小茴香10g，红花10g（后下），桃仁10g，牛膝10g。

清水煎煮，每日1剂，连服3～5天。

此方活血化瘀，温经散寒。适合治疗产后血瘀寒凝，胞衣迟迟不下，兼见少腹冷痛、拒按，得热则减，遇寒益甚者。

八、产后血晕

产后血晕是指产妇因分娩时失血耗气过多而突然头晕眼花，恶心呕吐，甚至昏厥肢冷，不省人事的一种疾病。

中医认为，产后血晕的发生多因产妇平素气虚血弱，产时失血过多，导致营阴大损，气随血脱；或者产时精神过度紧张，感受寒邪，以致寒凝血滞，瘀血阻滞胞宫而成。西医认为产后血晕的发生多与产道损伤、胎盘滞留、子宫收缩不良、凝血机制障碍等因素导致产后大出血有关。

产后血晕因虚所致者，其主要临床表现为生产过后，产妇因阴道出血量多而致头晕眼花，面色苍白，胸闷恶心，心悸气短，突然昏厥，不省人事，汗出肢冷，脉微欲绝。产后血晕因瘀血阻滞而起着，其主要临床表现为产后严露量少或者点滴不下，继之头晕眼花，面色紫暗，少腹阵痛，疼痛拒按，气急喘促双手握固，神昏口噤，不省人事。舌质紫暗，脉象沉涩。

产后血晕疑将发生时，宜迅速取用野人参 10 ~ 15g，煎汤顿服，以益气固脱，回阳救逆。晕厥发生后，则应尽早请医生进行抢救治疗。及至病情稳定，产妇完全脱离危险以后，则可采用中医中药调理补虚，培元固本，以促进产妇身体恢复。防治产后血晕可依据产妇的具体情况，酌情选用以下配方。

①当归 10g，川芎 10g，白芍 10g，熟地黄 15g，党参 10g，茯苓 10g，白术 10g，甘草 10g，黄芪 15g，肉桂 10g，枸杞子 10g，炒麦芽 15g，神曲 15g，红枣 5 枚。

清水煎煮，每日 1 剂，连服 1 ~ 2 周。

②当归 10g，黄芪 30g，龙眼 10g，炒枣仁 15g，党参 10g，茯苓 10g，白术 10g，甘草 6g，木香 6g，远志 10g，焦山楂 15g，炒麦芽 15g，神曲 15g，阿胶（烊化）10g，红枣 5 枚，生姜 3 片。

清水煎煮，每日 1 剂，连服 1 ~ 2 周。

上述两方均可益气养血，调理补虚。适合治疗因气虚血亏所致的产后血晕。

③当归 10g，川芎 10g，泽兰叶 10g，益母草 15g，乳香 10g，没药 6g，丹参 10g，血竭 2g，石菖蒲 10g，甘草 10g，延胡索 10g，人参 10g（另炖），红枣 5 枚。

清水煎煮，每日 1 剂，连服 2 ~ 3 天。

此方益气固脱，化瘀开窍。适合治疗因瘀血阻滞而起的产后血晕。

九、产后发痉

产后发痉又称产后痉证，是指产妇生产之后，突然出现四肢抽搐，角弓反张，颈项强直，牙关紧闭等危重症状的一种疾病。包括通常所说的产后手足搐搦症、产后破伤风等多种疾病。

产后发痉依其病因及临床表现的不同，可分为血虚发痉和邪毒发痉两种类型。血虚发痉多因产后失血亡津太多，血虚津亏，筋脉失于濡养所致；邪毒发痉则因分娩时接生不慎，感染邪毒（病菌），邪毒内陷，窜扰筋脉而成。

血虚发痉的主要临床表现为：产后突然发痉，出现四肢抽搐，颈项强直，牙关紧闭等症，伴见面白肢冷，或者面色萎黄。舌淡苔白，脉沉细弱。邪毒致痉的主要临床表现为：分娩之后，突然后项强痛，恶寒发热，继则牙关紧闭，项背强直，口角搐动，角弓反张。舌淡苔白，脉浮弦紧。

产妇发生痉症时，应尽早请求医生抢救治疗，及至病情稳定后，则可采用中药调理善后。中医治疗产后血虚发痉，常采用滋阴养血，柔肝息风之法；治疗邪毒致痉，多采用清热解毒，祛风镇痉之法。下述配方用于治疗产后发痉具有一定的疗效，患者可于病情稳定后依据自己的情况适当选用，以配合治疗。

①龟甲 30g（先煎），鳖甲 30g（先煎），生龙骨、生牡蛎各 30g（先煎），白芍 10g，麦冬 10g，生地黄 15g，甘草 10g，阿胶（烊化）6g，天冬 10g，牛膝 10g，茯苓 10g，玄参 15g，天麻 10g，钩藤 10g，石菖蒲 10g，黄芩 10g。

清水煎煮，每日 1 剂，连服 3 ~ 5 剂。

此方滋阴养血，柔肝息风，适合治疗产妇分娩之后因失血亡津太多，血虚津亏所致的产后发痉。

②炒荆芥10g，全蝎10g，蜈蚣4条，僵蚕10g，金银花15g，连翘10g，蒲公英15g，桑寄生15g，地丁草15g，防风10g，白芍10g，茯苓10g。

清水煎煮，每日1剂，连服3～5剂。

此方清热解毒，祛风镇痉，适合治疗产妇因分娩时感染邪毒，邪毒内陷，窜扰筋脉所致的产后发痉。

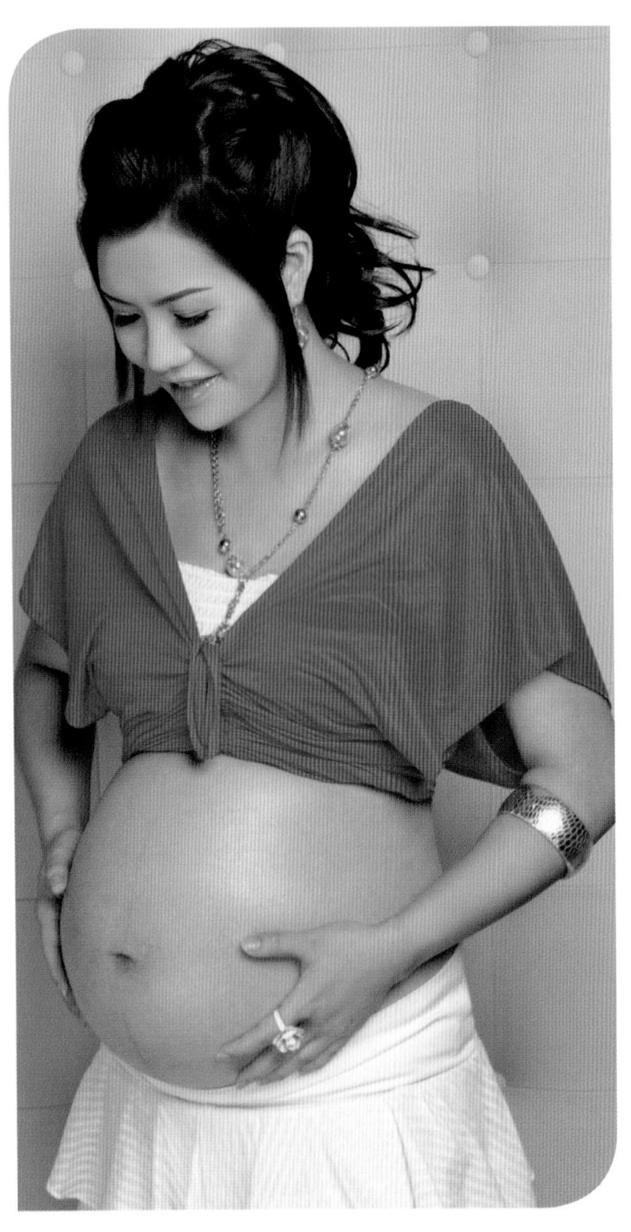

十、急性乳腺炎

【案例1】

刘某，32岁。产后第二周时，患者突然感觉左侧乳房胀痛，而且可以摸到一粒肿块，随即请求医生检查治疗，医生诊断为“乳腺发炎”，给她抗生素服用。服药两天后，乳痛非但不减，反而出现发冷发热，头晕头痛，胸闷恶心，口干口渴等症。患者非常紧张，遂转来求采用中医治疗。患者病情表现为乳房局部红肿、压痛，可触及一硬块，大小为3cm×3cm。舌红苔黄，脉滑数。据此诊断其病属乳汁内郁，毒邪内侵所致之乳痈证，拟用清热解毒、化瘀通乳之法治疗。

药用：金银花10g，连翘10g，野菊花15g，蒲公英15g，全瓜蒌15g，牛蒡子10g，橘核15g，赤芍10g，牡丹皮10g，柴胡10g，青皮10g，陈皮10g，天花粉15g，甘草10g，黄芩10g。清水煎煮，每日1剂，连服5天。

食疗配合：猪蹄1只，黄花菜（干品）30g，蒲公英30g，田七片3g。炖汤，一日之内分2次食用。

药食连用两天后，患者不再感觉发冷发热。复诊时其乳房肿块明显缩小，现大小为1cm×1.5cm，余无明显不适。上方减去野菊花，加郁金10g，连服五剂后，乳痛消失，肿块消除。嘱其保持乳头清洁，以免病情复发。

【案例 2】

肖某，27 岁，家庭主妇。患者于产后第 13 天开始，突然发冷发热，头痛头晕，医生诊断为“感冒”，吃药打针 2 天后烧退。但于两天过后，发烧又开始发作，而且出现右侧乳房肿胀疼痛，医生检查诊断为“乳腺发炎”，劝其先吃一些西药，过几天后去做手术。患者有些迟疑，于是尝试转求中医治疗。

接诊时见病情表现为发烧发冷，头晕头痛，口干口苦，胸闷恶心，乳房肿胀疼痛，局部可触及肿块，表面皮肤微红、灼热，右侧腋下淋巴结肿大、压痛，乳房泌乳不畅。舌红苔黄，脉弦滑。据此诊断其病属败乳蓄积，热毒内蕴所致之“乳痈证”。因其尚属初起，并未成脓，因此劝其先吃些中药，将肿块消散，不必先施手术。遂以清热解毒，消肿散结之法治疗。

药用：金银花 15g，连翘 10g，黄芩 10g，柴胡 10g，全瓜蒌 15g，牛蒡子 10g，橘核 15g，玄参 15g，甘草 10g，青皮 10g，陈皮 10g，天花粉 15g，皂角刺 10g，板蓝根 15g，大青叶 15g，炒麦芽 15g，穿山甲（现用替代品）10g。清水煎煮，每日 1 剂。

另外取橘核 50g 研细末，每次用粉末适量，米醋调湿，敷于肿胀局部，范围略大于肿块，干燥后即换。

三天后复诊时，患者烧退身凉，乳房不红不肿，局部肿块明显缩小。继续采用上述方法，内外兼治。一周后再次复诊时，乳房肿块消失，身体无明显不适。

【分析】

急性乳腺炎，即中医所说的“乳痈”“乳疖”“奶疖”等。依据其发病时间的不同，乳痈又有“内吹乳痈”与“外吹乳痈”之别。其中发生于妊娠期者称为“内吹”，发生于生产之后者则称为“外吹”。采用中药治疗急性乳腺炎具有很好的疗效，而且越早治疗效果越为理想。乳腺炎初期宜采用清热解毒，散结消肿之法治疗；脓成以后则宜解毒活血，托里排脓之法；脓液自行溃破或者切开引流以后，适宜的治疗方法则应调整为益气补血，兼清余邪。具体治疗方法如下。

1. 初期

乳房肿胀疼痛，泌乳不畅，局部灼热微红，有肿块出现，一侧腋下淋巴结肿大、压痛，伴有发烧发冷，头晕头痛，口干口苦，尿少色黄。舌红苔黄，脉弦滑数。

治法：清热解毒，散结消肿。

药用：金银花 10g，连翘 10g，野菊花 15g，蒲公英 15g，全瓜蒌 15g，牛蒡子 10g，橘核 15g，赤芍 10g，牡丹皮 10g，柴胡 10g，青皮 10g，桔梗 10g，天花粉 15g，甘草 10g，黄芩 10g。

清水煎煮，每日 1 剂，连服 5 ~ 7 天。

食疗：猪蹄 1 只，黄花菜（干品）30g，蒲公英 30g，田七片 3g。炖汤，一日之内分 2 次食用。

2. 成脓期

乳房肿胀逐渐增大，疼痛加重，表面皮色掀红灼热，口干口渴，壮热不退，继之肿块中央变软，有波动感（说明脓已成）。舌红苔黄，脉弦数。治宜清热解毒，托里排脓。

药用：当归 10g，川芎 10g，穿山甲（现用替代品）10g，黄芪15g，皂角刺10g，甘草10g，石膏15g，野菊花15g，金银花15g，蒲公英15g，地丁草15g，板蓝根15g，大青叶10g，白芷10g。

清水煎煮，每日1剂，连用5～7天。

食疗：水鱼500g，蒲公英15g，白芷10g，马齿苋15g，炮山甲（现用替代药）15g。炖汤食用。

3. 溃脓期

脓肿溃破出脓，或者切开引流后，热退身凉，肿痛逐渐消退，出现疲倦乏力，头晕心慌，气短懒言等体虚表现。舌淡苔白，脉弦细弱。

治法：益气补血，清除余邪。

药宜：金银花15g，连翘10g，玄参15g，当归10g，炙甘草10g，蒲公英15g，党参10g，茯苓10g，白术10g，黄芪15g，龙眼10g，熟地黄10g，红枣5粒。

清水煎煮，每日1剂，连用5～7天。

食疗：乳鸽1只，黄芪30g，枸杞子15g，党参10g，茯苓10g，怀山药10g，甘草10g。炖汤食用。

急性乳腺炎患者治疗期间，宜饮食清淡，忌食油腻、煎炸、辛辣刺激的食物，忌食鱼虾、海鲜等发物，以减轻病情，缩短治疗时间。

急性乳腺炎是一种发生于乳房局部的急性化脓性感染，中医称之为“乳痈”。急性乳腺炎依其发病病程及主要临床表现的不同可分为初期，成脓期和溃后（恢复）期。初期多出现于病后的1～5天。初起时乳房局部肿胀疼痛，表面红肿灼热，全身可见发冷发热，头痛口干等表现。病情进一步发展时，可见乳房胀痛越来越重，表面有波动感，出现高热、寒战等全身反应。患者血液中白细胞增多，患侧淋巴结肿大、压痛，最后肿块逐渐软化形成脓肿。浅表脓肿可自行向外溃破流脓，或穿破乳管从乳头部排出脓液，深部脓肿还可向乳房深部溃破而形成乳腺后脓肿。脓液切开引流或者自行溃破出脓以后则进入溃后期。溃后期的主要临床表现为热退身凉，肿消痛减，出现疲倦乏力，头晕心慌，气短懒言等症。

急性乳腺炎是乳房疾病中的一种常见病，多发于产后3～4周之内的哺乳期妇女，尤以初产妇较为多见。中医认为，本病多因乳头破损、内陷、畸形，或哺乳时乳头疼痛，婴儿吮吸不尽，乳汁聚积过多，导致乳汁滞留，腐败成脓；或因小儿口中热毒之气内侵，以及外邪侵袭等原因导致乳汁内积，腐败化脓。另外，产妇情志抑郁，心情不畅，以及饮食不节，胃中积热等原因也可导致肝胃郁热，循经上扰而发为乳痈。西医认为本病多因乳头破损，乳汁凝结，金黄色葡萄球菌、链球菌等化脓性细菌通过破损的乳头侵袭乳房，并大量繁殖而成病。

一般来说，本病预后良好，治疗及时、恰当的话，多数可在一至两周内痊愈，但若能够有效积极地预防，则能减少很多不必要的麻烦。为了预防本病的发生，妊娠七个月之后的妇女，应经常用温水擦洗乳头，保持乳头清洁；乳头内陷的产妇，经常牵拉、按摩、轻揉乳头，能够有效防止本病的发生。生产之后，产妇应保持乳头清洁，养成定时哺乳的习惯。奶水过多时，可经常用手按摩、挤压乳房，使乳液排出体外。发现乳头损伤或身体其他部位有化脓性感染时，应尽早设法医治。

产妇分娩之后，如能连续服用青橘护乳汤（橘核15～30g，青皮10g，荔枝核15g，水煎服）3～5天，则可以有效预防急性乳腺炎的发病。

十一、子宫脱垂

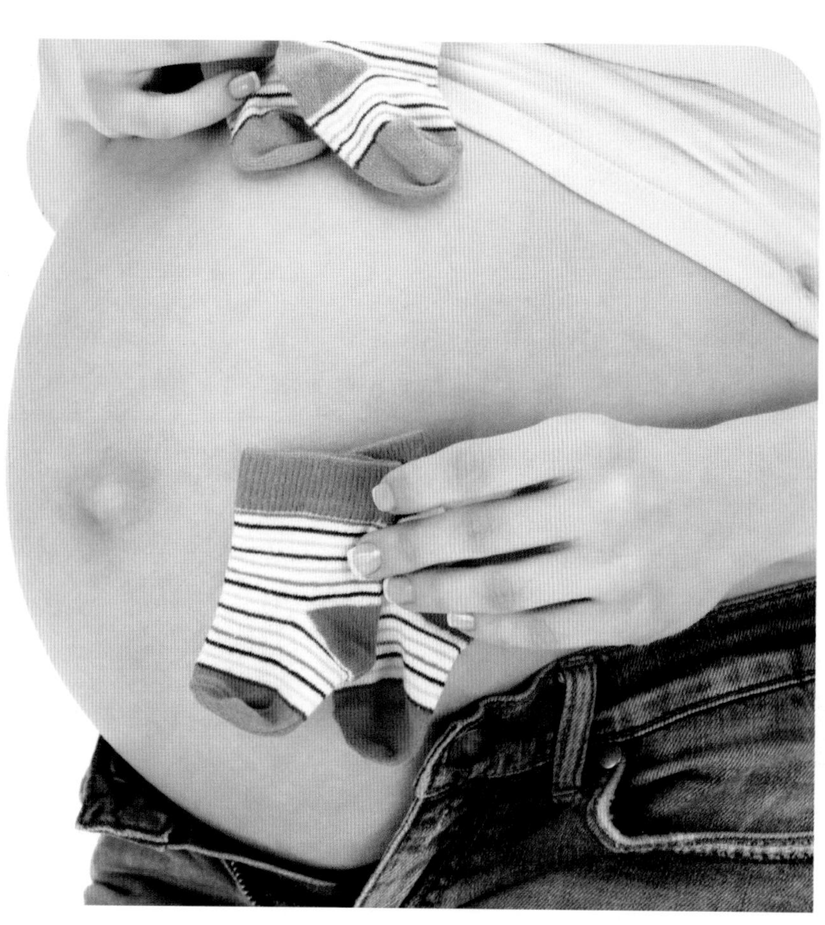

子宫脱垂是指子宫的位置沿阴道下移，宫颈的位置跌至坐骨棘水平以下，甚至脱出阴道口之外的一种疾病。

西医认为，分娩损伤、营养不良、产后过劳、先天性生理缺陷，以及长期负重、慢性咳嗽、大量腹水、腹部巨大肿瘤等原因都可导致子宫脱垂。根据子宫下垂程度的不同，临床上常将子宫脱垂分为三度。

Ⅰ度：指宫颈外口水平低于坐骨棘水平，未达到处女膜缘，宫颈及宫体仍位于阴道内。该程度子宫脱垂无须治疗，注意休息即可恢复。Ⅱ度：指子宫颈已脱出阴道口之外，而子宫体或部分子宫体仍在阴道内。Ⅱ度子宫脱垂又分轻、重两型。轻型见子宫颈脱出阴道口外，宫体仍在阴道内。重型见宫颈与部分宫体以及阴道前壁大部分或全部脱出阴道口外。Ⅲ度：指整个子宫体与宫颈已脱出阴道口外。

子宫脱垂的主要临床表现为患者自觉腹部下坠不适，阴户内有异物感，而且每于久站久蹲、劳累远行、咳嗽喷嚏及大便用力时病情加重，卧床休息后减轻。严重时可见异物脱出阴道口之外，甚至溃烂流脓，伴见大便、小便困难等症。

中医将子宫脱垂称为“阴挺”“阴脱”“子肠不收”等，认为其发病与平时体质虚弱，生育过多，分娩时用力过度，便秘努挣，以及产后休息不足，过早参加体力活动等因素有关，中气下陷，肾气亏虚，带脉失约则发为此病。治疗时中医常将本病区分为中气下陷、肾气不足、湿热下迫三种证型，采用益气升提、补肾固脱等方法加以辨治，具体可采用以下配方。

①党参10g，炙黄芪30g，炙甘草10g，白术10g，当归10g，陈皮10g，太子参10g，枳壳10g，升麻10g，柴胡10g，茯苓10g，香附10g，炒麦芽15g，熟地黄15g，红枣5粒，生姜3片。

清水煎煮，每日1剂，连服15～20剂为一个疗程。

此方补中益气，升阳举陷，适合治疗因中气下陷所致子宫脱垂者。症见小腹胀急下坠，阴户内有异物感，且于劳累时加重，休息后减轻，伴有心悸气短，疲倦面黄，尿频汗多，白带量多、质稀等症。

②制附片（先煎）8g，肉桂6g，怀山药10g，

黄芪30g，党参10g，泽泻6g，茯苓10g，牡丹皮10g，枸杞子10g，山茱萸10g，制何首乌10g，杜仲10g，当归10g，枳壳10g。

清水煎煮，每日1剂，连服2～3周为一个疗程。

此方补肾益气，升阳举陷，适合治疗子宫脱垂因肾气不足所致者。症见：小腹及阴部胀急，阴户外可见异物脱出，伴有头晕耳鸣，腰膝酸痛，畏寒怕冷，尿频便溏等症。

③金银花15g，苍术15g，黄柏10g，黄连10g，蒲公英30g，枳壳10g，黄芪30g，败酱草15g，鱼腥草15g，地丁草15g，柴胡10g，黄芩10g，栀子10g，车前草15g。

清水煎煮，每日1剂，连服1～2周。

此方清热解毒，祛湿敛疮。适合治疗子宫脱出阴户之外，局部红肿痛痒，溃破流水，伴见白带量多，色黄臭秽，小便短赤，灼热涩痛等症。

④五倍子10g，石榴皮15g，白矾6g，地肤子15g，蛇床子15g，白鲜皮15g，金银花15g，野菊花15g，蒲公英30g，露蜂房10g，艾叶30g，乌梅15g，花椒10g，黄柏15g。

清水半盆（3～5kg），诸药大火煎煮20～30分钟后倒入盆内，趁热外熏阴部至子宫慢慢缩入，一日2～3次。

此方清热祛湿，敛疮解毒。局部熏洗外阴部，可消炎解毒，帮助子宫缩入。

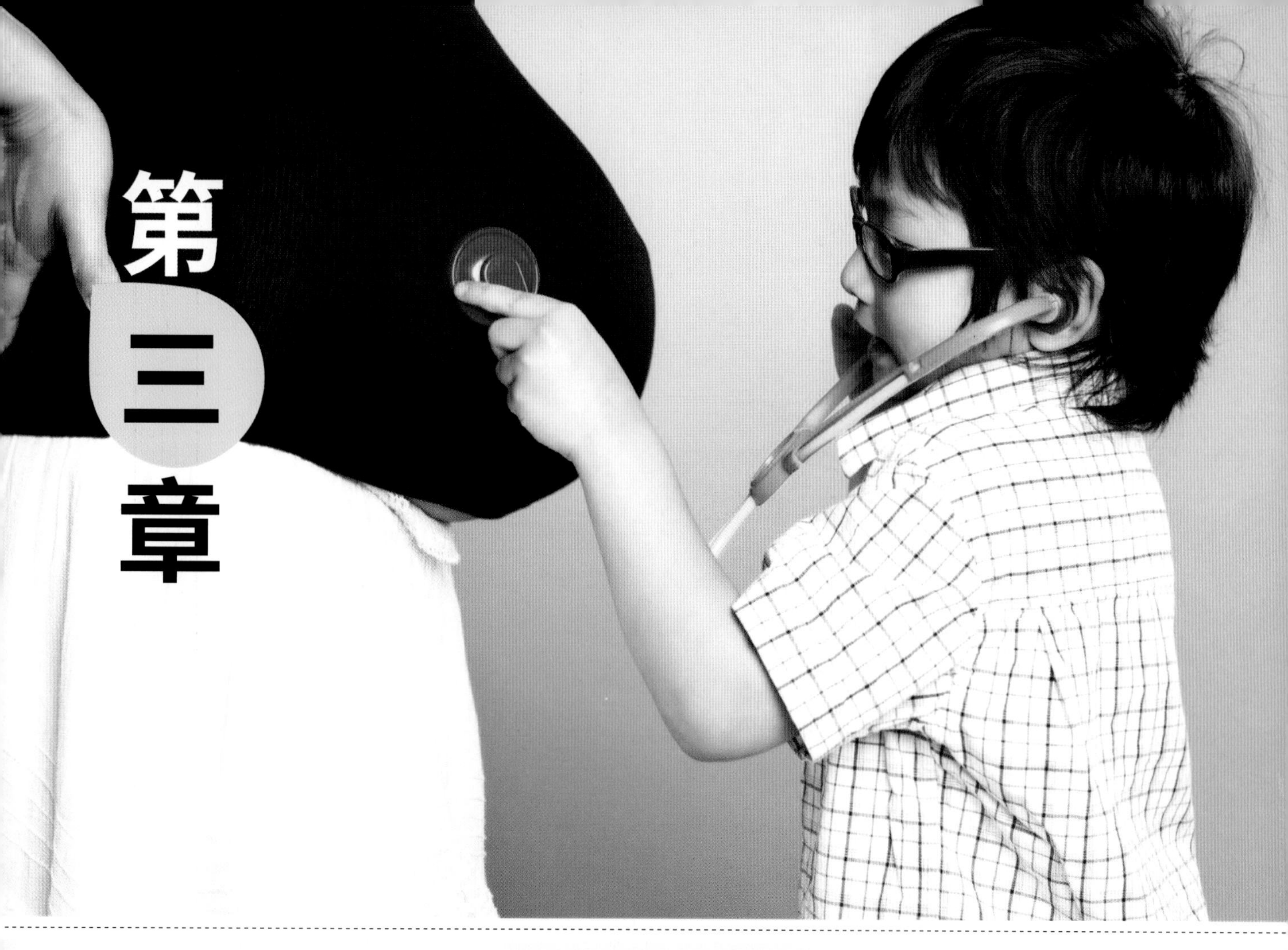

第三章

母乳哺养必读

母乳是妈妈送给宝宝的最佳礼物，是世界上最天然，最均衡，最有营养的婴儿食品，至目前为止，无论多么出类拔萃的医学和营养专家，也不管其采用什么样的先进技术和设备，都没有办法调配出比母乳更好的婴儿食品。母乳是最新鲜，最方便，最安全的婴儿食品，几乎无菌，而且其供应的速度、频率和分量，还可依据婴儿的需求而随时增减，不受任何时间及工作环境的限制，也不用担心伪劣假冒产品。生产之后，如果情况允许的话，应该尽量采用母乳喂养宝宝。

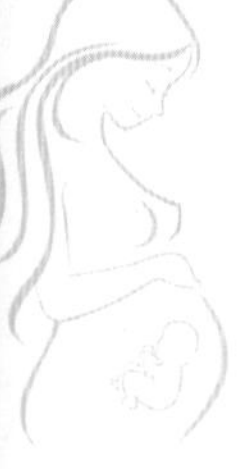

第一节

母乳喂养好处多

一、母乳是最理想的婴儿食品

母乳是最理想的婴儿食品，含有婴儿所需的各种营养成分，糖类、蛋白质、脂肪、维生素、矿物质等各种营养成分应有尽有，无所不含。母乳中各种营养成分的含量和比例具有很高的生物利用价值，而且极易被婴儿消化吸收，非常有利于婴儿的生长发育和营养健康需求。母乳中的蛋白质主要为营养价值很高，极易被婴儿吸收的乳清蛋白，其中所含的乳铁蛋白具有很强的结合铁离子的作用，能够增加人体铁的吸收率和利用率。在婴儿肠道中，乳铁蛋白还能与肠道中的某些需要铁元素的细菌争夺铁元素，使这些细菌因无法获得赖以生存的铁元素而难以继续存活，能够有效防止婴儿腹泻的发生。母乳中含有丰富的赖氨酸、谷氨酸、亮氨酸、脯氨酸、天冬氨酸、胱氨酸、精氨酸、牛磺酸等人体所需的全部氨基酸。另外，母乳中还含有其他任何替代乳品都无法比拟的长链不饱和脂肪酸，这些都对婴儿的大脑神经系统和智力发育非常有益。

锌是婴儿智力发育所需的一种微量元素，与人体的细胞分裂有关，直接参与婴儿体内氨基酸、蛋白质和核酸的代谢。母乳中锌的含量很高，能够充分满足婴儿的智力发育需求。母乳具有抗过敏的作用，可以防止婴儿皮肤、肠道和呼吸道出现过敏反应，可以预防哮喘、鼻敏感、皮肤敏感、肠胃敏感等多种疾病的发生。母乳能够增强婴儿的免疫功能，尤其是分娩后前 5 天内所分泌的乳汁，即初乳，含有多种抗体、酶类及免疫细胞等抗感染物质，如 IgM、IgG、IgA、溶菌酶、乳铁蛋白、免疫反应细胞等，都有很强的增强免疫的作用，宝宝食用后不仅可以预防湿疹、哮喘等过敏性疾病，成年以后也不容易患上肥胖、糖尿病、冠心病等病。初乳中的巨噬细胞和中性粒细胞，还能直接吞噬多种细菌、病毒等病原微生物，帮助婴儿抵抗各种感染性疾病。

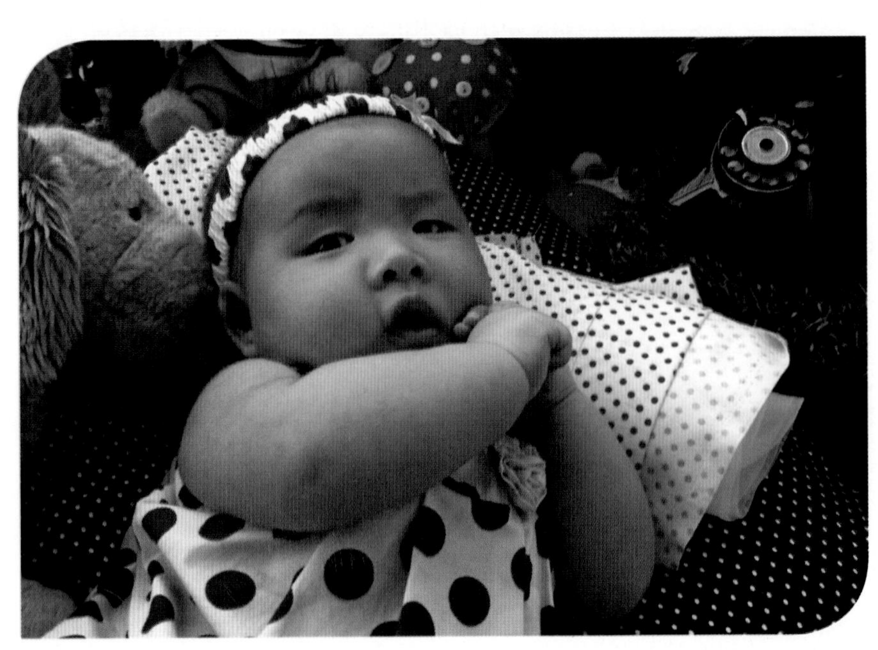

母乳对婴儿的成长发育极为有益，医学研究证明，母乳喂养超过半年的婴儿，其身高、体重等各项生理指标及智商指数都明显优于采用牛奶和其他人工代乳喂养的婴儿，各种疾病的患病率和死亡率，也分别比后者降低约 2.5 倍和 2 ～ 5 倍，因腹泻而导致的死亡率也只有后者的 1/25。

二、母乳比任何代乳都更有营养

人类的乳汁含有大约 87% 的水分，固体成分的含量只约为 13%。母乳中含有婴儿生长发育时期所需的蛋白质、脂肪、糖类、无机盐、维生素等各种营养成分。

母乳中蛋白质的含量为 2% ～ 3%，包括乳球蛋白、乳白蛋白和酪蛋白等，但以能被婴儿完全吸收的乳球蛋白含量为最高。牛奶则与人乳不同，其中不能被婴儿完全消化吸收的酪蛋白含量很高，牛乳中酪蛋白的含量约为人乳的 3 倍。

人乳中的脂肪分散成十分细小的滴状，而且含有丰富的维生素 A 和维生素 D，与牛奶相比，人乳中的脂肪更容易被婴儿消化和吸收。

人乳中的糖类主要为乳糖，乳糖进入婴儿肠道以后，能够迅速转变为乳酸，对婴儿肠道的消化吸收功能很有帮助，能够帮助婴儿肠道中对钙及其他矿物质的吸收。

人乳中无机盐的含量非常丰富，包括钙、磷、钾、钠、镁、铁、铜、锰等多种元素，而且钙和磷的含量很高，对婴儿的生长发育十分有益。人乳中的矿物质，足以满足婴儿从出生到 4 ～ 6 个月大时的全部营养需求。

人乳含有婴儿所需的各种维生素，只要乳母的营养均衡，母乳中的维生素足以满足婴儿在 4 ～ 6 个月之前的全部营养需求。母乳中只有维生素 C 的含量相对较少，需要给婴儿额外补充而已。

此外，人乳中还含有能够增强婴儿免疫力的多种抗体和蛋白酶。人乳中的抗体主要为免疫球蛋白 IgA，能够帮助保护婴儿的肠黏膜，防止婴儿的肠黏膜遭受细菌、病毒的侵袭。人乳中含有其他任何代乳都没有的生物活性成分——溶菌酶，溶菌酶具有很好的杀菌作用。

让人惊叹的是，母乳的成分还会随着婴儿的成长而发生相应的改变，以适应婴儿不同生长发育时期的特殊需求。产后 5 天之内，产妇所分泌的乳汁被称为初乳，质地清稀、颜色发黄，脂肪含量较低，蛋白质含量较高，含有较多的分泌性免疫球蛋白 IgA，能够防止婴儿肠道感染；生产后的 5 ～ 10 天内所分泌的乳汁，称为过渡乳，脂肪含量较高；生产 10 天以后所分泌的乳汁，称为成熟乳；10 个月以后所分泌的乳汁，则称为晚乳，其成分与成熟乳基本相同。

三、母乳能够促使婴儿健康快乐成长

母乳是最理想的婴儿食品，也是妈妈送给宝宝的最佳礼物。哺乳是母亲对宝宝进行启蒙教育的最佳时机，哺乳时母亲与宝宝之间的亲密皮肤接触和目光交流，以及母亲对宝宝的爱抚、逗引、轻声细语等良性刺激，能够有效增进母子之间的感情交流，促进宝宝的情感和智力发育，促使宝宝健康、快乐、开心的成长。

哺乳时母子之间的互动，对婴儿的生理和心理成长极为重要。精神病专家研究发现，成年人应对外界环境的适应能力，以及处理各种复杂问题的应变能力，从某种程度上来讲是受其出生后婴儿时期的影响，母亲对其各种基本需求的满足程度和方式对孩子的影响很大。满足的程度越高，满足的方式越好，则孩子日后的适应能力与应变能力越强，反之，则其适应能力与应变能力相对较差。

吮吸母乳能够促进婴儿面部肌肉的发育，吮吸母乳时，婴儿嘴唇、下颚及舌头的运动还能进一步促进宝宝语言功能的发育，防止牙齿不齐及使用奶瓶喂养可引起的龋齿等问题的产生。婴儿吮吸母乳时的动作要比吮吸奶瓶时大得多，因此，吮吸母乳能够最大程度满足婴儿的吮吸本能，这也正是采用母乳喂养的宝宝，吮吸手指的现象要比奶瓶喂养的宝宝少得多的原因所在。

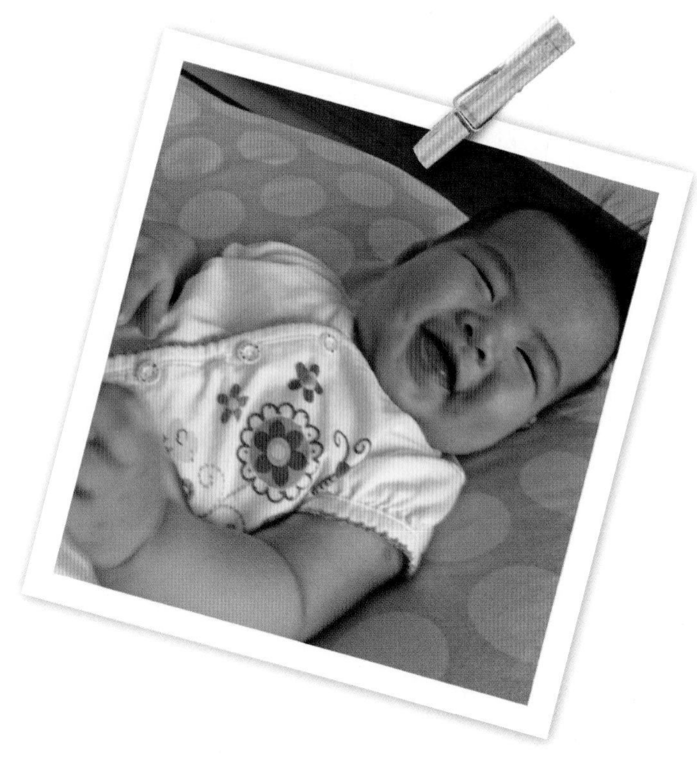

四、母亲的初乳对宝宝的成长更为有益

一般来说，初乳是指产后5天之内所分泌的乳汁，也有人将产后7日，甚至12天之内所分泌的乳汁称为初乳。但不论是哪一种说法，初乳都是指产后最初的1 ~ 2周内所分泌的乳汁。

初乳质地清稀、颜色发黄，脂肪含量较低，蛋白质含量较高，而且含有IgA、IgG等多种免疫球蛋白，能够增强婴儿的抗病能力，防止婴儿肠道感染等多种疾病的发生。初乳中的生长因子具有促进小肠绒毛成熟的作用，可以阻止不全蛋白代谢产物进入血液，防止过敏反应的发生。

婴儿出生以后，肠道内积有大量的胎粪，而胎粪中的胆红素含量很高，很容易被肠道重新吸收而引起高胆红素血症。初乳具有轻微的通便作用，可以促使胎粪早日排出体外，防止高胆红素血症的发生。

可惜的是，随着泌乳时间的延长，初乳的成分和品质将会发生很大的变化。生产40小时以后，初乳中的蛋白质、矿物质，以及能够增强婴儿抗病能力的多种免疫活性物质的含量，将会急速下降，乳糖、葡萄糖和脂肪的含量迅速增加。因此，为了能使宝宝更健康的成长，产后应该尽早开始为宝宝哺乳，以便宝宝摄取尽可能多的初乳成分。

第二节

影响母乳分泌的因素

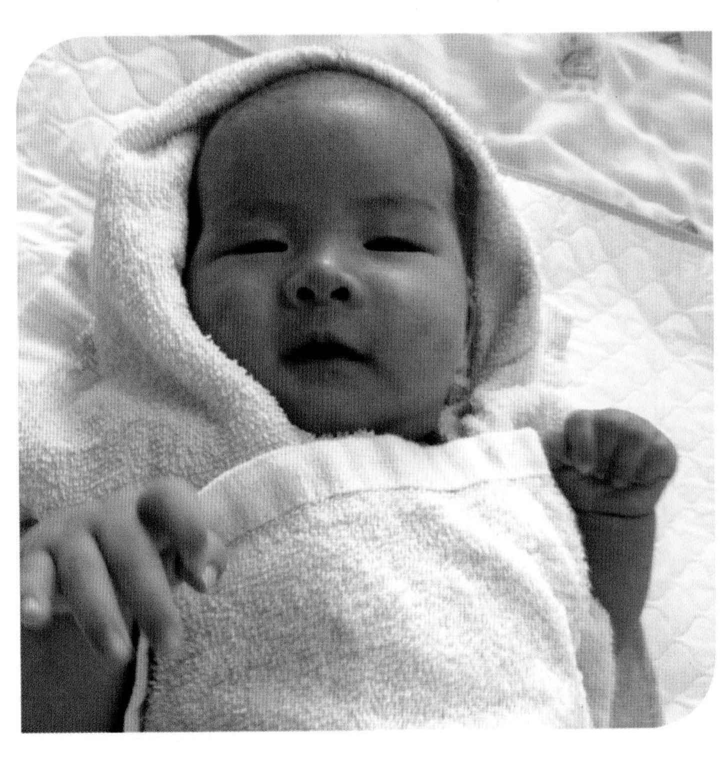

一、乳房大小与泌乳量的多少完全无关

有人认为乳房越大，泌乳功能越强，泌出的乳汁也就越多，其实这只是一种想当然的说法，一点科学依据都没有，事实也并非如此。

哺乳时的整个泌乳过程，是由母婴双方共同完成的一项生理活动，乳母泌乳功能的强弱、泌乳量的多少，与婴儿的吮吸刺激密切相关，与产妇乳房的大小、形状没有关系，产妇也不必因为自己的乳房过小而担心乳汁分泌会过少。

生产之后，母乳的产生与宝宝的吮吸刺激关系极大，宝宝吮吸的时间越早，乳腺组织分泌乳汁的时间也就越早；宝宝吮吸的次数越频，乳腺组织分泌的乳汁也就越多；宝宝吮吸的力度越大，乳汁产生的速度也就越快；宝宝吮吸乳头的时间越长，乳腺分泌乳汁的时间也就越久。相反，放缓或者停止宝宝的吮吸刺激，乳房所分泌的乳汁就会逐渐减少，甚至完全停止。

细心的人不难发现，同样一个母亲，同样一对乳房，既可喂饱一个两周大的宝宝，也可喂饱一个五个月大的宝宝；既能喂饱一个3kg重的独生宝宝，也能同时喂饱一对加起来共6kg重的孪生宝宝，其中的神奇和奥妙，也正是因为婴儿频繁而反复吮吸乳头的缘故。

基于上天赐予女性乳房的这种特殊性能，为了满足宝宝的营养需求，生产之后，母亲应尽量让宝宝早吮吸、频吮吸，不分白昼黑夜，随时需要，随时吮吸。坚持按需哺乳、夜间哺乳、两侧乳房交替哺乳的原则，不要进行哺乳前的人工喂养，以免影响母乳的分泌。

压力烦恼、情绪紧张、思虑劳累、睡眠不足、疼痛刺激、营养不良，以及患病、服用药物等多种因素，都会影响乳母的泌乳反射和喷乳反射。因此，产后的哺乳期内，乳母应该保持愉快的心情，良好的精神状况，休息睡眠要充足，饮食营养要均衡，预防腹泻、发烧等疾病的发生，尽量避免用药，以免影响母乳的分泌和排出，或是影响乳汁的质量从而妨碍母乳喂养。

二、如何增加母乳产量和质量

母乳是婴儿的最佳天然食品，哺乳是母亲的神圣职责，坚持母乳喂养，能够使宝宝更加健康快乐的快速成长。母乳分泌量的多少，以及质量的优劣，与母亲的体质、饮食营养、精神情绪、健康状况、生活居住环境，以及哺乳的时间、方法等多种因素有关。因此，哺乳期间，为了提供足够而优质的母乳给自己的宝宝，乳母应遵守以下戒律。

①保持良好的情绪：哺乳期间，乳母应保持心情开朗，不生气，不发怒，不要太过紧张。

②保证足够的休息和睡眠：哺乳期间，乳母应保证足够的休息与睡眠，不要太过疲倦，避免太过操劳。

③注意饮食营养：哺乳期间，乳母应注意饮食营养，多喝汤水；按时吃饭，不过饥、过饱，不偏食、挑食；饮食清淡，不喝浓茶、咖啡，不用味精，不食辛辣、煎炸，不吃腐烂变质、不新鲜的食物。

④戒除烟酒等不良嗜好：哺乳期间，乳母应戒烟、戒酒，戒除不良嗜好，不接触、不使用毒品及有害药品。

⑤忌于在急性病期为宝宝哺乳：哺乳期间，母亲感冒发烧或者患有严重的感染性疾病时，应暂时停止为宝宝哺乳。另外，在生病时，乳母也应忌服能够影响宝宝健康的药物。

⑥忌在入睡时躺在床上为宝宝哺乳：准备进入睡眠时，乳母不应躺在床上为宝宝哺乳，也不应让宝宝含着乳头睡觉。

三、泌乳、哺乳常识

1. 何为泌乳反射、喷乳反射

乳房是由乳腺、脂肪和结缔组织三部分组成的。乳腺组织具有泌乳的功能，但女性的乳房在平时并不会分泌乳汁，只有当乳腺组织受到垂体前叶所产生的泌乳素的刺激以后，才会开始泌乳。乳汁是由乳腺组织所分泌的一种特殊液体。

怀孕以后，由于女性体内的激素水平发生了一系列的变化，激活了乳腺组织的泌乳功能。孕激素的刺激，使乳腺组织显著增生，乳房、乳头逐渐增大，为泌乳做好准备。

乳汁分泌是由泌乳素与泌乳反射共同作用的结果，泌乳素是由位处颅底的腺垂体所分泌的一种激素，经血液循环抵达乳房以后，会刺激乳腺组织内的泌乳细胞分泌乳汁。泌乳反射是女性生产之后，泌乳系统对婴儿吮吸刺激所产生的一种特殊反应，是乳汁形成的关键。婴儿吮吸乳头时，会刺激乳头周围的神经末梢，神经组织会将这种刺激信息即刻传至下丘脑的腺垂体，促使腺垂体

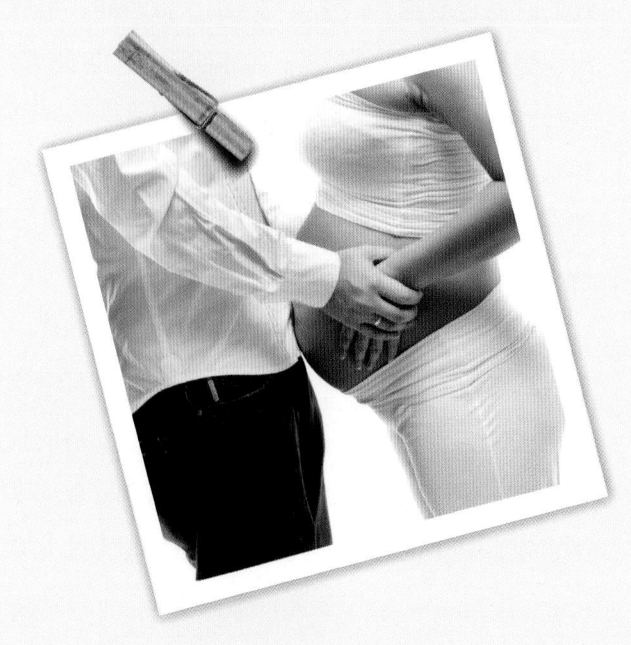

产生泌乳素。由乳头受到吮吸刺激，到泌乳细胞开始分泌乳汁的这一过程，称为泌乳反射，泌乳反射是乳腺组织分泌乳汁的内在机理。

婴儿吮吸乳头时，还会产生另外一种促进乳汁排出的反射，即喷乳反射。当婴儿吮吸乳头时，神经组织同样会将这种刺激信息即刻传达至下丘脑的垂体后叶，促使垂体后叶产生催产素，催产素经血液循环抵达乳房以后，会刺激乳腺细胞收缩，促使乳汁由乳腺管流出，甚至喷出。由乳头受到吮吸刺激，到催产素刺激乳腺细胞收缩，促使乳汁由乳腺管流出或者喷出的这一过程，称为喷乳反射。哺乳时，母亲会感觉到乳房内有一种挤压感，随之乳汁便开始由乳腺管自动流出，这种现象就是喷乳反射产生的结果。

由此可见，哺乳、泌乳，实际上是由乳母和宝宝双方共同完成的一项生理工程。

2. 何为前乳、后乳

产妇开始泌乳以后，随着哺乳时间的延长，乳汁的成分会发生明显的变化，由初乳到过渡乳，再到成熟乳，每一个时期乳汁的成分都不完全相同。其实乳汁成分的变化还很频繁，即使是在同一次的哺乳过程当中，从哺乳的开始到哺乳的结束，母乳的颜色和成分也会发生微妙的变化。

习惯上，人们常将每次哺乳开始时，乳房所排出的乳汁称为前乳，结束时乳房所排出的乳汁称为后乳。前乳呈灰色，含有蛋白质、乳糖、维生素、无机盐等多种营养成分；后乳呈乳白色，含有大量的脂肪，可以提供婴儿所需的至少一半的能量。可见，尽管前乳、后乳中的营养成分并不完全相同，但都含有婴儿生长发育过程中所必需的多种营养物质。

前乳、后乳，均对宝宝的生长发育至关重要，两者缺一不可。婴儿的生长发育，既离不开前乳中的营养成分，也少不了后乳中的营养物质。因此，每次为宝宝哺乳时，既不能在宝宝还没有吃完奶之前停止哺乳，也不可在宝宝还没有得到足够的后乳时就结束哺乳，以免因得不到足够而全面的营养而影响宝宝的生长发育。

3. 产后前几日的泌乳、哺乳常识

生产后的前几天内，产妇的体力尚未恢复，紧张尚未消除，心情依然无法完全平静下来，这时如果发现自己奶水很少，“乳房空空”，就会很容易担心自己的奶水问题，害怕自己没有能力哺养婴儿。如果此时又看到婴儿不时吵闹，或想到自己体重不增反减，焦虑紧张之情便会油然而生，烦躁失眠、食欲下降等精神压力所致的症状也会接踵而来，泌乳反射的形成就会受到严重影响，奶水也会因此更加迟迟不下。生产之后，为了保证正常的母乳喂养，产妇及家人必须了解一些有关产后头几日泌乳、哺乳的常识。

首先必须明白，产后来奶需要一些时间，前几天“空乳房”“乳房空空”，并不代表说乳房内一点奶水都没有，也不能断言几天之后奶水也不会大量分泌。生产之后，只要坚持早开奶、频吮吸、“随叫随到”、按需哺乳，即使奶水很少，也要给婴儿频繁吮吸的原则，奶水将会很快增多。

生产后的前几天，产妇的奶水往往很少，为此很多母亲都会担心宝宝吃不饱，害怕将宝宝饿坏了，其实这些担心和忧虑都是多余的。婴儿出生时已经是有备而来，身上所携带的葡萄糖、脂肪、维生素及水液等营养物质，足以满足其出生后前几天的营养生理需求，能够从母亲乳房获取少量的初乳已经算是加餐了，因此母亲不必担心因奶水量很少而影响宝宝的健康。

宝宝出生后的前几天，体重有所下降也是一种正常的生理现象，只要坚持早开奶、频吮吸的原则，即使头几日的奶水很少，宝宝的体重也会很快恢复。一般来说，足月生婴儿的体重恢复时间大约为10天，早产婴儿的体重恢复时间为2～3周。婴儿出生后的头几天，只要足月婴儿体重的下降范围不超过10%，早产儿体重的下降范围不超过15%，产妇便不必太过担忧。但若宝宝体重的下降范围超过了限度，则应尽早请医生进行检查和治疗。

生产之后，产妇的心情、休息与睡眠、饮食营养，以及精神健康状况等多种因素都会影响乳房的泌乳功能。如果产妇心情愉快，时常拥抱、呵护、抚摸婴儿，与宝宝目光对视、肌肤接触，增进母婴之间的情感交流，就会促使乳房顺利泌乳。宝宝出生后，生活规律尚未形成，母亲应该迁就宝宝的睡眠时间，与宝宝同步休息，以便能够获得足够的休息。产后充足的休息睡眠，不仅能够促使产妇尽快恢复体力，而且可以促使其乳房更多更快地分泌乳汁。

4. 产后应尽早开始哺乳

产后越早开奶，越能更快、更有效地建立起乳母的催乳反射和排乳反射，实际上，尽早让宝宝吮吸乳头，也是促进母乳分泌的一种最安全、最有效、最快捷、最实用的方法。

产后不久，乳母所分泌的乳汁为初乳，初乳的分量虽然很少，但含有非常丰富的微量元素和免疫物质，对宝宝的生长发育极为有益。正常足月生产的健康母亲，应在产后半小时内开始为宝宝哺乳；足月剖宫产的母亲，也应在其神志清醒后的半个小时内开始为宝宝哺乳。

5. 随需随哺，要多少，喂多少

为新生儿哺乳，应采用不定时、不计次数的方法随需随哺。何时哺乳？多久哺乳一次？应完全依据宝宝的实际需要而定，不可千篇一律的盲目硬性规定哺乳的具体分量和时间。婴儿饥饿时即应开始哺乳，母亲感到奶胀时也应开始哺乳，如果婴儿睡眠超过三个小时，也应及时将婴儿唤醒，并为之哺乳。

有人担心按需哺乳无法让婴儿形成吃奶规律，其实婴儿对乳头的吮吸刺激，可以促使母亲体内催乳素的分泌，能够促使乳腺更早、更快、更多地分泌乳汁。充足的乳汁，能够让了宝宝更快、更容易吃饱，睡眠的时间也就会自然延长，吃奶的规律也就会不知不觉地形成了。另外，按需哺乳还可防止母亲患上胀奶等多种乳房疾病，采用按需哺乳方法所哺养的婴儿，其健康状况也明显优于定时哺乳的婴儿。

哺乳时应让婴儿先吸空一侧乳房，然后再换至另一侧乳房。食量较小的婴儿，也可只吸一侧乳房。一般来说，婴儿有效吮吸乳房时，4分钟之内，即可获得约80%的所需乳量，10分钟时即几乎已经获得了100%的需求量。每个婴儿一次哺乳所需的时间长短并不相同，具体应与婴儿和母亲的个体差异有关。作为母亲，妈妈们应该仔细观察宝宝的实际需要，随时调整，按需供应，不可单凭个人的主观意愿，便草率决定每次为宝宝哺乳的具体时间长短，也不可盲目遵循沿用别人所说的规矩。

6. 母乳喂养的宝宝，应尽量少喂水

婴儿从出生到生长至4～6个月大，母乳中的水分和营养成分已基本上可以完全满足宝宝成长之所需，没有必要添加额外的糖水、菜水及牛奶之类的饮品，除非有特殊的需要。

婴儿出生后的前几天内，虽然母乳分泌的量会比较少，但由于初乳的营养价值很高，所以也足以满足婴儿的营养需求，因此最好不要再给宝宝喂食其他饮品了。这个阶段应该让宝宝频繁地吮吸母亲的乳头，以促使母亲及早下奶，分泌更多的乳汁。生产之后，宝宝频繁地吮吸母亲的乳头，不仅能够及时吃到奶水，而且对母子双方的健康都很有好处。

在此必须强调的是，月子内应避免为婴儿喂水，是指应尽量少给宝宝喂水，并不是说任何时候都绝对不可以给宝宝喂水。如果宝宝出现发热、便秘、腹胀、烦躁不安、食欲不佳等症状时，就可能是由于体内缺水所致，这时只要适当地为宝宝喂些凉开水即可解决问题，不必服用任何药物。一般来说，一周岁以内的婴儿，每日所需的水分按每千克体重 150g 来计算。

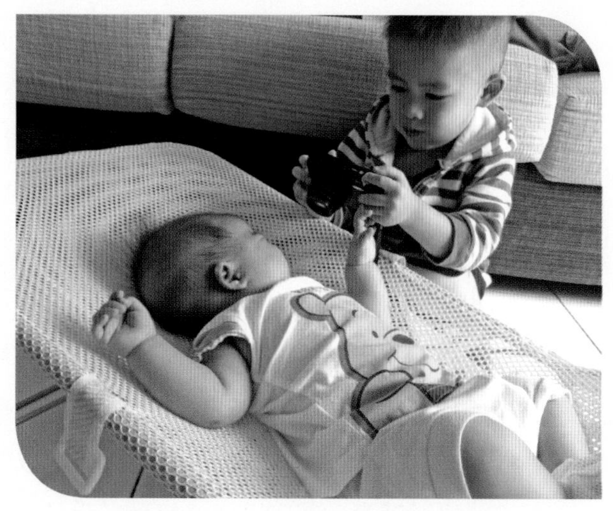

7. 母乳喂养的婴儿，应避免用奶瓶喂奶

橡皮奶头既大又长，而且很容易吸出奶水，与母亲的乳头相比起来，确实方便、快捷，婴儿吮吸几次后很快便会适应并接受，而再次吮吸母亲的乳头时，便会因其不易含接，或不易吸到很多奶水而产生排斥，拒绝再次接受母亲的乳头，这种现象就是人们常说的“乳头错觉”。因此，采用母乳喂养的婴儿，应尽量避免用奶瓶喂奶，以免婴儿产生“乳头错觉”，影响以后的母乳喂养。

8. 吃奶嘴、吮吸空奶瓶，都对宝宝健康不利

很多人都喜欢给宝宝吃空奶嘴，宝宝哭了给他奶嘴吃，宝宝吵闹不睡觉也是给他奶嘴吃，很多时候宝宝的确就不哭不闹，安静入睡了。市面上也很容易买到各式各样专门给婴儿吮吸的特制橡胶奶嘴，即安慰奶嘴。

婴儿为什么会喜欢吮吸空奶嘴呢？有人认为吮吸奶嘴会为宝宝带来一种愉快的满足感，宝宝乐在其中，所以就不吵不闹了。那么，吮吸奶嘴到底会不会对宝宝有害呢？这里姑且不谈奶嘴的质量问题，但就吮吸奶嘴本身对宝宝健康的影响进行简单的说明。

研究发现，时常吮吸奶嘴不仅会对宝宝的消化吸收功能造成一定的影响，而且还会影响宝宝颌骨的正常发育，导致日后宝宝的牙齿排列不整齐。婴儿吮吸奶嘴时，虽然不会真正将食物吞进胃里，但也会因为神经反射的缘故而导致口腔及胃黏膜内分泌消化液。等到宝宝真正吃奶时，消化液的分泌就会相对减少，从而影响宝宝的消化和吸收。此外，婴儿时常吃奶嘴，还会将空气吞入胃里，容易引起吐奶和腹痛。婴幼儿睡觉时，如果嘴里时常含着奶嘴，还会直接伤害到牙齿，导致宝宝的牙齿变黑变小，并一块一块地脱落，引发龋齿，即所谓“奶瓶综合征”的发生。因此，为了防止奶瓶综合征的发生，宝宝睡眠时应尽量不让宝宝含着奶瓶或者奶嘴，也不应让宝宝含着母亲的乳头睡觉。

四、如何为宝宝哺乳

母乳是上天赐给婴儿的最佳天然营养食品，目前世界上还没有发现任何乳品，或者代乳品能够与之媲美。国际母乳喂养行动联盟已将每年的8月1日至8月7日定为世界母乳喂养周，大力提倡和鼓励母乳喂养，而事实上也已颇具成效。近年来，一些发达国家和地区的母乳喂养率已经高达60% ~ 70%。

分娩时，当胎盘排出体外以后，产妇体内的雌激素和黄体酮水平迅速下降，催乳素的水平逐渐上升。此时婴儿吮吸乳头时的特殊刺激，会通过神经通路反射性地引起垂体前叶分泌泌乳素，刺激乳腺小泡分泌乳汁。同时，婴儿的吮吸刺激还可反射性地引起垂体后叶分泌催产素，以刺激乳头射乳。母乳的分泌和射出，是由母亲体内的激素调节与婴儿吮吸时对乳头的刺激共同完成的。实际上，宝宝吮吸乳头时的反复刺激，以及乳房内乳汁的不断排空，是促进母乳分泌的最佳良方。

哺乳不仅可以增进母子之间的感情，而且对双方的身心健康都极为有益。母乳喂养的成败与否，关键在于哺乳的方法是否恰当，现将对母子双方均有益的正确哺乳方法和注意事项介绍如下，以供经验不足的乳母学习和参考。

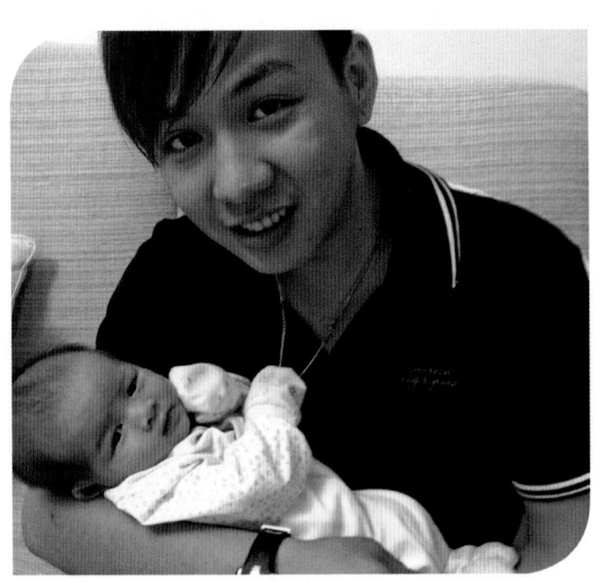

1. 母婴同住，对母子双双都非常有益

生产之后，母亲应与宝宝同处一室，将宝宝睡觉的小床放在母亲的身旁，以便母亲能够更早、更方便地哺和照料宝宝。母婴同处一室，也能减少母亲对宝宝的担忧，减少不必要的麻烦，使宝宝得到更好、更及时的照顾，无论是对母乳的正常分泌，还是对宝宝的心理和健康发育，都非常有益。因此，产后如果没有特殊的原因，母亲应尽量与宝宝同睡一床，最差也应同处一室，以方便哺乳和照顾宝宝。

2. 哺乳时母亲应该采取的姿势

尽管从理论上来讲，母乳喂养宝宝对母子双方都极为有益，但若想要真正从中受惠，还需注意哺乳时母亲和婴儿的姿势和动作。也只有双方都采用正确的姿势和动作，才能使母亲喂得痛快，宝宝吃得舒服。反之，则会未见其利，先受其害，母亲常常会因此而感到肩痛、背痛，宝宝也会感觉浑身上下都不自在。

哺乳时母亲的姿势和体位非常重要，能够直接影响哺乳的效果。母亲可依据自己的习惯及具体环境的不同，选择采取坐式、卧式，或者环抱式等任何一种方式为宝宝哺乳。但是无论采取哪一种方式进行哺乳，都应以能够使母亲全身肌肉放松，感觉方便舒适、轻松愉快，宝宝舒适安逸，容易吃到奶水为原则。哺乳时，不管将宝宝抱在哪一边，其身体都应与母亲的身体相贴，头部、肩部朝向乳房，嘴巴处于与母亲乳头位置相同的水平，同时应注意将宝宝的头部、颈部稍微伸展，以免因鼻子被乳房压住而影响呼吸，但也应注意避免宝宝因头颈过度伸展而发生吞咽困难。

（1）坐式哺乳法

采用坐式方法哺乳时，母亲首先应坐好，背部靠着椅背，并注意椅背不可后倾，双脚自然放在地上。如果哺乳时，母亲感觉不很舒服，可在背后放上枕头等支撑物。

哺乳时，母亲应将宝宝放在大腿上，一手抱着宝宝的头颈和肩部，使其与母亲的胸腹部紧贴，头与双肩朝着乳房，嘴巴与乳头处于同一水平。另一只手将乳房托起，轻轻将乳头送入宝宝口中。托乳时母亲的拇指和其余四指应呈C之形状，分别放在乳房的上方和下方，将整个乳房托起，避免像“剪刀”一样夹住乳房，使乳腺组织反向后退，导致宝宝无法将大部分乳晕含入口中，影响乳窦内乳汁的顺利排出。当然，如果奶流过急，引起宝宝呛乳时，则应采用“剪刀”方式夹住乳房，以暂时减少或者阻止奶流，缓解宝宝的呛奶现象。

宝宝出生前几天，采用坐式方法哺乳可能会让宝宝含不到乳头，此时可将宝宝的下颏轻轻下推，帮助宝宝含吮着母亲的乳头和大部分乳晕。一旦宝宝含住乳头和大部分乳晕，自然便会将乳汁吮出。如果母亲因大腿位置过低而感觉不舒服，也可在自己的脚下放个小凳子踩着，以免因下肢肌肉过度疲劳而引起月子病。

（2）卧式哺乳法

采用卧式方法哺乳时，母亲应侧身躺在床上，一手托住宝宝的头部和颈部，另一手托起乳房，将乳头轻轻送入宝宝口内，让宝宝含住乳头和大部分乳晕。剖宫产的母亲，多半在侧身时会比较困难，因此也可采取仰卧位的方式为宝宝哺乳。采取仰卧位的方式为宝宝哺乳时，家人应将宝宝抱至母亲胸前，并帮助宝宝含吮母亲的乳头。

（3）环抱式哺乳法

环抱式哺乳，是指哺乳时母亲平躺，将宝宝抱着放在身体一侧，使宝宝的身体与母亲的身体紧密相靠，这种哺乳方式常被采用来为双胞胎及剖宫产的婴儿哺乳。剖宫产后，采用环抱式方法为宝宝哺乳，可以避免母亲的伤口受压疼痛。双胞胎的母亲采用这种方法哺乳，简单而方便，可为两个宝宝同时哺乳。

3. 哺乳时宝宝应该采取的姿势

哺乳时，如果能让宝宝采取正确的姿势，则会收到事半功倍的效果，反之则母婴双方都会感觉很辛苦、很别扭，哺乳的过程也会费时、费力，非常不顺利。

准备哺乳时，母亲应将宝宝的身体紧靠自己，使宝宝的嘴巴和下颌部紧贴乳房。哺乳开始时，母亲应先用乳头轻轻触碰宝宝的嘴唇，以诱发宝宝的觅乳反应。当宝宝张大小口，舌头向下的瞬间，母亲应立即将乳头送入宝宝口内，让宝宝牢牢地将乳头和乳晕的大部分含入口内，以便宝宝吮吸时能够充分挤压乳晕下的乳窦，容易将乳汁吸出。另外，宝宝采取这种方式吮吸乳头，也能有效刺激母亲乳头上的神经末梢，促使泌乳、排乳反射的发生，使乳汁分泌得更快、更多，也更容易排出。

宝宝吃奶时，如果采取的姿势正确，吮吸及吞咽乳汁时颌部的肌肉会缓慢而有力地运动，并节律性地向后伸展，直至耳部；反之，如果宝宝含接乳头时的姿势不正确，吮吸及吞咽乳汁时，两侧面颊部的肌肉就会出现收缩样的动作。

4. 如何确定宝宝每天的喂奶次数

宝宝刚刚出生时，由于食量较小，每次哺乳

的时间相对较短，哺乳的次数也相对较频繁。不过，随着宝宝一天天长大，食量逐渐增加，哺乳的间隔时间则可相应延长。婴儿每天需要哺乳的次数，应随着其成长的具体状况逐步调整，不可一成不变。哺养宝宝，既不可盲目增加每天的哺乳次数，也不可为了省事而不切实际地随意减少每天哺乳的次数，影响宝宝的生长发育。

说实在的，喂养宝宝也确实不是一件容易的事情，哺乳时间过频会比较累人，尤其是在晚上，频繁为宝宝喂奶会影响母亲的休息，间隔时间过长又怕饿到宝宝，影响宝宝的正常发育。为此，也着实让很多母亲左右为难，尤其是初为人母的初产妇，更是不知如何是好！其实，宝宝每天的哺乳次数和间隔时间，也有明显的规则可循，并非深不可测，具体可参考以下原则和方法。

①24小时以内：出生24小时以内，应每隔1～3个小时为宝宝哺乳一次，也可稍微频繁一点。

②出生后2～7天内：宝宝出生后的第2～7天内，是母亲泌乳过程中的关键时期，这个时期应频繁地为宝宝哺乳，以刺激母乳分泌。当母亲感觉胀奶时，或者宝宝睡眠将近3个小时，都应将婴儿唤醒，立刻为其哺乳。

③出生7天之后：婴儿出生的第7天之后，若母亲已经正常下奶，一天24小时内的哺乳次数应调整为8～12次。

④满月后：婴儿满月以后，哺乳的时间可修正为每隔3个小时哺乳一次，即一天24小时内，共为宝宝哺乳8次。

⑤3个月以后：婴儿3个月大时，胃的容量已经相应增大，哺乳的间隔时间可延长为每隔4个小时一次，即一天24小时内，共给宝宝哺乳6次。夜间也可不必为宝宝喂奶，但应于睡前给宝宝喂饱，以免宝宝夜间饿醒。

⑥4～6个月时：宝宝4～6个月大时，食量已经增大了许多，一次吃饱后，可耐受更久的时间。因此，哺乳的时间可延长为每隔5小时一次。此时，也应开始为宝宝添加辅食，以替代部分母乳。

由于每个婴儿的体质和状况不会完全相同，食量也多少不会完全一致，再加上宝宝每天的食量又会受到天气、睡眠、疾病等多种因素的影响，因此每天应为宝宝哺乳的次数及每次哺乳的间隔时间，应以宝宝的具体需求而定，不可一味地人为规定。做母亲的应该仔细观察，随时做出适当的调整。

5. 如何判断宝宝是否吃饱

“儿是娘的心头肉，儿行千里母担忧”，母亲常常会担心自己的孩子吃不饱，这也是人之常情。宝宝不会讲话，不可能用言语直接告诉母亲自己吃饱了没有，这一点让很多做母亲的常常左右为难，不知如何是好，尤其是初为人母的新手妈妈，更是苦思冥想，伤透脑筋！其实，对于聪明的母亲来说，只要细心观察，还是有迹象可寻的，总有办法找到宝宝是否吃饱的答案。通常只要仔细观察宝宝每日的小便、精神及睡眠状况、咽奶声音，以及体重的增加情况，就可以准确判断宝宝是否已经吃饱。

（1）注意观察宝宝的小便

纯母乳喂养的宝宝，如果母亲奶水充足，宝宝每次都有吃饱的话，一日之内，宝宝的小便次数应该在6次以上，小便的颜色应该为无色或淡黄色，而且每次排出的尿量应该足以将尿布完全渗透。

（2）注意观察宝宝的精神睡眠状态

喝足奶的婴儿神情安定，表情愉快，睡眠状况良好，一次睡眠的时间可长达2 ~ 3小时，而且很有规律，睡眠时很少哭闹。奶水不够的婴儿，吃奶时非常用力，但吮吸不久就会自动放弃，拒绝再吸，睡眠不到2个小时，又会醒来吵闹，时而拼命吮吸乳头，时而又会将奶头吐出，继续哭闹。

（3）倾听宝宝的咽奶声音

母亲乳房胀满，喂奶时能听到婴儿的咽奶声音，并不时可以看到奶水由宝宝口角溢出；婴儿喝奶后安然入睡，上腹部稍微隆起，说明母亲奶水充足，宝宝已经吃饱。反之，如果母亲乳房松软，无饱胀感，喂奶时听不到婴儿吮吸时的咽奶声音；婴儿吃奶后仍然哭闹不安，拒绝入睡，而且长时间不愿离开母亲的乳房；用手指轻碰婴儿小嘴时，婴儿会有觅食动作，这些现象都是母亲奶水不足，宝宝还没有吃饱的表现。

（4）定时称量宝宝的体重

母亲应每天或间隔几天，就为宝宝定时称量一次体重，以了解和掌握宝宝的体重增加情况。通常，奶水足够的婴儿，每天的体重会增加15 ~ 30g；每个星期的体重增加，平均也会在150g以上。细心的母亲，也可在家自制一份图表，每次都将称量到的宝宝体重直接标示在图表上，连成曲线，详细记录宝宝的生长发育情况，以方便观察。

如果宝宝没有生病，但体重增加缓慢，甚至不增反减，则是宝宝已经处于饥饿状态的显著证据。

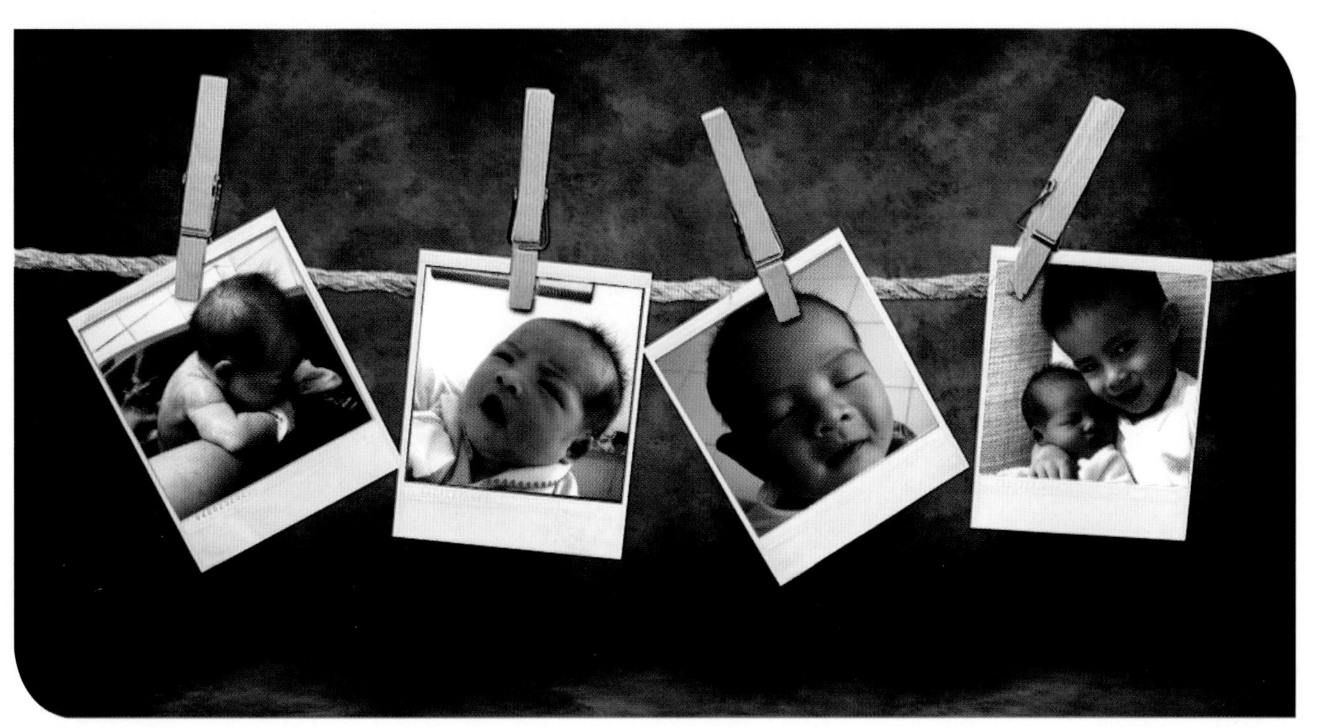

6. 如何防止宝宝吃饱后溢奶、吐奶

宝宝吃饱以后，常常会发生溢乳、吐奶的现象，既不卫生，又很浪费。为了防止宝宝吃饱后吐奶，每次应于宝宝吃饱以后将其抱起，将其头部靠在母亲肩上，用手轻拍宝宝肩部，让宝宝吐出吃奶时吞入胃内的空气，而不要将宝宝马上放在床上，这样可有效防止宝宝吃饱后发生溢奶、吐奶的现象。另外，每次于宝宝吃饱后，将宝宝放在母亲腿上，一手托住宝宝的枕部和项背部，另一手轻拍宝宝肩部，也可让宝宝将吃奶时吞入胃内的空气很快吐出来，可有效防止宝宝食后发生吐乳、溢乳。

五、宝宝满月后的健康检查非常重要

生产之后，每个产妇都必须进行一次全面的健康检查，相信很多人都对此没有异议。其实，除此之外，生产之后也必须给宝宝进行一次全面而严格的健康检查，以便真正了解和掌握宝宝的健康与生长发育状况，及时采取必要的预防和治疗措施，确保宝宝能够正常健康成长。产妇坐月子期间，产妇、家人及医护人员都必须非常重视宝宝的生长发育及健康状况。

婴儿出生以后，除了于 48 小时之内必须接受一系列的健康检查之外，满月之后也必须经由专业医生进行一次全面的健康检查。

婴儿满月以后，应该测量婴儿的身长、体重，检查婴儿的脐部愈合情况，同时进行其他必要的全身体格检查项目，及时了解婴儿的营养状况、生长发育情况和智力发育状况，并在专业医生的指导下，根据母乳喂养、人工喂养及混合喂养等具体喂养方式，确定是否应于婴儿的食物中添加适当的维生素或其他营养成分，以及具体应该添加的种类、剂量、时间和方法。

婴儿满月之后的健康检查确实非常必要，而且必须经由经验丰富的专业医生来操作，千万不可想做就做，也不可单凭父母或其喂养者的感觉和观察，片面草率地做决定。

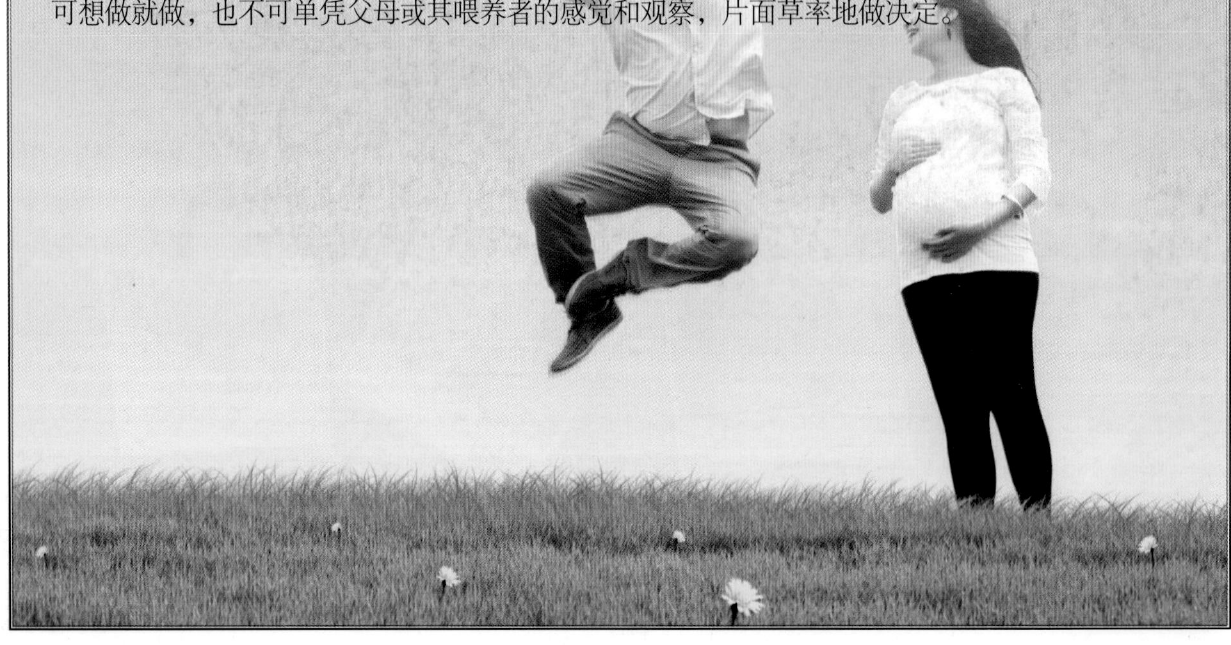